ÜBER DEN

GESCHMACK

VON

BETTY HEIMANN

1924

BERLIN UND LEIPZIG

WALTER DE GRUYTER & CO.

VORMALS G. J. GÖSCHEN'SCHE VERLAGSHANDLUNG · J. GUTTENTAG, VERLAGSBUCHHANDLUNG · GEORG REIMER · KARL J. TRÜBNER · VEIT & COMP.

ÜBER DEN
GESCHMACK

VON

BETTY HEIMANN

1924

BERLIN UND LEIPZIG

WALTER DE GRUYTER & CO.

VORMALS G. J. GÖSCHEN'SCHE VERLAGSHANDLUNG · J. GUTTENTAG, VERLAGS-
BUCHHANDLUNG · GEORG REIMER · KARL J. TRÜBNER · VEIT & COMP.

Druck von Walter de Gruyter & Co., Berlin W. 10

Inhaltsverzeichnis.

Einleitung.

Das Wort „Geschmack" führt uns in ein kleines Labyrinth verschiedener Bedeutungen. Wir sprechen erst einmal einerseits von dem herben, säuerlichen oder auch dem süßen Geschmack eines Weines, andererseits von dem feinen, beziehungsweise unentwickelten Geschmack dessen, der ihn kostet; es dient der Aussage über ein Objekt und über ein Subjekt.

Sprechen wir einem Subjekte den Geschmack zu, so wollen wir damit zunächst nichts anderes sagen, als daß dieses eine bestimmte Klasse von Empfindungen habe: süß und salzig, sauer und bitter. Der Geschmack ist einer der „Sinne". Auf diese ursprüngliche Bedeutung baut sich sogleich eine andere auf, die dann mit jener eine untrennbare Verbindung eingeht: der Geschmack „empfindet" nicht nur die Süßigkeit, Bitterkeit einer Speise, sondern er „fühlt" gleichzeitig die Lust an der einen, die Unlust an der andern Empfindung. Die Geschmacksempfindung ist nicht bloß „gefühlsbetont", sondern der Name Geschmack heftet sich ebensowohl oder mehr noch an das Gefühl als an die Empfindung. Man „findet Geschmack" an etwas, das heißt: es bereitet einem Lust; oder man kann einer Sache „keinen Geschmack abgewinnen", sie bereitet eben keine Lust, läßt gleichgültig, kalt. Aber auch hierüber greift der Geschmack sofort wieder hinaus. Wenn eine Speise auf unsern Geschmack wirkt, so werden wir von ihr angezogen oder abgestoßen; unsere Zuneigung beziehungsweise Abneigung enthält Trieb, Begehren, eine Art von Streben und Bewegung in sich. Der Wiener spricht von einem Geschmack oder einem Gusto „auf" etwas; wir w ä h l e n und w o l l e n eben das, was unserm Geschmack entspricht.

In der bildlichen Bedeutung des „subjektiven" Geschmacks finden wir ebenfalls diese drei Faktoren; sinnliche Reizbarkeit, leichtes und kräftiges Ansprechen der Gefühle, eine entschiedene

Richtung der Neigungen und Wünsche gehören sämtlich zu einem ausgesprochenen „Geschmack".

Nicht ebenso einfach hat sich die Übertragung des „objektiven" Geschmacks vollzogen: im Anfang freilich spricht man wohl von dem Geschmack eines Kunstgegenstandes; aber dieser Gebrauch ist doch im Laufe der Zeit verloren gegangen. Wir reden heute allerdings noch von „geschmackvollen" Dingen und meinen damit solche, die Zeugnis ablegen von dem Geschmack ihres Verfertigers, in denen er seinen Geschmack gleichsam niedergelegt hat; das Substantiv Geschmack aber wenden wir nur subjektiv an. Geschmack ist also etwas, das nur Personen zukommt, niemals Sachen.

Einer der Gründe, aus denen man den objektiven bildlichen Gebrauch dieses Wortes aufgegeben hat, ist zweifellos das Gefühl, es sei eine solche, dem niedrig-stofflichen Gebiet entnommene Bezeichnung der Würde des seelenvollen Kunstwerks — und dieses gehört ja doch zu den Gegenständen des Geschmacks — nicht länger angemessen. Aber es mag auch noch anderes dabei mitgespielt haben. Ursprünglich sind „Gesicht" und „Gehör" in der deutschen Sprache ebenso doppelsinnig gewesen wie Geschmack und Geruch: im Niederländischen sind sie es noch jetzt. Heute reden wir vom Gesicht und Gehör der Menschen, aber vom Aussehen und Tönen der Dinge. Gesicht als Name für ein Phänomen im Gegensatz zur Benennung einer Funktion und ihres Organes haben wir nur noch in der Bedeutung: Gesicht = Vision, also eines völlig subjektiv Gesehenen. In dieser sprachlichen Veränderung macht sich anscheinend das Bestreben geltend, die objektive Beschaffenheit des Gegebenen aus der Verschmelzung mit seinem subjektiven Aufgenommenwerden zu lösen, sie gewissermaßen selbständig dagegen zu machen. Farbe, Gestalt und Klang haften der Erscheinung als solcher zu sinnenfällig an, als daß man nicht das Bedürfnis hätte haben sollen, sie als rein gegenständliche Momente für sich zu fixieren. Eben dies hat sich beim Geschmack nicht als notwendig erwiesen, solange er nur seine eigentliche Bedeutung gehabt hat. Daß der Zucker nur süß ist, wenn man ihn schmeckt, leuchtet dem naiven Verstande viel eher ein, als daß er nur weiß ist, wenn man ihn sieht. Denn er bleibt weiß, oder scheint es dem ungeübten Auge zu bleiben, auch wenn ich mich noch so weit von ihm entferne; also wird er es auch wohl noch sein, wenn ich ganz aus seiner Umgebung entschwunden bin. Damit er aber seine Potenz, süß zu schmecken, entfalten könne, dazu muß ich ja ganz unmittelbar dabei beteiligt sein. Anders wird aber die Sache da, wo der Geschmack eines Kunstwerkes etwas sein soll, das ich ebenfalls sehen und hören, also aus jeder beliebigen Entfernung heraus feststellen soll. Hier wird wiederum das Sichtbare und Hörbare etwas zu Selbständiges gegen mein Tun, als daß es noch fernerhin den Namen mit ihm teilen könnte.

Diese allmähliche Trennung und Ablösung der subjektiven und objektiven Beschaffenheiten, die anfänglich unter dem Namen Geschmack zusammengefaßt worden sind, ist nicht allein dadurch zu erklären, daß der bildliche Sinn in immer wachsendem Maße dem Worte seine Farbe gegeben hat, sondern auch durch den Bedeutungswandel innerhalb des bildlichen Gebrauches selbst. Eingeführt wird die übertragene Anwendung des Ausdruckes bekanntlich um das Jahr 1700, also zu einer Zeit, die fast durchgängig unter der Herrschaft einer rationalistischen Denkweise steht. In dieser Zeit gilt der Geschmack als ein Erkenntnisvermögen, eine Fähigkeit des Verstandes: es wird also vorwiegend auf die Tatsache Gewicht gelegt, daß er Empfindungen vermittelt, und das Gefühl wird noch verhältnismäßig wenig berücksichtigt. Nun ist der Geschmack als Sinn angesehen in doppelter Hinsicht „objektiver" denn als Gefühls- oder Willensdisposition. Das Urteil der Empfindung ist erstens in ziemlich hohem Grade allgemeingültig. Daß eine stark mit Salz gewürzte Speise salzig, eine kräftige Zuckerlösung süß schmeckt, das ist ein für alle verbindliches Urteil. Für den Geschmack als Gefühl verändert sich die Sachlage schon erheblich; denn ob eine solche Kostprobe erfreulich oder widerwärtig sei, darüber gehen die Meinungen weit auseinander. Bei der Empfindung gibt es nur eine Blindheit oder Stumpfheit, d. h. also eine Art Ausfallserscheinung als Abweichung von der Norm. Der Farbenblinde sieht das Grün nicht rot und das Rot nicht grün, sondern er sieht diese Farben eben gar nicht. Beim Gefühl dagegen gibt es eine Perversion. Pervers ist ein Mensch dann, wenn er mit der normalen Empfindung ein anormales Gefühl verbindet, etwa die Scham, den Ekel, den Schmerz als lustvoll erlebt. Das Urteil über die Gefühlsbetonung einer Empfindung ist also nicht in dem Maße allgemeingültig wie das Urteil über eine Empfindung; es gilt nicht für den Perversen und nicht für die zahlreichen mehr oder weniger vorübergehenden perversen Gefühle oder Annäherungen an sie, die auch im Leben des Normalen vorzukommen pflegen. Noch viel weniger allgemeingültig ist aber ein Urteil über das, was erstrebenswert sei oder vielmehr über das Objekt der Begierden als solches. Werden schon durch die Verschiedenheit in dem, was den Menschen Lust gewährt und deshalb erstrebt wird, die Gegenstände recht mannigfaltig, so wächst die Variabilität dadurch, daß nicht nur das Lustvolle gewollt wird, sondern daß sich die Menschen auch hierin unterscheiden, inwieweit sie vom Unlusterregenden, Grauenvollen, Schrecklichen, Widerwärtigen angezogen werden und sich dazu hinwenden.

Wenn nun der Nachdruck des Wortes Geschmack anfangs auf der Empfindung gelegen hat und sich dann auf dem Wege über das Gefühl nach der Strebigkeit verschoben hat — dergestalt, daß wir heute unter dem Geschmack einer Person hauptsächlich ihre Neigungen und Abneigungen, ihre Tendenzen zu verstehen pflegen, wobei aber jene beiden andern Bedeutungen als notwendige Voraussetzungen erhalten bleiben —, so muß sich eine wachsende Betonung der Subjektivität des Geschmacks nachweisen lassen. Und dies ist in der Tat möglich. Es hängt mit dem Aufklärungsdogma von der urtümlichen grundsätzlichen Gleichheit aller Menschen zusammen, daß die Subjektivität des Geschmacks in dem oben angedeuteten Sinne einer Individualisiertheit im 17. und 18. Jahrhundert (in Frankreich, Italien und Spanien wird das Wort schon früher bildlich angewendet als bei uns) nicht so stark anerkannt werden konnte, wie dies heutzutage der Fall ist — obgleich es nebenher auch bisweilen geschehen ist —, und daß man geglaubt hat, überall Regeln, einen Kanon des guten Geschmacks aufstellen zu können.

Aber auch die andere, mit der ersten unmittelbar verbundene Bedeutung von Subjektivität zeigt, daß diese ständig an Gewicht zunimmt. Es handelt sich um die Korrespondenz des „subjektiven Erlebens“ mit dem „objektiven Gegenstand“. Der Empfindung entspricht das Empfindungsdatum; wie jene allgemeingültig ist, so ist dieses objektiv gegeben. Solange also Geschmack so viel wie Empfindung gewisser Gegebenheiten besagt, so lange entspricht ihm eine objektiv erfaßbare und feststellbare Qualität der letzteren. Wie die Speise einen süßen oder sauren Geschmack hat, so hat eine Zimmereinrichtung den Geschmack der Gotik oder der Renaissance, den chinesischen oder griechischen Geschmack, was dann so ausgedrückt wird, daß sie „im Geschmack“ des betreffenden Zeitalters oder Volkes sei. Ein Möbel im Geschmack Ludwig XIV., oder der Queen Ann! Das Möbel hat diesen Geschmack freilich erst auf dem Umwege über die betreffende Subjektivität bekommen, aber diese steckt dann in ihm, es „schmeckt“ nach ihr. Auch sonst hat man früher sehr oft da Geschmack gesagt, wo wir heute von Stil sprechen; es sind also enge Beziehungen von Geschmack und Stil zu erwarten.

Soll ein Gegenstand Lust oder Unlust hervorrufen, so muß er „angenehm“ oder „unangenehm“ sein, das heißt den gesunden Sinn wohltuend beziehungsweise verletzend berühren. (Daß im übrigen das direkt Angenehme eines Objektes für das eine oder andere Subjekt durch widrige Assoziationen so sehr überwogen werden kann, daß es zu einer unlusterregenden Wirkung kommt, geht uns hier nichts an.) Hier ist die korrelative Eigenschaft, das Angenehmsein bzw. Unangenehmsein schon etwas viel Vageres, schwieriger Aussagbares. Doch wird auch in diesem Sinne noch Kunstwerken und anderen passenden Gegenständen Geschmack zugesprochen, indem man ein lobendes oder tadelndes Beiwort hinzufügt. So sagt der Dichter Günther im Jahre 1718:

„Gott Lob! Daß hin und her noch manch Gemüthe kostet
Wie herrlich der Geschmack gesunder Dichtkunst sey!"

Noch schwieriger und fragwürdiger aber wird die Übertragung des Wortes Geschmack auf das Objekt, sobald wir uns auf der dritten Etappe des „subjektiven Geschmacks" befinden, beim Geschmack als Begehren. Guter Geschmack des Gegenstandes würde ihn als begehrenswert kennzeichnen, schlechter als verabscheuenswert. Ebenso wie der süße Geschmack des Zuckers aus der Empfindung „süß" abgeleitet wird und das Angenehmsein des Zuckergeschmackes aus der Annehmlichkeit der süßen Geschmacksempfindung, so soll die Begehrenswertheit des Zuckers aus seinem tatsächlichen Begehrtwerden hervorgehen. Die „subjektive Allgemeinheit" des Erlebnisses wird Ursprung für die „objektive Allgemeinheit" der erlebten Qualität. Ist dieses Verfahren schon im ersten Falle nur mit gewissen Einschränkungen anwendbar, so wird seine Zulässigkeit im zweiten Falle stark vermindert; im dritten Falle aber wird es fast völlig unbrauchbar, einfach deshalb, weil hier die vorausgesetzte „subjektive Allgemeinheit", die Gleichheit der Erlebnisse, noch viel weniger stattfindet als dort. (Ob und wieweit überhaupt ein solcher Übergang von der „komparativen Allgemeinheit" zur Allgemeingültigkeit in einem tieferen Sinne hier berechtigt und erlaubt ist, kann erst dann ausgemacht werden, wenn das Verhältnis der Begriffe „normal" und „normativ" klargestellt worden ist, d. h. in einer Untersuchung des Verhältnisses von Geschmack und Wert. Hier handelt es sich überall nur um die volkstümlichen Anschauungen, wie sie sich im Sprachgebrauch und seinen Wandlungen kundgeben.)

Wie also der Gegenstand als sichtbarer und hörbarer einerseits zu „objektiv", zu selbständig gegen die Handlung des Aufnehmens geworden ist, als daß wir ihm einen Geschmack zusprechen, seine Bestimmtheit bloß in die Art, wie er geschmeckt wird, setzen könnten, so ist er nun als Objekt des Begehrens zu „subjektiv" dazu. Der gesehene und gehörte Gegenstand ist der wirkliche —

ohne Abzug oder Veränderung; der Gegenstand als begehrter aber verharrt auf der Seite des Begehrenden, seiner Intention immanent; er erreicht sozusagen nicht den wirklichen Gegenstand, der immer außerhalb seiner bleibt. Dementsprechend hat die subjektive Bedeutung fast den ganzen Gehalt des Wortes in sich hineingezogen und beinahe nichts für die andere übriggelassen.

Überblicken wir jetzt noch einmal den Weg, den Sinn und Gebrauch des Wortes Geschmack zurückgelegt haben, so machen wir die sehr merkwürdige Entdeckung, daß er der Entwicklung des Phänomens selber, wie sie uns heute als die natürliche erscheint, gerade entgegengesetzt verläuft. Es stellt sich heraus, daß die letzte Bedeutung, die das Wort angenommen hat, eigentlich das Ursprüngliche und Wesentliche an ihm bezeichnet, der Ausgangspunkt nur seine oberflächliche Konsequenz. Das Lebewesen ist zu seiner Erhaltung und Fortsetzung darauf angewiesen, sich von Zeit zu Zeit bestimmte äußere Substanzen, fast stets in anderen Lebewesen investiert — einzuverleiben. Es muß ihm also von Natur ein Trieb nach diesen Stoffen einwohnen. Damit dieser Trieb sich sozusagen nicht abnutzt, damit er sich jeweils wieder geltend macht, muß seine Befriedigung von einem Gefühl der Lust begleitet sein, die ihre Wiederholung dem Individuum wünschenswert erscheinen läßt. Dieses Gefühl muß nun seinerseits durch eine Empfindung fundiert werden, das aber geschieht durch den Geschmack: der Geschmack ist ein Werkzeug des Lebens.

Eine weitere Doppelsinnigkeit des Wortes Geschmack liegt darin, daß es ursprünglich nicht nur das bezeichnet hat, was wir heute so nennen, den Sinn des Schmeckens, der Zunge, sondern auch den Geruchssinn; in manchen süddeutschen Mundarten, so in der elsässischen, hat sich diese Bedeutung bis jetzt erhalten. Geschmack und Geruch, vielfach unter dem gemeinsamen Namen des chemischen Sinnes zusammengefaßt, haben eine außerordentlich große biologische Bedeutung. Von der Umgebung nimmt der Organismus dasjenige auf, was er sich zu assimilieren vermag. Der chemische Sinn hat die Funktion, das dem Lebewesen Nützliche von dem Schädlichen, das zum Aufbau Taugliche vom Zerstörenden mit ziemlicher, wenn auch nicht unfehlbarer Sicherheit zu unterscheiden. Entsprechend scheint der Geschmack in übertragener Bedeutung der mächtige und feine Instinkt zu sein, durch den die Seele das Passende und ihr Förderliche einzulassen, das Verletzende und Unpassende abzuwehren geleitet wird. Nimmt man mit Goethes Wahlverwandtschaften Anziehung und Abstoßung ganz allgemein, selbst zwischen Persönlichkeiten, für Analoga der chemischen Affinitäten, so kann man wohl den Geschmack vorläufig den chemischen Sinn im Reiche des Menschlichen, Seelisch-Geistigen nennen, das heißt den Sinn für die Qualitäten in ihm. Dies begründet einerseits die umfassende Anzahl von Gegenständen der Zuneigung und Abneigung — Personen, Kunstwerke, Gegenden, Berufe, Lebensgewohnheiten usw. —, die wir als „Sache" des Geschmacks bezeichnen, andererseits die sensitiv-ästhetische Betonung, die wir unserer Beziehung zu ihnen dadurch geben. Der Geschmack stiftet den Zusammenhang des Individuums mit seiner Welt, aber er stiftet auch die Zusammenhänge der Weltelemente untereinander. Wie die Dinge sich gegenseitig abgrenzen, welche Komplexe sich bilden, auch dies hängt vom Geschmack ab, von der Persönlichkeit, die ebensosehr Voraussetzung wie Ergebnis des Geschmacks, zuletzt mit ihm vertauschbar ist. Der Gesichtspunkt eines jeden für die Welt, ihre perspektivische Darstellung sind überall verschieden, auch die „Weltanschauung" ist im letzten Grunde eine Funktion des Geschmackes. Der Geschmack ist das Medium zwischen der Persönlichkeit und dem Kosmos, in ihm vermitteln sie sich. Der Stoff, aus dem unsere Welt gemacht ist, und ihre Struktur — beide sind ein Werk unserer Persönlichkeit, und wir sind um so mehr Persönlichkeit, je einheitlicher beide für sich sind und je enger sie zusammenhängen.

Die ursprüngliche Betätigung unserer Seele, in der sich der Geschmack bekundet, ist das Wählen. Aber von dem, was er auswählt, macht der Organismus sogleich eine Verwendung; das tut nun auch unsere Seele. Die geistigen Bildungsstoffe werden ebenso sichtbar an der geistigen Form wie die physischen an der leiblichen Gestalt. Dort gilt noch mehr als hier das Wort, daß einer ist, was er ißt. Ob ein Mensch einen so oder so beschaffenen Geschmack hat, das können wir ihm unmittelbar ansehen; wir brauchen dazu nicht irgendwelchen seiner Wahlhandlungen beizuwohnen. Alles was er früher gewählt hat, ist ja eingegangen in seine Persönlichkeit und hat dazu beigetragen, sie so erscheinen zu lassen, wie sie uns entgegentritt. Nicht nur die Äußerlichkeiten der Kleidung und Wohnungseinrichtung, sondern seine Haltung, Miene, Gebärde und Sprache — alles an ihm erzählt von dem, was er einmal gewählt hat. Die Wirkung des Geschmackes ist also primär die Wahl, sekundär die bestimmte Gestaltung der Persönlichkeit. Aber sie geht noch weiter. Die Totalität des von außen Aufgenommenen schließt sich zusammen zur Einheit der Persönlichkeit, welche allerdings mehr ist als bloß diese Totalität. Die Persönlichkeit jedoch entfaltet sich wieder in eine Fülle von Schöpfungen; auch in sie strahlt der

Geschmack noch aus. Das Kunstwerk, die Gartenanlage, das Wohnhaus sind mehr oder weniger „geschmackvoll" in dem oben ausgesprochenen Sinne einer Manifestation des Geschmacks desjenigen, der sie gebildet oder hergestellt hat. Alle Handlungen, in denen der Geschmack sich bekundet, sind also im wesentlichen Akte der Auslese oder der Gestaltung, wobei die Gestaltung entweder Selbstgestaltung ist oder Fremdgestaltung.

Man spricht erstens davon, daß jemand Geschmack „für" etwas habe oder „an" etwas finde. So sagt man, dieser oder jener habe einen guten Geschmack für Gemälde, aber einen schlechten für Musik, und weiter sagt man von jemandem, er finde Geschmack an einem Gebäude von Messel, an einem Tonstück von Strauß. Der eine findet Geschmack an hellbeleuchteten Zimmern, der andere an dunkel gehaltenen Räumen, dieser an Stille und Einsamkeit, jener an Lärm und Getümmel. Diesem sind heitere, jenem ernste Menschen „nach seinem Geschmacke". So hört man auch Redewendungen wie: „Ich kann dem Fußballspiel keinen Geschmack abgewinnen" oder: „Das wäre nicht nach meinem Geschmack, den ganzen Tag im Kontor zu sitzen und zu rechnen". In diesen Fällen ist es überall ohne weiteres klar, daß es sich dabei um das Verhältnis einer Person zu etwas, zu einem Gegenstande handelt; dieser Gegenstand braucht natürlich kein Ding zu sein. Zweitens spricht man auch von einem Geschmack „in" etwas; „dieser Mensch zeigt in allem Geschmack" ist eine Bemerkung, die wir häufig zu hören bekommen. Hier meinen wir gewöhnlich, daß die betreffende Person Geschmack bekunde in ihrem Tun, in ihrem Schaffen, in ihrem Wählen, in ihrem Genießen. Man tut oder schafft oder wählt aber immer etwas, findet in oder an etwas Genuß; also bleibt auch hier das Verhältnis von Person zu Gegenstand. Wie der Geschmack sich bekundet im Schaffen, im Genießen, so tut er es auch im Gefallenhaben, im Beurteilen, im Sichfreuen usw. Niemals aber kann unser subjektiver Geschmack sich tätig erweisen ohne eine dieser vermittelnden Tätigkeiten oder Verhaltungsweisen, selbst nicht, wo wir vom Geschmack „an" etwas sprechen. An etwas Geschmack haben, kann heißen: es genießen, sich darüber freuen, Gefallen daran finden, von etwas angesprochen werden usw. In diesem Sinne ist also Geschmack etwas, das nur vermittelt auftritt, sich nicht unmittelbar betätigt. Es gibt kein Verhalten, in dem unser Geschmack unmittelbar auf Gegenstände ginge. Wir können uns nicht einfach „geschmackhabend" verhalten, ohne uns zugleich noch irgendwie zu verhalten. Wir verhalten uns immer noch irgendwie anders, an dem Gegenstande arbeitend, ihn aufnehmend oder ihn erzeugend.

In einem andern Sinne von Unvermitteltheit dürfen wir sie freilich dem Geschmack nicht absprechen. Das Ergreifen des Gegenstandes durch den Geschmack ist nicht vermittelt durch eine Vorstellung, ein Wissen, eine Reflexion, oder braucht dies nicht zu sein. Ein Mensch, der einen ausgeprägten Geschmack besitzt, reagiert unmittelbar auf die Objekte, die sich ihm darbieten; er wird direkt von ihnen angezogen oder abgestoßen, sie erregen sein Gefallen oder Mißfallen, er bejaht oder verneint sie, ohne sich die Gründe dafür zum Bewußtsein bringen zu können und zu müssen. Dies schließt nicht aus, daß andrerseits das Wissen einen sehr großen Einfluß auf die Funktion des Geschmacks gewinnen kann. Einmal erweckt das als gesund und heilsam Erprobte auch freundliche Gefühle, ebenso alles, was reinlich, angenehm, zierlich hergerichtet aussieht. Es kann auch die ganz abstrakte Überlegung von dem Werte des Natürlichen oder von der Roheit mancher Genüsse dabei mitwirken. Auf diesem Wege kann etwa ein Genuß an Milch, Früchten, Honig und ähnlichen Lebensmitteln entstehen, während die gewöhnliche tierische Nahrung Widerwillen hervorruft. Auch leichte Speisen erlangen mit der Zeit einen Vorzug vor den schwer bekömmlichen, unverdaulichen — jedenfalls bei einem Menschen, der das Essen als eine wichtige und beachtenswerte Sache ansieht und sich ihm mit Aufmerksamkeit widmet, bei einem gebildeten Esser also. Derartige oder verwandte Vorgänge finden sich auf allen Gebieten im Geschmacksleben. Ich erinnere mich, daß ich als kleines Kind die Farbenzusammenstellung: blau und grün häßlich gefunden habe. Erst nachdem ich sie in der Natur oftmals gesehen hatte, das Blau der Kornblumenblüte, das zarte Graugrün ihres Stengels, fing ich an, den Reiz dieser Kombination zu empfinden. Ebenso machte mich später der Anblick von lila Krokosblüten mit orangefarbigen Staubbeuteln der Anerkennung dieser Farbenkomposition zugänglich. Hier hatte offenbar die vorhergegangene Erfahrung, daß im allgemeinen die Farbenzusammenstellungen, die in der Natur selbst vorkommen, schön zu sein pflegen, mich dazu gebracht, auch solche, die ich vorher mißachtet hatte, mit liebevollerem Blicke anzusehen und allmählich auch ohne solche Überlegung und Hintergedanken erfreulich zu finden. Die Assoziationen scheinen übrigens nicht nur auf dem Wege der Vorstellung zu entstehen, nicht bloß aus der Reflexion zu stammen. Es gibt zweifellos ganz unmittelbare Gefühls- und Empfindungsassoziationen, die dennoch weder der Gewohnheit entstammen noch durch die zeitliche und räumliche Berührung begründet sind, sondern ein unmittelbares Erfassen entfernter und ursächlicher Zusammenhänge darstellen. Die Freudsche Schule hat viel darin geleistet, die gewissermaßen unterirdischen Kanäle solcher assoziativen Verknüpfungen aufzuspüren.

All den verschiedenen Weisen, auf die wir uns „geschmackhabend“ verhalten, liegt nun eine bestimmte Stellungnahme zugrunde. Wenn wir etwas schaffen oder zerstören, genießen oder von uns weisen, ihm zustimmen oder es ablehnen — stets verhalten wir uns den Objekten dieser Tätigkeiten gegenüber zustimmend oder ablehnend, bejahend oder verneinend: wir werten sie. Als die ursprüngliche Funktion des Geschmacks haben wir das Wählen ausgezeichnet. Das Wählen ist aber nicht nur Zustimmung oder Ablehnung, sondern ein komplizierteres Verfahren. Wenn ein Hungriger nur ein einziges Nahrungsmittel findet, so wird er sich anschicken, es zu verzehren; findet er aber, ehe er dies getan hat, noch ein anderes, so wird er sich überlegen, ob er lieber dieses letzte nehmen soll oder bei dem ersten bleiben. Eines von beiden wird im allgemeinen angenehmer oder zweckdienlicher erscheinen als das andere. Wählen heißt also nicht nur oder nicht eigentlich: ein Ding verwerfen oder annehmen, sondern es bedeutet vorzüglich: Dinge einander vorziehen und nachsetzen, sie in eine Reihe fügen je nach dem Grade ihrer Annehmlichkeit, Nützlichkeit, Begehrtheit, je nach ihrem Werte. Dinge sind uns in der wertenden Einstellung nicht nur gegeben als wertvoll oder wertlos, wertwidrig, sondern ebensowohl als mehr oder weniger wertvoll. Den größeren Wert nennen wir auch unter Umständen — mit einem Rechte, das sich später erweisen wird — den höheren, den geringeren Wert den tieferen, niedrigeren. Wie es nun höhere und niedrigere Werte gibt, wie wir die Dinge als mehr oder weniger wertvoll beurteilen, so gibt es auch eine Beurteilung des Geschmacks. Zwar sagt das Sprichwort: „Über den Geschmack läßt sich nicht streiten“ und „chacun a son gôut“, aber dies bezieht sich nicht auf die Eigentümlichkeit des Geschmacks, höhere und tiefere Werte zu wählen. Der eine ißt zwar lieber Schweinefleisch, der andere lieber Kalbfleisch, sagt G. J. P. J. Bolland, aber alle essen lieber gebratenes Fleisch als gebratenes Leder. Wenn von zwei Musikfreunden der eine Mozart höher stellt, der andere Bach, läßt sich wohl kaum entscheiden, ob einer Recht habe und wer. Wenn aber jemand lieber die Musik aus dem Walzertraum hört denn sowohl die Don Juan-Musik als auch die H-Moll-Messe, so können wir durchaus sagen, dieser habe Unrecht, wenn er seinen Geschmack einem Manne gegenüber verteidigt, dem es umgekehrt ergeht. Angesichts dessen ferner, daß es höhere und tiefere Werte gibt, haben wir das Recht, von einem höheren und tieferen Geschmack zu sprechen, den Geschmack als besser oder schlechter zu beurteilen. Nun waren die höheren Werte diejenigen, die der Geschmack vorzog, die niederen diejenigen, die er nachsetzte. Die bloße Tatsache des Wählens hat uns unsere Unterscheidung geliefert; wenn unser Geschmack nicht einen Wert dem andern vorziehen würde, so wäre jener nicht höher, dieser nicht geringer. Wie können wir nun auf einmal annehmen, daß diese nur vom Geschmack gesetzte und vollzogene Einteilung eine in sich und an sich bestehende sei, wie können wir nun wiederum sie voraussetzen und nach ihr den Geschmack beurteilen? Dies ist doch offenbar ein Zirkel: erst setzt der Geschmack fest, welche Werte positiv, welche negativ, welche höher und welche niedriger sind, und dann soll wiederum die Höhe, die Qualität des Geschmacks nach diesen Werten bemessen werden. Ganz aufhellen und auflösen können wir die Schwierigkeit, die uns hier entsteht, erst am Ende unserer Untersuchung. Dann wird sich der Zirkel als ebenso unvermeidlich wie unschädlich erwiesen haben. Aber wir können schon einen Blick werfen auf den Weg, den dieser Nachweis gehen wird, wir können schon zeigen, welches die Punkte im Wesen und Begriffe des Geschmacks sind, an welche unsere Untersuchung anknüpfen muß. Es ist dies zunächst die Tatsache, daß der Geschmack nichts Einfaches ist, sondern eine Einheit verschiedener Elemente oder Kräfte, die verschiedene Funktionen ausüben, in ihrer Tätigkeit in Gegensätze geraten, welche miteinander ausgeglichen werden müssen. Es ist dies die weitere Tatsache, daß eine Wechselwirkung zwischen diesen Kräften stattfindet, und daß das Miteinander- und Gegeneinanderwirken dieser Faktoren in einer zeitlichen Entwicklung vor sich geht, daß sie die Entwicklung des Geschmacks selber ausmachen. Die Festsetzung der Werte durch den Geschmack als von ihm abhängiger, und die Angleichung des Geschmacks an die Werte, welche nun als von ihm unabhängige gesehen werden, ist das Werk von verschiedenen seelischen und geistigen Mächten, die sich zum Geschmacke verbinden (oder in die er sich auseinanderlegt) und in ihm durchdringen. Das Ich ist nun imstande, sich abwechselnd mit der einen und der andern Tätigkeit, die der Geist überhaupt und so auch der Geschmack ausübt, zu identifizieren, einmal mit der werterzeugenden Funktion; so beurteilt er die Dinge ihrem Werte nach, er setzt ihre Werte fest; ein andermal mit der wertbetrachtenden Funktion, so vergleicht er seinen Geschmack mit diesen soeben erzeugten Werten. Entsprechend besteht eine Wechselwirkung zwischen den verschiedenen Subjekten, die ihren Geschmack gegeneinander ausspielen, teils miteinander in Einklang bringen wollen, und deren Geschmack sich wechselseitig und aneinander erzieht. Die Menschen beurteilen einander und lassen sich durch das Urteil der andern bestimmen. Außerdem werden sie, als selber wertschaffend und werterzeugend — und damit sich zum Wert erzeugend — einander zum Maßstab und Kriterium ihres Geschmacks.

All dieses nun, das Ineinandergreifen der Gegensätze im individuellen Kosmos des Geistes, das Ineinandergreifen der Individualitäten im allgemeinen geistigen Kosmos, bringt eine fortwährende Veränderung im Geschmacke hervor, die wir in Hinsicht auf ein bestimmtes Resultat, die möglichste Kompliziertheit und Einheitlichkeit Entwicklung nennen. Das Ende der Entwicklung ist die Erweiterung jedes einzelnen Punktes, von dem aus die Arbeit des Geschmacks beginnt, zu einer umfassenden Totalität, die alles in sich schließt, insofern sie auf alles wirkt und von allem Einwirkungen empfängt (dies geschieht zwar in gewissem Sinne schon am Anfange, aber hier haben sich die Einwirkungen noch nicht gesondert, sind nicht ins Bewußtsein gehoben). So muß das Verfahren des Geschmackes wie alles Geistige zuletzt zu einem Kreise werden, zu der Umspannung einer Welt, in der alles ineinander eingreift, jedes das andere hält und von ihm gehalten wird. Aber diese gegenseitige Abhängigkeit der Elemente kann uns nicht mehr schrecken, nachdem sich gezeigt hat, daß sie mit der Selbständigkeit jedes einzelnen nicht nur einfach zusammengeht, sondern sie geradezu zur Voraussetzung hat und in sich schließt.

Wenn wir uns von dem, was die Entwicklung des Geschmacks leistet und worin sie besteht, eine bestimmte — obgleich an dieser Stelle nur sehr schematische — Vorstellung machen wollen, so gehn wir am besten von einem ganz einfachen konkreten Beispiel aus. Aus diesem Beispiel soll sogleich hervorgehen, oder in ihm gezeigt werden, wie das Urteil des Geschmacks, das Wählen, unlöslich verknüpft ist mit der Beurteilung des Geschmacks, das heißt, wie sich der Geschmack durch die Beziehung auf Werte in seinem eigenen Werte bzw. Unwerte erweist. Wir können den Geschmack einer Person A allein dann und dadurch für besser erklären als den Geschmack einer Person B, wenn und sofern wir sie anders auf Werte reagieren sehen. Die Wertunterschiede aber, die der Geschmack selber aufweist, werden sich als Unterschiede seiner Bildungsstufen herausstellen. Wir wählen unser Beispiel aus dem Gebiete des Schönen, ohne damit von vornherein irgend etwas darüber behaupten zu wollen, ob der Geschmack zum Schönen eine engere Beziehung besitze als zu andern Werten.

Wir legen beiden Personen eine Anzahl verschiedener ästhetisch wertvoller Dinge zur Auswahl vor. A wählt eines von ihnen, weil er es für schöner als die übrigen hält, B sagt: „Was ich bekomme, ist mir ganz gleichgültig, wenn es nur möglichst viel ist.“ (Kinder zählen ihre Weihnachtsgeschenke gern gegeneinander ab; der Knabe, der fünfundzwanzig Bleisoldaten bekommen hat, wird sich viel reicher dünken als sein Bruder, der nur ein einziges Schaukelpferd erhalten hat, selbst wenn dieses einen viel größeren Geldwert darstellt.) In diesem Falle werden wir jedenfalls sagen: A habe einen besseren Geschmack als B, selbst dann, wenn der ausgesuchte Gegenstand nicht wirklich der schönste, vielleicht sogar der häßlichste sein sollte. Das Vorhandensein einer entschiedenen ästhetischen Neigung ist schon ein Zeichen von Geschmack. Aber nun kann unser Experiment auch anders ausfallen: A wählt einen Gegenstand, B zögert zu wählen, indem er sagt: „Jedes dieser Dinge ist so vollendet in seiner Art, und alle sind so verschiedenartig, daß ich mich wirklich für keines entscheiden kann.“ Hier werden wir dem, der nicht wählt, den Preis des besseren Geschmacks zuerkennen. Wie kommt dieser scheinbare Widerspruch zustande? Einerseits weist diese Frage zurück auf die Untersuchung der Werte und läßt sich nicht erledigen in einer Untersuchung des Werturteils. Denn es ist ja ohne weiteres klar, daß das Wählen richtiger ist, wenn die Wertarten gleich, die Werthöhe aber verschieden ist, umgekehrt das Nichtwählen bei gleicher Höhe, aber verschiedener Gattung der Werte. Ob freilich das gleiche Niveau bei verschiedenem Genus auch erfaßbar ist, d. h. ob sich in irgendeinem konkreten Falle wirklich feststellen läßt, diese Sonate ist als Musikstück ebenso vollendet wie jene Statue als Skulpturwerk, das ist allerdings noch nicht ausgemacht. Wir können aber von Wertproblemen an dieser Stelle gänzlich absehen und lediglich die psychischen Verfassungen der Personen A und B, als Grundlagen ihrer Urteile, untersuchen. Wir stellen uns also hier nur die Frage: welchen Weg legt der Geschmack einer Person zurück, der von dem Zustande aus, in dem sich B im ersten Falle des Beispiels befindet, anfängt, sich zu entwickeln? Es gibt eine Schwelle, wo der Geschmack beginnt; sie liegt dort, wo überhaupt qualitative Unterschiede als Wertunterschiede empfunden werden, wo ein Ding dem andern vorgezogen wird, nicht weil es größer ist, sondern weil es anders ist. Von hier aus nimmt nun die Entwicklung eine doppelte Richtung: der ungeübte Beobachter bemerkt nur wenige Eigenschaften der Dinge, von sichtbaren etwa die Lokalfarbe, die Größe und die allgemeine Formgattung, ob es rund oder eckig sei, usw. Sind diese ihm erfreulich, so ist das Ding für ihn schön. Je weiter er aber fortschreitet in seiner Bekanntschaft mit den Dingen, je mehr Übung und Erfahrung er in ihrer Auffassung und Beurteilung bekommt, desto mehr ihrer Qualitäten gehen ihm auf als Träger etwaiger Werte, als Anknüpfungspunkte für ihre Würdigung. Er erweitert seine Forderungen bei jeder neuentdeckten ästhetischen Kategorie; jede muß an einem Gegenstand in positivem Sinne vorhanden sein, der ihn als Ganzes zufriedenstellen soll. Je höher der Geschmack steht, desto mehr verlangt er von dem Objekte, das er ästhetisch bewerten soll. Der Ungebildete ruft leicht beim Anblick irgend eines rotwangigen Bauernmädchens aus: „Die ist schön!" Wer einen guten Geschmack hat, wird vielleicht nie befriedigt sein, und — nachdem er die halbe Welt durchreist hat, bekennen: Eine wirkliche Schönheit habe ich nicht gefunden, ganz hat mir keine Frauenerscheinung genügt. Die Anzahl der Gegenstände, die vor dem verwöhnten Geschmack noch bestehen können, schrumpft sehr zusammen; zugleich aber erweitert sie sich ins Ungemessene. Denn eben dadurch, daß die Zahl der ästhetischen Kategorien, die berücksichtigt werden, sich vervielfältigt, wächst auch die Möglichkeit für den einzelnen Gegenstand, jedenfalls eine dieser Kategorien an sich zu tragen, von irgendeinem Standpunkt aus gewürdigt zu werden. Damit treten aber immer mehr Gegenstände ein in den ästhetischen Horizont (wir gebrauchen das Wort: ästhetisch hier noch in der allgemein üblichen, nicht in unserer speziellen, später abzuleitenden Bedeutung), und zwar immer verschiedenere. An die Stelle einer kleinen Anzahl von Objekten, die einen und denselben ästhetischen Typus tragen, tritt jetzt eine Menge solcher, die die verschiedensten Werte verkörpern. Früher wurde der Gegenstand nur positiv bewertet, wenn eine bestimmte ästhetische Forderung, jetzt, wenn nur überhaupt eine erfüllt ist. Wir können vielleicht vorläufig sagen: Je gebildeter der Geschmack ist, desto höhere Anforderungen stellt er an das Exemplar, und desto weniger bevorzugt er eine Gattung ästhetischer Wertgegenstände.

Während der ästhetisch Gebildete jeden Schönheitstypus gelten läßt, versteift sich der Ungebildete auf einen bestimmten und lehnt alle andern ab. Wenn ein Mann, auf eine schöne blonde Frau aufmerksam gemacht, antwortet: „Ach, ich mag nur Brünette" [1]), so

[1]) Dabei soll ganz von den Fällen abgesehen werden, in denen außerästhetische Motive die Abweisung in höherem Grade mitbedingen als dies überall im ästhetischen Urteil der Fall ist. Nicht weil die Frau den Ansprüchen des Mannes in charakterologischer, intellektueller, erotischer Hinsicht nicht entspricht, soll die negative Bewertung erfolgen, sondern einfach deshalb, weil sie den einzig von ihm bewerteten Schönheitstypus nicht verkörpert.

wird man ihn mit Recht für ästhetisch ungebildet halten. — Man könnte die Behauptung, daß der höhere Geschmack an das Exemplar größere Anforderungen stelle als der niedere, widerlegen wollen durch den Hinweis auf die folgende Beobachtung, die man sehr oft machen kann. Ein Maler gehe mit einem Freunde, der nicht Künstler ist, spazieren; dabei mustern sie die vorübergehenden Frauen und üben Kritik an ihrer Erscheinung. Nun wird in den meisten Fällen der Künstler die eine oder die andere mit Wohlgefallen betrachten, an denen der Laie nichts Schönes finden kann, und zwar nicht überall deswegen, weil sie nicht „sein Genre" ist, sondern weil er immer, an jeder, etwas auszusetzen hat. Bei allgemeiner Wohlgefälligkeit der Gestalt ist ihm etwa der Fuß zu plump, in einem liebreizenden Gesicht die Nase zu kurz, und dergleichen. Der Fehler dieser Abweichung im Urteil (an dieser Stelle ist es noch ein bloßer Fehler) liegt einmal beim Laien, einmal beim Künstler. Der Laie ist gewöhnlich nicht imstande, das Ganze eines ästhetischen Gegenstandes als solches aufzufassen und von ihm sich das Gesetz für die Beurteilung der Einzelheiten an die Hand geben zu lassen; sondern er sieht umgekehrt die Teile allein oder zuerst und will im besten Falle nachher das Ganze aus ihnen zusammensetzen. Er verlangt daher, daß die Details für sich seinem Geschmack entsprechen und wünscht, an einer und derselben Frau etwa eine große und schlanke Gestalt und kleine Hände und Füßchen, den Kopf einer Juno und den Hals einer präraffaelitischen Madonna zu sehen; er tadelt dann einfach deshalb, weil seine widersinnigen Ansprüche nicht befriedigt werden. Im Grunde reduziert sich doch dieser Mangel wieder auf die Unfähigkeit, verschiedene Gattungen als unvergleichbar und gleichmäßig berechtigt nebeneinander zuzulassen, und ist daher kein Einwand gegen unsere Feststellungen. Solange die Repräsentantin des vorliegenden Typus diesen wirklich einwandfrei verkörpert, so lange liegt der Fehler im Urteil am Laien. Der Künstler begeht ihn in dem Augenblick, wo er die empirische Erscheinung um dessen willen für vollkommen erklärt, was er in sie hineinlegt und was ihr nicht selbst angehört. Der phantasievolle Mensch sieht über die Mängel des Gegenstandes um seiner Vorzüge willen nicht nur hinweg — hierbei könnte bloß ein teilweise anerkennendes, teilweise verwerfendes Urteil, eine gemäßigte Billigung herauskommen —, sondern er ergänzt sie selbsttätig, indem er nur das Grundgesetz sieht und alles andere schon im Schauen so umbildet, daß es aus ihm hervorzugehen scheint. Damit geht er über denjenigen Grad von Produktivität hinaus, der zum Urteil gehört, und begibt sich auf ein anderes Gebiet, wo Vorfinden und Erzeugen sich anders verbinden und durchdringen als im Urteil, wo eine größere Freiheit für die Individualität eingeräumt ist, und andere, künstlerische, Wahrheitskriterien herrschen. Immerhin ist auch eine künstlerische Schöpfung in einem gewissen Sinne ein Urteil, ja das fundamentale Urteil, in dem der Künstler sein Verhältnis zur Welt ausspricht, sie bejaht oder verneint. Andererseits ist auch ein Urteil ein Gebilde, das nicht ohne die produktive, umbildende, künstlerische Tätigkeit des Geistes entsteht. Ohne die Phantasie wird gar keine Schönheit erblickt und ebensowenig ein Urteil über sie gefällt. Trotzdem aber müssen wir sagen, daß wir — ungeachtet dieses schöpferischen Anteils am Zustandekommen der Schönheit — gemeinhin gerade diejenigen Naturobjekte am schönsten finden, bei denen für die umbildende Tätigkeit der „Einbildungskraft" am wenigsten Raum vorhanden ist, Objekte, die von den meisten Künstlern und auch von andern phantasievollen Menschen leicht langweilig gefunden werden. Die Frage nach dem produktiven Anteil des Zuschauers beim Zustandekommen der Schönheit werden wir jedoch später eingehend behandeln und wollen sie deshalb hier auf sich beruhen lassen und das Schöne einfach als etwas Gegebenes hinnehmen. Für die Beurteilung der Schönheit als eines Gegebenen aber bleibt einstweilen unser Satz in Kraft, daß für den in seiner Entwicklung fortschreitenden Geschmack sich die Anzahl möglicher Gattungen vervielfältigt, die Anzahl möglicher Exemplare innerhalb einer Gattung vermindert.

Durch die Zusammenfassung zueinandergehöriger ästhetischer Kategorien entstehen die ästhetischen Gattungen. Schreitet aber der Geschmack fort in der Differenzierung der Kategorien, so gehen aus den Gattungen Arten, aus den Arten Unterarten, aus diesen weitere Unterarten hervor, und man kommt zuletzt dazu, jedes Exemplar als eine Art für sich anzusehen. Dieser Prozeß führt aber dahin, jedes Einzelne positiv zu bewerten; jedes Ding ist wertvoll als etwas Einziges und Unvergleichliches, es repräsentiert eine besondere, nur von ihm selbst vertretene Art. Wie einerseits die Zunahme der ästhetischen Kategorien das Ergebnis hat, n i c h t s zu bejahen, weil ja doch nichts gefunden wird, das allen (auch den mit Recht zu stellenden, miteinander in Einklang stehenden) Ansprüchen genügt, so bringt sie es andererseits wieder dahin, a l l e s zu bejahen, weil wohl nichts vorhanden ist, das nicht irgendeine, wenn auch noch so geringe ästhetische Forderung erfüllt. Es kann zuletzt zu einem doppelten ästhetischen Skeptizismus kommen, einmal zu dem Zweifel, ob in dieser Welt der Unvollkommenheit denn überhaupt irgend etwas einen Wert habe, das andere Mal zu der Frage, ob man denn angesichts der Vielfältigkeit und Unvergleichbarkeit der Dinge das Recht besäße, irgend etwas abzulehnen. — Wie einerseits die Spaltung der Kategorien zum Einzelobjekt führt, so führt andererseits die Auflösung des Objektes in Kategorien zur unendlich großen Anzahl: es läßt sich nicht erschöpfen. Und hier zeigt sich etwas prinzipiell Neues: Nicht nur die empirische Unerschöpflichkeit des Einzeldinges wird an einer bestimmten Stelle zum Hindernis für das Zustandekommen des ästhetischen Urteils auf dem Wege der progressiven Auflösung, sondern auch die wesentliche Unangemessenheit einer sogar unendlich großen Anzahl von Kategorien zur Einheit und Ganzheit des Dinges kommt zum Bewußtsein; aus dem Exemplar wird ein Individuum. In dem Augenblick, in dem der Mensch eine Ahnung von der Bedeutung des Andersseins bekommen hat, geht ihm mit der Möglichkeit des Vergleichens zugleich dessen tiefe Unmöglichkeit auf. Es war vorher gezeigt worden, daß es zum Wesen des Geschmackes gehöre, qualitative Unterschiede zwischen den Dingen als Wertunterschiede zu empfinden, ein Ding einem andern vorzuziehen, nicht weil es größer, sondern weil es anders sei. Ebenso ist es auch umgekehrt dem Geschmacke wesentlich, daß er einen Gegenstand vor dem andern nicht zu bevorzugen vermag, und zwar aus demselben Grunde: weil er anders ist [1]). Der ästhetisch Tiefstehende vergleicht viel mehr als der Hochstehende, für den alles Vergleichen etwas Unzulängliches und Mißliches hat. Wenn ich einen Menschen auf die Schönheit des Freiburger Domes hinweise, und er entgegnet mir: „Nein, das Straßburger Münster ist doch viel schöner", so werde ich ihn wiederum für ästhetisch ungebildet erklären. Solche Personen gebrauchen das Vergleichsobjekt als Krücke, auf die sie sich stützen, oder als Vehikel, das sie zum Verständnis des neuen Objektes hintragen muß, weil ihnen dieses nicht unmittelbar aufgeht. In der halbgebildeten Gesellschaft ist das Vergleichen am meisten zu Hause. Ob Schiller oder Goethe der größere Dichter, Rembrandt oder Raffael der bedeutendere Maler gewesen sei, sind Fragen, die dort noch lebhaft erörtert werden. Besonders legen die sogenannten „Schönheitskonkurrenzen" Zeugnis

---

[1]) Jede Wertverschiedenheit setzt — in einem Punkte wenigstens — Dinggleichheit voraus, wie jede Wertgleichheit Dingverschiedenheit; sonst hätte die sie betreffende Aussage keinen Sinn. Freilich kann andererseits Wertverschiedenheit auch nur durch eine Dingverschiedenheit anderer Art begründet werden, wie sollte sonst ein Vorziehen eines Objektes auf Grund seines Andersseins möglich werden? Die andern Hälften unseres Satzes aber lassen sich nicht verbinden: Wertgleichheit fordert nirgends Dinggleichheit, und daher gibt es auch unvergleichbare ästhetische Gattungen, wie etwa heitere und schwermütige Kunst, Malerei und Musik usw.

ab von der Freude, die das Vergleichen dem großen Publikum bereitet, Veranstaltungen, die dem verfeinerten Geschmackes unerträglich sind — freilich nicht nur wegen seines Widerwillens gegen das Vergleichen. Andererseits ist selbstverständlich dieses Vergleichen etwas ganz Unentbehrliches für das Geschmacksurteil. Das Wesentliche bei diesem Verfahren des Vergleichens ist jedoch hier immer, daß eine oder mehrere ästhetische Kategorien willkürlich herausgegriffen werden und daß das ästhetische Urteil sich nach dem Mehr oder Minder bestimmt, in dem sie den vorliegenden Objekten zugesprochen werden. Eine vorzügliche Probe davon gibt uns Alexander von Gleichen-Rußwurm (Geselligkeit, Sitten und Gebräuche der europäischen Welt 1789—1900) bei der Schilderung der englischen Gesellschaft zur Zeit Georgs II. und der schönen Frauen, die in ihr eine Rolle spielten, S. 137: „Ein mathematisch gesinnter Kopf hat auf amüsante Art die eigentümlichen Verdienste dieser Ladies in Punkten berechnet und gegeneinander abgemessen: die höchste Zahl der Punkte für eine Eigenschaft betrug 20. Die Herzogin von Devonshire bekam 20 für die Anmut, 18 für Liebenswürdigkeit, 17 für Eleganz, 16 für den Ausdruck, 15 für den Teint, 16 für die Gestalt und nur 14 für die Züge.“ Auf diese Weise reduziert man den Schönheitswert vom Qualitativen auf quantitative Verhältnisse, die man allein messen und vergleichen kann. Es ist klar, daß damit weder der Eigenart des ästhetischen Gegenstandes völlig Genüge getan, noch das Wesen des ästhetischen Erlebens einigermaßen vollständig ausgedrückt ist. Es tritt dem Objekte als einem Ganzen gegenüber und wird betroffen von seiner Einzigkeit. Individuen sind nicht vergleichbar, weil sie als solche nicht auf ein Tertium comparationis bezogen werden können; ein Vergleichen ist nur möglich, wo man gewisse Eigenschaften, Merkmale, Faktoren, aus ihnen heraushebt und sie als Maßstab benutzt — dann aber werden sie aus Individuen zu Exemplaren. Freilich kann auch der Grad ihrer Wirkung, die Intensität des Eindrucks, den sie hervorrufen, selber zur Grundlage des Vergleichs gemacht werden. Aber er ist im Grunde nur anwendbar, um sehr große Unterschiede festzustellen, die Extreme voneinander zu scheiden. Man kann auf diese Weise etwa zu der Feststellung kommen, daß Rembrandt ein größerer Maler gewesen sei als Mackart oder Paul Thumann; aber zu feineren Unterscheidungen ist die Stärke der Wirkung nicht recht brauchbar. Die Unvergleichbarkeit seelischer Erlebnisse, von der Bergson spricht, kommt auch dem Geschmackserlebnis zu, soweit sie überhaupt zukommt, zutrifft. Mit dieser Unvergleichbarkeit hängt auch die merkwürdige Unsicherheit des ästhetischen

Urteils nicht nur als Aussage, sondern auch schon in seiner Vorform als wertverneinenden bzw. wertbejahenden Faktors im Geschmack zusammen. Für die naive Ansicht heißt Geschmack haben soviel als sicheres, sofort ansprechendes ästhetisches Urteil haben. Es ist aber gar nicht ausgemacht, daß der Geschmack, je besser er wird, zugleich auch immer sicherer werden müsse, jedenfalls nur sicherer. Die ungebildeten Menschen pflegen am schnellsten zu urteilen; für sie ist alles sogleich: schwarz oder weiß, häßlich oder schön, böse oder gut. Je gebildeter der Geschmack wird, um so schwieriger wird ihm gewöhnlich eine Entscheidung. Weil diese Erscheinung dem verbreiteten Vorurteil von der „instinktiven Sicherheit" des Geschmackes widerstreitet, hat man versucht, sie auf verschiedene Weise hinwegzuinterpretieren. Entweder behauptet man dann, daß eben der Geschmack mit der Naivität überhaupt verloren gehe — eine Behauptung, die mit allen unsern Ausführungen im Widerspruch, besonders mit unserer Feststellung von dem Vorhandensein einer „Schwelle" des Geschmacks sich nicht verträgt und deshalb abgelehnt werden muß — oder man legt diese Unsicherheit einer Halbbildung und Verbildung zur Last, die im Laufe der Entwicklung einmal eintreten kann oder muß, an einem späteren Punkte aber zweifellos wieder überwunden werden wird; es steckt hierin das alte Vorurteil, daß die wahre Kultur überall völlig mit der Natur übereinstimmen müsse, daß die Natur überall gut und weise sei, wo sie sich selbst überlassen bleibt. Nun ist freilich die Halbbildung keine erfreuliche Erscheinung; für alle Verwicklungen im Kulturleben kann sie aber doch nicht verantwortlich gemacht werden. Wenn Raffael in dem berühmten, oft angeführten Briefe an den Grafen Castiglione schreibt, er bediene sich einer gewissen Idee, weil immer Mangel an richtigem Urteil (welches er und Castiglione zur Auswahl eines Modelles nötig hätten) wie an schönen Frauen sei, so kann man doch wohl nicht behaupten, daß Raffael und Castiglione in aestheticis verbildet oder nur halbgebildet gewesen wären. Trotzdem traut der Künstler sich und dem Freunde nicht genug Urteilsfähigkeit zu, um unter einer Reihe von Frauen die schönste auszusuchen — ein Unternehmen, das jeder Bauernbursche gewiß mit großer Sicherheit in Angriff nehmen und, seiner Meinung nach, auch richtig durchführen würde. Man muß also die Tatsache hinnehmen, daß der Geschmack mit wachsender Verfeinerung jedenfalls auch unsicherer wird. Und dies ist ganz natürlich. Es tritt für den gebildeten und besonnenen Geschmack zunächst das Problem auf, ob überhaupt allemal zwischen verschiedenen Objekten ein Wertunterschied bestehe, und dann die weitere Frage, ob dieser

Unterschied, selbst wenn er vorhanden ist, sich auch immer feststellen ließe. Abgesehen von der zunehmenden Unmöglichkeit, das Individuum rein als Exemplar einer Gattung und damit als Vergleichsobjekt aufzufassen, geht die ursprüngliche nachtwandlerische Sicherheit — die überall nur eine subjektive ist, keine Gefahrlosigkeit, kein unfehlbarer Instinkt für das objektiv Richtige, wie das Volk glaubt — auch schon innerhalb jenes andern „quantitativen" Prozesses verloren, weil der Geschmack sich immer mehr der Kompliziertheit und Vielfältigkeit der Objekte anpaßt. Er unterscheidet immer mehr Seiten an seinem Gegenstande, die für sich gewertet und gegeneinander abgewogen werden wollen. Ist eine Zeichnung kräftig und großzügig in der Auffassung, so fehlen ihr vielleicht die Feinheiten der Durchführung; zeigt ein Gemälde die Reize malerischer Weichheit, so stört etwa ein Mangel an klarer Linienführung. Wird auf der einen Seite die Beurteilung erleichtert (also einerseits sicherer) dadurch, daß die einzelnen Faktoren, auf die es ankommt, immer mehr ins Bewußtsein treten, so wird sie auf der andern Seite wieder erschwert durch die wachsende Anzahl und Verschlingung dieser Faktoren; und es kann auch hier zu einer vollständigen Verzweiflung an der Möglichkeit einer Stellungnahme kommen. So führen die beiden Arten des Verhaltens zum Wertgegenstand gleichzeitig zu größerer Sicherheit und zu größerer Unsicherheit. Die Auflösung in Faktoren — der eine Prozeß, den das ästhetische Erfassen durchmacht — bringt wachsende Isolierung der einzelnen Momente und damit Klarheit, Bestimmtheit, zugleich aber steigende Anzahl und Beziehungsreichtum, d. h. Unklarheit und Hilflosigkeit mit sich. Der ästhetische Gegenstand „entwickelt" sich nun nicht nur als „Exemplar" verschiedener Gattungen (denn er gehört zugleich immer vielen Gattungen an, und einer nur für den jeweiligen Betrachtungsstandpunkt; dies gilt allerdings nur dann, wenn man die Gattung definiert durch eine bestimmte Kategorie, etwa: der Zucker gehört zu der Gattung der weißen, zu der Gattung der harten, zu der Gattung der süßen Dinge; es gilt nicht, wenn man die Gattung ansieht als eine natürliche Spezifikation der Idee des Lebens, wie es hier meistens geschieht; wenn also die Exemplare der Gattung subsumiert, nicht subordiniert werden. Ganz unabhängig sind jedoch diese beiden Prozesse nicht voneinander!), als „Fall" mannigfacher Gesetze, als Schnittpunkt unzähliger Linien, sondern ebensowohl als Unteilbares, als Organismus. Auch hier findet ein gleichzeitiges Sicherer- und Unsichererwerden statt. Sicherer wird das ästhetische Urteil, insofern sich die Ganzheit des Gegenstandes immer bestimmter heraushebt, unsicherer insofern, als dieses Sichabrunden und -abschnüren des Objektes die Verbindungsfäden mit der Außenwelt immer mehr zerreißt, und das Sicheinstellen des Subjektes, welches diese Zusammenhänge gern benutzt, immer schwieriger macht, also eine immer strengere Konzentration von ihm verlangt.

Die Entwicklung des Geschmacks vollzog sich in der Weise, daß die Andersheit der Dinge das wertende Vergleichen ihrer einmal in wachsendem Maße ermöglichte, einmal unmöglich machte. Diese Entwicklung setzt eine allmähliche Steigerung der Fähigkeit voraus, Andersheit aufzufassen. Das Unterscheiden ist die Urfunktion des Geschmacks, die Unterschiedsempfindlichkeit der sicherste Maßstab für seine Höhe, zugleich für die Höhe der Kultur, mit der sich der Geschmack entwickelt. Ungebildete bemerken keine echten Verschiedenheiten unter den Menschen; wo sie sich ihnen gar zu deutlich aufdrängen, da führen sie sie rein auf die Äußerlichkeiten der Geldmittel, der Geburtsvorrechte usw. zurück. Auf dem Mangel an Unterschiedsempfindlichkeit beruht die Unfähigkeit des Plebejers, zu wählen: er ist der Fresser, der alles gleichmäßig hinunterschlingt, der Wüstling, dem jedes Weib zum Genusse taugt, der Emporkömmling, der alle Kostbarkeiten wahllos in seinem Hause zusammenträgt. Fast alle sozialdemokratischen Utopien sind aufgebaut auf der Annahme der Gleichheit aller Menschen. Aber diese Gleichheit ist eine zwiefache; Gemeint ist ursprünglich die Gleichheit der Menschen vor der Idee, der ethische Gedanke, daß jeder Mensch, er mag hoch oder niedrig stehen, arm sein oder reich, unter der Idee des Menschen steht. Eingang aber findet die Vorstellung dieser Gleichheit nur in der Form, daß das jämmerliche Minimum des Lebens, darin sich die Menschen tatsächlich nicht voneinander unterscheiden — daß sie essen, trinken, schlafen, geboren werden, sterben —, das Wichtigste und Ausschlaggebende für die Ordnung der Gesellschaft sein soll. Gewollt ist die Gleichheit als ein Letztes und Höchstes, verstanden wird sie als das Niedrigste und Gemeinste, das den Menschen mit dem Tiere auf eine Stufe bringt. Kann aber die Gleichheit auch ein Höchstes bedeuten, so muß der Geschmack in seiner Verfeinerung nicht nur zu einer immer schärferen Wahrnehmung der Unterschiede gelangen, sondern ebenfalls zu einer immer reineren Erfahrung der Gleichheit. Beides greift ineinander, Verschiedenheiten werden bemerkt an Gegenständen, die verglichen, also unter den Gesichtspunkt der Gleichheit gebracht werden; vergleichen ist immer partielle Gleichheit und partielle Verschiedenheit konstatieren.

Das Geschmacksurteil ist nicht einfach Aussage eines Gefühlseindruckes, sondern es muß diesen Eindruck begründen, ihn als richtig erweisen, und diese Begründung nun besteht im Vergleich des zu beurteilenden Gegenstandes mit einem Maßstab oder mit andern Gegenständen — das aber ist mit seiner Gattung und den darunter fallenden Exemplaren (der Vergleich gehört notwendig zur Begründung des Geschmacks, aber nicht zur vitalen Entscheidung selbst); er ist Betrachtung des Gegenstandes, den das Gefühl als Individuum nimmt, als des Exemplares einer Gattung. Diese Betrachtung geschieht durch den Verstand, der also auch ein Faktor des Geschmacks ist. Die Beurteilung besteht in der Beziehung auf die Gesamtheit, deshalb ist Beurteilung Betrachtung als Exemplar und Vergleich mit der Gesamtheit, die schließlich in die Allheit übergeht. Wenn die Gattung der Maßstab ist, mit dem die Exemplare verglichen, an dem sie gemessen werden, so ist sie ja zugleich der Inbegriff, die Gesamtheit aller Exemplare, die unter sie fallen. Der Vergleich des zu beurteilenden Gegenstandes mit einem Maßstabe und mit andern Objekten fällt schließlich zusammen, insofern als der Vergleich mit andern Objekten nur Sinn hat, Erkenntnis nur liefern kann, wenn er ein Vergleich mit allen in Betracht kommenden Objekten ist. Da diese Vollständigkeit empirisch nie zu erreichen ist, so geht der Vergleich mit den Objekten über in die Messung am Inbegriff der Objekte, an der Gattung. Umgekehrt ist aber der Inbegriff, die Gattung als solche nicht präsent, sondern realisiert nur in der Gesamtreihe der Objekte. So muß der Vergleich, der seinem Sinne nach eine Messung an der Gattungsidee ist, praktisch auch an den realen Objekten durchgeführt werden, nur daß diese nicht als einzelne, sondern als Repräsentanten der Gattung benutzt werden. Nun ist jedoch jede Gattung als solche, als ein Ganzes, wieder Exemplar einer höheren Gattung, zuletzt der Gattung des Geistigen, der Gattung des Menschlichen überhaupt. Die Gesamtheit der Exemplare geht über in die Gesamtheit der Gattungen, und diese in die Allgemeinheit des Geistes. Ein Gegenstand ist als wertvoll zu erweisen nur dadurch, daß er auf die Allheit bezogen und die Allheit, das Einheitliche des Mannigfaltigen der Welt (wie sie im Menschen ist) in ihm erfaßt werden kann, wie er in ihr. Aber dieses ist niemals direkt möglich. Wir haben die Welt und den Gegenstand nicht ein- für allemal als Ganze, das Ganze muß uns immer wieder gegeben werden durch das Gefühl (das auch dem Geiste seine Richtung auf Einheit gibt, als diese Richtung in ihm lebt), durch das Eintauchen in das Leben und die Intuition. Das Einzelne ist so nicht direkt am Ganzen zu messen, weder am Ganzen außerhalb, von dem es eingeschlossen wird, noch am Ganzen innerhalb, daß es einschließt oder darstellt, sondern immer nur an andern, die zu dem Ganzen gehören, an einzelnen Gebilden außerhalb, an einzelnen Momenten innerhalb. Je nachdem, ob wir einem Objekte als einem Individuum oder als einem Exemplar gegenüberstehen, ist unser inneres Verhalten ein ganz anderes. Es ist derselbe Unterschied, der obwaltet, wenn wir über menschliche Eigenschaften, Gemütsbewegungen, Zustände uns vernehmen lassen. Die fremde Persönlichkeit, das Menschliche im andern, verstehen wir nur aus uns und durch uns. Damit ist nicht gesagt, daß wir einen unbewußten Analogieschluß vornehmen, sondern es ist nur gesagt, daß das Vorhandensein eigenen seelischen Lebens die Grundlage für jedes, auch das unmittelbare und intuitive Erfassen fremden Seelenlebens ist. Wie wir aber uns selbst haben müssen, um den andern zu verstehen, so müssen wir den andern haben, um uns selbst zu beurteilen. Uns beurteilen, das heißt eben uns vergleichen. Es gibt Aussagen eines Menschen über sich selber, die nicht als Urteile zu bewerten sind, auch wenn sie die Form von Urteilen haben. Es kann jemand sagen: „Ich bin schlecht" oder auch „Ich bin gut" und damit sein Selbstgefühl anscheinend unmittelbar aussprechen. Es gibt gewißlich innere Erfahrungen von vollständiger Nichtigkeit, Verworfenheit und Gottverlassenheit, ebenso von unantastbarer, unerschütterlicher Reinheit und Heiligkeit. Aber schon die Tatsache, daß eigentlich nur solche Extreme als direkte Selbstbekenntnisse vorkommen (ohne den Umweg des Vergleiches), mahnt zur Vorsicht, sie als Urteile anzuerkennen. Das Urteil besitzt die fundamentale Eigenschaft, entweder wahr oder falsch sein zu müssen. Dieses Entweder-Oder ist hier nicht gemeint in der Bedeutung eines ausgeschlossenen Dritten; ganz im Gegenteil ist im allgemeinen jedes Urteil zugleich und zum Teil wahr und unwahr. Es handelt sich hier nur darum, daß das Urteil überhaupt eine Beziehung zur Wahrheit hat, daß es notwendig der Frage nach seiner Wahrheit gegenübersteht und nur Sinn hat, wenn es sich einem Wahrheitskriterium unterstellt. Das Urteil: „Ich bin schlecht" bzw. „Ich bin gut" ist in dieser Form einer solchen Gerichtsbarkeit entzogen. Das Erlebnis des andern von seiner Niedrigkeit oder Hoheit können wir zwar durch Sympathie oder durch die Kraft unseres Willens in uns realisieren. Aber diese Realisation hilft uns weder zu der Feststellung, daß der andere das Erlebnis wirklich habe, das er zu haben vorgibt, noch ob es gerechtfertigt sei, ob er damit die Wahrheit über sich selbst gesagt habe; d. h. wenn jemand sagt, er sei schlecht, so wissen wir nicht, ob er „wirklich" schlecht ist, nur daß er sich so fühlt. Aber er selbst kann es auch nicht wissen, er kann nicht wissen, ob seine Erfahrung echt ist. Es ist einerseits nicht zu verkennen, daß die reine innere Erfahrung, wenn sie nämlich das ist, wofür sie sich ausgibt, ein vollgültiger Bürge sein kann für das Erfahrene. Wie bestätigt sich jedoch die Wahrheit der fremden Erfahrung, wie können wir dem Propheten glauben, der Offenbarungen zu haben behauptet? Aus dem bloßen Anblick können wir nicht erkennen, wo eine solche Behauptung echt ist und wo sie eine Täuschung ist, es gibt kein Kriterium dafür als etwa die Macht des Eindrucks, seine Fähigkeit, Sympathie zu erwecken, und wieweit sie als Kennzeichen genommen werden darf, das hängt wieder von der Höhe der Personen ab, auf die eine solche Wirkung ausgeübt wird. Nicht nur Schwärmer, sondern auch Schwindler haben unzählige Gläubige und eine große Anhängerschaft gefunden. Die Phänomenologen haben freilich Recht darin, daß die echte Ideenschau oder Intuition, die echte Einsicht und Überzeugung die Wahrheit des Geschauten bestätige, und daß wir für dieses daher keines andern Kriteriums benötigten. Wenn nicht leider die Echtheit einer Intuition selber erst der Bestätigung, des Kriteriums bedürfte! Was ich in echter Wesensschau erfahre, das mag gewißlich wahr sein, nur habe ich selbst kein Mittel, um mich der Echtheit meiner eigenen Wesensschau zu versichern, geschweige denn der Echtheit fremder Ideation. Ich muß deshalb auf das Geschaute doch wieder zurückgreifen, damit es mit seiner Wahrheit mir die Echtheit desjenigen Erlebnisses bezeuge, das mir seine Erkenntnis geschenkt hat[1]). Dieser andere Weg, die Erkenntnis zu sichern, ist die Begründung, Begründung aber ist Beziehung auf die Totalität der Erkenntnisse, auf ihren Inbegriff, den Geist. Wenn nun die Begründung als Beziehung auf den Maßstab der Dinge ausgewechselt werden konnte gegen die Beziehung auf ihre Gesamtheit, so kann jetzt die Begründung des Erkannten als Beziehung auf den Geist, auf den Inbegriff der Erkenntnisse wiederum getauscht werden gegen die Beziehung auf den Geist als den Inbegriff des Erkennens. Die Echtheit des Erkennens wird gerechtfertigt nur durch die Wahrheit des Erkannten, diese Wahrheit jedoch ruht auf und ist verankert in der Wahrheit des erkennenden Geistes selber. Einsicht und Eingesehenes müssen einander gegenseitig rechtfertigen und stützen. Also selbst wenn das Gefühl die Echtheit des Gefühlten dokumen-

---

[1]) Die Einsicht, die sich selber beglaubigen soll, ist wie Münchhausen, der sich selber beim Schopfe nimmt und aus dem Wasser zieht. Ebenso wie die Schau sich ausweisen muß durch das Geschaute, das Urteil durch das Geurteilte, so der Geschmack durch das Geschmeckte, die Werte, die er andererseits selber wieder erzeugt und setzt.

tieren kann, so genügt doch sein Zeugnis nicht allein, sondern es muß immer noch unterstützt werden von einer Untersuchung des Inhalts. Wenn es zum Urteil gehört, daß es sich über seine Wahrheit ausweisen müsse, so können wir eben nur solche Aussprüche als Urteile anerkennen, die sich noch anders als durch die Berufung auf ihren Ursprung ausweisen können, durch die Unterwerfung unter ein objektives Wahrheitskriterium: diese aber geschieht durch das Vergleichen. Wenn ich mit Anspruch auf Wahrheit behaupten will, ich sei schlecht, so muß ich die Motive meines Handelns, meine Gefühle und Gedanken darlegen und zeigen, daß sie schlecht sind. Nun ist einerseits der Nachweis: sie seien Eigennutz, Rachsucht, Schadenfreude usw. selbst noch kein Vergleich. Dies aber sind nur abstrakte Begriffe, die so im wirklichen Handeln nicht liegen. Das, was ich wirklich in mir antreffe, das muß ich erst diesen Begriffen unterordnen, um es zu erkennen. Man wundert sich oft, daß ungebildete Leute, die sonst ganz ordentlich sind, kleine Vergehen, Unwahrheiten, nicht schwer nehmen. Aber das ist ja Unterschlagung, Diebstahl, Meineid, Urkundenfälschung, sagt man dann, wo der gemeine Mann ganz harmlos glaubt, die Sache sei nicht so schlimm. Er verabscheut den Diebstahl vielleicht ebenso wie wir, aber es fällt ihm nicht so leicht ein, daß es Diebstahl sei, wenn er diese oder jene Kleinigkeit an sich nimmt. Für ihn besteht die Schwere des Delikts in der Größe des Objekts, an dem er sich vergreift. Jene ganze Art der Unterordnung alles einzelnen Tuns unter Oberbegriffe ist ihm fremdartig und schwierig. Eben diese Unterordnung, die einerseits nur die Anwendung des abstrakten Begriffes auf unsere Handlungen ist, erfordert doch wieder den Vergleich mit andern, wie andererseits die Begriffe selbst nicht ohne Induktion entstehen. Denn alle diese Begriffe sind niemals rein, niemals gänzlich erfüllt, sondern einerseits nur in verschiedenen Abstufungen und Gradierungen, andererseits durchkreuzt von vielen andern Motiven und Antrieben. So beruht die Beurteilung unserer selbst zuletzt immer auf dem Vergleich mit andern, und wir können uns nicht als absolut egoistisch, rachsüchtig usw. bezeichnen, sondern immer nur als mehr oder weniger, wenn wir in Betracht ziehen, wieweit die Menschen im allgemeinen von Egoismus und Rachsucht beeinflußt werden. Wir sind immer nur schlechter oder besser als andere — für die Beurteilung (es ist entsprechend ein Gegenstand nur dadurch als schön erwiesen, daß er als schöner erwiesen ist denn andere) unbeschadet dessen, daß das Gefühl eine absolute Schlechtigkeit mit seinem besonderen Rechte aussage. Denn für das Gefühl besteht alles das isoliert, was für das Denken nur an irgendeiner Stelle oder im extremsten Falle an der Grenze eines Kontinuums steht, das sich durch alles Menschliche hindurch erstreckt. Was mit dem isolierenden Gefühl erfaßt wird, das wird erfaßt als eine besondere Gattung, eine Wesenheit, als etwas für sich. Wie wir schon an der Möglichkeit, uns in die fremde Persönlichkeit, das ist aber die fremde Welt, die fremde Gattung, einzufühlen erkannt haben, ist auch die Gattung nicht nur als absolute Welt, die uns umschließt, also von innen zu nehmen; auch die Gattung kann angesehen werden als Individuum (als ein Außen, das zugleich Inneres ist), ist sie doch in Individuen gegeben. Der Gattung gegenüber verhält sich der geschmackvolle Mensch auch intuitiv; er betrachtet sie nicht nur als Maßstab für die Exemplare, wie er dies — nicht nur bei seiner und bei fremden Gattungen, sondern auch bei den gegenständlichen Gattungen des Pferdes, der Rose oder der Sonate (die sich freilich noch grundlegend voneinander unterscheiden) — tut, er würdigt sie vielmehr ebenso als etwas für sich, als eine unmittelbare Äußerung und unvergleichliche Gestalt des Lebens. Dem Exemplar innerhalb dieser Gattung kann er dann rationalisierend gegenübertreten; er legt Maßstäbe daran, verlangt, daß es die Normen der Gattungsschönheit befriedige. Das Exemplar verlangt nicht, schlechthin, sondern nur innerhalb seiner Gattung gewertet zu werden; es wird gewertet im Hinblick auf die Gattung, relativ zu ihr, mit ihr verglichen. Die Gattung verhält sich zum Gegenstande wie sein Oberbegriff, aus dem es sich als Unterbegriff ableiten läßt. Dem Exemplar stehen wir rational gegenüber, der Gattung gefühlsmäßig erfassend. Und wie im Erfassen und im Gegenstande des Erfassens beide Faktoren zusammengehören, zeigt sich, daß der gute Geschmack auch nur von dem ganz großen Kunstwerke befriedigt werden kann. Denn das ganz große Kunstwerk hat gerade die beiden Eigenschaften, daß es eine Gattung für sich ist, ein Typus, eine Welt, die durch Abgründe geschieden ist von allen andern, über die keine Brücke hinüberführt; aber daß es in sich ein Ganzes von Einzelelementen ist, die durch allgemeingültige Gesetze zusammengehalten werden. Es gibt überhaupt nichts, das bloß Exemplar wäre, sondern es gibt schließlich nur Individuen, die Exemplare werden, wenn man sie bezieht auf die Gattung, sie an ihr mißt. Das vollendete Individuum, das absolute Kunstwerk ist zugleich seine eigene Gattung und sein einziges Exemplar.

Wer aus einer Gruppe von verschiedenen Gegenständen einen auswählt, zeigt damit, daß er für ihn eine besondere Vorliebe hat, daß er in einem persönlichen Verhältnis dazu steht. Auch dies ist wieder einer der Faktoren, die vorhanden sein müssen, wenn überhaupt von Geschmack die Rede sein soll: wer allen schönen Dingen ganz gleichgültig gegenübersteht, hat auch keinen Geschmack. Nun aber verläuft die Entwicklung wieder in einer doppelten Richtung. Einerseits wird das persönliche Verhältnis zu einzelnen Objekten immer inniger und fester. Je mehr die Persönlichkeit sich entwickelt, um so feinfühliger wird sie für das, was ihr gemäß ist, was sie in ihrer Umgebung dulden kann, und desto energischer wird sie alles ausscheiden und von sich fernhalten, was die Lebensluft trübt, die sie atmen muß. Einen persönlichen Geschmack haben, heißt ausschließlich solche Dinge zusammenfügen (sei es auch nur mit dem Gefühl der Zustimmung), welche eine einheitliche Welt aufbauen können, die Welt dieser Individualität. Je mehr aber andererseits die Persönlichkeit wächst, um so mehr wächst auch der Umkreis und die Reichhaltigkeit ihrer Welt, desto mehr Dinge wird sie darin gebrauchen können. Der vollendete Geschmack läßt alles zu, was wertvoll ist (und schließlich gibt es nichts völlig Wertloses), er ist durchaus universal geworden. Sind damit die Welten der verschiedenen Persönlichkeiten sozusagen numerisch gleichgeworden, weil jede dieselbe Anzahl, nämlich die Totalität der ästhetisch wertvollen Dinge (das sind aber alle Dinge) in sich enthält, so unterscheiden sie sich doch durch die Verwendung, die jeder von ihnen macht, die Ordnung, in welcher er sie seiner Welt einfügt, den Aufbau dieser Welt. Jede von ihnen gruppiert sich um einen eigenen Mittelpunkt, nach eigenen perspektivischen Gesetzen. Jede bietet daher einen andern Gesamtaspekt dar, in jeder sind die Werte anders aufeinander abgestimmt. Es ist nicht nur in einem Falle eine vorwiegend malerische, im andern Fall eine vorwiegend musikalische Welt, sondern sie ist auch für den einen gotisch, für den andern japanisch, für einen Dritten hellenistisch gefärbt, ganz abgesehen von den unaussagbaren persönlichen Abschattungen und Nuancen. — Jetzt wird unser früher gefundener Satz, der sich entwickelnde Geschmack werde gegen die Gattung gleichgültiger, gründlich in Frage gezogen. In unserer bisherigen Betrachtung des Geschmacks als einer bloßen Fähigkeit der Werterfassung und Wertbeurteilung, welche ihrer Idee nach immer objektiv und gerecht ist oder sein soll, war es allerdings eine unerlaubte Einseitigkeit, sich in seiner Würdigung nur auf Gegenstände, die einem spezifischen Stile, einem bestimmten Temperament, der Weltanschauung einer besonderen Zeit entsprechen, zu beschränken und zu allen andern keinen Zugang zu haben; jetzt ist es im Gegenteil ein Vorwurf, wenn wir von jemandem sagen, er fühle sich in jeder Umgebung gleichermaßen wohl, es sei ihm völlig einerlei, ob er in einem italienischen Renaissancepalast wohne oder in einem friesischen Bauerngehöft, er habe zu dem einen kein näheres Verhältnis als zu dem andern. Ein solcher Mensch hat ja keine Instinkte, keine Rasse! Die „Universalität“ des vollendeten Geschmacks ist also nicht gleichbedeutend mit Indifferenz. Die Zentralstellung der Persönlichkeit, die immer irgendwie einem Typus noch näher steht als einem andern, räumt einer Gattung von Werten einen Vorzug ein, zieht sie in ihre unmittelbare Nähe, während „objektiv“ gleichhohe Werte anderer Gattungen in größere Ferne geschoben und damit bei gleichen Rechten jenen nachgesetzt werden, und zwar nicht nur den gleichhohen Werten der dominierenden Gattung, sondern oft auch den tieferen, so wie etwa beim Kartenspiel die niedrigen Karten der Trumpffarbe ein Übergewicht über die höheren der andern Farben bekommen. Wie wir an die Wand eines Zimmers lieber ein mittelmäßiges Bild hängen, das zur Einrichtung paßt, als ein vorzügliches von stark abweichendem Charakter, so wird der betont individuelle Mensch in seiner Seele für alles Platz schaffen, das zu seiner Eigenart stimmt, sei es das Geringste, aber alles, was sich nicht damit verträgt, aus ihr verbannen.

Wie sich für den unpersönlichen Geschmack die Anzahl der Exemplare innerhalb einer Gattung vermindert, so vermehrt sie sich für den persönlichen Geschmack, aber nur innerhalb der eigenen Gattung. Alles, was nur irgendwie ihr Gepräge zeigt, was auch nur in die entfernteste Beziehung zu ihr zu bringen ist, kann zum Aufbau ihrer Welt verwendet werden, und weil die persönliche Gattung zuletzt nur ein Vorschwebendes, nur Idee ist, nur als ein Gesichtspunkt fungiert, unter den die Dinge gebracht, ein Formungsprinzip für sie, eine Reihenfolge, in der sie angeordnet werden, so bleibt schließlich gar nichts mehr übrig, was nicht irgendwo darin seine Stelle finden könnte. Die Erschließung von immer mehr Gattungen für den objektiven Geschmack, die Zuspitzung auf eine einzige für den subjektiven als ein Doppelprozeß verliert ihre Anstößigkeit, wenn wir sie abzuleiten versuchen aus jenem allgemeinen Entwicklungsgang der Persönlichkeit, den wir im zweiten Kapitel näher betrachten werden. Der möglichen Welten, die sich der Phantasie auftun, werden immer mehr, je höher die Persönlichkeit steigt; das heißt aber nichts anderes, als daß der Mensch, je gebildeter er wird, immer mehr Gattungen objektiv zu würdigen versteht. Kennt und wertet er im Anfang seines Lebens nur die Kunst, die Kultur, den Stil seiner Heimat und seiner Epoche, so gehen ihm allmählich auch die Vorzüge des Fremden und der Vorzeit auf. Während nun die objektiven Gattungen den konkreten Möglichkeiten in ihm entsprechen, ist die persönliche Gattung seine Wirklichkeit. Für die Wirklichkeit eines Individuums bestehen im Anfang mehrere abstrakte Möglichkeiten: das noch unentfaltete geistige Wesen ist zuerst unschlüssig darüber, welche es ergreifen, in welcher Richtung es vorwärtsschreiten soll; so sind ihm verschiedene Stile noch gleichermaßen als wirkliche möglich. Indem sich aber seine Wirklichkeit immer mehr bestimmt — denn hat die individuelle Einheit des Lebendigen einmal einen bestimmten Weg eingeschlagen, eine spezifische Reihe von Lebensprozessen begonnen, so muß diese notwendigerweise immer individueller werden, weil in jedem Augenblick die gleiche Kraft der Spezifikation auf eine verstärkt spezifizierte Konstellation einwirkt, gerade wie gleichmäßig ausgeübte Kraft Beschleunigung einer Bewegung hervorruft —, so vermindern sich die abstrakten Möglichkeiten, und es bleibt zuletzt nur eine einzige übrig: die seinige. Ich finde die Gegenstände, die dieser Gattung schlechthin angemessen sind, ebensowenig vor wie vorher das Einzelobjekt, das die Verwirklichung des ästhetischen Ideals bedeutete. Der individuelle Welttypus oder der von einer persönlichen Gesetzlichkeit gestaltete Kosmos ist ebensowohl nur „Idee“ wie der Einzelgegenstand als Erfüllung aller möglichen Gesetzlichkeiten — beide sind Vorwürfe der Phantasie und weisen hin auf die schöpferische Tätigkeit. Wie das Leben Auslese und Wahl nur trifft als Mittel zum Aufbau eines Organismus, zugunsten einer ordnenden Tätigkeit, so ergänzt sich der „höhere“ Geschmack in der genialen Produktivität des Geistes und findet erst in ihr seinen Sinn und seine Erfüllung. Alles aber, worauf eine Potenz des Geistes sich bezieht, das ist auch auf irgendeine Weise in ihr enthalten. Im Geiste läßt sich nichts isolieren, und so können wir auch die Produktivität nicht abtrennen vom Geschmack, müssen ihn darüber hinausreichen, sie mit umfassen lassen.

Der gute Geschmack ist demnach zugleich im höchsten Grade persönlich und unpersönlich. Er baut sich seine Welt in strengster Übereinstimmung mit seiner Eigenart, läßt sie sich auswirken in seiner Umgebung, und zugleich hat er das vollendete Verständnis, die innigste und liebevollste Einfühlung in die Welten anderer. Seine eigene Wohnung, ihre Einrichtung, der Garten, der sein Haus umgibt, ist in einem einheitlichen, durchwaltenden Stil gehalten, nichts wahllos, durch Zufall, von ungefähr hineingekommen, kein Ding steht im Widerspruch zum andern und zum Ganzen. Aber diese Beschränkung wird dem Schöpfer nicht zum Hindernis, jedes noch so abweichende Ganze zu würdigen, das nur in sich die Gesetze der Schönheit in derselben Reinheit erfüllt. Der gute Geschmack ist also derjenige, der „praktisch" subjektiv verfährt, im Handeln sich von seiner Natur, seiner Individualität leiten läßt und der theoretisch „objektiv" ist, im Urteil gerecht, nicht an seine Natur gebunden. Nun aber sind das Praktische und das Theoretische im Menschen selbstverständlich nicht getrennt, sondern beide wirken immer ineinander. Die theoretische Tendenz beeinflußt das Handeln sowie die praktische sich in der Urteilsbildung geltend macht. In der Entwicklung des Geschmacks nicht anders als in der Entwicklung der Persönlichkeit greifen immer beide ineinander und treiben einander in die Höhe. Mit unserer Fähigkeit einzudringen in die Mannigfaltigkeit des Gegebenen wächst sowohl das Vermögen, das uns Gemäße daraus abzusondern und es für uns zu verwenden, als auch die korrespondierende, die zu unserer Ernährung und Bildung nicht unmittelbar geeigneten Dinge in ihrer Eigenart und in ihren gegenseitigen Beziehungen kennen zu lernen und ihre Werte durch unsere Phantasie uns indirekt zugänglich zu machen. Dies ist freilich tatsächlich nur dadurch möglich, daß alles auch in irgendeiner pragmatischen Beziehung zu uns steht, die nur in einem Falle sehr groß, im andern unendlich gering ist. Jenes Ergreifen der für uns fremden, annähernd bedeutungslosen Dinge ist nun unlöslich verknüpft mit der Beziehung zu den fremden Persönlichkeiten. Wir kommen zu uns selber nur durch andere, die uns ergänzen und deren Verschiedenheit uns unsere Besonderheit zum Bewußtsein bringt. Indem wir teilnehmen an dem Leben der andern, finden und erzeugen wir sowohl unsere in sich abgerundete und sich von allen andern abhebende Persönlichkeit und setzen sie hinein in die Ganzheit unseres Volkes, in die umfassendere der Menschheit, in der sie eine Stelle haben, von der sie aufgenommen werden und die sie in sich aufnehmen soll. Zugleich aber erzeugen wir dadurch, daß wir uns in das andere setzen und das andere in uns, einmal die wirkliche Ordnung der Geister, deren Glied wir bilden, einmal die Ordnung des Geistes in uns, die wir selber als einen inneren Kosmos besitzen. Wir erzeugen so den äußeren und den inneren Maßstab des Geschmackes, die geordnete Wertewelt; und dieses Innere und Äußere setzen wir damit einander wechselseitig zum Maßstab und Richter ein; eines beurteilt das andere und ist das Kriterium, nach dem es beurteilt wird. Der Mensch ist das Maß aller Dinge; so ist er das, was mißt, der Messende, der Richter, und zugleich das, an dem gemessen wird, der Maßstab und Inbegriff des Gemessenen. Urteilen ist messen, seiner Idee nach. Wer urteilt, mißt an sich, er stellt fest, ob das Gemessene sein Maß erfüllt, dem Messenden Genüge tut. Der Geist ist aber schließlich nicht nur das, was mißt, sondern er erweist sich auch als das, was gemessen wird (nur der Geist in den Dingen wird beurteilt), er ist sein eigenes Objekt. Und wie sich der Geist und damit der Geschmack zuletzt als das Objekt erweisen, das er in jedem andern beurteilt, indem er sich damit in eines setzt, so wird jedes Geschmacksurteil über einen Gegenstand des Geschmacks schließlich zu einem Urteil über den Geschmack selber.

Der Geschmack fällt nicht nur Werturteile, sondern er unterliegt ihnen auch. Unter der Beurteilung des Geschmacks nach Wertgesichtspunkten ist nun wieder zweierlei zu verstehen. Einmal wird der Geschmack überhaupt beurteilt, der Geschmack als biologische Erscheinung oder als ein Faktor im Kulturleben oder als Bestandteil einer Persönlichkeit. Je nach dem Standpunkte des Beurteilers wird der Geschmack als etwas an sich Wertvolles oder Wertloses angesehen. Außerdem aber kann der Geschmack einer einzelnen Person oder der Geschmack, der sich in einer Handlung, einer Beurteilung, einer Schöpfung ausspricht, beurteilt werden. Man spricht von einem guten bzw. schlechten Geschmack. Zunächst erscheint ein solches Urteil nur ein indirektes Urteil über Gegenstände zu sein. Wenn ich sage: „Dieser Mann, der den Komponisten A dem Komponisten B vorzieht, beweist damit einen guten Geschmack", so sage ich anscheinend nichts anderes als: „A ist — in der Tat — ein besserer Komponist als B." Umgekehrt: wenn ich auf Grund dieses Vorziehens den Geschmack tadle, so fälle ich das entgegengesetzte Urteil: „B ist besser als A", oder jedenfalls: „A ist nicht besser als B". Nun aber kann ich mit meiner Beurteilung des Geschmacks zweierlei meinen, zweitens ist meine Aussage in bezug auf meinen eigenen Geschmack noch doppelsinnig. Erstens kann der andere das Urteil: „A ist besser als B" durchaus bewußt und verstandesmäßig gefällt haben, unter Umständen ganz unabhängig von seinem „Geschmack", seinem Instinkt; es kann eine bloße „Leerwertung" vorliegen oder ein vollkommenes Hinaussein über den Geschmack, das interesselose Wohlgefallen (beide Möglichkeiten werden wir noch kennen lernen) oder ein einfaches Nachsprechen. Es kann aber auch ein Dekret seines entweder noch naiven oder schon kultivierten Instinktes dahinterstehen. In jenem Falle ist unsere Beurteilung seines „Geschmacks" als eines guten bzw. schlechten wirklich nichts anderes als ein Urteil über ein Urteil, und seinem Sinne nach ein indirektes Urteil über einen Gegenstand des Geschmacks. (Das Phänomen des Geschmacks liegt ja dort gar nicht vor, kann also auch nicht beurteilt werden.) Im zweiten Falle ist es erst wirklich ein Urteil über einen Geschmack. Das Lob des Geschmacks bedeutet dann, daß der andere instinkthaft und gefühlsmäßig Urteile fälle, die der objektiven Beurteilung standhalten bzw. mit meinem übereinstimmen. Denn bei mir besteht ja dieselbe Duplizität der Möglichkeiten. Mein Urteil kann ein „objektives“ sein oder ein gefühlsmäßiges. Ebenso wie seine Aussage die beiden Bedeutungen haben konnte: „A ist besser als B“, und: „A gefällt mir besser als B“, so kann wiederum meine Beurteilung dieser Aussage bedeuten: „Der Geschmack des andern ist gut“, und: „Der Geschmack des andern gefällt mir gut“, d. h. aber, er ist dem meinigen verständlich, verwandt, er entspricht ihm. Eine wirkliche Beurteilung eines Geschmacks findet nur dort statt, wo ich mit meiner Beurteilung meine: „Der subjektive Geschmack des andern (seine Aussage: „A gefällt mir besser als B“) ist objektiv gut, d. h. es besteht der Sachverhalt: A ist besser als B.“ Der über den Geschmack Urteilende muß objektiv, der mit seinem Geschmack Urteilende subjektiv sein. Wenn die Möglichkeit bestehen soll, daß ich ein solches Urteil fälle, so muß die Möglichkeit objektiver Werturteile überhaupt vorliegen. Nun aber ist diese Möglichkeit immer nur angenähert verwirklicht. Der subjektive Geschmack, der vital, und der objektive Geschmack, der interesselos urteilt, sind nur verschiedene Stufen eines und desselben Entwicklungsprozesses (und in jeder einzelnen Phase Faktoren des sich Entwickelnden). Es gibt keinen Instinkt, von dem sich aussagen ließe, er fälle ein objektiv richtiges Urteil. Denn abgesehen davon, daß der Instinkt der Form nach überhaupt keine Urteile fällt, so fehlen ihm die Voraussetzungen des Urteils, die Unterscheidung des Gegenstandes, das Wissen von ihm. Alles, was er leisten kann, wenn er zu Worte gekommen ist, ist die Kundgabe eines Gefühlseindrucks, der nach Intensität und Qualität dem einwirkenden Reize als entsprechend beurteilt werden kann. Es gibt außerdem kein Beurteilungsvermögen, das eine solche Richtigkeit mit absoluter Gewißheit feststellen könnte. Es ist immer nur ein mehr oder weniger an Objektivität, und das Urteil des Geschmacks, das Werturteil, ist immer nur ein bloßes Lavieren, ein Oszillieren zwischen dem Vorwegnehmen der Objektivität, womit der Instinkt gemessen wird und dem Rückgreifen auf den Instinkt, der sich in seiner Bejahung des objektiv Richtigen selber als richtig bewähren muß. Gefühlsmäßige Wertung und objektive Feststellung (eben weil keines von ihnen allein das Absolute und damit absolut Berechtigte erreichen kann) müssen ständig zusammenwirken und sich aufeinander beziehen, damit ein Fortschritt zu größerer gefühlsmäßiger Sicherheit und objektiver Einsicht vollzogen werde.

Die Aussage: der Geschmack sei gut, bedeutet zunächst, er

fälle (relativ) richtige Urteile, es falle für ihn die Kundgabe: „Dies gefällt mir“ zusammen mit dem richtigen Urteil: „Dies ist schön“. Richtige Urteile zu fällen, das ist jedoch nur für denjenigen möglich, der in der Allgemeinheit lebt; denn ein richtiges Urteil vollziehen heißt nur: einem Gegenstande die richtige Stelle im Kosmos anweisen. Die Dinge bestimmen und halten einander, und jedes hat seinen Ort dadurch, daß alle übrigen den ihren haben. Das Werturteil über einen Geschmack ist genau wie jedes andere Werturteil das Vergleichen dessen, was gewertet werden soll, mit einem Maßstab, und dieser Maßstab des richtigen Urteils ist der Maßstab des absolut bewußten, in reiner Allbeziehung lebenden und bestehenden Geistes. Der Annäherungsgrad an ihn ist gleich seiner Entwicklungsstufe. Kriterien des Geschmacks aufstellen hieße eine Geschichte seiner Entwicklung schreiben und die einzelnen Stationen aufzeigen, die er nacheinander erreicht. Die Kriterien, nach denen der Geschmack beurteilt wird, sind zugleich Kriterien des beurteilenden Geschmacks: es ist keineswegs vorauszusetzen, daß dieser beurteilende Geschmack sie bereits erfülle, sondern er erwirbt sie selbst erst, indem er sie anwendet. Darin liegt die Schwierigkeit, sie zu isolieren. Weil der Wert durch den Geschmack bestimmt wird, von dem er gesetzt wird, wie der Geschmack durch den Wert, den er setzt, darum ist das Urteil über den Geschmack (die Bestimmung des Geschmacks durch den Wert, an dem er gemessen wird) selbst ein Urteil des Geschmackes, ein Urteil über einen Wert. Weil der Geschmack es ist, der den Geschmack beurteilt, so ist das Urteil über den Geschmacks selbst ein Geschmacksurteil, und da der Geschmack selbst (einerseits) ein Urteil ist, doch wieder auch ein Urteil über ein Urteil, die Beziehung eines Urteils auf einen Maßstab, freilich noch anderes. Die Beurteilung ist immer die Anwendung eines Maßstabes, der in ihr zugleich erzeugt wird. Die Beurteilung ist gleichzeitig Erzeugung und Anwendung des Geistes, des Geschmacks. Was der Geschmack beurteilt, ist ja wieder nur der Geschmack, er selber, jedes Beurteilte ist hier nur Geschmack, nur Geist, der Geist ist das schlechthin Objektive. Und die Beurteilung durch den Geist ist nur die Beurteilung des Geistes, die Selbstrechtfertigung und Selbstbeglaubigung des Geistes und in ihm des Geschmacks.

Erster Teil.

Der Geschmack und das Leben.

1. Kapitel.

Geschmack und Selbsterhaltung.

Der Geschmack ist ein Anzeichen für die wesentlichen Momente am Lebendigen, daß es ein sich selbst Erhaltendes ist und eines, das zerstört werden kann. Es erhält sich selbst, indem es anderes für sich verbraucht, und es wird von andern verbraucht oder zerstört. Damit ist gesetzt, daß das Lebewesen Freunde und Feinde hat. Es ist gestellt in einen bestimmten Ausschnitt der Welt, wo es das ihm Förderliche allein finden kann und an den es gebunden bleibt. Es gibt bestimmte Bedingungen, Zustände, fremde Lebewesen, die ihm immer schädlich sind und zu denen es in keine andere Beziehung treten kann als in die der Abwehr, sei sie Kampf oder Flucht. Ebenso gibt es Dinge, mit denen es gar nicht in Wechselwirkung steht, die seinem Wohlergehen weder Gedeihen noch Fährnisse bringen; deshalb sind sie ihm gleichgültig, sofern es sie überhaupt bemerkt. Der Mensch ist als Lebewesen einseitig, wenn er auch vielseitiger ist als das Tier; das geht schon daraus hervor, daß er Omnivore ist und daß er fast überall auf der Erde aushalten kann. Aber diese Vielseitigkeit des Menschen hat dennoch Schranken; ihr Vorhandensein drückt sich darin aus, daß auch der Mensch einen Geschmack hat. Der Geschmack macht ihm die Grenzen seiner Lebensfähigkeit bemerkbar oder seine Gefahren. Der Geschmack im übertragenen Sinne ist weniger einseitig und subjektiv; aber auch er verweist den Menschen in eine bestimmte, ihm zuträgliche Umwelt, auch er zeigt ihm, wo diese Umwelt zu Ende ist; auch er behält ein Moment der Einseitigkeit. Die Persönlichkeit erhebt sich über den Organismus; aber sie hat ihre Wurzeln in ihm. Auch der höhere Geschmack tritt in eine freundliche Beziehung zu einer

Gruppe von Dingen, in eine feindliche zu einer andern, je nachdem, ob sie nützlich oder schädlich, aufbauend oder zerstörend für seinen Besitzer sind und unabhängig zunächst davon, was sie an und für sich selbst bedeuten. Alle Formen, in denen das so als zuträglich oder unzuträglich Angezeigte ergriffen oder abgewehrt wird, sind getragen vom Geschmack; er steht hinter ihnen, sie sind eine Fortsetzung seiner ursprünglich anscheinend bloß indikatorischen Funktion und gehören somit zu ihm, in sein Gebiet.

Der Geschmack mißt dem Lebewesen seinen Bewegungsraum ab und orientiert es darin. Als Empfindung erkundet er das Gelände, er macht vorsichtige Entdeckungsreisen, er steckt seine Fühler aus. Indem der Geschmack unter den vorhandenen Nahrungsmitteln wählt, ist seine erste Aufgabe das Kosten, Prüfen, auf-die-Probe-Stellen des Gebotenen. Sehr deutlich spiegelt sich diese seine Rolle in dem englischen Namen taste, der mit dem französischen tâter = versuchen zusammenhängt und mit unserem Worte tasten, welches das vorsichtige, bedachtsame Sichzurechtfinden unter den Dingen der Vorstellung nahebringt. Zurückhaltung, ein gewisses Abwarten verlangen wir auch von einem Menschen, dem wir Geschmack im höheren Sinne zusprechen sollen. Er stürzt nicht hastig, hemmungslos auf die Dinge zu, er schließt nicht gleich mit jedem Freundschaft, sondern er sucht erst Charakter und Gesinnung des andern kennen zu lernen, zu erforschen, ob ein Einverständnis herstellbar ist; er horcht erst in sich hinein, ob der Eigenton seiner Seele durch den äußeren Anstoß in Schwingung versetzt, zum Mittönen gebracht wird. Das schließt natürlich nicht aus, daß gerade bei einem sehr ausgesprochenen Geschmack auch unter Umständen ein plötzliches Erkennen des Verwandten eintreten kann, und daß die Vereinigung dann fast augenblicklich wie die Entstehung einer chemischen Verbindung sich vollzieht.

Der Geschmack schließt in sich oder setzt voraus eine feinsinnige sympathetische Beziehung zu den Dingen. Der Mensch, der einen ausgesprochenen Geschmack hat, der unter dem Dämon seines Geschmacks steht, wie Eduard und Ottilie es tun, lebt in geheimem Rapport mit der Umwelt. Er ist der „magnetische“ Mensch, in dessen Hand die Wünschelrute zuckt, wenn die lebendigen Ströme in der Tiefe rauschen, wenn das gediegene Gold im Gestein dem stumpferen Sinne sich noch verbirgt. Man hat den Geschmack auch einen sechsten Sinn genannt oder einen Gemeinsinn, einen Sinn, der gewissermaßen das den Sinnen Gemeinsame, eine Art von allgemeinem Vermögen der Reizempfänglichkeit und Orientierung darstellt. (Das Wort ist freilich auch in anderer Bedeutung gebraucht worden; so ist bei Kant der Geschmack als Gemeinsinn ein der Menschheit gemeinsamer Sinn.) Wie das Tier durch seine „Witterung" auch die kosmischen Veränderungen indirekt einbegreift in das Ihm-zulänglich-sein seines Milieus, so weiß der nervöse, seelisch-sinnenwache Mensch immer, „woher der Wind weht" und was er ihm zuträgt. Er öffnet sich ihm, er gibt sich ihm hin und läßt ihn spielen auf der Äolsharfe seines Innern. Er ist „siderischer" und „tellurischer" Mensch, wie die Romantiker sagten. Er lebt in Harmonie mit den Sphärenklängen und hält Takt mit den Schwingungen seines Gestirns. Er ist ein äußerst empfindliches Instrument. Empfindlich sein heißt leiden können, und das Leidenkönnen, die Fähigkeit, Schmerz zu empfinden, ist eines der allervorzüglichsten Schutzmittel der Natur. Wer bloß ästhetisches Urteil hat, findet das Häßliche einfach häßlich; wer Geschmack hat, leidet darunter. Ein solcher Mensch zieht sich bei jeder feindlichen Berührung in sich zurück wie die Schnecke in ihr Haus; er faltet wie die Mimose die Blätter seiner Seele zusammen.

Je höher ein Wesen organisiert ist, desto stärker und unmittelbarer reagiert es auf alle Reize, die ihm von seiner Umwelt zukommen. Vorgänge, die dem dumpferen Geschöpf gänzlich unbemerkt bleiben, werden dem feinfühligen eine Quelle unerträglicher Qualen oder intensiven Genusses. Ebenso wie jeder feindliche Eindruck seine Empfindlichkeit zur Empörung reizt, so vermag jeder freundliche ihm in außerordentlichem Maße wohlzutun. Es scheint einerseits, als seien primitive Lebewesen für viele atmosphärische Veränderungen empfänglicher als entwickeltere, sowie sie bisweilen auch schärfere Sinnesorgane besitzen. Es gibt Tiere, die den Witterungsumschlag durch ihr Verhalten tagelang vorher anzeigen, viele scheinen ihn vorher zu empfinden, alle sind abhängiger von ihm als der Mensch. Es ist als ob das primitive Lebewesen nicht in demselben Maße ein eigenes Lebenszentrum hätte wie das höhere, wie besonders der Mensch, als ob es enger verbunden mit ihr, tiefer eingesenkt sei in unsere gemeinsame Heimat, die Erde, und als ob es deshalb ihre Zustände getreuer mitmachen müßte, strenger ihnen unterworfen wäre. Wie in einem Organismus, in dem ein gesunder und ungestörter Kreislauf des Blutes stattfindet, jeder Teil alles empfindet und von allem betroffen wird, was in irgendeinem andern Teile vor sich geht, so wird auch das Lebewesen, das von der Nabelschnur der Mutter Erde nicht ganz losgerissen ist, von allem einen Eindruck bekommen, das nur überhaupt in dem großen Erdsystem geschieht. Eine Störung an einem Orte leitet sich durch alle Gefäße hindurch bis zu jedem Gliede des Ganzen. Auf der einen Seite nun hebt sich das höhere Lebewesen mehr und mehr aus dem Kreislauf der Säfte durch das zusammenhängende Erdganze heraus. Seine Empfindungen vereinzeln sich und gehen auf Einzelnes, es vibriert nicht mehr mit im Zittern der tellurischen Atembewegungen. Indem es abgeschnitten wird von dem Nerv des Ganzen, empfängt es nun auch seine leitenden Impulse nicht mehr von ihm; ein eigenes Licht leuchtet in ihm auf und beginnt seinen Pfad zu erhellen. Der Instinkt, die Stimme des Ganzen im Einzelnen, wird zurückgedrängt durch den Verstand. Diese Loslösung des Kindes von der Mutter Erde macht es zunächst hilflos, dumm. Vorher waren alle Erfahrungen des Ganzen jedem Einzelnen zugänglich, das Kind hatte Anteil an der uralten und allgegenwärtigen mütterlichen Weisheit. Jetzt ist es ausgesetzt, sich selbst überlassen. Wie verblendet ist es, wie betäubt! Kein Ton aus dem Unterirdischen dringt mehr zu ihm, kein Blick in Entferntes, Verborgenes ist ihm mehr gestattet. Mit seiner eigenen kleinen Laterne, beschränkt auf den Platz, auf dem es sich nun vorfindet, muß es beginnen, sich vorwärtszutappen. Aber diese Emanzipation des Geschöpfes von der Erde ist nun auch beim höheren Lebewesen, sogar beim Menschen, nicht vollständig und nicht endgültig. Wenn der Mensch seinen Verstand, seine Freiheit, seinen eigenen Willen für eine Zeitlang beiseite setzt und ganz aufmerksam, voll Hingebung und Andacht, in sich hineinhorcht, so wird er plötzlich finden, daß die Verbindung mit dem Naturleben um ihn her nicht ganz abgebrochen ist, daß er nicht nur in materiellem Stoffwechsel mit der Umwelt steht, sondern auch in nervöser und sinnlicher Sympathie. Dies ist es, was Goethe und seine Zeitgenossen erfahren haben. Nachdem der Mensch der Aufklärung sich allzu einseitig dem Lichte seiner eigenen isolierten Vernunft überlassen hatte, entdeckte man nun, daß der geheimnisvolle Zusammenhang mit dem kosmischen Geschehen nicht ganz unterbunden war. Alles, was man später gelehrt hat von den sogenannten Nachtseiten der Natur, vom Somnambulismus, vom tierischen Magnetismus, von der Wünschelrute, von der magischen Sympathie und Verwandlungsfähigkeit der Seele, alles dies hing zusammen mit der einen wunderbaren Einsicht. Diese Entdeckung wirkte wie ein berauschender Trank auf die Gemüter, man glaubte plötzlich, die Schächte und dunkeln Schlünde der Berge hätten sich aufgetan, die Wände und Kammern der Erde seien durchsichtig geworden und ließen den Blick frei hinabschweifen in das Innerste. Man träumte von einer allumfassenden Sympathie der Wesen, von einer Möglichkeit des Hellsehens, von der Erkenntnis und Offenbarung aller Verborgenheit. Wie die Erde, so sollte auch die Seele alle ihre

Eingeweide öffnen und die Gottheit ihre Geheimnisse bloßlegen und preisgeben. Wie sehr auch diese Gedanken im Verlauf der romantischen Entwicklung besonders von einigen Denkern übertrieben wurden und alsbald zu einer bloßen Schwärmerei ausgeartet sind, so liegt doch etwas durchaus Richtiges darin, die Fähigkeit des Mitlebens mit der Natur für ein Zeichen der Tiefe und Echtheit eines Menschen zu halten. Das Autochthone, das Bodenentsprossene einer Persönlichkeit muß sich wohl darin kundgeben, daß diese Persönlichkeit die Heimat noch versteht, aus der sie hervorgeht; die Wurzel bleibt dauernd in der Erde, und je tiefer sie hinabreicht, desto tiefer geschöpft sind auch die Schätze, die sie der Pflanze aus dem Boden heraus zuführt, desto mehr wird sie alles, was in ihrem Umkreis sich befindet, erspüren und ertasten, desto fester ist auch der Halt, den sie der Pflanze gewährt. Ein hohes und reiches Menschtum ist nicht denkbar ohne dieses Hinabspüren unter ein weites und durchgegrabenes Erdreich und ein fortwährendes Sichnähren aus ihm. Die gut ausgestattete und ausgebildete Persönlichkeit, die eine hohe Kultur besitzt, ist empfänglich für alle Arten von Irritationen, die den Menschen treffen können, alle Sinne sind bei ihr auf das vollständigste entwickelt und bilden das harmonischste Ganze. Es gibt nichts im Bereiche des Erdenlebens, das sie nicht berührt, Stille und Wärme, Töne und Farben, Naturgebilde und Kunstwerke, Personen, politische und wissenschaftliche Ereignisse, alles gelangt zu ihr, an allem nimmt sie lebendig teil. Andererseits ist auf jedem einzelnen Gebiet ihr Sinn so fein entwickelt, wie man es beim gewöhnlichen Menschen nicht antrifft. Die Schwellen, auf denen irgendwelche Reize anfangen, für sie merkbar zu werden, sind zweifellos niedriger als bei den andern tieferstehenden Menschen. Sie hört leisere Töne, sie sieht blassere Farben, sie vernimmt zartere Klagen und würdigt unsichtbarere Schönheiten als der gewöhnliche Mensch. Es gibt keine Nuancen, keine Übergänge, keine Veränderungen der äußeren oder der inneren Welt, die so groß sind, daß die Würdigung und das Verständnis der gebildeten Persönlichkeit ihnen nicht angemessen wäre und mit ihnen Schritt hielte. Sobald die Verbindung des Lebewesens mit der Umwelt aufgehört hat, eine unmittelbare zu sein, und je mehr sie damit aufgehört hat, desto mehr muß sie durch eine mittelbare Verbindung ersetzt und ergänzt werden. Diese Vermittlung übernehmen zunächst die Sinne; die Sinne heben sozusagen die Trennung des Lebewesens von seiner Umwelt auf, sie negieren das Außereinander beider Teile und setzen sie in eines. Wie der Stoffwechsel der vorläufige und allgemein vertretende Name ist für die Vermittlung von Individuum und

Umwelt, so ist der Geschmack zu einer solchen Bezeichnung für die subjektive Seite jenes objektiven Tatbestandes geworden. Die Einheit des Lebendigen mit seiner Umwelt ist überall die vermittelte Einheit des Stoffwechsels in seiner Eigentlichkeit oder seiner Verwandlung — die vorausgegangene absolute Einheit ist einerseits ein Dictum des Gefühls, andererseits Hypothese und in der Wirklichkeit nur als aufgehobenes Moment enthalten, als Ausschlagspunkt einer Oszillation. Der Geschmack als der Sinn des Schmeckens ist die Grundlage des Stoffwechsels und damit Vermittler der Ineinssetzung von außen und innen für den Organismus, der Geschmack in seiner höheren Bedeutung ist tätig in aller Sinnlichkeit nicht nur, sondern in jeder Vermittlung des Individuums mit der Welt. Diese Vermittlung findet auf allen Stufen, in allen Sphären statt, und überall beobachten wir sozusagen als Bestätigung einer ursprünglichen Einheit ein Entgegenkommen des Geschmacks und seiner Objekte, die sich immer zusammen vorfinden. Das von Natur gut ausgestattete Menschenkind findet ebenso eine wunderbare Bereitschaft der Welt vor, sich von ihm in Besitz nehmen zu lassen; demjenigen, der Erkenntnisse oder Erfahrungen einer bestimmten Art sucht, scheinen die Gelegenheiten sich zu häufen. Alles strömt ihm zu. Geschmack und Welt sind aufeinander abgestimmt und angewiesen.

Die Vermittlung setzt, wie gesagt, eine vorausgegangene notwendige Trennung beider voraus; der Zustand des gänzlichen Versinkens ist wie einerseits hypothetischer Anfang, so andererseits, wo er seelisch oder geistig auftritt, Entartung oder Rückbildung. Die Versunkenheit in die Scholle und die Atmosphäre des Irdischen darf nicht ununterbrochen, nicht alleinherrschend werden. Sonst fällt der Mensch wieder hinab in das Primitive, sonst wird er wirklich zur Pflanze oder zum Instinkt. Die Einheit mit der Erde darf nur der Gegensatz sein zur Entzweiung mit ihr, zur Losgerissenheit von ihr, zum Zurückziehen auf das eigene Zentrum; das geistige und seelische Dasein ist nur Oszillation, nur das stetige Hin und Her zwischen der Hingabe an das All, das uns umfängt und der Besinnung auf uns selbst, in der wir uns ganz auf den Punkt des Geistigen, auf unser Ich zurückziehen und allem andern gegenüberstellen. Der Geschmack als der Vermittler enthält nicht minder die beiden Faktoren der Einheit mit der Umwelt und der Entzweiung mit ihr, die Faktoren von Instinkt und Verstand. Die Genialität einer Natur ist abhängig von der Größe der Spannung zwischen diesen Gegensätzen, dem Untergehen in der Empfindung und der Befreiung von ihr. Je stärker die Empfindsamkeit und je vollständiger ihre Überwindung in irgendeiner Form der Gestaltung, der Lebensführung, der Bewußtheit, desto größer der Genius, desto feiner aber auch der Geschmack. Die Fähigkeit des Mitlebens mit der Natur erweitert, verstärkt und verfeinert sich nicht nur, sondern sie unterliegt zugleich einer fortwährenden Verwandlung, dies aber nur dadurch, daß der Zustand der Einheit, der Verschmelzung, immerzu abwechselt mit dem andern Zustande der Vereinzelung; die Entwicklung des Instinktlebens zum geistigen Leben ist bedingt durch jenen Wechsel. Der Instinkt ist zunächst nur wie die Wirkung einer chemischen Verwandtschaft, Exponent des stofflichen Austausches mit der Umwelt. In zahlreichen Stufen schreitet er fort zur intuitiven Erfassung einer geistigen Gesamtsituation, zur geistigen Raum- und Zeitallheit, die freilich als geistige nicht mehr räumlich-zeitlich ist, sondern nur ihre Aufhebung und Überwindung, ihre Idealität. Im Geistigen, für den Geist ist nichts mehr bloß ausgedehnt, sondern alles zugleich ineinander. Wenn in einer primitiveren Philosophie das „Eins ist alles" als stoffliche Identität angesehen wird, wenn in einer andern Epoche Eines das All vertreten sollte oder in sich enthalten, so ist der Sinn des ἓν καὶ πᾶν in der romantischen Philosophie so durchaus vergeistigt, daß eines eben nur das All, das Kleinste das Größte b e d e u t e n soll. In jedem Augenblick sieht die Intuition die ganze endlose Zeit, in jedem kleinsten Teilchen den grenzenlosen Raum. Wie das Lebewesen und vor allem der Mensch zunächst die Zerreißung der ursprünglichen Einheit mit der Umwelt vornimmt, bei der es selbst der Umwelt gänzlich unterworfen ist, diese jenes ganz in sich eingeschlungen hat, so übernimmt das Leben, am meisten in der höheren Form des Geistes, die Wiederherstellung der ersten Einheit, aber nun so, daß die Welt in den Geist hereingezogen wird. Der Geist führt durch seine idealisierende, innerlich machende Tätigkeit die Mannigfaltigkeit des im Raume Verstreuten über in die Einheit des Ich. Dies Innerlichwerden des Äußeren oder das Überwandern der Natur in das Ich beginnt in der Sinnlichkeit, in der Empfindung. Die Empfindung hat noch viele Eigenschaften des Natürlichen an sich; sie ist zeitlich und örtlich lokalisiert, an Reiz und Organ gebunden. Das Bild, die Vorstellung ist von diesen Bestimmungen schon viel unabhängiger; sie ist ablösbar von dem Datum ihrer Entstehung, als Phantasie und Erinnerung durch Zeit und Raum transportabel. In ihr hat also der Geist schon einen weiteren Schritt auf dem Wege der Verinnerlichung des Äußeren getan; den letzten Schritt tut er mit dem Begriff. Der Begriff hat die Eierschalen der sinnlichen Entstehung völlig abgestreift und hat das Sinnliche, Seiende übergeführt in die

Form rein geistigen Lebens; der Geist ist das absolut Freie, Ungebundene, der Prozeß, die Bewegung.

Das Tier hat vor der Pflanze ein außerordentlich brauchbares Werkzeug der Selbsterhaltung voraus: die freie Bewegung. Es kann der Gefahr entgehen durch die Flucht oder sie abwenden, indem es ihr entgegengeht, sie zum Rückzug veranlaßt oder sie kämpfend überwindet. Vielleicht ist es das unmittelbare Erfassen dieses höheren Grades von Selbstbehauptung und Aktivität des Lebens, das uns in der Beweglichkeit des Tieres eine höhere Stufe der Schönheit, des ästhetischen Wertes erblicken läßt als sie die Pflanze besitzt. Das Schöne, das Geschmackvolle ist überall ein Werk des Geschmacks. Die Beweglichkeit erscheint uns schön als eine Waffe des Lebens; wir schätzen sie überall da, wo sie im Kampfe sich darstellt, am meisten allerdings dort, wo sie von der Not der Verteidigung sich losgelöst hat und zum freien Spiele geworden ist. Im Spiele freilich ist immer noch der Kampf als ein wichtiger Faktor erhalten. Die Gewandtheit des Spielenden entzückt uns, wo sie ihm die Möglichkeit gibt, allen Angriffen und Finten des Gegners zu entgehen und ihm seinerseits Fallen zu stellen, ihn in Hinterhalte zu locken, ihn schließlich zu überwinden. Selbst im Tanze ist noch die Bestimmung der Bewegung, das Leben zu verteidigen, als aufgehobenes Moment erhalten. Der ästhetische Wert der Gewandtheit kommt jedoch nicht nur und nicht einmal am meisten der körperlichen Gewandtheit zu. Die sinnliche, nervöse und seelische Bewegtheit, das leichte Ansprechen auf alle Anregungen gewährt dem Beobachter einen starken Genuß. Der blitzschnelle Wechsel des Ausdrucks in den Zügen eines empfänglichen Menschen, das rasche Kommen und Gehen des Lächelns, der Trauer, des Zornes, der Entrüstung auf seinem Antlitz bereiten eine ähnliche Freude wie der Anblick einer Landschaft, in der Blitz und Dunkel, Sonnenschein und Regen unmittelbar aufeinander folgen. Es ist, als spürten wir, wie eine feine und kräftige Reaktion auf alle Reize die Seele davor bewahrt, von einer äußeren oder inneren Macht überrascht und zerstört zu werden. Die nervöse Beweglichkeit fühlt die Gefahr voraus und begegnet ihr, ehe sie herangekommen ist. Der Anblick des also erregbaren und feinnervigen Geschöpfes ist ansprechend wie das Bild einer Stahlklinge, die federt und eben dadurch nicht leicht zerbricht. Elastische Körper sind besser ausgerüstet und widerstandsfähiger als unelastische. So gewährt auch der elastische Geist, der jeden Hieb pariert wie eine biegsame Toledaner Waffe, ein befriedigendes Schauspiel für den verständnisvollen Hörer. Die Gewandtheit in der Verteidigung gegen die Angriffe seiner Feinde, ja gegen die Angriffe des Lebens überhaupt, zeigt sich als ein Übergehen zu immer neuen Wendungen des Gedankens, als eine Jagd von Einfällen, mit denen die unangenehmen Eindrücke abgewehrt werden. Die Bilder und Vergleiche, die einander unaufhörlich ablösen in der Rede des geistreichen Menschen, sind wie die Rückschläge, mit denen er sich die allzu nahe herandrängenden Gegner vom Leibe hält. Das Verstandene ist irgendwie überwunden, durch Einordnung unschädlich gemacht worden. Wir haben uns darüber erhoben, es zu einem Teil unseres Besitzes gemacht, wir haben uns gleichzeitig davon entfernt, indem wir zu anderem übergegangen sind. Doch nicht nur die feindlichen Reize und Angriffe müssen so abgewehrt werden, auch die an sich förderlichen und angenehmen oder gleichgültigen. Denn dauernde, starke Erregungen vermögen schon als solche den Organismus bzw. die Persönlichkeit aufzureiben und zu zerstören. Sie muß sich gegen sie schützen und tut dies einerseits durch den Wechsel. Wenn die Stiche des Feindes stets andere Stellen des Leibes treffen, so wird der Angegriffene ihnen länger standhalten, als wenn sie immer an derselben Stelle verwunden. So werden einerseits die Eindrücke, die der Mensch sich zuführt, denen er sich aussetzt, so ausgesucht, daß sie miteinander abwechseln, sich gegenseitig das Gleichgewicht halten und schwächen, andererseits durch Kontrast auch stärken. Umgekehrt sucht der Mensch sich zwischen den Dingen so zu drehen und zu wenden, daß er ihnen immer eine neue Seite abgewinnt und ihnen immer eine andere Seite zukehrt. Personen, die uns immer wieder entschlüpfen, wenn wir sie zu fassen meinen, die immer schon anderswo sind, als wo wir sie anzutreffen glauben, die wir nicht stellen können, die jedesmal als andere uns wieder entgegentreten, wenn wir sie angreifen wollen um dessen willen, was sie zuvor gewesen sind, solche Personen haben freilich etwas Unheimliches, aber zugleich etwas Bestrickendes an sich. Wir finden sie in den Märchen der romantischen Zeit, bei Hauff und Th. A. Hoffmann als Revenants und andere höllische Geister, oft als der Satan selber. Der Geist hat für das Urteil des schlichten Menschen etwas Teuflisches, der Teufel ist eben stichfest, hiebfest und kugelfest, er läßt sich nicht überwinden. So geht es dem geistreichen Menschen. Der Geist negiert das Außereinander, die selbständigen Gehalte des Lebens, er stellt aus jeder Erschütterung sich wieder her, weil er reine Bewegung ist, Prozeß, weil sich die anfängliche Substanz in ihm aufgelöst und verflüchtigt hat (und wenn er eine neue Substanz erwirbt, so ist dies eine andere, die wir an dieser Stelle noch nicht Substanz nennen können). Für den geistreichen Menschen gibt es kein Entweder-Oder; das Entweder-Oder ist das noch nicht ganz Geistvolle, weil der Geist immer die Beziehung ist, das Sowohl-als-auch, nie eine Partei. Das Entweder-Oder ist der Feind der Selbsterhaltung, es bringt die onflikte mit sich. Wer nicht die ganz ausgebildete Beweglichkeit besitzt, die sich aus jeder Sache wieder herausziehen kann, der ist viel angreifbarer, verwundbarer als einer, der sie erworben hat. Wer irgendeine Substanz als die seine besitzt und nicht zum reinen Prozesse der Vertilgung aller Substanz übergegangen ist, der wird mit dieser Substanz zugleich vernichtet. Für jeden, der sich mit etwas identifiziert, kommt der Augenblick, wo er sich dafür einsetzen, sich opfern muß. Nur der ganz Geistreiche braucht sich nie aufzugeben, wenn er etwas aufgibt. So wird die Ironie zur vollendeten Selbsterhaltung. Der Mittelmäßige hat es leicht, gegen den Geist zu eifern, er braucht ihn nicht. Sein Gefühl ist nie so stark, daß er dadurch gefährdet würde, er bedarf keiner Waffe, um die Folgen seiner Empfindlichkeit von sich abzuwehren. Der ganz substanzielle Mensch, der sich völlig mit einer Sache identifiziert, steht an der bewußten gefährlichen Grenze, wo das Erhabene an das Lächerliche grenzt. Wenn der alte Cato bei jeder Abstimmung über ganz abseits liegende Fragen der Politik sein: Ceterum censeo Carthaginem esse delendam aussprach, so mag hierin etwas Erhabenes anerkannt werden; wenn eine moderne Frauenrechtlerin bei jeder Gelegenheit nur den Satz hervorbrachte: „Das Volk muß bessere Bedingungen haben“, so wirkt dies ohne Zweifel lächerlich und damit geschmacklos, obwohl es im Grunde ganz dasselbe ist wie jenes. Die Beurteilung hängt nur davon ab, ob die ganze Situation und die Beschaffenheit der beteiligten Personen die Substanzialität noch ernst nehmen oder nicht. Dies ist freilich auch von der Auffassung abhängig. Es ist sehr lehrreich, hier zwei verschiedene Ansichten über ganz dasselbe Ereignis zu vergleichen, über die Ohrfeige, die Corneille den Cid erhalten läßt. „,. . . ich frage Jeden, . . .“ sagt Lessing im sechsundzwanzigsten Stück der Hamburgischen Dramaturgie, „ob ihn nicht ein Schauder überlaufen, wenn der großsprecherische Gormas den alten würdigen Diego zu schlagen sich erdreistet? Ob er nicht das empfindlichste Mitleid für diesen, und den bittersten Unwillen gegen jenen empfunden? Ob ihm nicht auf einmal alle die blutigen und traurigen Folgen, die diese schimpfliche Begegnung nach sich ziehen müssen, in die Gedanken geschossen, und ihm mit Erwartung und Furcht erfüllt?“ „Was in seinen Folgen so tragisch werden kann, was unter gewissen Personen notwendig so tragisch werden muß, soll dennoch aus der Tragödie ausgeschlossen sein, weil es auch in der Komödie, weil es auch in dem Possenspiel Platz findet? Worüber wir einmal lachen, sollen wir ein andermal nicht erschrecken können?" Schopenhauer dagegen sagt in seinen Aphorismen zur Lebensweisheit: „Wir sehen also, daß den Alten das ganze ritterliche Ehrenprinzip durchaus unbekannt war, weil sie eben in allen Stücken der unbefangenen, natürlichen Ansicht der Dinge getreu blieben und daher solche sinistre und heillose Fratzen sich nicht einreden ließen. Deshalb konnten sie auch einen Schlag ins Gesicht für nichts anderes halten, als was er ist, eine kleine, physische Beeinträchtigung, während er den Neuern eine Katastrophe und ein Thema zu Trauerspielen geworden ist, z. B. im Cid des Corneille" . . . Die Nebeneinanderstellung solcher Auffassungen zeigt nicht nur den Unterschied zwischen substanziellem Gehalt und raisonnierendem Verstande, sondern sie zeigt zugleich, daß es nicht ohne weiteres angeht, Lessing als den rationalistischen „Aufklärer" und Schopenhauer als den mystischen Irrationalisten hinzustellen, wie man es gern zu tun pflegt, sondern daß sich in der Wirklichkeit die Typen nicht so einfach unterscheiden lassen und die konkreten Persönlichkeiten viel komplizierter sind, als es dem oberflächlichen Blick erscheint. Der Geschmackvollere ist hier jedenfalls Lessing. Gerade das an und für sich Belanglose der Ohrfeige, die geringe physische Beeinträchtigung, reduziert die Niederlage ganz auf das Moralische und macht die Vernichtung der Person um so vollständiger. Nur das Lächerliche tötet unfehlbar, und keine Gefahr schreckt den geschmackvollen Menschen so sehr wie die Gefahr der Lächerlichkeit. Schopenhauer verkennt hier überhaupt vollständig, daß jeder Vorgang außer seiner physischen noch eine symbolische Bedeutung hat. Nichts kennzeichnet so sehr den wahren Geschmack als die Feinfühligkeit für den symbolischen Hintergrund einer Handlung, nichts zeigt deutlicher das Fehlen des Geschmacks als die Beschränkung auf das sozusagen Handgreifliche der Tatsachen. Die philiströse Frau des Mittelstandes, welcher das „Décolleté" an sich das größte Ärgernis ist, wird niemals begreifen, daß eine Dame von Welt eine viel größere Zurückhaltung an den Tag legen kann dadurch, daß sie einen Mann in ausgeschnittener Gesellschaftstoilette empfängt, als wenn sie ihn im bequemen, bis zum Halse geschlossenen Hauskleide erwartete. Dieses erlaubt dem Besucher unter Umständen, sich gehen zu lassen, ja kann eine Aufforderung zur Intimität bedeuten, während die „große Toilette" ihm das Offizielle der Zusammenkunft zu verstehen zu geben, ihn zur größten Reserve zu verpflichten vermag.

Der Geschmack ist ein Schutzmittel unserer Natur, und dies

erhellt am besten aus der Tatsache, daß er viel lauter abmahnt als anrät. Daß uns etwas nicht gefällt, wissen wir in der Regel viel sicherer, als daß uns etwas gefällt. Der Geschmack funktioniert oft wie ein Warner vor dem Unzuträglichen, wie das Daimonion des Sokrates, das fast nur von verkehrtem Tun zurückgehalten, aber nicht zum richtigen angetrieben hat (abgesehen von dem berühmten Rat: treibe Musik, Sokrates!) Ein einziger falscher Schritt kann uns ja auch in den Abgrund bringen, ein Tropfen Gift uns töten; indes das Gute fast niemals im Einzelfall einen wägbaren Einfluß hat, und erst mit vielen seinesgleichen gemeinsam — wie die nährende Speise, der belebende Sonnenstrahl — unserer Gesundheit und unserem Wohlbefinden dient. Selbst Heilmittel müssen in den meisten Fällen wiederholt eingenommen werden, wenn sie nützen sollen. Aber auch vor dem Zuviel des Guten schützt uns unser richtiger Instinkt. Der geschmackvolle Mensch begeht keine Exzesse. Denn wie das harmloseste Nahrungsmittel schadet, wenn es im Übermaße genossen wird, so verkehrt sich bei allzu lange dauerndem Genuß unser anfängliches Wohlgefallen in Überdruß. Bei jeder Anhäufung von Dingen, die in weiser Zurückhaltung geboten uns Freude bereiten, tritt auf einem bestimmten Punkte Übersättigung ein.

Das Losungswort des guten Geschmacks seit den Tagen der Griechen ist das Maß; jedes Extrem, jede Übertreibung hebt die Form auf und überantwortet die Seele dem Chaos, dem Apeiron. Wie das Meer, von der Sturmflut in seiner Tiefe aufgewühlt, alle Dämme und Deiche zerbricht, wie das reißende Gebirgswasser im Frühling die Wände seines Bettes überströmt, wie der Bogen, „allzu straff gespannt“, schließlich zerspringt, so zerstört die überstarke Erregung der Gefühle, die übergewaltige Anspannung der Kräfte die Form des Lebewesens und damit dieses selbst. Maßhalten heißt seine Form bewahren, Form bewahren heißt: sich erhalten; nur in der Bindung durch die Gestalt werden die Elemente vor der Zerstreuung in alle Winde, der Körper vor der Auflösung bewahrt. Der Widerwille des geschmackvollen Menschen gegen jede Übertreibung entspringt der geheimen Furcht vor der Zerstörung — in ihrer gröberen Form des Leibes, in ihrer feineren Form der Persönlichkeit. Der gebildete Mensch darf nicht „außer sich“ geraten, seine Form verlieren, so verlangt es der gute Geschmack. Wer nicht Haltung zu zeigen vermag auch bei den aufregendsten und erschütterndsten Vorkommnissen, der verbannt sich selbst aus der Gesellschaft; denn er vernichtet die Ruhe der andern und setzt sie ebenfalls den Einflüssen übergroßer Erregung aus. Goethes Tasso ist unmöglich an dem Hofe des Alfonso, der Prinzessin, des Antonio. Wie Goethe gefürchtet hat, sich selbst zu zerstören durch die Ausarbeitung einer Tragödie, so fürchtet Antonio: die tragische Selbstzerstörung Tassos, die Auflösung seiner Persönlichkeit durch den Allerlebens- und Unendlichkeitsdrang könne auch seine — Antonios — mühsam den Jünglingsjahren abgewonnene Form gefährden; die Lösung zu dem Rätsel seiner Schroffheit gegen den Dichter heißt: Selbsterhaltung. Die Selbstbeherrschung des andern erspart uns das angreifende, uns im Kern erweichende und auflösende Mitleid mit seinen seelischen Beschwerden, wie uns die Anmut seiner Bewegungen davon befreit, seine körperlichen Anstrengungen innerlich mitzumachen und zu bedauern. Gerade unsere Zeit hat ein Verständnis dafür bekommen, daß guter Geschmack sehr eng zusammenhängt mit Hygiene, Ökonomie, Zweckmäßigkeit im Gebrauch der Lebenskräfte. Schon Brillat-Savarin weist hin auf den höheren ästhetischen Wert leichtverdaulicher Speisen im Gegensatz zu den schweren, die den Magen unnötig belasten und dem Körper eine übermäßige Arbeit aufladen. Nur das Notwendige soll der Mensch zu sich nehmen, die Quintessenz aller guten Dinge, möglichst wenig Ballast. Es ist überflüssig, die Parallele für die geistigen Genüsse zu ziehen, zu betonen, wie auch hier der konzentrierte Gehalt an die Stelle der erdrückenden Menge zu treten habe. „Ein Maximum an Qualität, ein Minimum an Quantität" ist eine der wichtigsten Regeln, die der Geschmack aufstellt. Dieselbe Forderung nach dem Faßlichen, bequem zu Bewältigenden dringt auf Verständlichkeit der Schreibweise eines Buches, des Stiles eines Kunstwerkes, auf Übersichtlichkeit von architektonischen und technischen Anlagen. Alles Überladene, jeder Schwulst und Bombast strengt uns an, beklemmt uns den Atem und raubt dem Leben die Leichtigkeit, die wir überall, auch in den menschlichen Beziehungen erhalten sehen wollen. Wir fordern ebenso Liebenswürdigkeit und Höflichkeit; denn sie verhindern unnütze Reibung, sie lassen den Verkehr sich „glatter" abwickeln, sie entfernen Störungen. Der gute Geschmack schaltet Hindernisse nach Möglichkeit aus und sucht bereits eingetretene, so schnell es geht, wieder auszugleichen; er sorgt unter allen Umständen für die Erhaltung des Gleichgewichts und vermeidet alles, was das Äquilibrium der Gesellschaft irgendwie erschüttern könnte. Der Mensch von gutem Geschmack ist ein Gegner heftiger Begierden und Leidenschaften; er hütet sich vor den allzu starken Affekten, auch vor den edlen. In allem Enthusiasmus ist Melancholie, sagt Shaftesbury; nichts aber hat die Weisheit der Alten so als Zehrer an den Lebenskräften gemieden wie die schwarzgallige Schwermut. Heiterkeit ist stärkend und heilsam; der gute Geschmack liebt das Heitere, freilich nur relativ. Was in einer Gesellschaft noch als geschmackvoll gilt, hängt wesentlich von der Konstitution ihrer Mitglieder ab; es kommt alles darauf an, wie leicht sie zu erschüttern ist. Die Damen der zarten Schäferszenerien und Rokokosalons fallen in Ohnmacht bei jedem kräftigderben Wort, das ihre zierliche Schnörkelwelt stört. Die blutigen Martyriumsbilder der Frührenaissance, die realistischen Mysterienspiele, in denen Christus blutend, mit Striemen bedeckt, auftrat, dünken uns äußerst geschmacklos; für ihre Zeitgenossen waren sie es nicht, die konnten eben mehr „vertragen“ als wir. Das Geschmackswidrige besteht eben darin, den Menschen mehr zu bieten, als sie ohne Beschwerde aushalten können, ihnen einen Anblick, ein Geräusch usw. zuzumuten, wodurch sie verletzt werden. Trotz aller Relativität des Geschmacks müssen wir freilich sagen, daß der Übergang von der Vorliebe für die grellen Farben, die lauten Töne zu der Schätzung matter, gedämpfter Farben, zarter, verhaltener Klänge und von der Freude an sensationellen blutrünstigen Ereignissen zu dem Genießen stiller, sinniger Vorgänge ein absoluter Fortschritt der Kultur und damit des Geschmacks ist, vorausgesetzt, daß keine Übertreibung dabei stattfindet, und nicht alle Farbe und Kraft aus dem Leben verbannt werden soll. Wo diese Grenze liegt, darüber kommt es natürlich auch niemals zu einer Übereinstimmung.

Es gibt verschiedene Möglichkeiten für den, der schädliche Zusammenstöße zwischen sich und dem Nebenmenschen vermeiden will: er geht ihm aus dem Wege, er richtet sich nach ihm oder er baut eine Mauer auf zwischen sich und dem andern.

Eine der auffallendsten Erscheinungen im Naturleben ist die „Nachahmung von Umweltbestandteilen“ durch ein Lebewesen. Und es gibt kaum eine, die zugleich ästhetisch so erfreulich wäre. In der Tat! Es läßt sich nicht leicht etwas Geschmackvolleres ersinnen als das weiße Fell des Eisbären in der arktischen Landschaft, der Schmetterling Kallima auf einem Zweige mit welken Buchenblättern. Der erlesene Geschmack eines Künstlers hätte keine besseren Zusammenstellungen finden können. Diese ästhetische Befriedigung gewährt uns auch der geschmackvolle Mensch. Nicht aufzufallen, sich der Umgebung anzupassen ist eines der großen Geheimnisse des guten Geschmacks. Wir lieben mattgetönte Kleider, verschleierte Gesichter im Straßenbild des trüben nordischen Wintertages und frische, helle Gewänder in einem sommerlich heiteren Garten. Der Mensch von gutem Geschmack fügt sich der Forderung seiner Umgebung, der Zeit, des Ortes, der Gelegenheit. Er geht mit der Mode so weit, daß man ihn nicht bemerkt, daß er sich nicht hervorhebt. Er verstößt nicht gegen ihre Gebote und übertreibt sie auch nicht. Er ist diskret in seinem Sprechen, seinen Gewohnheiten, er unterwirft sich der Sitte. Die Sitte einer Gesellschaft, eines Kulturkreises zu verletzen, mag aus ethischen Gründen noch so gerechtfertigt sein; geschmackvoll ist es nie. Und wirklich verfolgt der Geschmack des hochentwickelten Kulturmenschen mit diesem Bestreben in der Umgebung zu verschwinden, denselben Zweck wie das niedrigere Lebewesen mit seiner Schutzfärbung und Mimikry (soweit man hier von Zweck reden darf): er will sich vor seinen Feinden verbergen. Die zarte Seele sieht ihre Feinde in Roheit und Verständnislosigkeit und will ihnen entgehen, indem sie sich möglichst unsichtbar macht. Daher gilt es in der großen Welt nicht als guter Ton, ernsthafte und tiefe Gespräche in zahlreicherer Gesellschaft zu führen — Gespräche, bei denen der Redende sich so weit preisgeben muß, daß er nicht immer hoffen darf, unverletzt zu bleiben. Daher lieben oft gerade innerliche Menschen eine oberflächliche Unterhaltung, daher ist uns jedes Pathos heute so unerträglich. Die Schamlosigkeit ist stets auch geschmacklos; denn der Geschmack will die Verborgenheit, die Verhüllung.

Aber wie auch Pflanze und Tier nicht völlig mit ihrem Hintergrunde zusammengehen, sondern durch lebhafte Färbung, starken Duft doch wieder hervortreten — anscheinend, wo es ihnen nützt —, so hat der menschliche Wunsch, sich anzugleichen, ebenfalls seine Grenze. Wer wirklich Geschmack hat, ist kein Dutzendmensch. Er trägt nicht die gerade passende Nummer eines fabrikmäßig zu Tausenden hergestellten Kleidungsstückes, er widerholt nicht bei jeder Gelegenheit die in der Gesellschaft stereotyp gewordenen Redensarten, sondern er modifiziert alles, was er an sich hat, um eine Nuance. Die Nuance ist eine Art von Geheimsprache unter Leuten von Geschmack; durch sie verständigen sie sich miteinander, ohne sich gleichzeitig dem Außenstehenden zu verraten. Sie nicken sich verstohlen zu und geben sich nur einander zu erkennen. Goethe sagt einmal, daß der Mensch, so gern er sich auszeichne, sich bisweilen „auch ebenso gern unter seinesgleichen verlieren mag". Da scheint es mir nun, daß das Sichauszeichnen und das Sichverlierenwollen sich auf verschiedene Sphären beziehen, und daß sich hierin der Gebildete von dem Halbgebildeten unterscheidet. (Bildung aber steht in enger Beziehung zu dem Geschmack.) Der Halbgebildete fürchtet nichts so sehr wie etwas anders zu machen als „sein Kreis", während er sich aus dem „profanum vulgus" sehr gern hervorhebt. Der wahrhaft Gebildete aber zeichnet sich nur unter Gleichartigen aus, bei denen er Verständnis erwarten darf; in der stumpfen Masse taucht er am liebsten unbeachtet unter.

Die Nachahmung von Farbe und Form der umgebenden Dinge oder Lebewesen ist nur ein Sonderfall jenes allgemeinen Strebens der Organismen, ihre Lebensweise und ihren Bau in eine möglichst innige Übereinstimmung mit der Umwelt zu bringen, weil sie sich sonst nicht erhalten könnten. Diese „Anpassung" verlangt von allen Geschöpfen ein Sichwandeln den Umwälzungen gemäß, die in ihrer Welt fortwährend vor sich gehen. Wie die fossilen Pflanzen und Tiere größtenteils ausgestorben sind, weil sie sich den veränderten Lebensbedingungen nicht anzupassen vermocht haben, so geht auch der Mensch zugrunde, wenn er mit den gesellschaftlichen Umwandlungen der Allgemeinheit nicht Schritt hält. Er wird wirtschaftlich ruiniert, er verfällt dem Fluche der Lächerlichkeit. Das Lächerliche, der komische Kontrast ist ein Extrem des Geschmacklosen, des Unpassenden. Ein winziges Persönchen mit einem riesigen Hut, ein aufgespannter Regenschirm bei hellem Sonnenschein, der „Salonmensch" unter Bauern nicht anders als ein unbeholfener und ungeschliffener Naturbursch im Salon. Das Hineinpassen in die Welt ist jedoch nicht nur die sozusagen funktionelle Übereinstimmung einer Gestalt mit ihrem Milieu, sondern auch die anschauliche Gleichheit mit andern Gestalten derselben Art. Auch was vom Typischen, Durchschnittlichen gar zu sehr abweicht, wird vom geschmackvollen Menschen gemieden. Einerseits soll die Kleidung allerdings die Eigenart seines Trägers hervorheben, andererseits aber diese Eigenart, wenn sie von dem Mittleren sich allzu weit entfernt, auch wieder abschwächen. Wer übergroß ist, will kleiner erscheinen, wer unter dem Mittelmaß ist, versucht größer zu wirken, der Dicke strebt nach möglichster Schlankheit, der Hagere bemüht sich, Fülle vorzutäuschen. Fast niemand hat die Geschmacklosigkeit oder den Mut, um die Abweichungen seiner Figur vom Mittelmaß nun etwa noch zu übertreiben; der Geschmack in der engeren Bedeutung ist scheu, er liebt es, sich zu verstecken. Das Geschmacklose beschränkt sich nicht auf den Widerspruch zwischen einer Erscheinung und anderen neben ihr, sondern es kann dazu übergehen, den Widerspruch in einer Erscheinung herauszustellen. Ein solcher Widerspruch ist etwa der jugendlich aufgeputzte Greis; auch bei ihm ist es ein Mangel an Anpassung, was ihn komisch und unerfreulich macht, ein Mangel an Anpassung an sich selbst, an sein fortschreitendes Alter. Das großartigste Exempel für die komische Wirkung der Inkongruenz zwischen einer Persönlichkeit und einer Welt, einem Zeitalter, liefert uns der Roman des Cervantes. Don Quichote kann nicht existieren, weil er es versäumt hat, sich einzuleben in das seelische und geistige Klima, das zu seiner Zeit in seinem Lande herrscht, ja er zeigt uns, daß zwischen dem reinen und edlen Menschen und der Welt, in der er zu leben gezwungen ist, immer eine Inkongruenz, ein Nichtpassen bestehen bleibt. Wie aber der „Ritter von der traurigen Gestalt" überall auch als ein tragisches Subjekt empfunden worden ist, so haftet an aller Lächerlichkeit des Veralteten, Altmodischen ein Schimmer des Rührenden, ja des Tragischen. Die Vergänglichkeit und Nichtigkeit alles irdischen Glanzes und aller menschlichen Größe zeigt sich darin besonders auffällig. Trotzdem aber der Geschmack eine Anpassung an die Zeitverhältnisse verlangt, so ist doch jenes Zurückbleiben einer Person hinter ihrer Zeit, dessen Erfolg ein sich der Zeit Entgegensetzen ist und das deshalb die komische Wirkung des Kontrastes zu ihr hervorbringt, selbst wieder nur die Übersteigerung einer der Anpassung entgegengesetzten, aber nicht minder wesentlichen Eigenschaft des geschmackvollen, feinfühlenden Menschen: der Neigung, das Alte zu ehren und zu pflegen, der Pietät und dem Bedürfnis des Beharrens im Alten überhaupt. Diese der Anpassung entgegengesetzte und ihr einerseits geradezu hinderliche Eigenschaft ist aber andererseits ihre folgerichtige Ergänzung; denn — so zitiert Heinrich Schmidt (Geschichte der Entwicklungslehre S. 155) einmal Du Prel — „vollendete Anpassung wird konservativ; d. h. es liegt im Wesen des Zweckmäßigen, sich zu erhalten". Der geschmackvolle Mensch ist konservativ, zäh festhaltend, ein Gegner jeder plebejischen Neugier und Veränderungssucht. Das Alte, Bekannte hat sich bewährt und bietet Sicherheit; das Neue kann unvorhergesehene Gefahren mit sich bringen. Überlieferungen, Traditionen eines frommen oder vornehmen Geschlechts sind für den Abkömmling nicht nur eine gewisse Deckung nach außen; sondern sie geben ihm auch einen inneren Halt, und nur starke Charaktere dürfen diese Stütze preisgeben, ohne einen Zusammenbruch zu riskieren. Auch hier ist das Geschmackvolle das Maßhalten, die Mitte zwischen den Extremen der Veränderlichkeit und der Starrheit bewahren. Die allzu willige Veränderlichkeit ist ein Übermaß von Anpassungswilligkeit, ein feiges und haltloses Nachgeben gegen die äußeren Einflüsse. Sich widersprechen ist sich aufgeben, Wechsel ein Feind der Selbsterhaltung, wie auch andererseits eine Notwendigkeit. Wer sich von jeder Meinung umstimmen läßt, immer zur Fahne des letzten Redners und Volksführers schwört, hat ebensowenig Geschmack (zum Geschmack gehört auch eine eigene Meinung und Willensäußerung) als wer stets eigensinnig auf seinem Kopfe beharrt, sich gegen alle Einflüsse verschließt und nichts anderes hören will als sich selbst und das ihm Bekannte, Gewohnte. Um sich in der Welt behaupten zu können, muß man sich freilich der Welt anpassen, sich ihr unterwerfen. Aber man muß andererseits die Welt sich unterwerfen, sich anpassen, die Welt soweit verändern und umgestalten, daß sie der eigenen Natur gemäß wird und diese sich auf ihr erhalten kann. Dies tun schon die Tiere, indem sie sich Wohnungen bauen, zu denen sie sich die Materialien in ihrer Umgebung suchen. Dies ist auch der Grundzug alles menschlichen Tuns, die eigentliche Absicht der Kultur: die wechselseitige Anpassung des Menschen an die Welt, besonders als Verbesserung und Erweiterung der Erkenntnis — und der Welt, vielmehr der Erde — an den Menschen, ihre allmähliche Umgestaltung zu dem Wohnsitz und Schauplatz, den er für seine Selbstoffenbarung braucht. Gestalt ist das Zerstörbare und Schutzbedürftige; aber Gestalt bedarf nicht nur des Schutzes, Gestalt ist schon Schutz, Gestalt ist schon Selbsterhaltung. Gestalt ist Organ des Lebens, der Baum z. B. bildet sich seine Gestalt so aus, daß möglichst viel Licht zu ihr kommt, Gestalt ist überall wie Voraussetzung so auch Ergebnis der Funktion. Die Gestaltung als fortschreitende Organisierung und Verfeinerung ist nur Steigerung des Lebens, eine Steigerung, die das Leben braucht, um sich zu erhalten in den fortgesetzt verwickelter werdenden Verhältnissen auf der Erdoberfläche, die es sich freilich selber so schafft. Werden die Daseinsbedingungen zufällig und zeitweilig weniger kompliziert, so tritt stellenweise Rückbildung zu einfacheren Lebensformen ein; dies beobachten wir auch bei den Gestaltungen des menschlichen Zusammenlebens; der Städter „verbauert", wenn er aufs Land kommt; wer lange in der Wildnis oder in primitiven Verhältnissen gelebt hat, kann sich in die Zivilisation der großstädtischen Gesellschaft nicht wieder zurückfinden, seine Gestalt ist nicht mehr so fein ausgebildet, als daß er ihren Angriffen standhalten könnte. Die Gestalt ist immer so weit entwickelt, wie das Leben ihrer bedürftig. Tiere früherer Erdperioden, manche niedrigstehende der jetzigen scheiden Stoffe aus, die — erstarrt — sie mit harten Krusten, schirmenden Panzern umgeben. Unter den Menschen primitiverer Kulturstufen entstehen unzerbrechliche Sitten und Gewohnheiten, durch die jene sich vor gegenseitigen Gewalttätigkeiten schützen. Je entwickelter eine Gesellschaft ist, desto weiter darf sich der Einzelne vorwagen mit seiner Persönlichkeit. In einer vorgeschrittenen organisierten Welt bedürfen die Tiere im allgemeinen der starken Panzer nicht mehr, die sie in Urzeiten nötig gehabt hatten. Auf einer hohen Kulturstufe der Gesellschaft kann nicht nur der Mann, sondern auch die verletzlichere, schutzbedürftigere Frau des unzugänglichen Versteckes, der undurchdringlichen Mauern allzu strenger Sitte entraten, kann freier hervortreten ohne sofortige Vernichtung zu gewärtigen, ohne geschmacklos zu erscheinen. Freilich wächst mit der fortschreitenden Sicherung durch die angeglichenere organisiertere geistigere Umgebung zugleich die Empfindlichkeit. Die gröberen Gefahren werden ausgeschaltet; dafür tun sich zartere auf, und neue, verfeinerte Schutzmittel werden verlangt. So bleibt das Verhältnis von Preisgegenheit und Geschütztheit im ganzen dasselbe, und so auch die Anforderungen der Gesellschaft in bezug auf Unterdrückung und Unterstützung des Einzelnen, die ein Zusammenleben gewährleisten. Der Selbsterhaltungstrieb der Gesamtheit bringt es mit sich, daß ihre Mitglieder nicht nur Deckung von ihr empfangen, sondern auch Gegenwirkung, Feindseligkeit, wenn sie sich ausdehnen, ihre Macht erweitern wollen. Es gehört zum Geschmack, sich dieser Feindseligkeit gegenüber zu erhalten, seine Persönlichkeit zu bewahren, aber es gehört ebensowohl dazu, es nicht zu sehr zu betonen, sich der Gesamtheit nicht als Gegner gegenüberzustellen, sondern sich mit ihr zu vertragen. Wer Geschmack hat, läßt sich ihren Schutz gefallen, er braucht das Allgemeine, das Gesellschaftliche als einen Deckmantel, einen Schleier, als eine Hülle für sein Persönliches.

Um seine Selbsterhaltung mehr zu sichern, die Selbstgestaltung vollkommener zu machen, schließlich überhaupt zu ermöglichen, wird das Lebewesen gezwungen, auch seine Umgebung einer Umgestaltung zu unterwerfen. Schon die Tiere bereiten sich künstlich die Stätte für die Aufzucht der kommenden Generation, und die Insekten führen dazu kunstreiche und mühsam herzustellende Bauten auf. Der Mensch gibt nicht nur physisch seiner Umwelt die Gestalt, in der sie ihn hegen und schützen darf, sondern auch in seinen Gedanken muß sie eine Form annehmen, die sie ihm annehmbar macht, die seine Existenz in ihr sichert, ja zu ihrem vornehmsten Zwecke macht. Auch in den anthropomorphistischen Dichtungen lebt noch die Eitelkeit des Menschen, der nicht existieren kann, wenn die Welt nicht so beschaffen ist, daß er ihren Mittelpunkt bildet, wenn nicht alles auf ihn zugeschnitten ist. Die Umgestaltung der Welt ist die Selbsterhaltung der Seele. Wie die Technik die reale Natur, so bringt die Dichtung, das philosophische System die Welt, die für den Geist vorhanden ist, unter seine Herrschaft und ermöglicht ihm, sich in ihr zu behaupten.

Die „Form" des gebildeten Menschen setzt sich fort in der Distanz. Die Distanz um ihn ist kein leerer Raum, nicht etwas

Negatives, so wenig wie die Pause im Musikstück, der Grund im ornamentalen Muster. Die Distanz ist eine seelische Ausstrahlung der Persönlichkeit, oder vielmehr hat die Persönlichkeit ihre Materie vermittels der Form auf einen engeren Raum um sich versammelt, als ihre Kraftfülle durchsetzen kann, so daß diese Energie auch außerhalb der eigentlichen Form ihre gewissermaßen mystische, substanzlose Wirksamkeit in ihrer Reinheit zu entfalten vermag. Wer in ihren Kreis gerät, auf den legt sich ihr Bann. „Abstand" ist die Bedingung dafür, daß die Persönlichkeit sich ausleben kann; er erzeugt den Raum, in dem sie dominiert. Wenn der Mensch mit seiner Oberfläche direkt an die Außenwelt anstoßen würde, so wäre er fortwährend der Gefahr der Zertrümmerung ausgesetzt. Deshalb bildet er ein Kraftfeld um sich her, in das die andern nicht eindringen können, vor dem sie Halt machen müssen. Dieser Eigenraum bleibt nur gewahrt, solange die Form gewahrt bleibt; jede Verletzung ihrer verführt die andern zur Intimität, macht sie zudringlich. Wer die Form beherrscht, ganz Form ist, ist unzugänglich. Eine Art dieses Ineinander von Form und Distanz ist die Ehre (die andererseits auch wieder auf dem Vorhandensein einer Substanz beruht, der Geist verzehrt mit der Substanz des Lebens zuletzt auch die Ehre) — dem Manne von Ehre wagt niemand „zu nahe zu treten". Wie ferner die Pause in der Komposition zwischen zweien ihrer Glieder stehen muß, wie sie nicht einem allein zugehören kann, so findet auch die Distanz des Einen erst ihren Sinn am Andern, der sie „respektiert". Vielleicht ist das Innehalten der Distanz noch ursprünglicher und wesentlicher für ihre Ausbildung als das Gebieten. Denn ist nicht ihre sichtbarste Form die Majestät, die sich wie ein breiter Mantel schützend um ihren Träger legt, ihn bewahrend vor jeder befleckenden Berührung mit der Welt — und ist nicht die Majestät eines Königs in frühen Zeiten als eine göttliche geehrfürchtet worden? Zwischen Göttern und Menschen aber gibt es keine Gemeinschaft, und es beeifert sich der Fromme, sein demütiges Wissen um die Unmöglichkeit, ja die Frevelhaftigkeit einer solchen Gemeinschaft dadurch auszudrücken, daß er, um jede Berührung sicher auszuschließen, sich nur bis in eine gewisse Entfernung heranzugehen getraut. Ja, er sorgt sogar dafür, daß der Gott nicht dieselbe Luft wie der Sterbliche zu atmen braucht, daß er nicht von dem Hauch seines Mundes getroffen wird; er vermeidet es, ihn durch die Ausdünstung seines Körpers zu beleidigen. Wie sehr auch ursprünglich geistige Faktoren, das Tabugefühl, die Furcht, mitgewirkt haben bei der Entstehung, so hat jetzt zweifellos der Geruchssinn einen bedeutenden Anteil an der Beibehaltung des Abstandes zwischen den Menschen, dessen Vorhandensein jetzt zu den selbstverständlichen gesellschaftlichen Vorschriften gehört; und so lassen sich möglicherweise noch manche Verhältnisse im höheren, anscheinend rein geistigen Geschmacksleben auf die Sinne und ihre Empfindlichkeit zurückführen. Die starren Schranken zwischen den verschiedenen Gesellschaftsklassen (die heute eigentlich nur auf die zwei Klassen derer, die „dazugehören" und derer, die nicht „dazugehören", reduziert sind), die Abneigung des gebildeten Menschen dagegen sich unter „das Volk" zu mischen, sind nur zum kleinsten Teil auf einen wirklichen Hochmut, auf ein verstandesmäßiges Sich-für-besser-halten begründet; zum weitaus größten Teile beruhen sie darauf, daß es einerseits nichts Vergewaltigenderes, nichts das Wohlbefinden, ja die ganze Haltung eines Menschen Angreifenderes und Zerstörendes gibt als üblen Geruch, und daß andererseits kaum ein anderer Schutz dagegen besteht als räumliche Entfernung. Ebensosehr geht das Einsamkeitsbedürfnis zahlreicher feinfühliger Menschen viel weniger aus Überhebung hervor als aus Scheu vor dem Lärm und dem bunten, drängenden Getümmel der Menge. Daß guter Geschmack im Grunde das Privilegium einer Klasse ist, das läßt sich vielleicht noch darauf zurückführen, daß nur die ihr Zugehörigen „Raum" haben, sich zu isolieren und zu entfalten; die andern sind immer zusammengepfercht, immer dazu verurteilt, in Haufen zu leben und einer des andern Leben ganz körperlich zu teilen. —

Die Bollwerke, welche die Lebewesen um sich errichten, dienen oftmals nicht nur dem sozusagen passiven Schutze derselben, sondern nehmen oft auch ein bedrohlicheres Aussehen an. Der Panzer oder das Schild, das bloße Schutzmittel kann ersetzt oder ergänzt werden durch eine Waffe zur Verteidigung, oder in sie umgewandelt werden. Schon die Pflanzen sind bewehrt mit spitzen Dornen und Stacheln, mit ätzenden Giften und abschreckenden Düften oder Farben, und erst die Tiere besitzen ein wahres Arsenal von Kampfwerkzeugen. Der menschliche „Geschmack" würde seine Aufgabe, die Selbsterhaltung zu fördern oder zu gewährleisten, schlecht erfüllen, wenn er unter allen Umständen zum Frieden, zum Nachgeben riete. Ein Mensch, der alles widerstandslos mit sich geschehen läßt, der zu allem Ja und Amen sagt, was man auch Verderbliches von ihm verlange, der sich gegen Angriffe niemals wehrt, der mag moralisch verschieden beurteilt werden können, ästhetisch ist er jedenfalls unerfreulich. Molluskenhafte Weichheit und Rückgratlosigkeit widern uns noch mehr an als beständige Aggressivität und Kriegslust. Wo keine Schärfe, keine Beize ist, da wird der Geschmack fade; wir verlangen überall das bekannte „attische Salz". Die bloße Selbsterhaltung erfordert eben eine Abwehr der Feinde, ganz abgesehen von dem Kampf um die Beute oder mit der Beute. Dieser Kampf freilich dient erst einer weiteren Art der Selbsterhaltung, der Erhaltung des dauernden Selbst, die zugleich Erweiterung des augenblicklichen Selbst und seine Zerstörung ist. Hier haben wir es vorerst mit der Behauptung des momentanen Selbst zu tun. Für diese Selbsterhaltung ist nun auch schon die Möglichkeit und Bereitschaft des Kampfes nötig, doch darf diese nur latent sein, nur im Hintergrunde ruhen, soll sie erfreuliches und beruhigendes Zeichen wirklicher Kraft und Selbstbehauptungsfähigkeit sein. Die fortwährende Drohung, die ununterbrochene Gereiztheit erscheint mehr als ein Zeichen von Schwäche, die ihre Unsicherheit nicht eingestehen will. Der geschmackvolle Mensch muß die Ruhe des Weisen zur Schau tragen, wenn er auch unter Umständen zum tapferen Krieger werden kann. Die Gelassenheit und Besonnenheit, mit der man die Dinge an sich herankommen läßt, schwächt ihre Gefährlichkeit ab, sie erreichen den gefaßt Abwartenden minder stürmisch, mit geringerer Wucht. Es gibt mancherlei Methoden, um unliebsame oder allzu heftige Eindrücke abzuwehren oder abzuschwächen. Je reizbarer eine Natur ist, um so mehr hat sie das Bedürfnis, mit den vielen und starken Erregungen, denen sie unterworfen ist, auf irgendeine Weise fertig zu werden, sich ihrer zu entledigen; sie „abzureagieren", wie die Psychologie heute vielfach sagt. Diese Entladung kann bestehen in der Verwandlung in Gestalten — Gestaltbildung ist wohl immer irgendeine Reaktion auf Reize, Gestalten sind immer auch Wundnarben — in Kunstwerke, in wissenschaftliche, soziale Schöpfungen, die der Mensch aus sich heraussetzt, oder es kann ein direkter Übergang in das Leben, in die Außenwelt sein. Es scheint, daß zum Zustandekommen von Werken außer der Erregbarkeit und außer der allgemeinen Produktivität des Lebens noch etwas vorhanden sein muß, das den Menschen dazu befähigt, die Erregungen eine Weile zu stauen, die gesammelte Energie am unmittelbaren Ausströmen eine Zeitlang zu verhindern, damit sie sich genügend konzentriere. Vielleicht tritt diese Stauung nur ein, wo starke Gegensätze in der Seele zusammentreffen, wo die Persönlichkeit mehr die fortwährende Überwindung eines Dualismus ist, ein Sich-verbinden zur Einheit als ein Heraustreten von entgegengerichteten Kräften aus einer Einheit, ein Hervorströmen aus einer gemeinsamen Quelle. Dies Ausströmen und jenes Verbinden sind vielleicht die beiden verschiedenen Formen, unter denen die verschiedenen Geschlechter reagieren. Neben dem, was man das Abreagieren der Erregungen nennen kann, gibt es nun zahlreiche andere Formen, um sich vor ihren zerstörenden Einflüssen zu bewahren. Man kann sozusagen zwischen sich und die Dinge eine Isolierschicht legen. Das Zeremoniell, mit dem sich gekrönte Häupter und hohe Würdenträger umgeben, die vielfältigen Riten und Gebräuche der Gottesdienste, sie haben unter anderm auch die Funktion, Schutzhüllen zu sein für ein Kostbares, Heiliges, das nicht verletzt werden darf. Die feinfühlige Frau unterscheidet sich von der anständigen, aber gröberen hauptsächlich dadurch, daß sie alles Häßliche und Gemeine, das diese empört zurückweist, mit dem sie sich vielleicht in einen aufreibenden Kampf einläßt, einfach übersieht und überhört. Blindheit und Taubheit können unter Umständen ein ebenso wichtiges Erfordernis des guten Geschmacks sein, wie zu andern Zeiten Scharfsichtigkeit und Hellhörigkeit, ja sie schützen oft noch sicherer und vollständiger. Der Gläubige wehrt sich gegen die Bekanntschaft mit sogenannten aufklärenden Schriften, er sträubt sich gegen Erkenntnisse, die seine Dogmen umstürzen und ihm seinen Halt nehmen könnten. Wer ein bestimmtes System hat für seine Erkenntnisse und Wertungen, der schließt die Augen vor neuen Tatsachen, die ihm seinen ganzen Bau zerstören und ihm die Arbeit seines Lebens als unnütz und überflüssig zeigen könnten. Über Personen, die wir lieben, wollen wir gar nicht: die „Wahrheit“ erfahren, ebensowenig wie wir gerecht sein wollen gegen Menschen, die wir von Herzen hassen. — Der echte Haß, der sehr selten vorkommt, braucht sowohl den Glauben an seinen Gegenstand als auch seine Existenz nicht weniger als die Liebe, er ist nicht etwa zufrieden, wenn der Anlaß zum Hassen fortgeräumt wird. Es ist das Gemeinsame des tiefen Hasses und der tiefen Liebe, daß der Mensch ohne sie (wenn er ihn einmal ergriffen hat) ebensowenig weiterleben kann wie mit ihm; er glaubt sich aufgeben zu müssen, wenn er ihn aufgibt, und er weiß doch, daß dieser Haß wie diese Liebe nichts anderes ist als seine schon vollzogene Vernichtung. Das Gemeinsame, das man in beiden anscheinend so entgegengesetzten Gefühlen immer erkannt hat, ist eben das geheime Wissen, von dem andern gänzlich überwunden, nichts mehr ohne ihn zu sein. Darum sträubt sich der gute Geschmack gegen beide gleichmäßig, seine Neigung ist so maßvoll wie seine Abneigung. Auch hierin sind Liebe und Haß einander ähnlich. Der niedere Mensch braucht, um seine Liebe zu erhalten, den sinnlichen Anblick des Geliebten, von dem der höhere in seiner Liebe sich oft geradezu gestört findet. Der niedere Mensch gerät ebenso durch den körperlichen Anblick seines Feindes in Raserei, der höhere wird dadurch ernüchtert, fast beschämt. Der Anblick eines vielseitigen Lebendigen läßt ihm die persönliche Beziehung als etwas Abstraktes, Unwirkliches erscheinen, und die Gegenwart des Konkreten verjagt seine heimlichen Gedanken wie die Sonne mit ihrer strahlenden Wirklichkeit die Gespenster der Nacht. Der niedere Mensch braucht überhaupt die ständige Berührung mit der sinnlichen Gegenwart, um zu existieren, der höhere muß sich ihr zeitweilig entziehen können, um sie zu ertragen und sie dann freilich um so freudiger zu genießen. Die Blindheit als ein Mittel der Selbsterhaltung zeigt sich am meisten in der Verblendung der Eitelkeit; die Eitelkeit will die eigenen Fehler nicht sehen noch die fremden Vorzüge. Wo sich diese vollständige Täuschung nicht aufrechterhalten läßt, da öffnet sich gern der Ausweg des Ressentiments. Das Ressentiment ist jedoch nur eine künstliche, nur eine scheinbare Selbsterhaltung, die das wahre Selbst, je krampfhafter sie aufrechterhalten bleibt, um so gewisser zerstört. Goethe sagt einmal: „Es gibt kein Mittel gegen große Vorzüge anderer als die Liebe“, aber man muß vielleicht Goethe sein, um dieses Mittel anwenden zu können, um keinen Tropfen Neid und Haß in einer solchen Liebe zurückzubehalten; aber auch Goethe verneint Newton. Die Vorzüge nicht sehen wollen ist jedenfalls bequemer und verbreiteter. Die absichtliche oder jedenfalls zweckmäßige und somit irgendwie gewollte und bejahte Blindheit gegen die Umwelt ist die einfache Umkehrung jenes Sich-Verbergens durch Anpassung (zu dem auch die Bescheidenheit gehört, das Gegenstück der Eitelkeit), von dem wir oben gesprochen haben. Damals hieß es: die andern sollen mich nicht sehen, jetzt heißt es: ich will die andern nicht sehen; nicht nur sollen die andern mich nicht angreifen, ich will auch nicht zum Angriff auf sie oder auf mich durch sie veranlaßt werden. Wer so spricht, schlägt innerlich die Tür zu zwischen sich und der Welt, er läßt die Geschehnisse nicht an sich herankommen, er macht sich künstlich unempfindlich dagegen. Dieses Verfahren darf aber nur angewendet werden bei sehr starker Bedrohung, soll es nicht zu einer dauernden Abschließung gegen äußere Eindrücke, zu einer Erstarrung und Verhärtung führen, die im Widerspruch stehn zu allem, was sonst als geschmackvoll gilt. Man kann heftigen Eindrücken ihre Schädlichkeit nehmen dadurch, daß man sich gegen sie versperrt, daß man seine Reizempfindlichkeit entsprechend herabsetzt. Bis zu einem gewissen Grade geschieht dies dauernd von selbst durch die Gewohnheit. Gegen die alltäglich wiederkehrenden Phänomene werden wir so abgestumpft, daß wir nicht mehr darunter leiden noch Genuß davon verspüren. So wird auch der Körper mit der Zeit „immun“ gegen immer wieder gegebene geringe Mengen eines Giftes. Trotzdem einerseits eine möglichst große Reizbarkeit im Interesse der Erhaltung liegt, trotzdem die Erfüllung der biologischen Aufgabe des Geschmacks im ganzen abhängt von seiner Empfindlichkeit für das Nützliche und Schädliche, so kann doch unter Umständen das Leben einen ganz andern Weg einschlagen, um sich zu schützen. Im allgemeinen ist der Geschmack so eingerichtet, daß er das Nützliche gleichzeitig angenehm findet; es gibt aber zahlreiche Fälle, in denen der vorsorgliche Instinkt unserer Zunge und unserer Seele anscheinend versagt, in denen wir uns über seine Unempfindlichkeit zu beklagen haben: das süße Gift, die bittere Arznei! Die Schmeichelrede des Verführers und die harten Wahrheiten aus Freundesmunde! Dennoch aber verläßt uns niemals das Gefühl, daß wir bei genügender Aufmerksamkeit und ehrlicher Prüfung auch hier das Schädliche bzw. Nützliche gar wohl herausspüren würden, daß wir aber absichtlich unsere Sinne einschläfern, damit sie die ersten bequem gewonnenen Eindrücke nicht widerlegen. Es ist uns gerade, als werde der widrige Geschmack des Giftes nur lose überdeckt von dem angenehmen einer beigemischten Nährsubstanz. Auf der Oberfläche ist etwas Gutes, und das Böse ist versteckt am Boden; wir bleiben gewissermaßen absichtlich an der Oberfläche und scheuen uns, in die verderbliche Tiefe der Erscheinungen hinabzusteigen. Wir erfreuen uns am süßen Geschmack des Giftes, ohne der tödlichen Wirkung zu achten, die dahinter lauert. Sterben müssen wir doch einmal! Wer mag fortwährend der Gefahren gedenken! Wir lassen uns genügen an dem entzückenden Anblick des blumenüberwachsenen Sumpfes; wir wollen das Grauen nicht kennen, das darunter verborgen ist. Wir leben nur im Schauen und Genießen der reizenden Formen, die sich uns darstellen, und schließen unsere Augen vor dem schauerlichen Kampf, der gräßlichen Auflösung und Vernichtung, die von dem Mantel lebendiger Bildung bedeckt sind. Der geschmackvolle Mensch liebt die Oberfläche. Der Lebenskünstler, die Steigerung des geschmackvollen Menschen, will nichts wissen von unlösbaren Problemen, vom Werk, das die Lebenskräfte aufzehrt. Er lauscht nicht auf die tiefen Disharmonien, die aufrauschen aus dem breiten Strome, der unterhalb des organischen, gestalteten, bewußten, persönlichen Lebens dahingeht; das Chaos darf ihn nicht verlocken, das Quälende soll bedeckt und totgeschwiegen werden. Je tiefer und lastender die Schwere des Lebens empfunden wird, um so größer ist das Verlangen nach Trost und Vergessen in der Schönheit. Am stärksten wird natürlich diese Schätzung der Schönheit — als bloßer Oberfläche — da sein, wo der Wert des Lebens selber fraglich geworden ist oder gar verneint wird. Ist doch die Schönheit dann das Einzige, das Freude und Glück gewährt, das Licht, das allein in der Finsternis leuchtet. Ästhetizismus und Pessimismus sind eng miteinander verbunden; und es gehört die ganze ethische Größe und Wahrhaftigkeit eines Schopenhauer dazu, um denjenigen, der sich von der Schönheit der Welt über die furchtbare Grausamkeit des Lebens hinwegtäuschen lassen möchte, zurückzuschrecken mit dem Argument, die Welt sei doch kein Guckkasten! Denn diese zeitweilige Täuschung ist notwendig, wenn der Mensch bestehen bleiben soll in den fortwährend andrängenden Erregungen. Um das Leben ertragen zu können, dazu braucht man nicht nur Wachsamkeit, sondern auch bisweilen Vergessen. Die ununterbrochene Aufmerksamkeit auf die Bedrohtheit des Lebens würde zuletzt nur einen Ekel am Leben erzeugen, und das Leben, das wir unausgesetzt verteidigen müssen, würde uns der Verteidigung nicht mehr wert dünken. So dient auch diese scheinbar vom Leben hinwegführende Fähigkeit der Selbsttäuschung im Grunde wieder dem Leben; auf jedem Umweg kommt das Leben wieder zu sich zurück.

Das absichtliche Sich verschließen gegen unliebsame Eindrücke erinnert an ein schlaues Verfahren, das manche Tiere anwenden, um den Nachstellungen ihrer Verfolger zu entgehen: sie stellen sich tot, wenn sie plötzlich überfallen werden, oder es hat jedenfalls den Anschein, den Effekt, als täten sie es. So mag die absichtliche Blindheit, das Nichtverstehen, das wir gefährlichen Angriffen entgegensetzen, nicht selten ebenfalls mehr die Wirkung eines plötzlichen Choks als absichtlicher Schlauheit sein. Diese tritt erst hinzu; wir wollen unsere augenblickliche Unsicherheit, wie wir den Angriff beantworten sollen, damit maskieren, daß wir die Tendenz des Angriffs nicht zu verstehen scheinen. Und wenn wir es zuletzt auch nicht dabei bewenden lassen, so haben wir immerhin Zeit gewonnen, um uns zu fassen und zu überlegen. Schon bei den Tieren gibt es mannigfache Arten der Vorstellung; Kraepelin (Die Beziehungen der Tiere zueinander und zur Pflanzenwelt, S. 100) berichtet z. B., daß viele Krebse, um ihren Feinden zu entrinnen, sich „von allerlei Schwämmen, Seepocken, Röhrenwürmern usw. bewachsen“ lassen, „ja dieselben sich zum Teil „eigenhändig“ auf den Rücken pflanzen“. Einige Kerbtiere und Schmetterlinge schützen sich dadurch (wieweit eine „Absicht“ dem Erfolg entspricht, müssen wir freilich hier überall dahingestellt sein lassen), daß sie das Aussehen gefürchteter, oder aus andern Gründen gemiedener Arten annehmen, geradeso, wie nicht selten weichherzige Menschen besonders „bärbeißig“ auftreten zu müssen glauben, damit ihre Gutmütigkeit nicht ausgenützt oder bespöttelt werde; sie verteidigen sich durch List. Die Verstellung ist also nicht erst eine Erfindung „verderbter Zivilisationen“, sondern eine schon in der untermenschlichen Natur weitverbreitete Erscheinung. Allerdings wird sie in der zivilisierten Welt, der „Gesellschaft“ noch ungleich häufiger geübt als im Naturleben. Verstellung ist das allbeliebte und überall verbreitete Hilfsmittel, das der Gesellschaftsmensch in jedem Falle bereit haben muß. Wer dieser durchgängigen Anwendung der Täuschung in sittlicher Entrüstung die vergleichsweise größere Aufrichtigkeit naiverer Völker und Bevölkerungsschichten entgegenstellen wollte, der übersieht, daß eben die kulturelle Institution der „Gesellschaft“ erst die Gefahren hervorbringt, aus denen dann die Unaufrichtigkeit den einzigen Ausweg öffnet. Erst sie bringt die Menschen so oft, so lange und so nahe zusammen in eine Lage, in der sie leicht dazu kommen, einander ihre Geheimnisse abzulauschen und wider Willen zu offenbaren. Schopenhauer verteidigt einmal die Lüge als Antwort auf indiskrete Fragen, weil Schweigen ja auch als eine Antwort aufgefaßt werde. — Wer stillschweigt, stimmt zu, sagt auch das Sprichwort. Die Gesellschaft oder besser die Geselligkeit, um die es sich ja hier handelt, erzeugt oder ist vor allem erst jene Situation, wo jeder Mensch sich den andern darbietet, sich zur Schau stellt, und so einer des andern Beobachtungsobjekt und Forschungsgegenstand wird. Die Arbeit, das primitive Zusammenleben schafft sachliche Beziehungen und Interessen. Das Gespräch dreht sich um Mühseligkeit und Erfolg der Jagd, des Krieges, der Erwerbstätigkeit, um die äußeren Geschicke des einzelnen und der Gesamtheit. Das psychologische Interesse am Nebenmenschen und der gefährliche Scharfblick, die Menschenkennerschaft einerseits wie andrerseits auch das Bedürfnis der entwickelteren Persönlichkeit nach einem ungestörten Innenleben sind noch nicht entwickelt. In der Gesellschaft trägt jedermann eine Maske, und jeder behandelt den andern wie einen Maskierten. Ja weil die Maske so verbreitet ist, so ist man vielleicht mitunter am besten maskiert, wenn man ohne Maske geht. Auch dies weiß der gute Geschmack und wird die Verstellung nicht übertreiben. Es ist übrigens seltsam, daß die Maskierung unter Umständen gerade das Gegenteil dessen erreicht, was sie beabsichtigt: sie enthüllt das Innere, anstatt es zu verbergen. Die Maske, die wir uns aussuchen, zeigt oft nur an, wie wir gern aussehen und sein möchten. Es gibt sogar noch feinere Arten der Demaskierung durch die Maske; eine derselben ist die gute Aussprache einer Fremdsprache. Wenn etwa ein ungeschickter mecklenburgischer Landjunker ein elegantes Französisch sprechen würde, so hätte er das

Gefühl, damit eine geheime Sehnsucht nach einer schöneren oder jedenfalls graziöseren Lebensform preiszugeben, als hätte er verraten, daß auch für ihn das Sensitive und Mondäne einer andern ihm verschlossenen Welt Reize besitzt, die er trotz seiner Verachtung dennoch beneidet. Es gibt mehr seelische Hemmungen bei dem Gebrauch einer fremden Sprache zu überwinden als physische Ungeschicklichkeiten. Der gute Geschmack, der einerseits auf eine tadellose Aussprache jedcs fremden Idioms dringen müßte, weil sie die Unauffälligkeit im fremden Lande, weil sie das vollständige Einleben in das Lebensgefühl und den Geist eines Volkes allein gewährleistet und deshalb allein alle Genüsse und Erkenntnisse verschafft, die daraus zu gewinnen sind, verschmäht es deshalb bisweilen, sich dieses Mittels zu bedienen, und fordert, daß das Mitmachen des Fremden nur soweit gehen dürfe, um als eine Absicht zu erscheinen, durch welche das Eigene noch als das Eigentliche hindurchschimmert und hervorblickt. Wahrheit und Lüge werden vom Geschmack in seinem besonderen Sinne verwendet. Die „konventionelle Lüge" ist die Waffe jedes Angehörigen der Gesellschaft, aber sie hat noch einen weiteren Sinn: wie häßlich, wie verletzend wäre das Leben ohne das ganze Netz von Trug und Schein, das die Gesellschaft dem nackten Daseinskampf überwirft, mit dem sie seine Blößen barmherzig bedeckt und verhüllt! Sehr oft ist es nur eine Geschmacklosigkeit, jemandem „die Wahrheit zu sagen", einem Häßlichen, daß er häßlich sei, einem Kranken, daß er schlecht aussähe. Die „Ästhetisierung" des Lebens besteht nicht nur in der reaktiven Einschränkung auf die schöne Oberfläche, sondern auch in der aktiven Herstellung einer solchen Oberfläche, deren Schönheit im Gegensatz steht zu der oft häßlichen Wirklichkeit des Lebens selber. Damit ein solcher Gegensatz bemerkt werden könne, damit die Wirklichkeit in eine Oberfläche und eine Kehrseite auseinanderfallen könne, dazu muß erst die Fähigkeit vorhanden sein, jene Oberfläche und Kehrseite gesondert zu erleben. Die Analyse zusammengesetzter Empfindungen muß erst vollzogen werden können, damit wir einzelne Momente derselben absichtlich unter die Schwelle des Bewußtseins herabdrücken können; ursprünglich wird jeder Eindruck als schlechthin einfach erlebt. Gerade die Herstellung dieser Analyse ist ein Amt des Geschmacks. Der Feinschmecker unterscheidet die Bestandteile eines komplizierten Gerichtes, der feinsinnige Musiker die Stimmen eines Chores, eines Orchesters. Der „chemische Sinn" übt die „Scheidekunst" aus, die Ermöglichung jeder verfeinerten Beurteilung und Wahl.

Wo das süße Gift seiner Süßigkeit wegen begehrt wird, da wird von dem Unwert des Gehaltes abgesehen; wird dagegen die bittere Arznei verschmäht trotz ihrer heilenden Wirkung, so liegt nicht eine ebenso große Verirrung unseres Geschmacks vor. Denn das Heilmittel ist in der Tat fast immer ein Gift, das nur in schwacher Konzentration einen günstigen Einfluß auf den Organismus ausübt, nicht ein Nahrungsmittel. Die Erfahrung lehrt uns nun, daß trotz des eigentlich abstoßenden Geschmacks, trotzdem uns im Grunde davor schaudert, die Vorliebe für das Bittere, Sauere, Pikante außerordentlich weit verbreitet ist. Geringe Mengen eines Giftes regen den Organismus zu gesteigerter Tätigkeit an und befördern die Geschäfte des Stoffwechsels und des Wachstums. Es ist, als ob die Kräfte des Körpers im Kampfe mit dem eingedrungenen Feinde zunehmen, bis sie den Schädling überwunden haben, und aus dieser Wirkung entspringt ein erhöhtes Lebensgefühl. In ganz kleinen Dosen spielen solche Gifte eine entscheidende Rolle bei der Ernährung, ja sind sie geradezu unentbehrlich. Naturen aber, die sich nur wohlfühlen in einem fortwährenden Erregungszustande, lassen sich nicht an diesen kleinen, unschädlichen Giftmengen genügen, sondern verlangen dauernd nach einer Heraufsetzung der Gaben. Was so auf physiologischem Gebiete sich vollzieht, geschieht ebenso im Reiche der seelischen und geistigen Dinge. Auch hier gibt es Esser, die sich nicht zufrieden geben mit der nahrhaften Kost, die ihre Persönlichkeit umsetzt in eigene Gestalt und Kräfte. Auch hier werden bisweilen die gesunden Speisen verschmäht um der Würze prickelnder Gifte willen, trotz des Wissens um ihre Schädlichkeit, ja gerade aus diesem Wissen heraus. Die Erregung, der Rausch, die Gefahr, das Wagnis des Genusses wird hier begehrt. Jeder Genuß ist schließlich ein Wagnis, und jeder Geschmack hat somit, unbeschadet seiner lebenerhaltenden Tendenz, die Neigung, dieses Wagnis zu bestehen. Der Geschmack hat ja nicht nur die Aufgabe, das Schädliche abzulehnen, sondern auch die nicht minder wichtige, das Nützliche anzustreben, herbeizuschaffen. Die Speise will nicht nur gekostet werden, nicht nur geprüft, sondern auch erlangt. Dieses Erlangen ist aber fast immer zugleich ein Erobern und erfordert einen Kampf (entweder mit der Beute selbst oder mit andern Bewerbern um sie), ja es ist im Grunde selbst ein Kampf. Das Verlangen nach Nahrung ist nur eine Form des Verlangens nach Erweiterung, Steigerung des Selbst, wie sie auch im Kampfe stattfindet, das Kämpfen kann noch ganz und gar ein Fressen sein, wie das Fressen immer noch etwas vom Kämpfen behält. Die eigene Machtsphäre soll ausgedehnt werden um den Bereich des Andern, der Andere soll in sie hineingezogen werden. Durch diese Einverleibung eines Lebewesens in ein anderes vollzieht sich eine Steigerung des Lebens überhaupt. Am vollkommensten geschieht das im primitiven Geschlechtsakte, der einfachen Verschmelzung zweier Individuen, von der man nicht sagen kann, ob sie durch „Hunger oder Liebe“ geleitet wird. Bei den höheren Tieren ist das Werben des Männchens ebenso ein Kampf gegen die Sprödigkeit des Weibchens wie die Überwindung des Beutetieres; und daß selbst zwischen den höheren erotischen Bedürfnissen und der Nahrungsbegierde noch Beziehungen bestehen, zeigt die sprachliche Wendung, in der von einem „Aufessen vor Liebe“ die Rede ist. Überall aber ist es nicht nur das eroberte, sondern auch das erobernde Lebewesen, das in gewissem Sinne sich selbst aufgibt, indem es über sich hinausgeht, sein eigenes Dasein durch die Eroberung des fremden steigert, und das Hineingehen in diese Gefahr erlebt es als Rausch. Das Übersichhinausgehen des Selbsterhaltungstriebes ist zugleich Selbstbejahung und Selbstverneinung, Aufheben des augenblicklichen Zustandes, der augenblicklichen Form und Grenzen, Miteinbeziehen eines Andern in diese Grenzen; so wird das Sichaufgeben zu einer Form der Selbsterhaltung. Der Rausch ist das Innewerden dieser höchsten Steigerung des Lebens, in der das Leben in gewissem Sinne sich selbst transzendiert, seine Schranken überschreitet. Das „Seid umschlungen, Millionen“ ist nur ein anderer Ausdruck für dieselbe Stimmung, die im Liebestod Isoldens die Worte gefunden hat: „In des Weltatems wehendem All versinken, ertrinken.“ Die individuellen Schranken werden aufgehoben, die Seele hat das Gefühl des Hinschwindens, des Vergehens, wie auch in der Tat das erhöhte Leben einen rascheren Ablauf seiner Prozesse, ja bei allzu starker Intensität ein Überwiegen der zerstörenden Vorgänge über die aufbauenden, eine vorzeitige Verbrennung bewirkt.

Der Aufbau des Lebewesens vollzieht sich unter einem fortwährenden Zersetzungsprozesse; alte, abgestorbene Bestandteile werden ausgeschieden, damit frische an ihre Stelle treten können. Die „Form“ löst sich dauernd auf, um sich dauernd neu zu bilden. Das Leben des Lebendigen besteht darin, daß es seine Gestalt in jedem Augenblick wieder zerbricht. Der individuelle Lebensstrom flutet in jeder Minute über das Vorhergehende hinaus, rauscht immer wieder an einer neuen, bisher nicht erreichten Stelle. Und wie die individuelle Lebensganzheit den Augenblick des Lebewesens als solchen entwertet und vernichtet, um ihn sich einzubeziehen, so geht das Leben als Gattung über das Individuum hinaus und macht es zur bloßen Station, durch die es hindurchgeht, zur Schwelle, über die es hinwegschreitet. Wurde dort die Momentanform des Lebens zerstört zugunsten der individuellen Lebenstotalität, so ist es hier das Individuum, das sich aufopfern muß, auf daß die Idee des Lebens triumphiere. In gesteigerten Augenblicken verzehrt sich der alte Mensch, und der neue erhebt sich wie der Vogel Phönix aus der Asche. So bedarf auch die Erneuerung der Gattung des gesteigerten Augenblicks, und so bedarf die Erhaltung eines dauernden Individuums die beständige Preisgabe des augenblicklichen. Hier wie dort ist es eine freiwillige Unterwerfung, durch die das Leben seinen Zweck erreicht: die endgültige Hingabe an den Andern, der Verlust des Selbst in der Vermischung ist ebenso mit dem Genuß des Rausches verbunden wie der Impuls, der das Leben heißt: seine augenblickliche Existenz in den Fluß des Geschehens hinabzuwerfen. Es ist die „List der Gattung", so könnte man sagen, daß sie den Tod gibt in der Form der höchsten Lebenssteigerung, daß sie dem Lebewesen da die Illusion einer größten Intensität des Lebens schenkt, wo sie es in Wahrheit zerstört. Das Lebewesen sucht so selbst die Vernichtung, weil sie der Höhepunkt seiner Lust ist. Und diese Selbstvernichtung eines Kurzlebigen zugunsten eines Dauernderen erreicht ihre äußerste Spitze sozusagen erst im geistigen Leben: in der Hingabe an das Universum, an das All, an das Unendliche, an die „Idee", an das Nicht-Ich in jeder höheren Form ist es ein größeres Allgemeines als die Gattung, das sein Dasein mit dem Opfer der Einzelpersönlichkeiten erkauft. Sein zeitloses Bestehen erhebt sich nur aus dem Untergang der vergänglichen Arbeiter, die an ihm bauen, und diese begreifen jenen Sachverhalt als den wahren Sinn und die höchste Seligkeit ihres Lebens. Es gibt einen Drang zur Selbstauslöschung, zur Selbstzerstörung so gut wie den Trieb zur Selbsterhaltung. Ebenso stark wie der Wille zum Leben kann die Begier nach dem Tode sein, nach dem Aufhören, Aufgeben des Selbst. Es ist jener Trieb, den Goethe als pathologisch, als widernatürlich bezeichnet. Aber er selber läßt das Natürliche und das Widernatürliche in einer höheren Natur befaßt sein, in der sie schließlich beide ihr Recht und ihre Stelle finden. Und analog sagt Simmel (Rembrandt, S. 92), daß vielleicht „Leben und Tod, insofern sie einander logisch und physisch auszuschließen scheinen, doch nur relative Gegensätze, umgriffen" seien „vom Leben in dessen absolutem Sinne, der das gegenseitige Sichbegrenzen und Sichbedingen von Leben und Tod unterbaut und übergreift". Wie so die Unnatur der Natur, der Tod dem Leben neben- und untergeordnet wird, das eine Glied des Gegensatzpaares noch einmal zu einer beide zusammenfassenden Einheit erhöht ist, so mag es auch mit dem Geschmack geschehn und dessen Gegensatz, für den wir keinen allgemeinen Namen besitzen.

Das „geschmackwidrige“ Streben nach Grenzenlosigkeit und Vermischung ist in weiterem Sinne so gut ein „Geschmack“ wie das Festhalten an Bindungen; ja es kann als der Ausdruck ursprünglicher Lebendigkeit sogar als der bessere Geschmack erscheinen. So verkehrt sich für die tiefere Betrachtung das Verhältnis von Leben und Tod, von Geschmack und „Gegengeschmack“, wenn wir so sagen dürfen, bisweilen völlig in sein Gegenteil. Das Zerstörerische und Tödliche in uns ist ja gerade das wahrhafte Leben, ist Bewegung und Erregung, unsere Erhaltung aber Erstarrung und Gestorbensein. Deshalb ist die „konservative Tendenz“ unseres Geschmackes gepaart mit einem starken Bedürfnis nach Abwechslung, nach neuen oder stärkeren Reizen. Das bloß Angenehme und das Gewohnte fängt bald an zu langweilen, schläfert uns ein, und so stark ist dann unser Verlangen nach Erregung, daß uns einerseits nur das dem Angenehmen, andrerseits nur das dem Bisherigen schlechthin Entgegengesetzte genugtut. Neben dem Lusterregenden wird das Schauderhafte, Schmerzliche, Abstoßende begehrt.

Nicht nur die angenehme Empfindung erweckt Lust, sondern die Empfindung überhaupt, am meisten die intensive Empfindung. Sowohl die immer erneute Berührung einer schmerzenden Körperstelle wie das Wühlen in seelischen Schmerzen wird genossen. Gerade der unangenehme Reiz wird mit selbstquälerischer Lust wieder und wieder herbeigeführt. Vielleicht ist in jedem Reize das Minimum einer schmerzlichen Empfindung verborgen, zum mindesten eine Störung. Personen haben Reiz für andere nur dann, wenn sie irgendeine wunde Stelle, einen faulen Fleck bei ihnen berühren; reizend, anziehend sind ja nur solche Menschen, die zugleich abstoßend sind, und ebenso geht es im Grunde mit den Dingen und den Sinneseindrücken, den Ereignissen und Vorgängen. Nach einiger Zeit jedoch stumpft jeder Reiz sich ab, und wir haben das Bedürfnis nach einem neuen. Der Gaumen verlangt Abwechslung; Eintönigkeit, Mangel an Veränderung ist uns auch bei geistigen Genüssen unerträglich. Das Konzertprogramm muß diesem Tatbestande nicht minder Rechnung tragen wie der Speisezettel. Wir hassen bald die Monotonie und Einförmigkeit in der Straßenanlage moderner Großstädte und wünschen uns die winkligen Gassen altväterischer Bauart mit ihren überraschenden Zierraten, unerwarteten Überschneidungen und Durchblicken zurück. Jede Geschmacksrichtung, jeder Stil, jede Mode schlägt nach einiger Zeit in ihr Gegenteil um. Freilich sträubt sich der im engeren Sinne Geschmackvolle denn auch gegen dieses Umschlagen und kann auf solche Weise das Leben zum Stillstand bringen, zur ungesunden fauligen Stagnation.

Der „gesunde“ Trieb zur Selbsterhaltung zeigt als seine Kehrseite die krankhafte Scheu vor dem Leben, die „pathologische“ Selbstzerstörung wird zu seiner Bejahung mit all seinen Abgründen und Gefahren, Tiefen und Dunkelheiten. Als ein unbewußtes Eingeständnis dieses Sachverhaltes mag es aufgefaßt werden, daß jener selbstzerstörerische Titanismus, der gewaltsam gegen das eigene Dasein anstürmt, verhältnismäßig selten geschmacklos oder geschmackwidrig genannt wird. Man fühlt, daß er aus derselben Seinstiefe kommt wie die Selbsterhaltung des Geschmacks, der deshalb nicht Richter darüber sein kann. Das Pathologische wird hier eben durch sein Pathos dem Geschmacke gegenüber gedeckt; eine gewaltige, wie immer zerstörende Leidenschaft erscheint zu groß und erweckt zu viel Ehrfurcht, um mit dem Worte „geschmacklos“ gleichsam abgetan werden zu können. Wir bewundern in der Leidenschaft eine Art von Naturkraft, die uns gerade da bisweilen am erhabensten dünkt, wo der Mensch nicht mehr über ihr steht, sondern von ihr beherrscht wird.

Der Lebensrhythmus, das Dasein der Leidenschaft, das alle Selbsterhaltung überwältigt, erscheint uns in den verschiedensten Formen, in den mannigfachsten Typen ausgeprägt. Für die extremsten unter ihnen hat das Dasein nur Wert, wenn es in jedem Augenblick aufs Spiel gesetzt, vielleicht einmal im Übermut fortgeworfen wird. Einen solchen Menschen hält nicht das Maß zurück, sondern die Hybris treibt ihn vorwärts. „Ich bin aus meiner Bahn geschritten“, läßt Goethe Ottilien sagen, und deutet uns damit an, was unter dem Worte Hybris eigentlich zu verstehen sei. Der ganz von seinem Dämon besessene Mensch wird wie von einer fremden Macht zu seinem und der andern Verderben vorwärtsgedrängt. Lachend in einen Abgrund zu springen ist das Erlebnis, in das sich all seine Schönheit, all sein Glück zusammendrängt. Und doch sind diese Typen nur die Ausartungen jener verhältnismäßig mehr innerhalb des Normalen bleibenden Naturen, die wir etwa als titanische und empfindsame zu bezeichnen gewohnt sind. Der titanische Mensch will sich nicht erhalten, sondern verschwenden; er will nicht Schutz suchen bei der Gesellschaft, sondern die Gesellschaft ist ihm nur ein Hindernis auf seinem Wege. Er geht seinen Weg zu Ende, auch wenn er das volle Bewußtsein davon hat, daß sie ihn zum Untergange führt. Der empfindsame Mensch geht zugrunde nicht aus einem Überschwang der Kampflust, der Kraft, sondern an dem Überdruck des wollüstig aufgesuchten Leidens. Er steigert sich nicht zu einem alles Beherrschenden, sondern er demütigt sich zu einem alles

Empfangenden. Wie jener getrieben wird, sich in das Universum zu verschleudern, so zieht es diesen, sich darin aufzulösen. Beide suchen ein Übermaß des Lebens; aber dieses Übermaß ist der Tod. Der gesunde, harmonische, normale Mensch will immer nur das Leben, weil er immer nur sich bewahren und erhalten will. Aber auch jener dämonische Lebenswille, der über das Leben hinausgeht, war uns noch eine Form des Geschmackes; hier ist der Lebenswille und damit der Geschmack elementar, im harmonischen Menschen, im Lebenskünstler ist er reflektiert. Der Lebenskünstler nimmt sich wieder in sich zusammen, er rundet sich ab; er ist nicht offen, sondern in sich geschlossen. Er besitzt dort, wo er am vollendetsten ist, auch keine Ecken und Kanten mehr, an denen er sich stoßen und verwunden könnte und an denen die andern sich verwunden könnten. Er ordnet sich ein in die Gesellschaft. Jene Typen jedoch, die wir als titanische bezeichnet haben, und zu denen auch der Abenteurer, der Spieler als seine zivilisierten Abarten gehören, — man könnte auch den Eroberer und den Entdecker, den Faust, den Don Juan zu ihnen rechnen — bringen nur in grotesker oder grandioser Übertreibung das zur Erscheinung, was dem männlichen Geschlecht im Gegensatz zum weiblichen ganz allgemein eigentümlich ist. Weil der Geschmack in den Dienst der Gattung — auch der menschlichen — gezogen wird, ist es begreiflich, daß er in den Geschlechtern wesentlich verschieden auftritt, in jedem eine ganz besondere Rolle spielt. Alles, was über den Geschmack im engeren Sinne gesagt worden ist, läßt es verständlich erscheinen, daß er in der Natur der Frau viel tiefer wurzelt als in der des Mannes. Die Frau ist die Hüterin und Bewahrerin des Lebens. Jene Scheu vor seiner Zerstörung, jene Abwendung von allem Extremen und Exzentrischen, die Liebe zum Maß und zur ruhigen, gleichmäßigen Haltung, wer bedarf ihrer mehr als „das zarte, leicht verletzliche Geschlecht"? Sie erscheint dem einen Psychologen empfindlicher, dem andern unempfindlicher als der Mann, und beides vermutlich mit Recht. Sie ist empfindlicher insofern, als jeder Eindruck von außen her sich sogleich durch ihre ganze Innerlichkeit fortsetzt, keiner lokalisiert bleibt, sondern jeder ihr Gleichgewicht völlig erschüttert, wenn sie es nicht absichtlich bewahrt. Aber eben diese Empfindlichkeit fordert eine Unempfindlichkeit in anderem Sinne, eine höhere Schwelle für die Reizbarkeit. Weil jeder Eindruck eine so große Umwälzung in der Frau hervorbringt, darum muß sie gegen Eindrücke bis zu einem gewissen Grade stumpf sein, sonst würde sie zerstört werden. Jeder Lehrer mag bestätigen, daß Knaben im allgemeinen unvergleichlich viel unaufmerksamer im Unterricht, d. h. ablenkbarer durch plötzliche Geräusche und Gesichtswahrnehmungen sind als gleichaltrige Mädchen; auf diese äußeren Vorgänge jedoch oder auf besonders interessante Lehrgegenstände ist der Knabe aufmerksamer und konzentriert sich besser darauf. — Die Gattung braucht das Leben der Frau, um selber leben zu können; sie ist daher auf ihre Erhaltung bedacht, stattet sie mit einem starken Schutz- und Anlehnungsbedürfnis aus, wie sie ihr auch ein längeres Leben und eine größere Widerstandskraft gegen Krankheiten gewährt. Andrerseits ist sie selbst es, die das Gefäß, durch das sie hindurchgeleitet worden ist, wieder zerbricht: die Frau reibt sich auf im Dienste der Gattung. Der Mann, dessen Kräfte von der Sorge für die Nachkommenschaft nicht in gleichem Maße in Anspruch genommen werden wie die des Weibes, wird auf andere Weise dahin gebracht, daß er untergeht, wenn er seine Aufgabe dem Leben gegenüber erfüllt hat. Die selbsterhaltenden Tendenzen in ihm sind schwächer, die selbstzerstörerischen bekommen viel eher die Übermacht. Der Mann ist abenteuerlustig, waghalsig, kriegerisch. Die Gefahr lockt ihn, schreckt ihn nicht ab, er geht ihr entgegen. Schon bei den Tieren entspricht der „Sprödigkeit“ des Weibchens — ihrem Triebe nach Selbsterhaltung gegenüber dem Untergehen im Geschlechtsakt — das „Werben“ des Männchens, das Aufsuchen der Gefahr auf sexuellem Gebiet, und in der menschlichen Gesellschaft ist ein sehr schüchterner Liebhaber ebenso leicht lächerlich wie eine gar zu entgegenkommende Frau abstoßend; beide erscheinen geschmacklos. Diese Sprödigkeit des Tierweibchens kann bekanntlich ausgedeutet werden als ein „Wählen“ insofern, als das Weibchen sich nur solchen Männchen ergibt, denen es gelingt, seine Sprödigkeit zu überwinden. Dadurch wird jedenfalls eine Auswahl unter den Männchen im Interesse der Gattung hergestellt, mag auch die Rolle des Weibchens dabei noch so passiv sein. (Der Geschmack arbeitet hier wie überall in der Richtung auf Erzeugung; die Erzeugung ist jedoch nicht nur die Tendenz des Lebens, sondern mehr noch die Tendenz des Geistes.) Im menschlichen Geschlechtsleben übt aber die Frau unmittelbar eine Wahl aus, wo sie Freiheit genug besitzt, um ihren Willen kundzugeben und durchzusetzen, indem sie einem oder dem andern ihrer Bewerber den Vorzug gibt vor den andern. Freilich ist auch mit dem männlichen Werben ein Wählen verbunden; denn nicht um jedes weibliche Wesen wird geworben, und es gibt Männer, die außerordentlich wählerisch sind. Immerhin aber ist doch der sexuelle Geschmack des Mannes in viel höherem Grade generell als der der Frau, und besonders der des ungebildeten Mannes. Wie die weibliche Sprödigkeit ein Mittel der Wahl, der Auslese ist, so gibt es ebenfalls ein Mittel des Werbens: die Selbstdarstellung. Das werbende Lebewesen unterstützt seine Bemühungen dadurch, daß es seine Reize steigert, sich möglichst anziehend zur Erscheinung bringt. Das zu Wählende überhaupt lockt an, bietet sich dar. Die Pflanze bildet auffällig gefärbte Blüten, starke Düfte oder Lockspeisen aus, um sich den Besuch der Insekten zu sichern, die ihren Samen auf die weiblichen Blüten übertragen. Bei vielen niederen Lebewesen geschieht die Anlockung auf chemischem Wege, bei den Algen und Farnen geht sie freilich in der Hauptsache von der weiblichen Pflanze aus. Bei den höheren Tieren übernehmen außer Farbe und Duft noch Stimme und Bewegungen eine bedeutende Rolle, ebenso wie bei den primitiven Menschen, und nicht nur bei den primitiven, Bemalung und Wohlgerüche, Gesang und Tanz die Selbstdarstellung bewerkstelligen oder unterstützen. Die Selbstdarstellung hat nun ebenso ihre weibliche Parallele (wie das Wählen seine männliche im Werben) in der Koketterie; die Koketterie vereinigt mit der ablehnenden Zurückhaltung und ausweichenden Scheu das Herausfordern der Gegenpartei und das Zurschaustellen der eigenen Bereitwilligkeit und der eigenen Reize. Bei den Tieren soll das Phänomen der Wahl auf das weibliche Geschlecht entfallen, das der Selbstdarstellung dem männlichen zukommen. In der menschlichen Gesellschaft scheint es oft umgekehrt zu sein. Aber wir müssen beachten, daß jedes dieser Phänomene die Züge des entgegengesetzten auch selbst an sich trägt. Die Selbstdarstellung erfordert nicht nur eine Wahl in den Mitteln, deren sie sich bedient, sondern mehr noch eine Wahl der Objekte, auf die gewirkt werden soll. Und umgekehrt: es gibt keine erschöpfendere Darstellung des Selbst als diejenige, die sich in der Wahl der gefallenden, begehrten Objekte kundtut. Diese doppelte Verbindung von Wahl und Selbstdarstellung trübt uns den klaren Blick für sein Auftreten. Und dazu kommt, daß beide nicht nur an einer gewissen Stelle ineinander übergehen, sondern daß sie auch in ihrer typischen Getrenntheit sich noch unter allerlei Verhüllungen verbergen. Die Selbstdarstellung besonders erstreckt sich beim höher Gebildeten weniger auf die Person selbst als auf seine Umgebung. Sie geht über vom Körper auf die Kleidung, von den Kleidern auf das Haus, vom Hause auf die Gesellschaft. Nach und nach, mit fortschreitender Kultur, verschiebt sich das Material der männlichen Selbstdarstellung immer mehr nach der Peripherie, und die Frau schlüpft dann in die jeweils vom Manne verlassene leere Hülle. Zunächst geht die Sitte, den eigenen Leib zu schmücken, über auf die Frau, zuletzt die Ausgestaltung des Hauses, die heute als eine selbstverständliche Aufgabe der Frau erscheint, aber ursprünglich, noch in der Antike, vollständig Männersache war. (Dies hängt nun allerdings auch noch mit andern Unterschieden als denen der Entwicklungsstufen zusammen.) Die Verschiebung der Selbstdarstellung an die Peripherie ist gleichzeitig eine Umwandlung aus dem Sinnlichen in das Geistige, das Sinnliche, das Augenfällige hat zuletzt für das Geistige nur eine symbolische Bedeutung. Schon bei den Tieren scheint übrigens die Selbstdarstellung nicht auf die Bewerbungsvorgänge beschränkt zu sein, sondern sie hat auch hier schon eine allgemeinere soziale und symbolisch ausdruckgebende Funktion. Sie dient auch hier schon dazu, das Individuum vor den Genossen einerseits auszuzeichnen und andrerseits durch eine Übertragung seiner Gefühle auf sie ihm einen Einfluß unter ihnen zu verschaffen. Und diese ihre Bedeutung steigert sich ganz unvergleichlich in der Welt der Kulturmenschen, wo die Selbstdarstellung sich nicht auf die Darstellung körperlicher Vorzüge und sinnlicher Erregungen beschränkt, sondern noch mehr in der Geltendmachung geistiger Fähigkeiten und in der Herstellung seelischer Beziehungen besteht. Wie die geschlechtliche Wahl nur ein Sonderfall des Wählens überhaupt ist, so ist auch die Selbstdarstellung zu Bewerbungszwecken nur ein Sonderfall eines allgemeinen Bestrebens der Lebewesen — speziell der Menschen — sich zu zeigen und das, was in ihnen ist an Lebendigkeit oder sonst wertvollem Gehalt, zum Ausdruck und zur Anerkennung zu bringen. Die Selbstdarstellung wird zu einem Mittel des Willens zur Macht und des Willens zum Wert. Die Selbstdarstellung ist das schlechthin allgemeine Korrelat der Auswahl, ihre notwendige Ergänzung. Sie verhält sich zu ihr etwa wie die motorischen zu den sensorischen Vorgängen im Organismus; was diese der Welt entnimmt, das gibt jene ihr wieder. Beide entsprechen der fortschreitenden Differenzierung in den Bedürfnissen des Menschengeschlechtes und bringen sie zur Anschauung. Die Wahl besteht darin, daß individuelle Unterschiede unter den Exemplaren der Objektsgattungen: Nahrungsmittel, geschlechtliches Komplement, Gegenstand freundlicher Gesinnung usw. erfaßt und die Exemplare diesen Unterschieden gemäß verschieden bewertet werden, dieses jenem vorgezogen, eines aus den andern gewählt wird; die Selbstdarstellung ist die Ermöglichung solcher Auswahl durch ein Zurschaustellen, Hervorheben individueller Unterscheidungen. Nur dadurch, daß jeder seine Vorzüge ins rechte Licht stellt, daß jeder als ein rundes, plastisches Ganze aus der Masse herauszuragen sucht, ist es für den andern möglich, ihn auch aus ihr durch Aufmerksamkeit und Wohlgefallen hervorzuheben. Auswahl und Selbstdarstellung sind die Grundphänomene des gesellschaftlichen Lebens und die größere oder geringere Feinheit, mit der sie ins Werk gesetzt werden, ist der sicherste Maßstab für den Geschmack, der in der Gesellschaft herrscht. So bringen Mann und Weib die beiden Funktionen des Geschmacks: Werben und Wählen, Nehmen und Zurückweisen zur Darstellung und in den beiden Erscheinungen der Selbstdarstellung und der Sprödigkeit zeigt er sich von ganz verschiedenen Seiten.

In dieser Zweiheit ist aber noch nicht der tiefste Gegensatz in dem Komplex derjenigen Phänomene aufgezeigt, die wir mit dem Worte Geschmack bezeichnen. Dem Geschmack des Wählenden entspricht überall ein Geschmack des Gewählten, den wir allerdings nur dann so nennen, wenn das Gewählte eine Speise ist oder ein Getränk. Die Sprache hat den „objektiven" Gebrauch des Wortes Geschmack beschränkt auf Dinge — denn als Nahrungsmittel, als Gegenstände des Genusses werden ja auch die Lebewesen zu Dingen, wie umgekehrt die Dinge zu Lebewesen —; Lebewesen und erst recht Persönlichkeiten haben im Grunde einen Geschmack nur als Subjekte. Dennoch aber gibt es eine gewisse Art, vom Geschmack einer Person zu reden, die darauf hindeutet, daß auch hier nicht immer die subjektive Fähigkeit des Schmeckens gemeint wird, wenn wir von ihrem Geschmack reden, sondern nicht selten auch die objektive des Geschmecktwerdens; und auch wir sind genötigt gewesen, in dieser Bedeutung von ihm zu sprechen, bevor wir hinweisen konnten auf ihren Unterschied von der andern. Das Wort Geschmack wird einmal als ein „Terminus medius" gebraucht; man spricht sowohl von gutem als auch von schlechtem Geschmack — wobei der Geschmack selbst indifferent ist in bezug auf den Wert — als auch bloß vom Geschmack als einem positiv Gewerteten; die ersten Untersuchungen über den Geschmack, d. h. über das, was geschmackvoll sei — in Deutschland etwa im Beginn des achtzehnten Jahrhunderts — reden daher stets vom guten Geschmack, wie man in Frankreich vom bon goût, in Spanien vom buen gusto gesprochen hatte. Gleichzeitig aber setzt man auch einfach Geschmack für guten Geschmack. Bei näherem Zusehen indes scheint es mir, als meinen wir keineswegs dasselbe, wenn wir sagen: Dieser Mensch hat einen guten Geschmack, und jener andere — etwa jene Frau — hat Geschmack! Der erste Ausspruch soll bekunden, daß der Betreffende ein feines Gefühl für bestimmte Werte und Unwerte habe (oder auch für Werte und Unwerte überhaupt), daß er z. B. Kunstwerke richtig zu beurteilen verstehe, wenn er sich darum bemüht. Wollen wir nun dasselbe sagen von einer Frau, der wir schlechthin Geschmack zusprechen, einer Frau von Geschmack, wie eine früher verbreitete, dem Französischen offenbar nachgebildete Wendung den Sachverhalt treffend bezeichnet? Doch wohl kaum. Hier liegt etwas anderes vor. Dort ist der Geschmack der irgendwie charakterisierte Geschmack, der gute, der ausgesprochene, der verfeinerte. Er hat Artikel und Attribut. Der andere Geschmack hat nichts Derartiges — man hat eben „Geschmack". Wenn einer einen irgendwie beschaffenen Geschmack hat, so braucht man ihm das keineswegs immer gleich anzumerken; er zeigt ihn nicht jederzeit, er wird nicht durchweg von ihm beherrscht. Der Geschmack erfüllt nicht seinen ganzen inneren Raum, sondern einen mehr oder weniger kleinen Ausschnitt darin, und er steht in Beziehung zu jeweils einzelnen, fest umgrenzten Objekten, mögen diese im besonderen Fall auch die ganze Umwelt ausmachen. Man kann ferner einen guten Geschmack für Gemälde haben, einen schlechten für Musik, usw. in allen Kombinationen. Der Geschmack funktioniert hier intermittierend, zeitlich lokalisiert und in Abhängigkeit von den dargebotenen Objekten, d. h. er lebt in Akten, in intentionalen Beziehungen eines Ichs auf Gegenstände, die natürlich keine Dinge zu sein brauchen. Geschmack hingegen als Erscheinung bedeutet zugleich eine Bestrahlung der Objekte vom Ich, und ist in seiner Funktion kontinuierlich. Er ist so gänzlich in den seelischen Leib ergossen, wie etwa das Geschlecht. Die Scheidung zwischen den Menschen, die ihn haben, und die ihn nicht haben, ist zwar nicht so bedeutungsvoll und tiefgreifend wie zwischen Mann und Weib, aber nicht weniger unverkennbar und unwiderruflich. Ebenso anders ist das Verhältnis zur Umwelt. Es ist kein einzelnen Gegenständen, sondern ein dem ganzen Milieu als Einzelner Gegenüberstehen, ein in ihm Stehen; er bestimmt seinen Aufbau, die Verknüpfung zwischen dem Ich und dem Außen, die Art, wie beide ineinander hineinreichen; er ist umwittert von einer kosmischen Stimmung. Der Geschmack ist hier viel enger mit dem Wesen der gemeinten Persönlichkeit verschmolzen. Er tritt nicht nur wie jener bei bestimmten Anlässen hervor, sondern er ist immer da, unsichtbar und sichtbar zugleich. Er umgibt sie wie eine Atmosphäre, er strahlt von ihr aus wie ein Fluidum, er ist aktiv und wirkend. Er ist nicht bloß eine Reaktion, sondern eher eine Produktion; er bezeichnet kein Haben, sondern ein Sein. Dieses „Sein" einer Persönlichkeit, diese undefinierbare Art ihrer Wirkung, und zwar ihrer erfreulichen Wirkung, meinen wir, wenn wir von dem „Geschmack" einer Person schlechthin reden, wenn wir sie „geschmackvoll" nennen, ohne dabei besondere Einzelheiten ihres Handelns im Auge zu haben. Wir wollen damit sagen, daß ihr ganzes Auftreten, ihr Benehmen, ihre Weise sich zu geben, ihr Anblick uns befriedige, daß sie selber auf unsern wählenden Geschmack einen ähnlichen angenehmen Eindruck mache wie ein wohlschmeckendes Gericht auf unsern Schmecksinn. Wie dieser Eindruck zustande kommt, das können wir erst verstehen, wenn wir den Anteil des „subjektiven" Geschmacks an der Bildung, der Gestaltung der Persönlichkeit kennengelernt haben werden. Dann wird sich auch herausstellen, welche Verbindung zwischen den beiden Bedeutungen des Wortes Geschmack besteht, die wir zuletzt unterschieden haben. Denn allerdings ist das „Haben" und das „Nicht-Haben" des Geschmacks unbeschadet der totalen Verschiedenheit doch wieder nur eine teilweise und gradmäßig abgestufte. Aber so ist es ja auch beim Geschlecht. Trotzdem jeder Mensch entweder Mann oder Weib ist, so kennen wir doch Grade der Männlichkeit beim Manne, Grade der Weiblichkeit bei der Frau. Ja, es wird sogar davon gesprochen, daß jeder Mann in einem bestimmten Grade Weibliches in sich habe, jede Frau Männliches. In jedem Menschen sind also beide Geschlechter in gewissem Sinne beieinander und stehen in funktionaler Beziehung, bauen gemeinsam die Persönlichkeit auf. Ganz dasselbe ist nun der Fall mit dem Geschmack. Obwohl der eine ihn „hat", der andere ihn nicht „hat", so hat ihn doch auch der, der ihn nicht hat — ohne ihn könnte er sich nicht konstituieren, nicht existieren; und wer ihn hat, der hat ihn niemals ganz. Deswegen läßt sich auch ein Begriff vom Geschmack nur so bilden, daß beide Bedeutungen, der relative und der absolute Geschmack, in ihn eingehen. Wie kein menschlicher Typus völlig einseitig ist, so läßt sich auch keiner der Faktoren des seelischen Lebens und der Persönlichkeit isolieren. Immer beeinflußt doch, weil an jedem Erlebnis der ganze Mensch und schließlich die ganze Menschheit beteiligt ist, jedes Element alle andern. Mit einer scharfen Umrißlinie läßt sich die Gestalt des Geschmacks nicht umreißen; wir können nur versuchen, sie durch Schleier und Verhüllungen hindurch ungefähr dem tastenden Auge sichtbar zu machen, während sie in tausend Verwandlungen sich uns entzieht.

2. Kapitel.

Geschmack und Selbstgestaltung.

Die Gestalt eines Lebewesens ist ein Erzeugnis seines Geschmacks; die Art, das Stoffliche der Nahrung ist in erster Linie bedingend für seine Form. Wenn die Pflanze von der fruchtbaren Talniederung auf den dürren Höhenrücken hinaufwandert, verändert sich ihr ganzer Habitus; die Ähre ist eine andere im fetten Weizenboden als auf steiniger Berglehne. Der hohe Salzgehalt des Strandbodens und der Meeresluft geben der Dünenflora ihre typische Erscheinung, wie die Zufuhr von Kalk den Foraminiferen, von Kieselsäure den Radiolarien Festigkeit und Art der Struktur ermöglicht. Nicht anders nimmt der seelische Organismus: die Persönlichkeit, ein ganz anderes Aussehen an, wenn sie aus einer öden Gegend in einen fruchtbaren Acker verpflanzt wird oder umgekehrt, aus einer reichen Landschaft in eine leere Steppe des Geistes und des Gemütes übersiedelt. Jede Gestalt ist abhängig von den Stoffen, die ihr als Bildungs- und Existenzmittel geliefert werden, und jeder Gestalt entspricht eine charakteristische chemische Zusammensetzung. Alle Arten von Pflanzen- und Tiersamen enthalten besondere Eiweißverbindungen, Phosphate usw.; nicht zwei morphologisch verschiedene Erscheinungen der vegetabilischen und der animalischen Welt sind einander chemisch völlig gleich. Aber die chemischen Verschiedenheiten gehen umgekehrt wiederum auf verschiedene Formstrebungen zurück. Die Gestalt des Lebewesens baut sich freilich auf aus den Nahrungsmitteln, die es sich einverleibt; aber welche Nahrungsmittel gewählt werden zu Bausteinen dieser Gestalt, das bleibt nicht allein dem Zufall ihres Vorkommens in der Umgebung überlassen, sondern ist das Ergebnis einer Wahl und entspringt damit dem ursprünglichen „Bildungstriebe“ des Individuums selbst. Genau dasselbe geschieht im Geistesleben: die Kenntnisse und Erfahrungen, die dem einzelnen zugänglich sind, die er seinem Weltbilde und sich selber einfügt, aus denen er seine Welt aufbaut, geben dieser Welt ihr besonderes Gepräge, lassen sie anders werden als die Welt, als das nahrungspendende und gestaltende Milieu eines Geistes, der andersartige Lehren und Einflüsse in sich aufnimmt. In jedem Falle aber ist es die weltbildende Funktion seiner Persönlichkeit, die darüber entscheidet, welche unter den gegebenen Phänomenen er sich mit Vorliebe aneignet, ob es die religiösen oder die politischen, die sittlichen oder die ästhetischen, die physikalischen oder die historischen Erscheinungen sind, aus denen er seinen

Kosmos und sich gestaltet und die ihn zu einem so oder so gearteten machen. Es ist der Geschmack der Persönlichkeit, welcher die Beschaffenheit ihrer Welt bestimmt und damit ihre Form. Geschmack und Gestalt verhalten sich wie Voraussetzung und Ergebnis, wie Innenseite und Außenseite, wie Subjektivität und Objektivität, wie Wesen und Erscheinung der Persönlichkeit. Der Geschmack enthält die „Idee“ der Gestalt, das ihr vorgeschriebene und sie leitende Gesetz; die Gestalt ist die Sichtbarkeit, die Verleiblichung des Geschmacks.

Wie können wir uns die gestaltende Tätigkeit der Idee, des Geschmacks anschaulich machen? Alles Geformte dürfen wir uns zunächst vorstellen wie das Gebilde, das zustande kommt, wenn wir einen Magnetpol in einen Haufen Eisenfeilspähne bringen. Die Eisenteilchen werden angezogen von dem Magneten; gleichzeitig stellen sie sich radiär ein zum Pol in ihrer Mitte. Die Masse entsteht, sie erhält eine bestimmte Struktur, und wo sie aufhört, da liegt eine Begrenzungsfläche. (Derartige Strahlungsfiguren treten auch im Ei auf, sobald der Same in es eingedrungen ist; mit ihnen beginnt die Entwicklung des Eies.) Wir sprechen nun in einem doppelten Sinne von Form. Eigentlich ist Form nur dort vorhanden, wo die Kraft, die sie bildet, nicht nur dieses Geschäft der Bildung erst vornimmt, sondern die Masse, die ihr unterworfen wird, schon selber herbeischafft, wo diese Kraft also nicht von außen an das Geformte herankommt, sondern aus seinem Innern hervorgeht, und wo schließlich diese Kraft den der geformten Materie einwohnenden Kräften qualitativ gleichartig, mit ihnen identisch ist. Die Form verhüllt dann den Stoff nicht nur, sondern sie beherrscht ihn, sie sitzt nicht nur auf der Oberfläche des Geformten, sondern sie durchwaltet die ganze Substanz. Jedes Teilchen hat Formcharakter, oder es hat seinen durch die Form bestimmten Platz. Diese Form, welche wir die echte Form nennen wollen, hat das Lebendige und im Grunde nur das Lebendige. Denn jener oben beschriebene Versuch, mit Hilfe eines Magneten einer Masse Eisenfeilicht Gestalt zu geben, ist ja doch nur ein künstliches Unternehmen, und eine auf diesem Wege entstandene Form ist eine Ausnahme, ein Zufall. Im allgemeinen kommt echte Gestalt eben nur durch die Tätigkeit des Lebens zustande und ist das Ergebnis des Geschmacks. Ganz auf dieselbe Weise von innen nach außen und geleitet durch eben denselben Geschmack bildet sich auch die wahrhafte Persönlichkeit; diese Gestalt hat auch das Kunstwerk als geistiges Gebilde, dessen substantielle Kräfte seine Gestalt bedingen; darauf beruht seine Lebendigkeit. Aber diese Form muß man unterscheiden von einer andern Form, welche nur die Begrenzungsfläche einer echten Form an ein undurchformtes Material äußerlich anheftet: der „unechten“ Form [1]). Die Statue hat anscheinend beide Formen: sie ist als Kunstwerk echte Form, d. h. entstanden unter dem Einfluß einer geistigen Zentralkraft, welche den geistigen Materialien eine Richtung gibt, nachdem sie sie angezogen hat, eine innere Struktur; sie ist als äußere Erscheinung — oberflächlich angesehen — eine Ablösung jener Begrenzungsfläche, welche die gestaltete Masse des dargestellten Leibes umgibt, und ihre Übertragung auf ein anderes, jener Gestalt fremdes, Mittel: den Stein, das Metall, das Holz. Die Möglichkeit dieser Transposition verleitet uns dazu, die bloße Begrenzungsfläche selbst für die eigentliche Form zu halten, und daher Gestalt für etwas vom Leben Unabhängiges, ohne es Vorstellbares. Aber diese Möglichkeit beruht ja nur darauf, daß die innerlich formende Kraft im Lebendigen auch allen Oberflächenteilen den gleichen Charakter mitgibt, so daß diese Teile — einander tragend und bedingend — ein in sich geschlossenes und lückenloses Ganzes darstellen; sie beruht darauf, daß es vom Leben geschaffen ist. Form ist es, weil es vom Leben hervorgetrieben ist, und als Form erscheint es uns nur, solange das Leben darin spürbar ist, solange eine „Einfühlung“ erfolgen kann. Denn dadurch unterscheidet sich

---

[1]) Von ihr unterscheidet sich wiederum jenes Gebilde, welches entsteht, wenn man einer Masse nicht die Begrenzungsfläche einer echten Form, also auch keine künstlerische Form erteilt, sondern eine beliebige andersartige Oberfläche. Dies ist überhaupt keine „Form“; deshalb kann ich auch die Oberflächen, welche mathematische Formeln darstellen, die Oberflächen einer Kugel, eines Würfels usw. — bzw. diese Körper selbst — nicht Formen nennen. Sie sind bestimmt von außen, von andern Mächten als den ihren Stoffen zugehörigen Energien (womit natürlich nicht gesagt ist, daß es nicht in der Natur selbst ein „Streben“ nach ähnlichen Bildungen geben könne, etwa nach der mathematisch nicht genauen Kugelform). Sie sind rein geistgesetzlich bestimmt, vollkommen leblos und rational, und da sie aus keinem besondere nMateriale entstehen, so dürfen sie auf jedes beliebige Material übertragen werden. Ob ein Würfel aus Granit oder aus Silber ist, das ist in der Tat völlig einerlei. (Für die Größenverhältnisse freilich besteht auch hier noch ein Unterschied: wir fordern für den Granitwürfel größere Abmessungen, weil wir in sein Material stärkere Kräfte einzufühlen gewohnt sind.) Mit dieser „Raumgesetzlichkeitsdarstellung“ teilt die Form nicht die Gleichgültigkeit gegen das Material (siehe die Fortsetzung im Texte oben), — freilich die Wiederholbarkeit. Die Marmorform kann nicht auf Wachs übertragen werden, wohl aber können unzählige gleiche Marmorleiber hergestellt werden. Insofern ist die Form allerdings, trotzdem sie das eigentliche principium individuationis ist, auch ein „Allgemeines“ und trotzdem sie das allein Vergängliche ist — nur das was lebt, stirbt auch — ein Zeitloses; nicht im Sinne einer unbegrenzten Dauer, sondern im Sinne der Unabhängigkeit von der zufällig an irgend einem Zeitpunkt existierenden Verwirklichung.

gerade das echte bildhauerische Kunstwerk von der schlechten Nachahmung, daß bei mathematisch fast gleicher Oberfläche in einem Falle die Beziehung der Oberflächenteile zueinander durch jene von innen her ausstrahlende Kraft bewirkt erscheint, die wir unter dem Bilde des Magnetpols geschildert haben, und daß im andern Falle die Begrenzung nicht als Ergebnis einer solchen Kraft sich darstellt. Damit entbehrt die unkünstlerische Statue jener Notwendigkeit, welche einzig der Anschein: Resultat einer Lebensenergie zu sein, der Körperoberfläche erteilt, wenn sie die Nachbildung einer organischen sein will. Aber damit noch nicht genug: nicht allein, daß die Leibform des Skulpturwerks, wenn es künstlerisch sein will, noch die Einfühlung eines Lebens gestatten, als Form lebendig wachsenden Fleisches erscheinen muß; auch in anderer Hinsicht ist seine Form keineswegs etwas Loslösbares, frei Schwebendes. Form ist Form eines Stoffes; Form entsteht durch bestimmte, vom Stoffe zugleich ausgesendete und an ihm tätige Kräfte (im Kunstwerk nehmen diese Kräfte den Weg durch die Seele des Künstlers). Rein physisch kann man freilich die Gestalt einer und derselben Statue in Marmor sowohl wie in Bronze herstellen. Dem wahren Künstler jedoch ist es niemals gleichgültig, in welchem Material sein Werk ausgeführt wird; er konzipiert es schon in einem bestimmten Stoffe. Er wird die Büste desselben Modelles ganz anders machen — ja er wird das Modell selber schon ganz anders ansehen —, wenn sie in Metall gegossen, als wenn sie in Stein gemeißelt werden soll. Wird dann die Büste dennoch in einem andern als dem vorgesehenen Stoffe ausgeführt, so entsteht auch nur eine „unechte“ Gestalt. Einer der Hauptgründe, aus denen wir bemalte Statuen heute unkünstlerisch finden, ist der, daß die Bemalung uns den Stoff verdeckt, aus dessen eigenen Kräften die Gestalt mit Notwendigkeit hervorgeht; sie wird uns dadurch unverständlich und leblos. Die Bildsäule ist uns ja nicht mehr Nachahmung eines Leibes, sondern ein eigener Leib — also in keinem Sinne „unechte Gestalt“. Ebenso ist dieser geforderte Anteil des Stoffes an der Form der Grund, weswegen uns jede Materialfälschung so geschmacklos dünkt, das Wort geschmacklos hier in dem eigentümlichen, aber prägnanten Sinne gebraucht: wir vermissen die freie Auswirkung des Geschmacks als bildender Kraft, die das Material selber besitzt. Ein hölzernes Treppengeländer darf nicht so angestrichen werden, als ob es ein eisernes wäre; wir empfinden dann einen Widerspruch zwischen den wirklichen Formen und denen, die dem vorgetäuschten Material zugehören. Auch ein unechter, unwahrer Mensch ist ein solcher, der sozusagen „aus anderm Holze geschnitzt" ist, als er vorgibt, dessen Formen nicht von innen heraus gewachsen, sondern durch äußeren Zwang ihm auferlegt sind.

Der Bildungsprozeß, den unser Eisenhäuflein durchmacht, nachdem es mit dem Magneten in Berührung gebracht ist, dauert nur einen Augenblick; sobald die richtige Anordnung einmal hergestellt ist, verändert sie sich nicht mehr, vorausgesetzt, daß die Kraft des Magneten nicht ab- oder zunimmt. Ganz anders ist es mit dem Ei; hier ist das Eindringen des Samens nur der erste Anstoß für eine fortlaufende Umwandlungstätigkeit, die nicht eher wieder aufhört, als bis das Ei oder das aus ihm entstehende Tier gestorben ist. Das Lebewesen verändert seine Gestalt unaufhörlich; andererseits ist gerade seine Gestalt das an ihm Bleibende, das sich erhält im Wechsel der Stoffe, die durch sie hindurchpassieren, das sich in ihrem Fließen immer wieder Herstellende. Ebenso, wie sie sinnlich greifbar nur wird an der Oberfläche, dem Ort, der von dem imaginären oder wirklichen Kraftzentrum am weitesten entfernt ist, so besitzt sie auch als Beschaffenheit, als Wie des Erscheinens den weitesten Abstand von der sich stets erneuernden Quelle des Lebens. Wir sehen in jedem Augenblick die Gestalt nur als seinen Leichnam — noch umzittert von den Nachklängen seines Lebens. Die Form ist nur am Lebendigen, ist nicht am Anorganischen; aber am Lebendigen ist sie das Tote. Sieht man die Erde als einen großen Organismus an — wie die künstlerische Weltanschauung eines Goethe und Schelling es tut —, dann hat sie als Ganzes eine Form; aber dann ist auch ihre erstarrte Oberfläche das Abgestorbene, die Schale eines Lebendigen. Betrachtet man aber einzelne Stücke ihrer Oberfläche: Felsblöcke, Sandmassen usw., so kann man von diesen nicht sagen, daß sie eine Form haben. Nur für den zusammenfassenden Blick des Menschen kann ein solcher Stein oder eine Wolke eine Ganzheit und damit eine Form besitzen; aber diese Form ist dann nicht das Resultat derjenigen Kräfte, welche das Ding so gemacht haben, daß es sich dieser Auffassung darbietet, nicht durch Sprengung, Verschiebung, Abschleifung, durch Druck und Stoß hervorgebracht, sondern ein rein geistiges, von außen herzugetragenes Gebilde. Was man allenfalls hier sonst noch Form nennen könnte, der Zusammenhalt der Teile untereinander ist auch nur das Ergebnis von Kräften, irgendeines der Lebendigkeit Analogen und für die Einfühlung Lebendigen; das völlig Tote zerfällt, atomisiert sich. Wie zu jedem Lebendigen ein Minimum von Form, so gehört zu jedem Geformten ein Minimum von Leben. Ja noch mehr: ein Lebendiges ist um so lebendiger, je geformter es ist, und ein Geformtes um so geformter, je lebendiger. Aber die Steigerung, die

Form und Lebendigkeit sich gegenseitig erteilen, hat eine Grenze: in dem Augenblick, in dem eines über das andere Herr geworden ist, behält dieses nicht etwa seine frühere Stärke, so daß es dem Überwinder nur um ein Weniges nachstünde, sondern vielmehr wird es in diesem Augenblicke vollkommen kraftlos. Daher können wir nun auch das Umgekehrte des Vorherigen sagen: Solange noch Leben in einer Gestalt ist, solange ist sie noch nicht ganz Gestalt, und entsprechend: Sobald ein Lebendiges eine Form hat, ist es nicht mehr reines Leben. „Gegeben" ist uns das Leben immer nur als gestaltetes und sich gestaltendes Lebewesen, und nur die verschiedenen Grade der Gestaltetheit, der Organisation, in denen es erscheint, veranlassen uns, es in das „reine Leben" und in die „reine Gestalt" zu zerfällen.

Jenes Paradoxon finden wir überall da, wo wir die Ganzheit des Lebendigen in entgegengesetzte Komponenten zerlegen, z. B. pflegen wir zu sagen, daß nur derjenige, der kräftig zu hassen verstehe, auch imstande sei, eine starke Liebe zu fühlen; andererseits vermöge ein Mensch, der die höchste Liebe in sich trägt, ein Franziscus von Assisi, überhaupt nicht mehr Haß zu empfinden, während der ganz von Haß Zerfressene alle Liebesfähigkeit verloren habe. Es kommt dieser Widerspruch nicht etwa nur dadurch zustande, daß wir die Worte Haß und Liebe, Gestalt und Leben in verschiedener Bedeutung gebrauchen; es zeigt sich darin auch nicht nur die Unangemessenheit einseitiger Kategorien zum vielseitigen Leben, sondern es gibt eine spezielle Auflösung dieses Widerspruches. Wir stellen uns nämlich das Leben einmal als eine Linie vor, einmal als einen Punkt, der in einer Ebene schwingt, welche senkrecht auf jener Linie steht. Einmal vergleichen wir die beiden entgegengesetzten Ausschläge nach Liebe und Haß, nach Lebendigkeit und Form in einer Ebene und finden dann, daß der Lebenspunkt dem Endpunkte des einen um so näher steht, je entfernter er von dem andern ist, das andere Mal vergleichen wir zwei Ausschlagsebenen, d. h. Schwingungsweiten, Lebensmöglichkeiten miteinander und erhalten das Resultat, daß das größere Maß der einen im Verhältnis zur andern die Ausschläge des Lebenspunktes sowohl nach der einen wie nach der andern Seite bestimmt, daß beide gleich lang sind.

Aristoteles hat die Gestalt die „Zweckursache" des Lebewesens genannt. In späterer Zeit hat man diesen Ausdruck und die damit bezeichnete Anschauung verworfen, weil ein Ding auf ein anderes nur wirken könne durch unmittelbare Berührung, die Gestalt aber für das keimende und sich entwickelnde Lebewesen ein Zukünftiges und Jenseitiges sei, und weil sie ferner etwas Unwirkliches und Abstraktes wäre, das nicht in einer und derselben Ebene des Daseins mit dem Stofflichen und Konkreten sich befände und dessen Einwirkung auf dieses nur in einer mythischen Welterklärung behauptet werden dürfe. Nun wissen wir heute, daß diese Fremdheit von Materie und Gestalt mit nichten vorhanden, daß die Gestalt ganz im Gegenteil ein Produkt der Materie ist. Aber die Materie handelt im Organismus nicht selbständig, sie ist nicht das primum movens. Die Gestalt ist ihm innerlich verbunden und eingebildet durch den Geschmack. Indem das Lebewesen diejenigen Stoffe direkt auswählt, die seine Gestalt aufbauen, zeigt es ganz unzweideutig ein „Streben" zu dieser Gestalt, ein Streben, das schlechthin nachweisbar, eine physiologische und psychologische Tatsache ist. Der Geschmack — so kann man sagen — ist die Vermittlung der Gestalt (als eines Vorschwebenden) mit sich selbst (als einem Erfüllten). Er ist der zur Erfahrung gewordene Mythos von der Wirksamkeit einer Idee im Lebendigen, er ist die ungreifbare Daseinsform der greifbaren Gestalt. Wie die Pflanze, das Tier und der natürliche Mensch die Mittel zu ihrem „Zwecke", die Bausteine zu ihrer Gestalt, mehr oder weniger unbewußt sich suchen, so tut die Persönlichkeit, der geistige Mensch, dies mit vollem Bewußtsein. Er hat ein „Ideal", ein Wunschbild, das ihm vor Augen steht, eine Form, die er an sich erzeugen und ausbilden will, eine sittliche Gesetzlichkeit, nach der er lebt, eine Forderung, der er Genüge tun muß. Unser Ideal aber ist nicht nur abhängig von unserm Geschmack, sondern es ist unser Geschmack.

Am anstößigsten erscheint jedoch dem verständigen Denken die offenbare Umkehrung der zeitlichen Vorgänge im Begriffe der causa finalis. Das Spätere soll die Ursache des Früheren sein! Nun ist das Spätere der Gestalt natürlich nicht abgetrennt von einer früheren Phase der Ungestalt. Die Form eines Lebewesens ist kein Außen, das fern von ihm dastände und ihm zuwinkte, es solle sich zu ihm hinbewegen. Freilich hat der Keim einer Eiche einen langen Weg zurückzulegen, bis er seine „fertige" Gestalt, den Eichbaum, erreicht. Aber wie man einerseits von Fertigkeit der Gestalt nur sehr angenähert reden kann, so ist die Gestalt, nach der er „strebt", wenn er seine Nährstoffe auswählt aus dem Boden und aus der Luft, ja auch andererseits nicht die endgültige, sondern immer nur diejenige, zu der er schon im Moment des Wählens in der Umbildung begriffen ist. Sobald er diese erstrebte Gestalt dann angenommen hat und weitere Nahrung sucht, wird die erreichte Gestalt zum Ausgangspunkt und Ursprung einer neuen erstrebten Gestalt. Die Gestalt ist durch keinen noch so geringen zeitlichen Abstand vom Lebewesen getrennt; sie steht immer in dauernder Berührung mit ihm; das Lebewesen als eine potentielle Gestalt verwandelt sich stetig in sie, und in dem Augenblicke, wo diese Verwandlung sich vollzieht, vollzieht sich die umgekehrte der erreichten Gestalt in die neue unerreichte, potentielle. Die Idee ist ebensogut einer fortwährenden Umwandlung unterworfen wie das Lebewesen, dem sie zugehört. Ebenso haben wir als geistige und sittliche Wesen nicht in früher Jugend schon dasselbe Ideal, das wir in reiferen Jahren besitzen; wo wir dies dennoch glauben, da liegt immer irgendeine Täuschung vor: entweder hat sich das Ideal doch unmerklich geändert und wir sind dessen nur nicht gewahr geworden, weil wir selber uns mit geändert haben, unser Verhältnis und Abstand zu ihm dieselben geblieben sind, oder wir meinen gar kein echtes Ideal, sondern ein Vorbild, ein Beispiel, das wir uns aufnötigen, mit dem wir unsere Persönlichkeit vergewaltigen wollen, ein fremdes, unangemessenes oder ein leeres, abstraktes Ideal. Auch die geistige Idee eines gesunden Menschen steht immer in so unmittelbarer Berührung mit ihm, daß er sich beständig in sie verwandelt. Aber indem er sie erreicht, flieht sie vor ihm und bleibt ihm beständig transzendent, trotzdem sie beständig aus ihm hervorgeht. Die Idee ist immer zugleich das Vorschwebende, das Telos, die Entelechie des Lebewesens, mehr noch der Persönlichkeit und das bereits Vorhandene, aber nicht als endgültig Abgeschlossenes sondern als Quelle und Erzeugung neuen Lebens, als vorwärtstreibendes Agens Vorhandene. Mit diesem Ideal oder in diesem Ideal verändert, entwickelt sich unser Geschmack; die Veränderung unseres Ideals ist nur eine Veränderung unseres Geschmacks, welche eine entsprechende Veränderung unserer Gestalt mit sich bringt.

Das Zusammenrücken von causa und finis in die Idee und damit ihre Vertauschbarkeit verliert alles Anstößige, wenn wir das Zusammen und das Vertauschbar immer nur in der unendlich kleinen Zeitstrecke annehmen, die das Zeitlose des Lebewesens in der Zeit repräsentiert, und die als Kontinuität, als Erhaltung der unausgedehnten reinen Einheitlichkeit des Lebens fungiert. Diese Vertauschbarkeit in der unendlichkleinen Ausdehnung ist als Vertauschbarkeit von Ursache und Wirkung der wissenschaftliche Ausdruck für den Zweckcharakter des Lebens, für das Teleologische. Sie kehrt wieder in der Relativitätstheorie und erweist diese damit zugleich als die eigentliche Lösung auch des teleologischen Problems, wie auch ihre Herkunft aus dem Leben, aus der Teleologie selber. Keine Schöpfung des menschlichen Geistes kann ihre Herkunft aus dem Leben verleugnen, jede Weltformel und Weltform ist nur

Wiederholung und Abwandlung der Lebensform. Die Doppeldeutigkeit des Lebenslaufes der Zeit gegenüber (die Vertauschbarkeit von Ursache und Wirkung, die Einheit von Kausalität und Teleologie) ist nur ein Zeichen für die Eigentümlichkeit des Lebewesens, zugleich das absolut Zeitliche wie das absolut Zeitlose zu sein, das ganz Ausgebreitete und das allein Einheitliche. Die Einheit des Lebendigen ist sein Protest gegen die Zeit wie gegen den Raum. Die Zeitlosigkeit des Lebewesens in seiner Idee — denn seine Einheit ist seine Idee — überträgt sich auf die Zeitlichkeit des wirklichen Lebens eben so, daß sein Leben zeitlich nicht einsinnig gerichtet ist (wie auch räumlich nicht, ein Ineinander von Ausdehnung und Kontraktion). Wie einerseits in jedem Augenblicke zugleich die Bewegung des Vorwärts und Rückwärts enthalten ist, sich beide in ihm kreuzen oder vielmehr durchdringen, so zeigt auch das Lebewesen als Ganzes diesen Doppelsinn in Hinsicht auf die Zeitlichkeit. Es strebt zugleich fort von seinem Anfangsstadium, dem Samen, in eine immer größere Veränderung der Erscheinung hinein, und kehrt gleichzeitig zu sich zurück. Der Same ist das Letzte, was die Pflanze hervorbringt, wie er ihr Ausgangspunkt war. So wird das Leben zur Ironie der Zeit, wie es zugleich die Quelle aller Zeit ist. Dies ist darin ausgesprochen, daß das Leben Idee ist. Die Idee des Lebewesens ist keine Hypostasierung einer „Quintessenz", keine metaphysische Substanz, sondern eine Bezeichnung für seine räumliche und zeitliche Einheit, für seine Kontinuität in seiner Diskretion, für den Zusammenhang seiner Beweglichkeit, seines Fließens mit seiner Unveränderlichkeit, seiner Sichselbstgleichheit; sie ist ein Ausdruck für die „notwendige" Beziehung seiner Glieder aufeinander und die in eben demselben Sinne notwendige Abfolge seiner zeitlichen Phasen. Es ist die Einheit in der Mannigfaltigkeit als die Einheit der Gestalt und die Einheit sämtlicher Zeitpunkte andererseits. Man hat auch von einem „Gesetz" des Individuums gesprochen; ich halte den Ausdruck nicht für glücklich. Zunächst müßte dieses Gesetz eine zwiefache Gesetzlichkeit in sich schließen: eine statische und eine dynamische. Das statische Gesetz müßte — wie das Gesetz einer mathematischen Reihe uns ermöglicht, aus der Kenntnis des Verhältnisses von a_r zu a_{r+1} auch das Verhältnis von a_s zu a_{s+1} abzulesen — uns in den Stand setzen, aus dem Verhältnis etwa der Hand zum Arme das Verhältnis des Fußes zum Beine mit Sicherheit zu bestimmen. Schon dies scheint mir nicht möglich zu sein; denn der lebendige Leib ist kein Aggregat von einzelnen Teilen, sondern ein Kontinuum, er ist keine Sammlung von Gleichartigkeiten, sondern ein System von Verschiedenartigkeiten, die nicht auf ein einziges, allen zugrunde liegendes

Element zurückgeführt werden können. Wie sollten wir die Stücke aussondern, um sie miteinander zu vergleichen? Das kann nur in ganz unscharfer, verschwommener Weise geschehen. Dies gilt erst recht für das dynamische Gesetz, welches noch mehr fordern würde als nur die eindeutige Bestimmbarkeit der Teile des Nebeneinander im augenblicklichen Querschnitt: nämlich eindeutige Bestimmbarkeit der nacheinander folgenden Querschnitte. Aber abgesehen davon, daß Gesetzlichkeit nur zwischen Diskretis obwalten kann als Ausdruck ihrer Beziehung, das lebende Individuum aber räumlich und zeitlich zusammenhängend ist, so spricht gegen das „Gesetz" des Individuums noch etwas anderes: die Vieldeutigkeit und Wandelbarkeit des Lebens, der ein solches Gesetz Rechnung tragen müßte, die geringe Befestigung seiner Herrschaft, welche es unfähig macht, zu verhindern, daß die Entwicklung einen ganz andern Weg einschlägt als sie „gesetzlicherweise" sollte, die ungeheuren Abweichungen, welche es uns unmöglich machen, dies Gesetz aus dem wirklichen Leben des Geschöpfes abzulesen. Es kommt doch immer alles ganz anders, als wir es erwarten können; das Leben wäre nicht schöpferisch, wenn es nicht überraschend wäre. Gesetzlichkeit ist oder schließt ein: Prophetie. Prophetie ist dem Individuum gegenüber allerdings möglich in bezug auf Wachstum, Entfaltung, Reife, Absterben usw.; d. h. aber in bezug aus das Allgemeine am Individuellen, nicht in bezug auf das, was einzigartig an ihm ist — gerade hier jedenfalls ohne jede Garantie des Eintreffens. (Höchstens kann es hier eine negative Vorausberechnung geben: gewisse Ereignisse können wir als unmöglich ausschließen, wenn wir die Idee des Individuums erfaßt haben.) So läßt sich bei der Zellteilung nicht vorhersagen, welche Chromosomenhälften sich zu neuen Kernen zusammenfügen, bei der Bastardierung von Pflanzen nichts darüber, welche mendelnden Faktoren in einem bestimmten Exemplar sich verbinden werden. Das Leben ist nun einmal nicht vollkommen zu berechnen. Wenn es etwas gibt, das in die Zukunft voraussehen kann, so ist dieses jedenfalls eine Fähigkeit ganz anderer Art als der Verstand.

Das Wachstum, das Organische der Entwicklung, erscheint als reine Innerlichkeit in der Form des Instinktes. Was am Instinkt immer und überall als das Charakteristische erkannt worden ist, ist seine Negation der Zeit. Im Instinkt liegt die gesamte vergangene Erfahrung nicht nur des Individuums, sondern sogar der Gattung wie in einem Kern eingeschlossen. Der Instinkt ist gleichermaßen die Vorwegnahme der Zukunft; die instinktmäßigen Handlungen sind solche, die das Individuum vollzieht, als habe es die

Erfahrungen seiner Vorfahren selbst gemacht oder als seien ihm die noch nicht zurückgelegten Stadien seines Lebensweges mit ihren Situationen und Aufgaben bereits bekannt. Es ist wieder die Vertauschung des Früher und des Später, wieder im Vorwärtsschreiten das Zurückgehen auf das Vergangene, das sich uns als die Bewegung des Lebewesens erwiesen hatte. Weil das Leben Einheit ist, weil es nicht auseinanderfällt in ein Früher und Später, darum kann der Instinkt das Früher bewahren, das Später vorwegnehmen. Sehr zutreffend haben die Romantiker das Wort Instinkt, wo es den Führer durch das höhere seelische und geistige Leben bezeichnen sollte, mit Ahndung übersetzt. Die Ahndung oder die Prophetie gehört dem Instinkt. In der Ahndung, und als Ahndung ist dem Menschen seine Idee gegeben, sie ist der Führer durch das Labyrinth seines Lebens, sie zeigt ihm seinen Weg. „Mein ganzes inneres Wirken erwies sich als eine lebendige Heuristik, welche, eine unbekannte, geahndete Regel anerkennend, solche in der Außenwelt zu finden und in die Außenwelt einzuführen trachtet" sagt Goethe in seinen Maximen und Reflexionen. Wir haben davon gesprochen, daß einem echten Kinde der Mutter Erde die sinnliche Empfindung alles dessen, was die Erde in sich durchmacht, nie verloren gehen könne. Der feinsinnige Mensch erlebt nun auch die Geschichte als einen Naturvorgang, als einen Teil der Schicksale der Erdmutter — er erlebt sie natürlich daneben auch noch ganz anders. Und wie das Sinnliche in das Geistige teils übergeht, teils sich mit ihm verbindet, so geht seine Empfänglichkeit hinaus über das Empfinden materialer Zustände und steigert sich zu einem hellseherischen Blick für das geistige Wesen und Bereiten, das sich um ihn her und zugleich in ihm vollzieht. Diese Prophetie richtet sich auf jede Entwicklung eines Organischen, sowohl auf die eigene als die fremde als auch die umfassende der Geschichte. Die Ahndung oder die Prophetie gehört dem Instinkt als der psychologischen Einheit des Lebens an und richtet sich auf diese Einheit, nicht auf das Außereinander, das Verhältnis der diskreten räumlichen und zeitlichen Teile des Lebewesens, das nur durch Gesetze bestimmbar und nur dem Verstande begreiflich ist. Und ebenso wie das Individuum wohl Gesetzen unterworfen ist, ja wie nichts in ihm ist, das nicht gesetzesbestimmt wäre — es selbst aber nicht ein umfassendes, individuelles Gesetz hat, so gibt es ebenfalls Gesetze der Geschichte, Allgemeinheiten, die sich wiederholen, Gleichheiten an Teilen des Verschiedenen —, die Geschichte als Ganzes aber hat kein Gesetz, sondern vielleicht eine Idee. Ganz dasselbe nun gilt für den Geschmack; für jede Einzelheit im Geschmackswirken einer organisch entwickelten, in jeder Äußerung sich selbst durchsetzenden Persönlichkeit gibt es Gesetze. Der Geschmack ist in seinen Funktionen gesetzlich geregelt, er steht unter Gesetzen; aber als Ganzes ist er durch ein Gesetz nicht darstellbar. Ebensowenig wie sich das Wesen einer Persönlichkeit selbst in eine Formel bringen läßt, ebensowenig ist dies mit ihrem Geschmack möglich oder mit den von ihrem Geschmack bestimmten Werken, ihrem Stil, der „Handschrift" ihres Schöpfers. An dem Stil eines volklichen oder persönlichen Individuums lassen sich lauter allgemeine Regeln ablesen, die ihn umschreiben; aber sein Letztes wird von keiner Regel ausgesprochen, ist unaussagbar, ein schlechthin Daseiendes, das man nur unmittelbar erfassen kann und einfach hinnehmen muß. Der Stil als die nach außen übertragene (wie wir später noch sehen werden) und der Geschmack als die innerlich vorgebildete Form der besonderen Individualität steht unter der Idee oder ist ihr Tun. Die Idee ist sowohl das Besondere aller Allgemeinheiten wie das Allgemeine aller Besonderheiten im Individuum, d. h. sie ist das einzigartige Ineinander, das unvergleichbare „Wie" einer unendlichen Vielheit von Gesetzlichkeiten im Individuum, und sie ist die höhere Zusammenfassung aller seiner einzelnen Phasen. Der Geschmack (und der Stil) ist dasjenige, worin ein Individuum sich trotz des Inkraftseins allgemeiner Gesetze von andern unterscheidet, und andererseits gibt er die Einheit her, die alles Zerstreute, alle Anwendungen von Dekorationsmotiven, alles Sich-Ergehen in der Breite und Fülle der Erscheinungen zusammenhält.

Der Geschmack teilt mit dem Leben die Gesetzmäßigkeit und die Irrationalität, die Verbindung von strenger Folgerichtigkeit mit der spielerischen bizarren Laune, der unerschöpflichen Variabilität; wir können den Geschmack keines Menschen so genau kennen, daß er uns nicht noch Überraschungen zu bereiten vermöchte! Der Geschmack ist wie das Leben Erhaltung im Wechsel, Einheit von toter Starrheit und lebendigem Fließen. Wie die echte Gestalt ein Dauerndes ist, das durchgehalten wird im Wechsel aller ihrer Baustoffe, so behält auch der Geschmack eine gewisse Grundstimmung, die niemals aufgegeben wird bei allen Wandlungen. Durch den Geschmack Goethes geht überall ein einheitlicher Zug, das Selbsterhaltungs- und Selbstgestaltungsstreben einer in sich einigen geschlossenen Persönlichkeit. Und doch lebt Goethe als Knabe in der Rokokowelt seines Zeitalters und fühlt sich noch während der Leipziger Epoche recht wohl darin; als Jüngling begeistert er sich für die Gotik und die Volkspoesie; sein Mannesalter ist erfüllt von der Eingeistung und Einbildung in die klassische, antike Formenwelt, und der Greis ergeht sich verständnisvoll in orientalischer Mystik und dem Bilderreichtum des Ostens. Wahrlich eine tiefe Übereinstimmung des jeweiligen Geschmacks mit dem jeweiligen Leben des Dichters! Und wer vermag zu entscheiden, was das Primäre ist: ob die Veränderung seiner selbst seinen Geschmack für die Dinge der Außenwelt beeinflußt hat oder ob sein Geschmack — sich wandelnd — ihn zu neuen Quellen hingetragen hat, die ihn tränken und mit frischen Säften erfüllen sollten? Hier gibt es kein Früher und Später! Hier gibt es nicht „Leben" und „Geschmack" als etwas Gesondertes, sondern beide sind eines. Leben und Geschmack, beide sind nur immerwährende Verwandlung.

Die Idee ist die Einheit in der Mannigfaltigkeit des Lebewesens; sie organisiert. Organisation ist von einer Einheit unterworfene und zu einer Einheit verknüpfte Vielheit. Organisation ist daher zugleich Negation und Affirmation des Ausgedehnten. — In den Zellen des sich entwickelnden Eies ist die Möglichkeit einer ungeheuren Anzahl von chemischen Reaktionen und Verbindungen gegeben. Das Leben aber, die Einheit, welcher diese Zellen unterworfen sind und von der sie miteinander verknüpft werden, bringt es zuwege, daß eine große, die weitaus größte Anzahl dieser Reaktionen nicht eintritt, dieser Verbindungen nicht entsteht und nur diejenigen geschehen, welche die zwar unbekannte, aber deshalb nicht unbestimmte Gestalt des Lebewesens hervorbringen, die auf die Schöpfung seiner Einheitlichkeit und Ganzheit gerichtet sind. Würden alle möglichen chemischen Vorgänge und Konstellationen zugelassen, so löste sich das Lebewesen in seine Bestandteile auf; einzelne seiner Elemente bänden sich mit äußeren, während sie andere, die mit ihnen zusammen den Organismus aufbauen sollen, auf immer von sich fernhalten würden. Die Elemente dürfen also nicht ihr Eigendasein führen; das Leben hat eine Kontrolle über sie auszuüben. Entsprechend kann der Mensch keine einheitliche Persönlichkeit sein, wenn er keinen Einfluß hat auf das Getriebe der geistigen Bauteile in ihm, der Sachlichkeiten, Werte, Interessen, Gedanken — wenn er sie ihre eigenen Wege gehen, sie einander rein nach eigenen Gesetzlichkeiten suchen und fliehen läßt. Und doch darf dieser Einfluß nur darin bestehen, daß gewisse, seiner Ganzheit nicht dienende Ereignisse ausgeschlossen werden; nie und nimmer dürfen die Vorgänge selber abgeändert, ein Zwang ihrem natürlichen Ablauf auferlegt werden, soll der geistige Embryo, seinem Genius überlassen, sich zur Persönlichkeit entwickeln. Die Durchführung dieses Einheitsprinzips in der Persönlichkeit, welches sich alle ihre Elemente unterwirft, das eine strenge, auf Ganzheit gerichtete Herrschaft über sie besitzt und sie dennoch sich frei überläßt, nicht mit äußeren Zwecksetzungen, Willenszielen und Hemmungen in ihre Entfaltungsprozesse eingreift, übernimmt der Geschmack, ein absoluter, aber milder Souverän.

Im Verlauf der Embryogenese nach den ersten Perioden der Zellteilungen gelangen die Zellen in verschiedene Lagen zur Außenwelt und zueinander; dadurch entwickeln sich die ursprünglich gleichartigen Zellen zur Verschiedenheit, zu den voneinander abweichenden und eben dadurch zusammenpassenden, aufeinander bezogenen und einander ergänzenden Teilen eines Systems. Differenzierung schafft Ordnung; Ordnung ist die unmittelbare Folge sinnvollen Unterscheidens. Völlig gleichartige Elemente als solche lassen sich nicht ordnen. Die Ordnung selber macht sie zu verschiedenen, indem sie ihnen verschiedene Stellen in einem Gefüge anweist; eines von ihnen wird etwa Mittelpunkt, andere Seitenglieder usw. Freilich kann sich die Verschiedenheit in einer bloß räumlichen Anordnung auf diese bloß äußere der Orte beschränken; das Leben aber schafft nicht rein räumliche Anordnungen, sondern organische, das heißt solche, in denen die Teile in einer funktionellen und teleologischen Harmonie zueinander stehen. Soll der „Geschmack" die Fortsetzung der gestaltbildenden Tätigkeit im Geistigen vollführen, so muß er auch hier Ordnung schaffen, und zwar Ordnung um den Mittelpunkt der Persönlichkeit. Von ihm aus muß er die Dinge in der Seele und außerhalb ihrer ergreifen, sie ihm unterordnen. Ihre Auswahl und ihre Plazierung erfolgen nicht willkürlich, sondern vorgeschrieben durch die Idee der zu bildenden Einheit. Eine Persönlichkeit sein bedeutet unter anderem: selbst eine geordnete Welt sein und Zentrum einer geordneten Welt. Die alltägliche Rede spricht hauptsächlich da von Geschmack, wo entweder Handlungen der Auswahl vorgenommen werden oder Handlungen der Anordnung. Wir sprechen einem Menschen Geschmack zu entweder auf Grund einer Wahl, die wir ihn treffen, oder auf Grund einer Anordnung, die wir ihn ausführen sehen; wir beurteilen seinen Geschmack danach, w i e er dies tut. Der Mensch verrät seinen Geschmack, wenn er seine Wohnungsausstattung wählt oder seinen Umgang, sein Reiseziel oder seine Bücher, seine Beschäftigung. Der Mann zeigt Geschmack, wenn er ein Fest „arrangiert", ein Haus „einrichtet"; die geschmackvolle Frau „ordnet" die Falten ihres Gewandes, die Kissen ihres Ruhebettes in gefälliger Weise.

Die Zellen, in die das sich entwickelnde Ei sich teilt, haben nicht von vornherein jede eine bestimmte Aufgabe und Entwicklungsbahn vor sich, die sie erfüllen müßten, gleichviel an welchem Platze sie sich befinden, sondern jede Zelle besitzt eine Reihe von Entwicklungsmöglichkeiten (für viele Eier hat man bekanntlich nachgewiesen, daß nach den ersten Teilungen allen Zellen sämtliche und daher allen Zellen die gleichen „prospektiven Potenzen" zukommen) und wird durch die Lage im System, die das Lebewesen ihr anweist, dazu gezwungen, eine bestimmte unter ihnen zu verwirklichen. In dieser Eigenschaft der Anordnung, den angeordneten Elementen zugleich mit ihrem Ort ihre Funktion im Ganzen und für das Ganze anzuweisen, über ihre Beschaffenheit und ihren Wert zu entscheiden, liegt ihre Wichtigkeit für das Lebewesen. Auch dieses Geschäft des Lebens im Organismus übt der Geschmack in der Seele seines Besitzers und in der äußeren Umgebung aus. Wenn der Geschmack verlangt, daß die Dinge, die sich in der Häuslichkeit eines gebildeten Menschen vorfinden, zueinander passen, ein harmonisches Ganzes miteinander bilden sollen, so will er ja im Grunde nichts anderes, als daß auch hier die Teile nicht gleichgültig beieinander ruhen sollen, sondern daß eine lebendige Wechselwirkung zwischen ihnen stattfinde, daß das Einzelne in die Gesamtheit eingeordnet ein anderes werde, als was es isoliert gewesen ist. Diese Korrelation der Teile in einem ästhetischen Ganzen, einer Persönlichkeit, einem Kunstwerk, einem durchgestalteten Stückchen Welt meinen wir, wenn wir sagen, daß das Ganze mehr sei als die Summe seiner Teile.

Je weiter die Entwicklung eines Organismus fortschreitet, desto beträchtlicher wird die Anzahl seiner Glieder, desto verschiedener werden sie nach Gestalt und Leistung; umgekehrt aber wird auch ihr Zusammenhang, ihre Abhängigkeit voneinander und vom Ganzen immer größer, die Einheitlichkeit nimmt ebenso zu wie die Mannigfaltigkeit. In der Form des „monarchischen Prinzips" bringt der Geschmack diese Tendenz des Lebens im Kunstwerke zur Darstellung, ebenso aber auch die wachsende Vollkommenheit und systemhafte, ringmäßig in sich geschlossene Selbständigkeit der Glieder innerhalb ihrer Lebensbeherrschtheit. Ihrem engen Zusammenhange, ja ihrer Einheit entsprechend verläuft die Entwicklung des Geschmacks der Gestaltentwicklung durchaus parallel. Wie man hier von einer gleichermaßen fortschreitenden Differenzierung und Integration spricht, so kann man es auch in bezug auf jenen tun. Mit dem zu höherer Bildung aufsteigenden Organismus werden die Organe und mit ihnen die Empfindungen verfeinert; dadurch ermöglicht er dem Geschmack eine bessere Auswahl, und durch die erleseneren, gereinigteren Stoffe, die er jetzt erhält, wird wiederum seine eigene Entfaltung gefördert. Der Geschmack ist anfänglich noch sehr einfach und einförmig, nur auf wenige Reize gestimmt, und seine zunehmende Entfaltung besteht in erster Linie darin, daß er für immer mehr und immer zartere Eindrücke empfänglich wird, eine immer reichere Skala von Empfindungen für seine Tätigkeit des Annehmens und Ablehnens, des Vorziehens und Nachsetzens zur Verfügung hat. Auch das seelische und geistige Leben ist zuerst grob, ungeschlacht und eintönig; die Gefühle sind verhältnismäßig roh und stumpf, das Denken träge und schwerfällig. Der Hauptunterschied zwischen dem Kinde, dem Naturmenschen, dem Ungebildeten einerseits und dem Erwachsenen, dem Kulturmenschen, dem Gebildeten andererseits besteht darin, daß diesem eine ungeheuer viel größere Anzahl von Gegenständen gegenübersteht, daß seine Erlebnisse weit vielfältiger, verwickelter, verschiedenartiger sind, und daß er selbst seelisch viel reicher gegliedert, viel abwechslungsvoller in seinen Stimmungen, viel ausgebildeter in seiner Gestaltung ist[1]). Andererseits ist er wieder viel einheitlicher, zusammenhängender als jener. Der Primitive ist Augenblicksmensch und lebt in Extremen, peripher; er hat noch kein eigentliches geistiges Zentrum, in dem er ruht. Der Gebildete ist in sich gesammelt und gefestigt, er verläßt seinen Mittelpunkt nicht, auch wenn er sich noch so sehr davon entfernt. Sein seelisches Pendel hat einen weiteren Ausschlag als das des Ungebildeten; dennoch überschlägt es sich nicht so leicht. Wohin er auch gehe, überall bringt er sich selbst in seiner ganzen, ungeteilten Eigenart mit. Diese ganze Entwicklung spiegelt sich wieder am deutlichsten im wählenden Geschmack. Je mehr die Persönlichkeit sich herausbildet, um so wählerischer wird sie; einerseits schaltet sie das Unpassende und Fremde immer mehr aus, umgibt sich immer sorgfältiger mit dem Passenden, Gemäßen. Je mehr aber andererseits die Persönlichkeit wächst, um so größer wird der Umfang und die Vielfältigkeit ihrer Welt, um so mehr Dinge weiß sie zu würdigen, zu genießen. Dem wachsenden Individualisierungstrieb ist überall ein immer stärker werdender Zug zur Universalität, zur „Verallgemeinerung“ gepaart.

Je mehr ein Wesen mit andern von gleicher Gattung übereinstimmt, desto allgemeiner nennen wir es; je mehr es von ihnen abweicht, um so besonderer. Der höchste Grad der Übereinstimmung ist die vollständige Gleichheit, die Vertauschbarkeit. Wenn ein Kind aus gleichgroßen, hölzernen Würfeln ein Häuschen gebaut hat, so kann es nachher die Würfel ihre Plätze wechseln lassen, so oft es Lust hat. Unter Umständen muß es natürlich das ganze Gebäude dazu abtragen; immerfort aber vermag es ein ganz gleiches wieder zu

[1]) Er unterscheidet anderes mehr und unterscheidet s i c h mehr von andern.

bauen bei völliger Freiheit in der Verwendung der Klötze. Einem Hunde können wir dagegen nicht einen Vorderfuß und einen Hinterfuß amputieren und diesen vorn, jenen hinten wieder einheilen lassen, ohne daß das Tier erheblich geschädigt wäre, vorausgesetzt, daß es diese Operationen überhaupt verträgt. Schütteln wir aber nach einer der ersten Furchungen die Zellen etwa eines Seeigeleies durcheinander, so entsteht ein unverkümmertes Tier, weil jede Zelle für das Ganze jetzt das leistet, was ohne diesen künstlichen Eingriff eine andere geleistet hätte. In einem späteren Zeitpunkt jedoch lassen sich die Zellen nicht so einfach durch einander ersetzen; je weiter die Entwicklung des Tieres vorgeschritten ist, desto schwieriger wird es für jede Zelle, sich so umzustellen, daß sie für eine andere eintreten, ihre Funktionen erfüllen kann. So wie die Zellen in einem Organismus sich zueinander verhalten, so müssen wir uns die Beziehung der Glieder einer Familie, eines Stammes zueinander vorstellen, obgleich natürlich durch die weitaus größeren Unterschiede in den Lebensschicksalen, durch vielfältige Bastardierung und Vermischung alles viel verwickelter und unübersichtlicher ist und wir die Ureinheit der Horde, der Gens ebenso wie die Gleichheit ihrer Abkömmlinge, welche ja schon im Embryonalzustand u. a. durch die Geschlechtsbestimmung abgeändert wird, nur in ein imaginäres Anfangsstadium verlegen können. Immerhin beobachten wir an den jugendlichen Individuen einer Pflanzen- und Tiersippe eine verhältnismäßig größere Ähnlichkeit als an den ausgewachsenen Geschöpfen. Bei den Menschen zeigen nicht nur die Kinder weniger ausgeprägte Verschiedenheiten als die Erwachsenen, sondern auch die Erwachsenen der Naturvölker, d. h. derjenigen Völker, welche nicht in prägnantem Sinne eine Geschichte und damit eine Entwicklung besitzen; die Angehörigen eines primitiven Volksstammes sind viel gleichartiger als auch näher verwandte Kulturmenschen. Wie aber erklären wir es uns, daß für die verwandten jugendlichen Lebewesen eine mehr oder weniger große Übereinstimmung besteht, die sich im Verlauf ihres Wachstums und ihrer Entfaltung mehr und mehr verliert? Wir können nur annehmen, daß für solche abstammungsgleichen Organismen in ihrem Anfangszustande dieselben Möglichkeiten des Fortschreitens bestehen (ebenso wie für die Furchungszellen des Seeigeleies die gleichen prospektiven Potenzen), daß jedes von ihnen eine dieser Möglichkeiten in Wirklichkeit verwandelt und damit allmählich die Fähigkeit einbüßt, die andern ihm ursprünglich offenstehenden zu realisieren. (Die häufigen „Regulationen" erweisen übrigens, daß diese Möglichkeiten nicht ganz verloren gehen.) Nicht nur für die

Zellen im Individuum, sondern ebenso für die Abkömmlinge einer Familie, einer Art existiert ein Spielraum, in dem die Plastizität des Lebens sich ergehen kann; es ist ja gelungen, durch willkürliche Abänderung der Daseinsbedingungen einzelne Pflanzen und Tiere zur Anähnlichung an verwandte Arten zu bringen, und zwar glücken diese Verwandlungen nur bei jugendlichen Exemplaren. — Neben dieser Tendenz zur Abstoßung der Möglichkeiten läuft nun auch ein ganz entgegengesetzter Zug der Entwicklung. Betrachten wir unser Seeigelei nach der zweiten Furchung. Jede Zelle hat jetzt vier Möglichkeiten vor sich: eine, die sie verwirklichen wird, wenn der natürliche Gang der Sache nicht gestört wird, drei andere, die sie realisieren kann, wenn äußere Eingriffe sie dazu veranlassen sollten. Nach der dritten Furchung aber besitzt jede Zelle schon acht solcher Möglichkeiten. Wir können uns die Entwicklung eines Lebendigen vorstellen wie die Ausbreitung einer Huygensschen Welle, die sich von einem Punkte aus konzentrisch nach allen Richtungen erweitert, und welcher wir bekanntlich die Eigentümlichkeit beilegen, daß von jedem Punkt ihrer jeweiligen Oberfläche eine neue Welle ausgehen kann. Die Fähigkeit zur Bildung dieser „untergeordneten“ Welle ist schon von Anfang an in der ursprünglichen Welle vorhanden: dennoch kann jene nicht eher sich bilden, als bis diese an ihren Ausgangspunkt gelangt ist. Auch bei dem Lebewesen müssen alle seine Potenzen schon von Anfang an in ihm liegen, jede aber wird erst wirklich auf Grund einer bestimmten Veranlassung, welche entweder eine äußere ist (hier versagt der Vergleich), so wenn der Körper auf die Einimpfung von Giften durch die Hervorbringung bestimmter Schutzstoffe reagiert oder eine innere, d. h. eine solche, die bewirkt, daß ursprünglich und von vornherein angelegte Vermögen erst zu einem gegebenen, durch die Entwicklung des Organismus herbeigeführten Zeitpunkte funktionieren. (Dies gilt besonders für die Bildung neuer Individuen.) Und ebenso, wie wir sagen, jede von einem Oberflächenpunkt einer Huygensschen Welle ausgehende Welle sei „implicite“ in ihr enthalten, ebenso denken wir uns auch das Enthaltensein einer Furchungszelle in der Eizelle, eines Individuums in seinen Stammesvorfahren. Wie das Pflanzenexemplar in seinen Ahnen gesteckt hat, so kann aus jedem seiner Teile, jedem Schößling, jedem Zweiglein, jedem Blatte fast ein neues hervorgehen; bei den Tieren hat sich diese unbegrenzte Fähigkeit der Regeneration freilich schon sehr verloren, doch kann auch der Teil eines Wurmes noch die abgetrennte Hälfte wieder ersetzen, der verlorene Schwanz einer Eidechse zum zweiten Male gebildet werden. Trennen wir die Furchungszellen voneinander, so entsteht aus jeder ein ganzes, entsprechend verkleinertes Tier. Es ist also jede der ersten Furchungszellen nicht nur der andern, sondern der ganzen Eizelle äquivalent, ebenso wie die an einem bestimmten Punkte von der Welle ausgehende der ursprünglichen gleich ist. Das muß auch so sein, wenn jede die andere ersetzen können soll. Indem eine Furchungszelle jeder ihrer Nebenzellen gleichwertig ist, repräsentiert sie eo ipso zugleich die Urzelle. Wenn a sich in b verwandeln kann, so muß es b in sich enthalten; kann es auch zum c werden, so muß es auch c in sich haben, usw. Soll also ein Individuum sich in jedes der mit ihm verwandten Individuen verwandeln können, so muß es die Gesamtheit ihrer in nuce oder es muß die übergeordnete Einheit in sich tragen; es ist nicht nur Exemplar, sondern auch Gattung, nicht nur besonders, sondern auch allgemein. Wenn wir also dem Zellenindividuum eine „Allgemeinheit" zusprechen, so legen wir ihm weder eine qualitas occulta bei, noch hat unsere Aussage die rein logische Bedeutung, das Individuum besitze die Summe derjenigen Merkmale, welche ihrem Begriff und infolgedessen allen Exemplaren zukommen, auf welche dieser Begriff anzuwenden ist; sondern sie hat den durchaus konkreten und präzisen Sinn, das Individuum sei jedem innerhalb desselben Eies und in demselben Stadium entstandenen andern äquivalent, es könne mit ihm vertauscht werden, was eben nur möglich ist, wenn es selber die Urzelle und diese wiederum alle von ihr abstammenden in sich enthält. Gemeinsame Darstellung eines Gattungstypus heißt für eine Reihe von Lebewesen nur, daß sie ineinander eingehen und übergehen können. Gattung ist Verwandlung. Die Gattung ist die Vermittlung der ihr zugehörigen Exemplare. Dies wird noch viel einleuchtender werden, wenn wir das Verhältnis des Besonderen zum Allgemeinen für das spezifisch menschliche, das seelische und geistige Leben untersucht haben.

Der Mensch ist bei seiner Geburt kein schlechthinniger Anfangspunkt einer Entwicklung; er tritt nicht ohne Voraussetzungen in das Leben ein. Er kommt zur Welt als Glied einer Familie, als Abkömmling eines Clans, einer Sippe, als Sohn eines Volkes. Eine außerordentlich große Zahl von Anlagen, Fähigkeiten, Vermögen, Dispositionen findet sich in ihm vor, die sich zu einer unendlichen Menge von Kombinationen verbinden können [1]). Sie alle bilden gemeinsam einen Umfang des Möglichen, in den die wirkliche Entwicklung jenes Menschen eingeschlossen ist. Nun liegt die Sache zwar nicht so, daß alle diese Zusammenstellungen von Charakter-

[1]) Natürlich ist die persönliche und schon die induviduelle Einheit und Einzigkeit mehr als eine bloße Kombination.

eigenschaften, seelischen und geistigen Besonderheiten usf. tatsächlich von ihm verwirklicht werden können, und daß es nur auf die äußeren Umstände ankomme, welche derselben sich in ihm realisiert. Aber es verhält sich auch nicht so, daß aus dieser ganzen Erbmasse von vornherein eine einzige bestimmte Zusammenstellung sich bildete, an welche der mit ihr Begabte dann so eng und unwiderruflich gebunden wäre, daß alle andern Möglichkeiten gänzlich ausgeschaltet wären, und daß nur die Unerfaßbarkeit des wirklich Vorhandenen uns zuerst die Annahme vortäuschte, es gäbe einen Spielraum von Entwicklungsmöglichkeiten für den jungen Erdenbürger, solange, bis die Bewährung seiner „Natur" uns dazu gebracht hat, diese für die endgültig bestimmte anzusehen. Vielmehr behält der Mensch tatsächlich eine Verbindung mit seinen Möglichkeiten, und zwar nicht bloß eine mehr oder weniger latente, wie sie sich bei allen Lebewesen in den Erscheinungen der Regulation uns gezeigt hat, sondern eine dauernd und kräftig wirksame. Dies finden wir zunächst bestätigt durch ein äußeres Phänomen: nämlich die Verschiedenheit in der Gleichheit und die Gleichheit in der Verschiedenheit bei Abkömmlingen verschiedener (bzw. derselben) Sippen, Stämme, Rassen. Einerseits zeigen Personen, die aus einer Gemeinschaft, etwa einer Nation hervorgegangen sind, eine aus ihrer „Wirklichkeit" oft gänzlich unerklärliche Übereinstimmung des Gesamteindrucks und gemeinsame Abhebung gegen Angehörige anderer Völker; andererseits unterscheiden sich Glieder verschiedener Nationalitäten in ihrer Wirklichkeit häufig sehr wenig voneinander — etwa die überall vertretenen Typen des nur auf Geldgewinn bedachten Handelsmannes, des rohen Raufboldes, der aufopfernden Mutter, der feilen Dirne — und dennoch haben sie eine durchaus voneinander abweichende „geistige Farbe". Entwickelt haben sich hier immer nur sehr wenige Elemente der Persönlichkeit; alle andern sind verkümmert. Aber trotz dieser Verkümmerung sind sie doch nicht völlig geschwunden, sondern als Möglichkeiten ihr irgendwie noch „mitgegeben"; sie bleiben in einer geheimnisvollen Weise dauernd sichtbar, sie umhüllen ihre Gestalt als ein zweiter, ätherischer Leib. Stärker aber, unbezweifelbarer und leichter nachzuweisen ist das innere Verhältnis der Persönlichkeit zu ihren Möglichkeiten: das Verstehen, ihr Ergreifen durch die Phantasie, die sowohl das Verständnis gegebener als die Erdichtung und Ausmalung nicht gegebener Persönlichkeiten, Lebensläufe, Situationen besorgt. In alle Personen, die dem Felde unserer „Potentialität" angehören, können wir uns hineinversetzen, am besten in diejenigen, die uns zunächst verwandt, deren innere Möglichkeiten den unseren am ähnlichsten sind. Mit unseren inneren Möglichkeiten nun verhält es sich ganz ebenso wie mit den äußeren der Zellen und Lebewesen: sie nehmen einerseits ab und andererseits zu an Zahl. Einerseits ist es der junge Mensch, der plastische, beeinflußbare, dem noch viele Wege des Werdens offenstehen; andererseits wächst die Anzahl der Persönlichkeiten, die der Einzelne in irgendeiner Weise in sich enthält, im Verlauf seines Lebens. Das Kind, der Primitive sind fast ganz auf die Erlebnisse beschränkt, die ihre zufällige Eigenart ihnen vorschreibt; der Ältere, der mancherlei erfahren hat, erwirbt bis zu einem gewissen Grade auch die Fähigkeit, in andere hineinzuschlüpfen, abweichende Persönlichkeiten mit- und nachzuerleben. Natürlich wird die Fülle der möglichen Persönlichkeiten, die sich dem reiferen Menschen seelisch auftun, sich zwar weiter erstrecken als der Umfang seiner möglichen Lebenswege, die ehemals vor ihm gelegen haben; aber sie bleibt doch von ihm abhängig. Trotzdem kann sie erst allmählich entstehen. Welche Erfahrungen Einer zu machen imstande ist und welchen Reichtum seine Erfahrungen in ihm erzeugen können, das liegt freilich innerhalb der Grenzen seiner „Natur“; damit aber werden die Erfahrungen ihm nicht geschenkt, er muß sie immerhin erst „machen“. Die gleichzeitige Zunahme der Möglichkeiten und Zuspitzung auf seine eigene Wirklichkeit entspricht der Doppeltendenz des Lebens auf Entfernung von sich und Rückkehr zu sich, auf Ausbreitung und Vereinheitlichung.

Da wir zu unsern Verwandten uns seelisch so verhalten, wie sich eine Furchungszelle des Seeigeleies zu den andern organisch verhält, so nehmen wir auch eine entsprechende übergeordnete Einheit an, die durch die gemeinsame Abstammung gleichzeitig bedingt und symbolisiert wird. Diese Einheit ist gerade hier zu verstehen als die Vermittlung des Verwandten untereinander, als der Weg, der den einen zum andern führt. Jeder von uns hat diese höhere Einheit in sich, die individuelle Idee schließt immer die Idee der Gattung in sich, so wie sie in ihr schon beschlossen ist; hier versagt jede räumliche Vorstellung und Analogie. Und diese höhere Idee enthält unter Umständen ihrerseits noch wieder eine höhere, und diese noch einmal wieder eine usw. Man kann bei dem Auftreten der fremden Persönlichkeiten in uns eine gewisse Reihenfolge feststellen; erst entfaltet sich die nächst höhere „Allgemeinheit“ in uns, die Familie, indem sie uns den Kreis der in ihr möglichen Empfindungs- und Anschauungsweisen durchlaufen läßt. Dann folgen die weiter in der Tiefe liegenden des Stammes, der Nation, der Rasse, der Menschheit. Wir konstatieren also G r a d e des Verstehens. Es gibt Personen, deren Seelenleben wir mit Leichtigkeit in uns mitmachen können, andere, bei denen uns das schon größere Mühe kostet, wieder andere, die zu verstehen uns die äußersten Anstrengungen verursacht. Es kommt vor, daß wir unsere Persönlichkeit zeitweilig ganz aufgeben und statt dessen in einer andern weiterleben. Es kommt umgekehrt vor, daß wir fremde Gesinnungen, Handlungen, Ausdruckserscheinungen, Darstellungen, Kunstwerke überhaupt nicht mehr richtig begreifen können. Daraus erhellt, daß die Möglichkeiten in ihrer Gesamtheit von der Wirklichkeit der Person nicht durch eine Kluft getrennt sind, sondern daß es eine Stufenleiter der Konkretheit für jene gibt. Die innersten, dem Zentrum der Wirklichkeit am nächsten stehenden Möglichkeiten haben fast dieselbe Dichtigkeit und Blutwärme mit ihr, die äußeren werden immer blasser und kühler, bis ihr Reich sich zuletzt im wesenlosen Schattenlande verliert. Die Fähigkeit, die Schemata seiner Möglichkeiten phantasiemäßig zu erfüllen, besteht nicht isoliert neben der Ausbildung der eigenen Wirklichkeit; Möglichkeit und Wirklichkeit des Geistes entwickeln sich nicht nur neben-, sondern miteinander, in Wechselwirkung. Die Weite der Möglichkeiten hängt nicht nur ab von der Höhe, welche die Wirklichkeit in ihrer Ausbildung bereits erreicht hat, sondern sie bringt wiederum diese vorwärts und bereichert sie [1]). Was uns zuerst nur als abstraktes Schema, als fernes unwirkliches Bild vorgeschwebt hat, das wird uns allmählich zur konkreten, blutdurchpulsten Erlebnisgegebenheit. Haben wir oft genug uns in den Zustand eines möglichst heterogenen Menschen gewaltsam eingeschraubt und versucht, von seinem Standpunkt aus die Dinge anzusehen und zu beurteilen, so werden wir zuletzt nicht ganz mehr in die Starrheit unserer eigenen Anschauungsweise zurückkehren können; etwas wird das fremde, wiederholt durchprobierte Weltgefühl jetzt unsern eigenen Geschmack färben, unsere eigene Stellungnahme beeinflussen, sie weiter, weicher, elastischer, vielleicht allerdings auch verschwommener und unsicherer machen. Je mehr solcher fernen Provinzen aber unser Geist durchwandert hat und je öfter er es getan hat, desto stärker und nachhaltiger wird die Wirkung sein, wir werden immer umfassender, allgemeiner. Andererseits bringt erst die Kenntnis des Andern, wie sie die Phantasie uns verschafft, uns unser Eigentümliches zur Abhebung und zum

[1]) Da also Möglichkeiten und Wirklichkeit erst mit- und durcheinander entstehen, so ist Einer natürlich niemals ganz so, wie er wirklich ist in Andern als Möglicher, und er enthält auch die Andern, soweit sie ihm möglich sind, nicht so, wie sie wirklich sind, sondern immer nur „in seiner Weise". Das was in Einem reell, in Andern potentiell vorhanden ist, unterscheidet sich natürlich nicht nur durch diese bloße Form der Existenz.

Bewußtsein, und diese Scheidung ist die Voraussetzung dafür, daß wir dieses Eigentümliche auch immer mehr auszubilden und zu befestigen suchen. Auf der Herstellung dieses engen Zusammenhanges zwischen dem wirklichen Erleben und dem, was zu erleben oder was zu sein uns nur auch noch möglich ist, beruht die unermeßliche Bedeutung der Phantasie für unsere Entwicklung. Ihr Erzeugnis ist kein „leeres Spiel der Vorstellungen", sondern wahrhafte „Einbildung", Hineinbildung eines uns Fremden und doch Zugehörigen in uns. Diese Einbildung ist eben zugleich unsere Ausbildung, die Phantasie ein eminent gestaltschaffender Faktor. Ohne ihre Hilfe könnte der Geschmack nicht weit gelangen. Seine allereinfachste Handlung, das Wählen unter verschiedenen Nahrungsmitteln wäre nicht ausführbar ohne eine wenn auch noch so schwache und vage Vorstellung von dem Genusse, den sie gewähren, von der Empfindung, die sie hervorrufen werden. Wie aber sollte der Geschmack gar seine größte Leistung, die Bildung unserer geistigen Gestalt, die Schöpfung unseres „Ideals" vollbringen, wenn er in der Phantasie nicht gleichsam ein Auge bekäme, um zu schauen?

„Wo ich jetzt, was es sei, nach meinem Geist und Sinne handle, da stellt die Phantasie zum deutlichsten Beweise der freien Wahl noch tausend Arten vor, wie, ohne der Menschheit Gesetze zu verletzen, anders gehandelt werden konnte, in anderm Geist und Sinne; ich denke mich in tausend Bildungen hinein, um desto deutlicher die eigene zu erblicken" (Schleiermacher, Monologen, Prüfungen). Zum deutlichsten Beweise der freien Wahl! Die Phantasie ist uns auch ein Bürge für unsere Freiheit, ein Bürge dafür, daß wir nicht eingesperrt sind in die Enge unserer Wirklichkeit, sondern daß uns ein Feld des Möglichen offensteht, und zwar nicht so, daß unsere Vorstellungen sich nur sinnlos und zwecklos in ihm ergehen können, sondern so, daß dieses Sich-ergehen einen Einfluß auf unsere Entwicklung ausübt. Diese Einbeziehung der Möglichkeiten in ihre Wirklichkeit ist es, die uns dazu veranlaßt, von der „Freiheit der Persönlichkeit" zu sprechen. — Eine Vorform, einen Schimmer von dieser Freiheit hat aber jedes Lebewesen. Das Lebewesen ist frei — das heißt: seine „Idee" ist nicht „deistisch", sondern „theistisch"; sie greift in jedem Augenblicke wählend und hemmend ein in die Lebensvorgänge. Die Erscheinung der Freiheit bietet sich uns, wo die Entscheidung über jede Handlung, die Wahl immer von der Ganzheit herkommt, nicht aus einzelnen selbständigen Teilabläufen der Lebensgeschehnisse sich erzeugt. Wer frei oder lebendig bleibt, wählt in jedem Augenblick vom Selbst aus, vom Kerne her. Dies gibt den Eindruck, daß die Möglichkeiten der Wahl immer bleiben — für die Persönlichkeit im letzten Sinne die Möglichkeit, sich in jedem Augenblick unter den vorhandenen Möglichkeiten zu wählen — und damit dieser Eindruck entstehen könne, dazu ist es nötig, daß diese Möglichkeiten des Individuums in irgendeiner Weise sichtbar bleiben. Die Phantasie erblickt diesen Astralleib, diesen unendlichen Horizont von Möglichkeiten, auf deren fortwährendem Gegenwärtigsein alle Beweglichkeit, alle Lebendigkeit beruht, und sieht so das Lebewesen als ein freies — sie ist also nicht nur die verwirklichende, zur Verwirklichung führende Kraft für die Möglichkeiten des Subjekts, sondern zugleich Aufnahmefähigkeit für die Möglichkeiten des Objekts. Aus dieser ihrer Bestimmung geht zugleich hervor, daß sie die Bedingung schafft, Schönheit zu schauen — Schönheit ist ja „Freiheit in der Erscheinung"!

Freiheit bedeutet Möglichkeit der Wahl. Wählen aber ist immer: sich selber wählen — denn alles, was wir wählen, ist uns angemessen und verwandelt sich in uns — und darin liegt ein Doppeltes: das Fremde ausschließen, das Eigene bejahen. Es sind, unter einem bestimmten Gesichtspunkte gesehen, die beiden Seiten des Selbstgestaltungsprozesses. Wenn der Geschmack das Wählende in uns sein soll, so muß er also zugleich das Gestaltende in uns sein. Wählen selbst ist Gestalten; denn es ist Sich-begrenzen gegen das wahllose Andrängen des Außen, Sich-abschließen, Sich-zurückhalten, Sich-bewahren vor der Verschmelzung mit dem All, Es-nicht-in-sich-hineinkommen-lassen, Sich-abheben gegen die Formlosigkeit der Stoffmassen. Gestalten ist Wählen; denn es ist Unterscheiden, Sich-scheiden, Sich-unterscheiden. — Daß in dieser Abwehr alles Hineingezogenwerdens in den Fluß der materiellen Vorgänge, der einfach chemischen Verbindungen und Trennungen, in diesem Widerstand gegen das Aufgehen im Ganzen des Geschehens einer der wesentlichsten Dienste besteht, die der Geschmack dem Lebewesen leistet, das ist noch einmal eine tiefere Rechtfertigung für seine vorwiegend negative Haltung. Selbsterhaltung ist Selbstgestaltung; Selbstgestaltung aber ist Abwehr; omnis determinatio negatio. Gestalt verneint das Fremde. Gestalt ist Einsamkeit, Stolz, Zurückhaltung, Vornehmheit, Gewähltheit. Gestalt ist Leiden, Ausgesetzt sein — und ist nicht Geschmack eben dies alles? Gestalt ist das, was allein vernichtet werden kann — so wie der Geschmack das Verletzlichste —; sie ist das absolut Zerstörbare. Der Stoff kann umgeordnet werden, die Kraft umgewandelt; ihrer beider Summe bleibt erhalten; die Gestalt geht unter. Gestalt ist wie Geschmack Schamhaftigkeit, Hülle, Abgeschlossensein, Verborgenheit, Rätsel und Dunkelheit. Und dennoch ist Gestalt: Mut, Selbstbejahung- und

Behauptung, Sich-nach-außen-durchsetzen, Offenheit und Offenbarung, Selbstdarstellung und Transparenz für das eigene Sein und Sosein, Bekenntnis zu sich selbst, Wille, ein Eigener zu sein und sich dem Fremden gegenüberzustellen. Gestalt ist wie Geschmack nicht nur Verneinung, sondern auch Bejahung, nicht nur Zurückziehen, sondern auch Entgegendrängen. Es wäre eine reizvolle Aufgabe an den Werken der bildenden Kunst, vor allem an denen der Plastik nachzuweisen, wie mutvolles und adliges Betonen des eigenen Selbst sich ausspricht in der gewölbteren, vorspringenderen, eindringlicheren Form (die bloße knollige Massigkeit des Plebejers ist keine „Form“), wie die Herrengestalt die konvexe Fläche bevorzugt, demütiges Sklaventum sich an die relativ konkave Fläche hält — relativ konkav; denn wirklich konkave Flächen hat das Lebendige nicht oder kaum, nur so eigentümlich gebrochene und zusammengesetzte kleine, konvexe Flächen, daß sie größere Höhlungen zu bilden scheinen. Dort die ausladende, hier die einfallende Stirn, dort die kühn gebogene „Adlernase“, hier die einwärts gebogene Sattelnase, dort das trotzig vorspringende, hier das verkümmert nach innen fliehende Kinn. Und diese Gegensätze setzen sich fort an der ganzen Gestalt, am aufgerichteten oder auf die Brust niederfallenden Haupt, am gewölbten oder eingedrückten Brustkasten, dem betonten oder dem eingeknickten, gleichsam verleugneten Kniegelenk, der hochgespannten und der gesenkten Fußwölbung! Es ist das leibliche Sichtbarwerden der Maxime, die den Brüdern des Ordens zum freien Willen in Rabelais' Gargantua aufgetragen wird: „Fay ce que vouldras“. Weil — so wird hinzugesetzt — die edelgeborenen, wohlerzogenen, in ehrenhafter und vornehmer Gemeinschaft lebenden Leute von Natur einen Instinkt und Stachel besäßen, der sie zu tugendhaften Taten antreibt und vom Laster zurückhält. (Als dieser Stachel wird hier die Ehre bezeichnet.) Für den wahrhaft Edlen ist kein Widerspruch zwischen dem Tassowort: „Erlaubt ist, was gefällt“ und der Antwort der Prinzessin: „Erlaubt ist, was sich ziemt“; denn ihm gefällt nur das Geziemende. Auf der schmalen Grenze zwischen zuchtloser Willkür und ängstlichem In-sich-hineinfliehen, Sich-binden-lassen schreitet mit sicherem, aber leichtem Schritte der gute Geschmack. Der Mensch, der Geschmack hat, ist nicht der Schrankenlose, übermütig alle Gesetze des Anstandes und der Billigkeit Mißachtende, sondern derjenige, der sich selbst beschränkt, in gewissem Sinne der Entsagende. Das geschmackvolle Sich-ausleben ist kein Auswachsen, Wuchern, Sich-gehen-lassen. Wie der Geschmack da aufhört, wo die Gesetzlichkeit, die Normierung sich selbständig gemacht, das Leben in Fesseln geschlagen hat, so hat er da noch nicht einmal angefangen, wo die ungebundenen Kräfte des Lebens über alle Grenzen hinausdrängen. Geschmacklos ist nicht nur die Beschränktheit, Kleinlichkeit, das Steife, Pedantische und Verknöcherte, sondern ebenso das Ausschweifende, Undisziplinierte, Zuchtlose. Geschmacklos ist der Bohémien so gut wie der Philister.

Wenn wir uns eine primitive Vorstellung von einem Lebewesen und seinem Lebensprozeß machen wollen, so können wir das Bild einer Zelle ins Auge fassen, welche — aus einer beiderseits durchlässigen Membran gebildet — in einer Flüssigkeit schwimmt. Diese Flüssigkeit durchströme die Zelle, indem sie die Membran endosmotisch und exosmotisch durchdringt, ohne doch ihre Größe und Gestalt dauernd zu verändern. Die Strömung dieser Flüssigkeit habe eine doppelte Richtung: einmal von dem Zentrum der Zelle als einem Quellpunkt nach allen Seiten hindrängend, einmal von der ganzen Umgebung der Zelle her gegen sie strebend (abgesehen von dem Kreisen der Strömung innerhalb der Zelle). Die Wand dieser Zelle, die Membran, ist aber nichts äußerlich Hinzugefügtes, sondern ein Erzeugnis ihrer selbst. Von dem Mittelpunkte, dem Kern, geht eine Kraft aus, die sich ausbreitet, das Lebewesen bildet, an einer in ihr selbst angelegten und von ihr hervorgebrachten Grenze aber Halt macht und fast völlig in sich zurückfließt. Ausdehnung und Einziehung, Selbstbegrenzung sind die beiden Phasen im Selbstgestaltungsprozesse des Organismus. In beiden liegt anscheinend ein Übernatürliches, ein Mehr als die bloße Natur, eine Vorstufe des Geistigen. Selbständige Ausdehnung können wir uns nur vorstellen als die Folge einer Ahnung dessen, was draußen ist, als ein Angezogenwerden von einem Außerhalb, das erstrebt wird, welches das Geschöpf in sich hineinziehen, wohin es gelangen will. Der bloße Körper reckt sich nicht eigenmächtig aus; Wärme oder Zug kann ihn dehnen, Feuchtigkeit ihn aufschwemmen. Das Wachstum der Pflanzen, die Bewegung der Tiere, das schauende Auge, das Werkzeug und das Handeln, die „wandernde Phantasie", das „weltumspannende Denken", sind sie nicht eine wachsende Reihe von Arten des lebendigen Ausdehnungswillens? Ebensowenig gibt es eine Selbstbegrenzung in der unorganischen Natur (wenn wir das Grenzgebiet der Kristalle ausschalten); auch hier scheint ein heimliches Wissen um Gefahren, die Vorwegnahme eines noch unberührten, physikalisch nicht wirksamen Stückchens Welt zu sein. Das rein Natürliche setzt sich selbst keine Schranken. Das Feuer hört erst auf zu wüten, wenn es keinen Brennstoff mehr findet oder gelöscht wird. Die Überschwemmung staut sich an Deichen und Dämmen, oder sie verläuft sich, wenn der Sturm nachläßt. In der organischen Natur sehen wir ein stufenweises Fortschreiten zur Selbstbegrenzung, eine stufenweise Abkehr von jener hemmungslosen Ausbreitung, wie sie dem Anorganischen unter geeigneten Umständen möglich ist. Die Pflanze hat noch keine Form und Grenze in demselben Sinne wie das Tier, ihr Wachstum ist freilich einerseits eine Ausbildung bestimmter Organe und einer bestimmten Struktur, andererseits aber noch eine vorwiegend quantitative Erstreckung in alle Richtungen. Die Wurzel strebt in die Tiefe wie die Krone in die Höhe. Der ganze Baum (bzw. Strauch oder Kraut) breitet sich immer mehr nach allen Seiten aus. Hecken, die nicht beschnitten werden, wuchern unbeschränkt weiter, die Triebe werden geil, wachsen aus. Die Schößlinge sind selbst wieder die Pflanze im kleinen, diese bringt sich immer wieder selbst hervor, ihre Teile sind eine Wiederholung ihres Ganzen. Das niedere Tier breitet sich aus über sein Wachstum hinaus, indem es sich durch Teilung vermehrt. Fische haben, verglichen mit Vögeln und Säugetieren, eine ungeheuer zahlreiche Nachkommenschaft. Wenn Ausdehnung und Begrenzung als ein Geistiges am Natürlichen erscheinen, so tut dies auch ihr Erzeugnis: die Gestalt. An der Natur, am Naturgebilde wirkt die Form als ein Geistiges. Am Geistigen ist sie gerade dasjenige, was es als Natur erscheinen läßt. Die Form macht das Natürliche, Sinnliche zum Geistigen — das ist eine alte Erkenntnis der Ästhetik. Nicht ebenso allgemein ist die Einsicht, daß dieselbe Form das Geistige zum Natürlichen macht; es wirkt durch sie hindurch, dank ihrer, als organisch entstanden, instinktmäßig geworden, nicht als absichtlich gemacht. Das Kunstwerk gibt sich als ein Naturprodukt, wenn sein Gehalt ganz Form geworden ist, der künstlerische Genius erweist sich als Naturmacht, wenn er sich vollkommen ungehemmt in Gestaltungen ausleben kann. Die Rolle, welche die Form äußerlich der Natur und dem Geiste gegenüber spielt, spielt der Geschmack innerlich, im Individuum. Wie die Gestalt als Resultat eines geheimen Wissens des Lebewesens um das, was außer ihm ist, erscheint, so ist ihre Bedingung: der Geschmack, ein solches Wissen. Der Geschmack, das Wählen zwischen nützlich und schädlich, ist die einzige Weise, in der das sehr tiefstehende Lebewesen schon eine Art von Geist zeigt, die früheste Regung eines Bewußtseins, das erste Anzeichen einer Intelligenz. Gleichzeitig ist der Geschmack derjenige Naturfaktor, der am weitesten hineinreicht in das geistige Leben; er ist das letzte Naturhafte in uns, über das wir Herr werden können oder auch nicht können, sollen oder auch nicht sollen. Wie bewußt und besonnen, rein nach vernünftigen Erwägungen wir auch sonst handeln und unser Leben einrichten mögen — in unserem Geschmack tritt uns doch noch überall eine irrationale Gewalt entgegen, die durchgehends mitspricht, auch in unserem Verhältnis zu den letzten Dingen. Und auch hierin zeigt sich seine Zwischenstellung und Doppelrolle: der Geschmack macht das Sinnliche geistig und das Geistige sinnlich. Der echte Geschmackbegabte erlebt in dem Kosten eines tadellos zubereiteten Gerichtes, einer edlen Frucht, der Blume eines erlesenen Weines eine Art von geistigem Genuß; dementsprechend kennt der Franzose einen: esprit de manger! Umgekehrt verwandelt die Ergreifung geistiger Werte mit dem Geschmack sie in gewisser Weise in sinnliche; sie werden gleichsam destilliert, es wird ihnen der Saft herausgepreßt und den Lebenssäften dessen, der sie schlürft, hinzugefügt. Gerade darin besteht die Möglichkeit, alles, auch das Höchste, zu genießen; der „Lebenskünstler" saugt selbst den sapor der sapientia in sich ein. Noch eine andere Erwägung zeigt uns die Mittelstellung des Geschmacks zwischen dem Natürlichen und dem Geistigen in uns. Es läßt sich die Frage aufwerfen: Ist der Geschmack ein Instinkt, sind seine Handlungen instinktmäßig zu nennen? Die instinktmäßigen Handlungen haben den verstandesmäßigen gegenüber zwei Merkmale: sie sind schon beim ersten Auftreten vollkommen ausgebildet, lassen keine eigentliche Entwicklung zu, und sie funktionieren nur unter normalen Umständen; sobald die Situation im geringsten verändert ist, versagt der Instinkt, die Einwurzelung im All. Alle Tätigkeiten dagegen, die vom Verstande geleitet werden, bedürfen der Verbesserung durch die Erfahrung, und sind ihrer fähig. Der Verstand ist ferner in der Lage, seine Handlungen den Veränderungen der Verhältnisse anzupassen; verstandesmäßiges Tun ist nicht an eine bestimmte Reihenfolge des Ablaufs seiner einzelnen Akte gebunden, noch beschränkt auf Vollziehungen, welche die Erfüllung eindeutiger Eintrittsbedingungen zur Voraussetzung haben. Der Verstand ist die innere Repräsentation der Ausbreitungstendenz im Organismus. Er muß, um die Anpassung an die Umwelt zu bewerkstelligen, die Einheit der Lebensvorgänge zerlegen in diskrete Prozesse, in Ursache und Wirkung; er ist das Trennende, das Auseinanderbreiten dessen, was in der Einheit des Instinktes verschlossen ruht, er ist nach Schopenhauer die Quelle von Raum, Zeit und Kausalität. Im Instinkt, als der Verneinung von Raum und Zeit, erfaßt sich die Individualität als Mikrokosmos, er ist der Ursprung des ἓν καὶ πᾶν, der Gleichwertigkeit des lebendigen Punktes mit dem beseelten All. Aber schon der Organismus bleibt nicht im Samen verborgen, sondern tritt aus ihm heraus, entfaltet sich im Raume, entwickelt sich in der Zeit und erweist somit die gleich genuine Notwendigkeit eines die Ausdehnung: Raum und Zeit bejahenden Prinzips. Betrachten wir den Geschmack zunächst unter diesem zweiten Gesichtspunkte der Variabilität seiner Verrichtungen, so können wir seine Stellung bestimmen mit Hilfe der Ergebnisse, welche die Untersuchungen unseres ersten Kapitels uns liefern. Der Geschmack ist einerseits gekennzeichnet durch ein besonderes Beharrungsvermögen, durch eine gewisse Trägheit in seinen Neigungen. Der geschmackvolle Mensch ist uns erschienen als der konservative, der stabile, der allen Neuerungen gegenüber ein tiefwurzelndes Mißtrauen hegt, ihnen einen zähen Widerstand entgegensetzt. Andererseits ist der Geschmack eben dasjenige in uns, das unser Verhalten mit dem gerade Gegebenen in Übereinstimmung bringt, das sich nach den Erfordernissen der jeweiligen Umstände richtet. Es ist gerade der gute Geschmack, der sich überall anpaßt, der seine Lebensäußerungen wandelt mit seinem Milieu. Die Feinfühligkeit, auf den leisesten Druck von außen zu reagieren, die Leichtbeweglichkeit, jedem Zusammenstoß auszuweichen, das musikalische Ohr, sich mit jeder Tonart in Einklang zu setzen, zählen geradezu zur Wesensbestimmung des Geschmacks. Dieselbe Zugehörigkeit seiner zu zwei Ordnungen, zur natürlichen des Instinktes und zur geistigen des Verstandes, welche uns der eine Gesichtspunkt liefert, stellt sich auch dar, wenn wir vom zweiten Merkmal ausgehen. Alles Instinktmäßige ist angeboren — in den meisten Fällen sogar erblich-generell —, alles Verstandesmäßige kommt durch individuelle Erfahrung zustande. Junge Hühnchen — so berichtet Lloyd Morgan (Instinkt und Gewohnheit, übers. v. Maria Semon, S. 164) — weisen Eucheliaraupen schon beim zweiten Fütterungsversuch mit Abscheu von sich [1]), und nur bei sehr wenigen Tieren gelingt es, sie an diesen ihnen anscheinend äußerst widerwärtigen Geschmack zu gewöhnen, fast immer verstärkt sich der Widerwille im Laufe der Zeit. Schon hier also — beim Tier und bei dem eigentlichen Geschmack — haben wir eine angeborene Neigung bzw. Abneigung, die mit der Zeit noch zunimmt. Und diese Zunahme der Eigenart, dieses Herausbilden des Geschmacks, das bei den Tieren nur eine sehr geringe Rolle spielt, hat beim Geschmack des Menschen, besonders beim Geschmack im übertragenen Sinn, eine sehr viel größere Bedeutung.

[1]) Daß sie dies bei der ersten Fütterung nicht tun, beruht darauf, daß die Assoziation zwischen Geschmack und Aussehen der Eucheliaraupen erst gestiftet werden muß. Diese ist nicht angeboren, wohl aber der Widerwille gegen den Geschmack.

Eine natürliche Grundlage, ein Unmittelbares, Irrationales und Elementares bleibt im Geschmack immer erhalten, sei es nun, daß er als ein freundlicher Genius uns führe, sei es, daß er als unwiderstehlicher Dämon eingreife in unser Schicksal. Daneben aber, was für ein ungeheures Gewicht bekommt hier die Erfahrung, die Übung, die Bildung des Geschmacks!

Was meine ich eigentlich, wenn ich von einer Entwicklung des Geschmacks spreche? Wenn ich sage, die Stimme der Sängerin X. hat sich sehr entwickelt, seit ich sie das letzte Mal gehört habe, meine ich damit, die Stimme selbst sei besser geworden als sie gewesen ist? Oder wenn ich bemerke, der junge Y. ist sehr weit vorgeschritten in der Entwicklung seines Maltalentes, nachdem er ernsthafte Studien betrieben hat — behaupte ich dann, die malerischen Fähigkeiten dieses Mannes seien größere geworden als sie ehemals waren? Doch wohl nicht; ich will ausdrücken: es ist etwas da, ein Material, eine bestimmte Gegebenheit, die früher auch schon gut war, sich aber noch nicht hat durchsetzen können, sondern dazu erst irgendwie gereinigt, gestärkt und geklärt werden mußte. Wenn ich aber feststelle, der Geschmack von Fräulein N. hat sich in der letzten Zeit sehr entwickelt, so will ich damit wirklich nichts anderes konstatieren als die schlichte Tatsache: der Geschmack — er selber — ist jetzt besser als er vorher war; ehemals war er schlecht, jetzt ist er gut. Es fehlt hier das Substrat, an dem eine losgelöste, abgesonderte Entwicklung oder Herauswicklung sich in der Weise vollziehen könnte wie an einer Stimme, an einem Talente; oder vielmehr läßt sich dieses Substrat nicht trennen von der Persönlichkeit. Die Persönlichkeit ist das Substrat selbst. Der Geschmack ist immer nur soweit vorhanden als er entwickelt ist. Man kann nicht sagen: der Geschmack ist gut, aber ungebildet; ungebildeter Geschmack ist eben schlechter Geschmack. Von einer Anlage zum Geschmacke kann man freilich mit einem gewissen Rechte sprechen. Es gibt feinorganisierte Menschen — hauptsächlich wohl unter Abkömmlingen alter, edler Geschlechter, die unter Ungebildeten aufwachsen und erzogen werden —, bei denen Keime oder auch Rudimente des Geschmacks vorhanden sind, aber unterdrückt werden. Man kann andererseits gewisse Funktionen des Geschmacks künstlich züchten, dem niedrig Geborenen die Reizbarkeit der Sinne, die Zärtlichkeit des Fühlens beibringen, welche zum Geschmack gehören. Man kann sie zu raffinierten Genießern machen; aber es fehlt dann doch die Hauptsache, die Einheit, die innere Form, und man ist auch niemals ganz gesichert gegen Rückschläge. Von diesem „potentiellen“

Geschmacke muß man ganz unterscheiden den latenten Geschmack. Jener kann eigentlich kaum als eine Form des Geschmacks anerkannt werden, dieser dagegen sehr wohl. Der Grad der Erregbarkeit der Geschmacksdisposition ist verschieden, ebenso wohl die Kontinuität der Erregungen. Es gibt sicher Personen mit einem nicht sehr stark ausgeprägten Geschmack, einem Geschmack, der keine starken Erlebnisse verschafft und der dennoch immer oder fast immer funktioniert. Sie haben keinen tiefen entschiedenen Geschmack und dementsprechend ist ihr Vorziehen und Verwerfen ästhetischer Gegenstände nie heftig betont; dennoch leben sie fortwährend in solchem Vorziehen und Verwerfen. Sie werden fortwährend berührt, reagieren beständig ästhetisch. Dagegen gibt es auch eine Klasse von Menschen, welche einen sehr sicheren und starken Geschmack haben, aber das Tor dazu einfach verschließen. Sie wollen sich entweder nicht in ihrer Arbeit stören lassen durch Aufmerksamkeit auf äußere Dinge oder sie finden das ungeistig, irreligiös, unmännlich, kleinlich oder sie sind durch Armut gezwungen, in einer häßlichen Umgebung zu leben und haben es gelernt, ihren Geschmack gänzlich auszuschalten. Öffnen sie aber ausnahmsweise ihr Gemüt dem Schönen, so haben sie nicht nur den innigsten Genuß (das ließe sich aus dem Kontrast erklären), sondern auch das feinste, richtigste Urteil. Bei ihnen kann man also von einem latenten Geschmacke sprechen, der mit dem unentwickelten, ungebildeten nicht das mindeste zu tun hat. Damit nun, daß Geschmack einer bestimmten Stufe soviel ist wie zu dieser bestimmten Stufe entwickelter Geschmack, während der Vollkommenheitsgrad einer Gesangstimme sich wesentlich von dem Grade ihrer Ausgebildetheit unterscheiden kann (es gibt schöne „Naturstimmen" und vortrefflich ausgebildete unedle und unbedeutende Organe), damit zeigt sich, daß wir von der Entwicklung des Geschmacks in einem ganz andern, viel eigentlicheren Sinne reden dürfen als von der Entwicklung einer Stimme oder eines Talentes. Das Talent bleibt dasselbe vor und nach der Entwicklung, die ein mehr negativer Prozeß ist, das Fortschaffen und Beseitigen von Hindernissen. Was sich positiv entwickelt, wenn ein Talent sich entfaltet, das ist eben das andere, was außer ihm noch da ist und ausgebildet sein muß, um einen freien und ersprießlichen Gebrauch jenes zu gestatten — der Geschmack, die Persönlichkeit! Soweit die Persönlichkeit entwickelt ist, d. h. gebildet, soweit hat sie Geschmack; ihr Geschmack entspricht ihrer Kultur. Die Kultur läßt sich ebenso wie Gestalt und Geschmack auffassen als eine Vermittlung des Natürlichen mit dem

Geistigen, als Zwischenreich zwischen dem Intelligibeln und dem Sinnlichen. Kultur ist — ihrem Orte nach — eine Fortsetzung der Natur außerhalb ihrer oder über sie hinaus. Kultiviert nennen wir einen Baum, eine Frucht, eine Persönlichkeit, wenn sie durch menschliche absichtliche und zielgerichtete Arbeit zu etwas anderem geworden ist als das, wozu sie ohne diese Hilfe herangewachsen wäre; wenn aber diese Arbeit sich nicht in einen Gegensatz stellt zu den treibenden Kräften des Gewächses selbst, sondern so wirkt, daß ihr Ergebnis in der Richtung dessen liegt, was auf natürlichem Wege entstanden wäre. In den Schöpfungen der Kultur wendet der Geist dieselben Formen an, verfährt er nach denselben Gesetzen wie die Natur in ihren Bildungen. Wir kennen kein noch so kompliziertes Konstruktionsprinzip in der Technik, das nicht schon im Bau der Organismen angewendet worden wäre; ja es sind in ihnen sogar von der Technik noch nicht nachgeahmte oder noch nicht wiedergefundene Konstruktionsarten verwirklicht. Dasselbe wie von der Technik gilt von den Gebilden der Kunst; auch ihr hat die Natur schon alle Linien und Formen, alle dekorativen Erfindungen vorweggenommen. Es ist derselbe Gestaltungstrieb, dieselbe Gesetzlichkeit, die sich in den Erzeugnissen der Natur und der Kultur auslebt. Kultur ist der Gegensatz zur Natur und doch ganz sie selbst. Was unnatürlich ist in Sprache und Benehmen, erscheint uns zugleich als ungebildet und als geschmacklos. Aber ebenso geschmacklos ist die noch rohe, plumpe, ungeschlachte Natürlichkeit, das Einfältige und das Barbarische. Kultur wird andererseits das mehr-als-Natürliche, das Geistige im Menschen, wenn es „Natur“ geworden ist, d. h. selbstverständlich, nicht mehr Willkür, sondern Notwendigkeit. Das Kulturhafte erscheint als Natur, wenn das Übernatürliche in ihm so herrscherlich und widerstandslos sich auswirkt wie die formbildende Kraft im Naturprodukt. Kultur ist die Unterwerfung des Ausgedehnten unter das Unausgedehnte, des Mannigfaltigen unter die Einheit des Inneren, des Zeitlichen und Räumlichen unter das Zeitlose und Raumlose, der Welt unter die Seele, die Individualität. Umgekehrt muß die Einheit sich ganz zur Vielheit gewandelt haben, das Innere ganz außer sich gegangen sein, um Kultur zu werden und zu schaffen. Der in sich verschlossene und sich nicht offenbarende Gehalt des einfältigen Hirten und Jägers ist noch nicht Kultur.

Daß das Lebewesen die Einheit von Ausdehnung und Ausdehnungslosigkeit, von Setzung und Aufhebung der Zeit ist, das hat sich uns gezeigt als eine doppelte Tendenz in der Entwicklung des Lebewesens selbst. Wir denken uns die Idee des Organismus einerseits als ein aus ihm Hervorgehendes, andererseits in jedem Augenblick als etwas über ihm Stehendes, das ihn zu sich heraufzieht. Für das bloße Lebewesen ist diese Verknüpfung von Voraussetzung und Ziel nicht lösbar. Der Mensch, die Persönlichkeit kann sie trennen: er kann die Idee empfinden als einen sich aufschließenden Keim in ihm, als eine treibende Kraft, einen Dämon, der ihn vorwärtsdrängt oder er kann sie erleben als ein Ideal, das ihn zu sich heranruft, das ihn auffordert, sich ihm zu nähern. Entsprechend kann ihm der ganze Weltprozeß erscheinen als ein ewiges Hervorgehen aus Gott, als eine sichtbare Darstellung des Höchsten oder als die unendliche Aufgabe des zu Gott-Kommens, des Gott-Erringens. Der höhere Mensch geht über seine subjektive Beschränkung hinaus und erfaßt sich als eingeschaltet in den Weltlauf. Sein eigenes Leben enthält und symbolisiert nur die allgemeinen Mächte, die es nicht anders wie alles übrige Leben bilden, ebenso wie umgekehrt sein Leben ihm das Weltleben und Weltdasein vermittelt. Damit wird die anscheinend bloß biologische Orientierung nach Keim und Frucht zur Begleiterscheinung und zum Sinnbild einer höheren Gerichtetheit, einer Beziehung zum Absoluten, einer Verflechtung in es. Aber dieses Absolute steht für den einen am Anfang, für den andern am Ende als Ziel des Lebens da. Wenn wir dem Sinne der so vielfältig und verwirrend erscheinenden Unterscheidung von ästhetischer und ethischer Persönlichkeit, wie sie uns in der modernen Literatur entgegentritt, bis zuletzt nachgehen, so erweist sie sich schließlich als eine Unterscheidung der Persönlichkeiten nach dem Orte, an dem die Gewißheiten ihres Daseins ruhen.

Der ästhetische Mensch hat eine feste Grundlage, über die er sich erhebt, einen Boden, aus dem er aufsprießt; das Sichere, Gegebene ist für ihn das unter ihm Ruhende, auf dem er steht, das hinter ihm Bleibende, wovon er herkommt. (Das „Herkommen" ist ihm überhaupt bedeutungsvoll.) Es ist die ewig jungfräuliche Erde, deren Berührung ihn — den Antäus — immer wieder mit frischen Kräften erfüllt; es ist die Natur, die gütige Mutter, die ihn immer wieder freundlich in ihre Obhut und Fürsorge nimmt, wenn er von seinen Abwegen und Verirrungen zu ihr zurückkommt. Der ethische Mensch weiß nicht, woher er kommt, er weiß nur, wohin er geht. Die Natur in ihm ist ihm das Trübe, Chaotische, das, was verneint und überwunden werden soll. Sein Boden ist schwankend, aber fest steht über seinem Haupte der Himmel und an ihm die Gestirne, die leuchtenden Tugenden; mögen sie auch immer weiter zurückweichen, wenn er sich ihnen nähern will: ihre Richtung bleibt dieselbe — der „gestirnte Himmel über mir und das moralische Gesetz in mir“ stehen in genauer Korrelation—. Er fühlt sich nicht als ein Kind der Mutter Natur, sondern er bekennt sich als einen Sohn des Vaters, des Geistes. Wie das, wovon wir herkommen, der Ursprung und Quell unseres Daseins, natürlicherweise die Form des Lebens annimmt, des Lebens schlechthin, so wird das Ziel, das Ende, worauf wir hinsteuern, einerseits freilich zum Tode, aber damit nicht zu einem Nichts, sondern zu einem Jenseits, das über das Leben hinausgeht, das anderes und mehr ist als das Leben. Das Letzte ist das Resultat, der Sinn, der Inhalt des Lebens. Und wie wir mit unserer ethischen Richtung eingeordnet sind in die Bewegung der Welt zum Göttlichen, wie der Sinn unseres Lebens sich dem Weltsinne einfügt, so hat es die Göttlichkeit zur Aufgabe, so wird jener Sinn, jener Inhalt zum Absoluten, zum an sich Guten.

Kierkegaard macht in seinem „Entweder-Oder“ einen Unterschied zwischen der „ästhetischen Persönlichkeit“ und der „ethischen“, indem er sagt: jene suche das von Natur ihr Gegebene auszubilden, unabhängig davon, ob es gut sei; diese das Gute, gleichgültig dagegen, ob es ihr von Natur gegeben sei. So z. B. wenn einer die Naturanlage zu einem Don Juan, einem Räuber in sich spüre, so strebe er danach, ein recht ausgesuchter Don Juan, ein hervorragend tüchtiger Räuberhauptmann zu werden, wofern er ein ästhetischer Mensch sei, während er als ethische Person diese natürlichen Anlagen vollständig zu unterdrücken suche und nur das Gute zu tun und zu erlangen trachte. Nun ist es freilich richtig, daß der Mensch die Fähigkeit besitzt, das natürliche Wachstum in sich aufzuhalten, und dann hört er auf ein ästhetisches Wesen zu sein, er verliert seine „Aura“, er ist nicht mehr schön. Er kann sich in eine seiner — schwächeren — Möglichkeiten so intensiv, mit derartiger Willenskraft hineinversetzen, daß er fortan in ihr weiterlebt. Er ist dann auch keine Persönlichkeit mehr, d. h. eine Bestimmtheit, die sich in jedem Augenblick von neuem bestimmt. Aber falsch ist es, daß er irgend etwas Beliebiges, ganz außerhalb seiner Natur Gelegenes wirklich werden könnte [1]). Wenn

[1]) Auch Kierkegaard behauptet das natürlich nicht; im Gegenteil wendet er sich an andern Stellen ausdrücklich gegen diese Meinung. Aber weil er in seiner Unterscheidung der ästhetischen und der ethischen Persönlichkeit nicht zu einer völlig klaren und widerspruchslosen Darstellung gekommen ist, und weil seine Theorie, das Ästhetische ließe sich aufheben im Ethischen, von der unseren abweicht, lassen wir sie fernerhin nur auf sich beruhen.

einer gar nichts Gutes in sich hätte, so könnte er sich nicht einmal vornehmen, ein guter Mensch zu werden, denn der Wille zum Guten ist selbst schon etwas Gutes, ja wir werden dies zuletzt als das eigentlich Gute finden. Aber auch sonst muß noch „Gutes“ in ihm sein, wenn sein Vorsatz, gut zu werden, nicht ein pures Zerrbild des Guten hervorbringen sollte. Nun aber hat ja jeder Mensch auch mehr oder weniger Gutes in sich. Wenn der „geborene Räuberhauptmann“ diese seine Wirklichkeit nicht isoliert und abschneidet von seinen andern Möglichkeiten, wenn er auch sie sich entfalten und nach und nach hervortreten läßt, so kann es nicht ausbleiben, daß auch das eine oder andere Gute in ihm wachse und reife. Und dies auf eine echtere, wahrhaftigere und schönere Weise als wenn er es bloß wollen würde. Denn das ist ja auch eine bloße Abstraktion, das „Räuberhafte“, und wer sich das in sich heraussuchte und einseitig darauf lossteuerte, der wäre gerade eine ethische, d. h. in diesem Falle unethische, nicht eine aethische ästhetische Persönlichkeit. Die ästhetische Persönlichkeit bejaht ihre Natur und will sie ausbilden. Dann darf sie nicht eine Auswahl treffen unter dem Natürlichen in sich, sondern sie muß den ganzen Komplex ihrer Anlagen sich entfalten, alle ihre Entwicklungskräfte frei gewähren lassen. Die ästhetische Persönlichkeit ist gerade diejenige, der ihre eigene Natur das absolute, schlechthin Wertvolle ist und die sich deshalb als ein Ganzes, Unteilbares auffaßt und nicht unterscheidet zwischen mehr und minder Wertvollem in ihr. Sie kennt nur Ich und Nicht-ich, für mich und wider mich. Wer seinen Geschmack restlos bejaht, der wird nur ein Prinzip der Unterscheidung kennen: das Prinzip der Nützlichkeit und Schädlichkeit für seine Realisierung. Wer dagegen die Inhalte oder einen Inhalt bejaht, der wird unterscheiden zwischen demjenigen, was diesen Inhalt fördert oder seine Verwirklichung hindert; er wird unterscheiden zwischen dem, was aus dem ewigen absoluten Gehalt der Sache heraus zu bejahen und zu verneinen ist, er unterscheidet zwischen Gut und Böse. Dieser Doppelheit des Unterscheidens entspricht und entspringt nun eine Doppelheit der Entwicklung, der Selbstgestaltung. Der Geschmack als Instinkt, als Fortsetzung der Organbildung hat die Aufgabe, aus den von der Umgebung aufgenommenen Gehalten die Gestalt zu bilden. Diese Umsetzung und Verwertung der fremden Substanzen, die beim bloßen Lebewesen sozusagen automatisch vor sich geht, erfordert für die Persönlichkeit ein besonderes Verhalten: die innere Zustimmung zu ihrem Geschmack, die Unterwerfung unter seine Herrschaft. Ein Mensch, der sich einfach der natürlichen

Lebensrichtung hingibt, stellt sich uns dar wie eine frei wachsende Pflanze, in der sich nur die eigenen Anlagen entfalten, trotzdem Luft und Wärme, Wind und Regen, Boden und Beleuchtung an der Bestimmung ihrer endgültigen Erscheinung teilhaben — wie ein schönes unbekümmertes Tier, das bei all seiner Freiheit dennoch in engstem Zusammenhange mit der Umwelt steht. Diese schlichte Hingabe an das von selbst mit uns und in uns Geschehende, welches gleichsam die erste Stufe des bildenden Geschmacks ist, bleibt nicht die einzige Haltung, die wir einnehmen können. Der Mensch vermag das natürliche Wachstum in sich zu überwachen, zu regeln und sogar willkürlich abzuändern, von seiner ursprünglichen Richtung völlig abzulenken. Wer ganz einfach ohne Reflektion den Geschmack in sich herrschen läßt, in dem wirkt seine Idee sich schlicht und ungebrochen aus, der entwickelt sich vollkommen naturgemäß von innen heraus. Wer dagegen der Stimme seines Instinktes nicht blind gehorcht, wer sich ihm gegenüberstellt, der kann noch eine zwiefache Haltung ihm gegenüber einnehmen. Er kann ihm zustimmen oder er kann ihn ablehnen. Diese Zustimmung oder Ablehnung bezieht sich jedoch allein auf die Führerschaft des Instinktes, nicht auf dasjenige, wozu er führt. Es könnte z. B. ein Mensch durch seinen Instinkt zu genau denselben Handlungen geleitet werden, die auch seine rein vom Religiösen, vom Sittlichen ausgehende Überlegung ihm als richtig erweist; sobald er sagt: ich will sie, weil sie gut sind, nicht weil sie mir naturgemäß sind, hat er den Geschmack als Herrn abgelehnt. Nur derjenige, der sagt: ich will das werden, wozu ich von Natur angelegt bin, ich will nicht das Gute verwirklichen, nicht das Heilige, nicht das Gerechte, sondern mich will ich verwirklichen, meine Persönlichkeit ausbilden, der unterwirft sich seinem Geschmacke — in der bisherigen Bedeutung des Geschmacks! Die beiden Typen brauchen sich also gar nicht zu unterscheiden in dem, was sie realiter tun und leisten; das Leben beider kann material ganz gleich verlaufen. Der große Unterschied liegt in der Form, die alle ihre Handlungen und Leistungen tragen, in der Gesinnung, aus der heraus sie entstanden sind. Ihr Dasein verläuft in verschiedenen Rythmen. Die Lebensform desjenigen, welcher seiner Natur und ihrer Entfaltung nur zusieht oder mit seinem Wollen und Handeln nur sie unterstützt, können wir Wachstum nennen, während das Leben dessen, der etwas Bestimmtes erreichen, sein, verkörpern will — sei dies Bestimmte nun ein Teil seiner Anlagen oder ein an sich Wertvolles —, unter der Form des Strebens verläuft. Wer das Hauptgewicht in seinem Leben auf das legt, was von ihm herkommt, in ihm angelegt ist, aus ihm herauswill, wem seine Persönlichkeit wichtiger ist als das, was sich in ihr ausspricht, der kann freilich alle Hilfsmittel der Reflektion, der Bewußtheit benutzen; er kann seinen Weg in voller Klarheit zurücklegen; aber der Sinn und Zweck alles Bewußten und Zweckmäßigen in seinem Leben ist das Zwecklose und Irrationale, das Ausleben und Aussprechen, das Gestalten und Zusichselbstkommen der Individualität. In diesem Sinne können wir auch abgeleiteter- und übertragenerweise von einem ästhetischen Streben sprechen. Es kann aber davon nur dort die Rede sein, wo die Persönlichkeit nicht nach einem Fixierten, Bestimmten strebt, sondern nach sich, nicht nach der Erringung einer isolierten Eigenschaft oder eines jenseitigen Wertes, sondern nach ihrer eigenen allseitigen harmonischen Ausbildung, das heißt aber, wo das Streben in das Wachstum, in die Entfaltung der Idee hineingezogen wird. Der bloß wachsende und der bloß strebende Mensch sind natürlich nur Fiktionen, nur Grenzbegriffe. Der rein vital und der rein axiologisch bestimmte Mensch wäre weder ästhetischer noch ethischer Mensch, der eine wäre noch kein Mensch, der andere kein Mensch mehr. Auch der ästhetische Mensch strebt, auch der ethische wächst. Streben und Wachsen sind nur das Auf und Ab, Ebbe und Flut im Strome des wahren Lebens. Dennoch bleibt ein Unterschied zwischen der ästhetischen und der ethischen Persönlichkeit bestehen. Bei der einen ist das Streben dem Wachstum, bei der andern das Wachstum dem Streben untergeordnet. Jener strebt nur, um zu wachsen; er will sich ausbilden und dazu ist ihm alles Streben nach dem objektiv Wertvollen nur ein Mittel. Die Idee ist ja auch nicht von Anfang an an ihrem entfernten Orte für ihn da, sondern wird erst im Wachsen jeweils herausgesetzt und ihr Fordern an ihn ist erst ihre Rückwendung zu ihm. Der andere umgekehrt kann letzten Endes, um das Absolute zu verwirklichen oder um irgendwelche auch endlichen Zwecke zu erreichen, nur die Hilfsmittel in Anspruch nehmen, die seine Natur ihm darbietet, nur aus den Quellen schöpfen, die in ihm fließen. Er muß in sich hineinlauschen, sich kennen und ausbilden, um sich zum Werkzeug benutzen zu können. Aber wie bei jenem das Streben dem Wachstum, so ist bei ihm das Wachsen dem Streben unterworfen. Das Wachsen ist ihm nur Unterstützung und Ermöglichung des Strebens. Das Leben muß sich erst dem Ideal entgegenbilden, um es verwirklichen zu können; das Höchste ist nicht von vornherein zu erreichen, man muß zuerst Einfacheres anstreben, dann jedesmal das Errungene wachsen und reifen lassen, ehe man zu Höherem fortschreiten kann. Der Mensch muß sich fortwährend bessern und heiligen, sich vervollkommnen; aber alles dieses nicht, um sich zu verwirklichen, sondern es, das Gute, das Wertvolle.

Und hier offenbart sich uns der letzte Sinn jener Gegenüberstellung des Menschen, der „Geschmack" hat und dessen, der nur „einen" Geschmack hat. Jener ist nicht wie dieser bloß Subjekt, sondern auch Objekt des Geschmacks — in der zwiefachen Bedeutung, daß er sich selbst als Stoff eines Kunstwerkes, als Vorwurf seiner gestaltenden Fähigkeiten behandelt —, worin er dann freilich über die Pflanze und das Tier wieder hinausgeht — und daß er andern mit gutem wählenden Geschmacke ausgestatteten Personen Gegenstand wird, ihnen einen ästhetischen Genuß bereitet. Wie sich sein Wesen frei entfaltet, so strahlt es auch ungehemmt aus in den Raum. Es wird Nahrung für die Seelen anderer Menschen, es läßt sich „schmecken".

Als schöne Seele, als ein Wesen, das „die Pflicht ästhetisch übertrifft", wird die Persönlichkeit selber Objekt des ästhetischen Erlebens; sie nimmt nicht nur andere Gegenstände in sich auf, sondern sie muß es sich gefallen lassen, selbst ein ästhetischer Gegenstand zu sein. Ihr Geschmack reagiert nicht nur auf die andern, sondern sie bietet sich selber dem Geschmacke der andern dar. Was der chemische Sinn — Geschmack und Geruch — auf stofflichem Gebiet auffassen, genießen, dem Leibe zur Verarbeitung anempfehlen und darbieten kann, ist bis zu einem gewissen Grade zersetzt, aufgelöst, in flüssigen oder gasförmigen Zustand übergegangen. Entsprechend kann auch der geistig-chemische Sinn, der „Geschmack", das Geistige nur schmecken und auswählen, wenn es sich der Umgebung des gemeinten Gegenstandes mitgeteilt hat, wenn es die Luft um ihn erfüllt, das Gelockerte, sich Hergebende, das Duftende, Schmeckende. Was geschmeckt werden soll, muß selbst einen Geschmack haben, einen „objektiven" Geschmack; es muß „geschmackvoll" sein. Eine Persönlichkeit ist in diesem Sinne geschmackvoll, wenn ihr Gehalt frei aufsteigt aus der Tiefe bis zu den Wänden ihrer Gestalt, wenn er sie ganz durchdringt, wenn er in den Spitzen ihrer Finger spürbar ist, wenn er aus diesen Spitzen und Wänden hervorbricht und frei ausstrahlt in den Raum.

Wir müssen hier zweierlei unterscheiden. Die Beschreibungen der verschiedenen Bewegungen sind dem reinen Erleben entnommen und gelten ursprünglich nur von den inneren Zuständen, sie schildern das zwiefache Lebensgefühl der Seele. Darin lassen sich die beiden entgegengesetzten Richtungen rein unterscheiden, sie erhalten sich, trotzdem sie ineinander übergehen, doch als absolut verschiedene, selbständige. Nun aber werden die Kategorien des Wachstums und Strebens, des Ästhetischen und des Ethischen, in denen die Seele ihr eigenes Dasein, ihr Gefühl und Wissen von sich selbst beschreibt, übertragen auf die Darstellung anderer, von außen, nicht von innen gesehener Individualitäten; sie werden aus subjektiven zu objektiven Formen. Jetzt sind sie nicht mehr Ausdrücke für die Gegensätze innerhalb einer Seele, sondern sie bezeichnen Typen, die in der Welt nebeneinander stehen, Gestalten, in welche die extensive Menschheit auseinandertritt. Nun sind freilich in gewissem Sinne der Mikranthropos und der Makranthropos vertauschbar; das bedeutet das Feld der Potentialitäten, das mit der Wirklichkeit des Einzelnen in Verbindung steht. Dennoch aber verändert sich die Bedeutung unserer Kategorien bei der Übertragung von innen nach außen. Was in der Seele ein einzelnes Moment ist, das steht zwar in Verbindung mit allen andern Momenten, ist aber doch, eben weil es nur Moment ist, isoliert darzustellen. Dem einzelnen Moment in der Seele entspricht aber in der Menschheit eine Gestalt, ein ganzer Mensch. Ein solcher kann aber nicht nur die Verkörperung einer einzigen Kategorie sein, sondern dasjenige an ihm, was jenem Einzelmomente entspricht, ist nur das Herrschende und Bestimmende, nicht das allein in ihm Vorhandene. Wenn ein Typus der äußeren Menschheit einer Richtung der inneren Menschheit entsprechen soll, ist das nur so möglich, daß in diesem Typus jenes einzelne das treibende Pathos ist, daß aber wie alles andere der Menschheit, dem Menschentume Angehörige, so auch das Entgegengesetzte in ihm anwesend ist. Eine Abstraktion kann keine selbständige Gestalt sein, als wirklicher konkreter Mensch hat die extremste, ja die exzentrischste einseitigste Bildung der Menschheit auch immer noch ihr Widerspiel in sich. So können wir innerlich wohl zwischen einer rein ästhetischen und einer rein ethischen Bewegung in der Seele unterscheiden; wenn wir diesen Unterschied aber zu einem der Typen machen wollen, so können wir nur mehr unterscheiden zwischen einem Menschen, bei dem die eine, und einem Menschen, bei dem die andere Bewegung überwiegt; aus der Isolation des Momentes ist jetzt das Dominieren geworden. So wird die Beschreibung des Persönlichen, je nachdem ob sie auf das rein Innere, das Erlebnis zurückgeht, oder auf die Darstellung konkreter Gestalten und Verhältnisse gerichtet ist, jeweils einen andern Sinn haben. Wenn wir fortan vom Ästhetischen und vom Ethischen sprechen werden, so wird sich eine gewisse Unklarheit und Verwirrung nicht immer vermeiden lassen, die dadurch entsteht, daß einmal das Moment des Ethischen bzw. Ästhetischen gemeint sein wird, einmal die Persönlichkeit, in welcher das entsprechende Moment ja nicht alleinherrschend ist, sondern nur in jeder Lebensäußerung das übergeordnete, während das andere auch immer vorhanden ist. Das Ästhetische ist einmal das reine Wachstum, einmal das überwiegende, ebenso das Streben. Weiter werden unsere Unterscheidungen, die sich allemal auf diese Doppelheit des Ästhetischen und des Ethischen beziehen, gewaltsam, abstrakt und ärmlich erscheinen. Aber man darf nicht vergessen, daß diese Unterscheidung nur von dem Standpunkte des Geschmacks aus und der Stellung zu ihm vorgenommen ist und sich selbstverständlich mit vielen andern Unterscheidungen kreuzt, und durch diese Kreuzung entstehen natürlich viele Spielarten beider Typen. Drittens kommt kein Typus, den wir zeichnen können, in Wirklichkeit jemals rein vor, sondern die wirklichen Menschen sind immer nur Mischungen und Abwandlungen. Schließlich finden wir beide Typen, soweit sie, wie gesagt überhaupt zu finden sind, in allen Abstufungen der Tiefe und Flachheit, der Größe und Kleinheit, den ästhetischen Menschen von Goethe bis etwa Richard Schaukal, Felix Pontoppidan, W. Fred usf., den ethischen von Plato und Kant bis zum seichtesten Rationalisten und Aufklärungsphilister herab. Dabei gilt das Wort von der Unreinheit der Typen am meisten für die Großen, für die das Goethesche Wort gesagt ist: Alles in seiner Art Vortreffliche geht über seine Art hinaus.

Wir müssen zu Erkenntniszwecken Typen aufstellen und ihre Welten aufzeichnen. Aber es ist unmöglich, die wirklichen Erscheinungen nun etwa diesen Typen unterzuordnen. Wenn wir zum Beispiel den konkreten Typus des preußischen Beamten oder den des Puritaners oder den russischen Nationalcharakter usw. an unserer Unterscheidung messen wollen, so bedarf es in jedem einzelnen Falle sorgfältiger Analyse, um festzustellen, welche Züge in ihnen der einen, welche der andern Lebensbewegung entstammen, und zu was für einer Resultierenden sich die Bewegungen in ihnen verbinden. Man darf vor allen Dingen bei der Betrachtung konkreter Gestalten niemals außer acht lassen, daß unsere Unterscheidung sich nur auf die Lebensform bezieht und gar nichts aussagt über den speziellen Inhalt. Ein ästhetischer Mensch kann ebensowohl ein weichlicher Genußmensch sein wie ein Fanatiker der Ehre oder eine dämonische Natur; die ethische Haltung kann sich nicht minder mit der Askese verbinden wie mit dem Bekenntnis zum Eudämonismus. Unsere Begriffe vom Ästhetischen und Ethischen decken sich nur ganz allgemein mit dem, was sonst darunter verstanden wird, im einzelnen widersprechen sie dem Sprachgebrauch nicht selten.

Es erscheint uns als das Einfachere, Natürlichere, daß eine Bewegung nur von ihrem Anfange her bestimmt ist, wie dies ja auch bei der physikalischen Bewegung der Fall ist. Der abgeschossene Pfeil wird in seiner Richtung und Geschwindigkeit nur von den Faktoren bestimmt, die zu seiner Entsendung mitgewirkt haben; das Medium, durch das er geht, wirkt nur als Widerstand. So erscheint uns auch an den Lebewesen das schlichte Emporwachsen als das Gegebene, Primitive, obwohl bei ihnen immer schon ihr vorgeschriebenes Maß und ihre Aufgabe, Nachkommen zu bilden, auch eine Einwirkung vom Ende her auf das Frühere bedeuten. Immerhin aber setzt die ausdrückliche Unterwerfung des Lebens unter einen Zweck, seine vollständige Orientierung nach einem Ziel, eine Umkehr der ursprünglichen Lebensbewegung voraus. Die ethische Haltung, die nicht das Zukünftige vom Vergangenen, sondern das Gegenwärtige und auch das Vergangene vom Zukünftigen abhängig macht, ist eine Rückwendung, eine Reflexion. Die Einheit der Idee ist hier nicht ein Ursprung, aus dem die Vielfältigkeit des ausgedehnten Leibes, die Masse der Vorstellungen hervorgegangen ist, sondern ein in der Zukunft zu Erreichendes, das pflichtgemäß hergestellt werden soll. Der Geist antizipiert diese Einheit, kehrt sich um, stellt sich sich selber gegenüber und arbeitet nun daran, diese Einheit an sich auszubilden. Wie jedoch die Idee verflochten erscheint in das Universum, das als das absolute Ziel gesehen wird, so wird sie als erstrebte nun nicht mehr das aus der Kreatur Hervorgehende sein, sondern etwas, das sich ihrer bemächtigt. Die Gestalt hat so nicht nur die früher allein hervorgehobene Bedeutung, das aus dem Lebewesen Hervorgehende zu sein, sondern sie wird zu einer äußeren Macht, die das Lebewesen ergreift, und erst durch diese Doppelheit wird das früher Gesagte ganz verständlich, z. B. die Tatsache, daß die Gestalt das Letzte, Äußerste, Oberflächlichste, der letzte Ausläufer des Lebens ist. Wäre sie nur aus ihm hervorgegangen, so wäre sie damit das schlechteste. Gestalt kann aber auch aufgefaßt werden als das von oben Herabkommende, das die Materie ergreift und sie vergeistigt, sie dem Übersinnlichen, das ist dem mehr als Sinnlichen, unterwirft. Geist wird nicht an sich selbst offenbar, so offenbart er sich als Verhüllung des Stoffes. So haucht Gott dem Menschen seinen Odem ein, so läßt sich der heilige Geist von oben hernieder auf die Gemeinde oder wird auf sie ausgegossen. Die Ausdrücke, daß das Lebewesen aus der Idee hervorwächst oder daß es zu ihr strebt, sind nur durch einander, nur als Gegensätze verständlich, nicht minder wie das Hervorgehen des Geistes aus dem Leben oder die Bemächtigung des Lebens durch den Geist; alles dies sind nur Versuche der Seele, ihre inneren Erfahrungen kundzugeben. Das Denken ebenso wird heute nur unter dem Bilde einer organischen Entfaltung beschrieben; dies ist eine Entwicklung, bei der das Gestaltungsprinzip dasselbe bleibt, der Stoff jedoch wechselt und anwächst. Das Denken geht aber gleichzeitig in der entgegengesetzten Weise vor sich, so nämlich, daß der Stoff bleibt und das Gestaltungs-, das Anordnungsprinzip sich kontinuierlich wandelt, als läge irgendwo ein Ziel, das es erreichen müßte: es geht dabei etwa so zu wie in einem Kaleidoskop. Ganz ähnlich vollzieht sich der Bildungs- und Auflösungsprozeß der Persönlichkeit. Einerseits ist das Ich das Absolute, das Beharrende, das allein bleibt, wenn alle Gehalte sich verflüchtigt haben, als leer und nichtig erwiesen sind. Hier ist die letzte Phase die Ironie. Andererseits erweist sich zwar nicht das Ich, wohl aber das Subjekt als solches als nichtig und des Unterganges wert; was bleibt, sind die ewigen Gehalte, die im Subjekt nur ihre vorübergehende und unwürdige Behausung haben. Schiller sieht das Edle dort, wo „auch schon die Natur sich geheiligt" hat, Cohen bestimmt das Schöne als naturgewordene Sittlichkeit (der Gegenstand, den sie so bestimmen, ist jedoch bei beiden derselbe, das ästhetisch Wertvolle, wo das Wort ästhetisch die allgemein übliche Bedeutung hat). So nimmt der Geschmack, der soeben noch als das einseitig Ästhetische erschienen ist, das Hervorwachsen einer Gestalt aus der Natur, ebenso die entgegengesetzte Bedeutung in sich auf, die Bemächtigung der Natur durch den Geist. Der „objektive Geschmack" als das Ergebnis der vollständigen Durchbildung der Persönlichkeit ist ebensowenig wie der „subjektive Geschmack" ein Geschenk der Natur, sondern nur die Krönung eines langen, mehr oder minder mühsamen Werkes; die Persönlichkeit ist keine Blüte, die von selbst gedeiht, sondern sie bedarf sorgfältiger Pflege. Das ästhetische „Übertreffen" der Pflicht gelingt nur demjenigen, dem das „Erfüllen" der Pflicht bereits leicht geworden ist. Der sittliche Prozeß ist freilich im Grunde niemals zu Ende; wenn die niedrigen Versuchungen so oft und gründlich überwunden worden sind, daß sie nicht wieder auftauchen können, wenn die Unmöglichkeit etwa des Mordens, des Stehlens und anderer schwerer Verbrechen „Natur" geworden ist, so treten andere zu bekämpfende Triebe und Neigungen in den Gesichtskreis, die früher als zu fein überhaupt noch gar nicht beachtet worden sind, und ihre Besiegung erfordert eine ebenso harte oder fast ebenso harte Arbeit als die Niederringung jener. Wo aber dieser Kampf fortgesetzt und ohne Ermatten, ohne Pause geführt wird, da tritt doch eine Art von Gleichgewichtszustand ein, da bietet dieser Prozeß selber den Anblick der Stetigkeit und Stille. Die reine Bewegung stellt sich dar als reine Ruhe, wie der schwingende Stab als Rad; die schöne Seele erscheint durchsichtig, körperlos, reine Flamme. Die schöne Seele und der Heilige entstehen also nicht als bloße Fortsetzungen der Natur, sondern als Versöhnungen eines Gegensatzes zu ihr. Der Geist muß sich erst der Natur gegenübergestellt haben, um sie sich unterwerfen und damit sich ihr angleichen zu können. Er gewinnt die Einheit beider nur in einem Prozesse der fortgesetzten Spaltung und Wiedervereinigung, ebenso wie die Form seines Leibes das Resultat entgegengesetzt gerichteter Kräfte: der Ausdehnung und Einziehung oder Begrenzung ist. Jedes der beiden äußersten Pole, zwischen denen die Persönlichkeit sich bewegt, zwischen denen sie einen Ausgleich herzustellen sucht, kann zur Grundlage werden, auf den sie sich vorübergehend stellt, zum Punkte, von dem sie ausgeht; dann wird sofort der andere zum Ziel, der als Norm, Gesetzlichkeit vor uns erscheint und uns auffordert, uns ihm anzunähern, uns ihm gemäß umzumodeln. Dies gilt nicht nur für die Pole des Natürlichen und des Geistigen etwa, sondern für alle Gegensätze, die in der Persönlichkeit beieinander liegen. Überall entsteht eine Zweiheit der Tendenzen in der Persönlichkeit. Am leichtesten nachweisbar ist dies an dem Gegensatzpaar des Allgemeinen, Gattungsmäßigen und des Besonderen, der einzigartigen Individualität. Einmal besteht ein Streben nach Übereinstimmung mit allen andern, einmal das Bedürfnis, sich von ihnen abzuheben. Fühlt sich der höhere Mensch zeitweilig ganz in die Erfüllung seiner „allgemeinen" Aufgaben versunken, hat er sich sehr tief eingelassen mit dem Alltäglichen, ist er verstrickt in das einfach Menschliche — Leidenschaften und Sorgen, oder auch die abstrakte Wissenschaft, den Dienst am Staate —, so ergreift ihn wohl eine plötzliche Furcht, er möchte sein eigenstes, seine Persönlichkeit verlieren, und er besinnt sich darauf, wie er sein Selbst bewahren oder gar erst wiedergewinnen könne, welche Wege er einschlagen müsse, um zu sich zurückzufinden. Umgekehrt: ist ein solcher Mensch zu einer äußersten Spitze der Exzentrizität hinaufgelangt, so kommt ihn bisweilen ein Grauen an, als habe er sich verstiegen in eine Einöde von Felsen und Eisblöcken — ausgestoßen und ausgeschlossen von allen schlichten Freuden und ernsten, glückseligen Mühen der Brüder im niederen, aber fruchtbaren Tal, und er sehnt sich danach, einmal wieder in diese freundliche Ebene hinabzusteigen oder, um mit Kierkegaard zu reden: er will das Allgemeine verwirklichen. —

So korrigieren die beiden Richtungen des menschlichen Strebens einander dauernd, und erst durch dieses gegenseitige Ausspielen, durch diesen Ausgleich entsteht Persönlichkeit. Denn die Zweiheit, die Abhebung beider macht erst ein Bewußtsein über die Ziele der Entwicklung möglich. Der Mensch muß sich selber erst in sich spalten, muß von der einen Seite aus immer die Arbeit an der andern Seite in Angriff nehmen, damit eine wirkliche Selbstgestaltung im Gegensatze zum bloßen Wachstum eintreten könne. Diese wahrhafte Tätigkeit des Selbst an sich selbst geschieht erst auf dem Standpunkte der Reflexion, der Rückwendung gegen und auf sich selbst. Aber diese Rückwendung kann nicht vollzogen werden bloß dadurch, daß diese beiden Seiten in der werdenden Persönlichkeit gewissermaßen als leere gegeneinander gewendet werden, sondern wie die eine immer das Aussehen des Normhaften, gesetzlich Verpflichtenden, des Seinsollenden annimmt, so füllt sich die andere mit dem Gegebenen, mit dem, was ist, was sich vorfindet. Einmal ist das All das vorgefundene Chaos und Pflicht die Individualität, die Ordnung, einmal ist das Subjekt gegeben, und es hat das Universum als seine Aufgabe und Norm sich gegenüber.

In der Entwicklung der Persönlichkeit kennen wir die beiden Phasen der Ausdehnung und der Kontraktion des Selbst, der Einziehung und der Ausscheidung des Fremden. Für die Pflanze, das Lebewesen, ist das Einziehen, das Annehmen des Äußeren das untergeordnete Moment, das in die Gegenbewegung nur als dienendes eingeht, für sie nur Mittel ist. Die Seele des Menschen fühlt sich aber nicht nur als Pflanze, die nach aller Ausdehnung und allem Stoffwechsel, dem Austausch mit der Welt nur sich selbst wieder hervorbringt. Sie weiß sich auch als ein ganz anderes denn als bloß natürliches Wesen, und in diesem andern kommt der entgegengesetzte Prozeß zur Herrschaft, das Hereinnehmen der Welt in die Seele und das Wiedergebären der Welt aus ihr. Die Welt ist nicht nur für die Seele da, sondern die Seele auch für die Welt. Die Individualität ist nicht allein das Absolute, der Pol, um den das Geschehen sich dreht, sondern das ist jetzt das Universum, die Welt und die Persönlichkeit ist nur ihr Weg zu sich selbst.

In der Entwicklung der Persönlichkeit findet sich die Doppelheit der Bewegungsrichtungen jedoch nicht nur als die von innen nach außen und von außen nach innen, sondern es haben nicht minder die Dimensionen des unten und oben eine zwiefache Beziehung zueinander. Persönlichkeit entwickelt sich nur in der Reflexion, in der Rückwendung zu sich wie andererseits im Aufblick zu ihrem „Ideal“, ihrer geistigen Gestalt. Zu beiden gehört wiederum eine innere Zweiheit; in einem Falle identifiziert sich die Persönlichkeit jetzt mit dem augenblicklich in ihr Vorhandenen und setzt das Höhere aus sich heraus, vor sich hin; im andern Moment stellt sie sich auf den höchsten Punkt in sich und beugt sich herab, um das Niedere in ihr auch zu der Stufe des eigentlichen „Ich" heraufzuheben. Durch die Einschaltung dieser Rückwärts- und Abwärtsbewegung unterscheidet sich die Persönlichkeitsbildung vom bloßen Wachstum des Organismus. Der Doppelprozeß aber des Immer-höher-steigens und des Sich-zu-sich-herunter-neigens, um sich zu sich selber heraufzuheben, ist niemals abgeschlossen; der höchste Punkt wird von dem Nachgezogenen niemals erreicht, weil er selber immer weiter aufwärts wandert. Diese Arbeit der Persönlichkeit kann nun darin gipfeln, daß nicht bloß die Überwindung des Unsittlichen, des Widerstandes als der „Erdenschwere", nicht bloß die Reinigung und Klärung ihrer Substanz erstrebt wird, sondern daß sie jene Vollendung in der Herausarbeitung dieses Gehaltes, welche das Nach-außen-stellen, das Bemerktwerden, den „objektiven" Geschmack hervorbringt, eigens zum Ziele hat. Dann behandelt sie sich selbst, das Gegebene in ihr, als rohen Stoff, aus dem sie ein Kunstwerk schaffen will, und sie macht sich zu ihrem eigenen Objekt, das sie anschauend selber genießt. Die Persönlichkeit als absichtlich und bewußt erzeugtes Kunstwerk will ferner die Haupteigenschaft erwerben, die von jeher dem Kunstwerke zugeschrieben worden ist: Einheit in der Mannigfaltigkeit (dies will sie freilich auch als rein ethische, ohne die Wendung nach außen und in einem andern Sinne). Sie geht darauf aus, sich nach allen Seiten hin möglichst auszubilden, alle Kräfte und Anlagen in sich zu entwickeln, alle Fertigkeiten und Künste zu erlangen, die der Mensch überhaupt besitzen kann oder die doch in seiner Gesellschaft und in seinem Zeitalter von dem Menschen verlangt werden. Sie will aber alle diese nicht um ihrer selbst willen treiben, sich nicht an sie verlieren, sondern sie alle nur um ihrer — der Persönlichkeit — willen ausüben, sie nur als Teile eines harmonischen Ganzen behandeln. So entsteht der Weltmann vom Cortigiano, wie ihn Castiglione beschreibt bis zum Dandy, den uns Richard Schaukal im Andreas Balthesser mit seiner „aus hundert Flächen sich komponierenden Rundheit" präsentiert, und der zuletzt in der Übersteigerung der Selbsterhaltung die Gestalt wieder aufhebt. Der romantische Lebenskünstler, Artist, Virtuos, Poet, Philosoph und Ironiker hat allen Gehalt aus sich herausgesetzt und sich über allen Gehalt hinweggesetzt, er wird zum ganz leeren, substanzlosen Subjekt. Das Selbst, indem es, um der Selbsterhaltung willen, die

Substanz immer wieder aufhebt, mit der es sich identifiziert, in die es sich gesetzt hatte, hebt sich damit selber wieder auf. Wenn nun keine Substanz mehr da ist, die es aufheben könnte, so hebt es am Ende sich ganz auf, es ist wieder ergossen in das All, mit ihm verschmolzen. Dies darf jedoch nur oszillierend eintreten, als jeweils wiederkehrende, aber jeweils wieder überwundene Phase im Prozeß der Selbstbildung, die in den entgegengesetzten Prozeß übergeht und überführt. Die entgegengesetzte ethische Bewegung besteht nun darin, allen Gehalt der Welt in sich hineinzunehmen, sich zum Universum zu erweitern und sein Ich herabzusetzen zum bloßen Einheits- und Beziehungspunkt für die absolute Substanz. Das Selbst ist hier Ich, Mittelpunkt aller Strahlen, die sich in ihm treffen, Brennpunkt für die Spiegelung des All. Dieser Brennpunkt aber wandert und hebt sich selbst auch immer wieder auf, um sich wieder zu erzeugen. Seine Wiedererzeugung ist dann eine immer größere Konkretion und Bestimmtheit. Die Wiederherstellung des Urzustandes ist nicht Auflösung, sondern Erzeugung und Setzung. Das Ich Friedrich Schlegels und das Ich Fichtes gleichen einander äußerlich zum Verwechseln; in Wahrheit sind sie jedoch die beiden auf die Spitze getriebenen entgegengesetzten Weisen, in denen der Selbstgestaltungsprozeß sich vollziehen und endigen kann.

---

3. Kapitel.

Geschmack und Fremdgestaltung.

Die Entstehung und Weiterbildung der lebendigen Persönlichkeit bedarf ebenso wie die des Organismus fortwährend der Zufuhr neuer Nährstoffe, die sie von außen nimmt. Indem die Gestalt den aufgenommenen mit dem ursprünglichen Gehalt verschmolzen als das Ausströmende, ihren Duft, ihren Geschmack wieder hergibt, mündet der Prozeß ihres Daseins und ihrer Erhaltung wieder in dieses Außen hinein: das Fremde, die Welt ist dauernd einbezogen in den individuellen Lebensablauf. Das materielle Wechselverhältnis von Individuum und Umwelt, der stoffliche Austausch, welcher die Trennung, das Gegenüber der Organismen selber untereinander und ihrer Heimat zur Voraussetzung hat, ist aber nur denkbar als Grundlage und Folge des Ineinandergreifens derselben bildenden Kräfte, deren Erzeugnisse in einer höheren Synthese, einer organischen Einheit beider Parteien begriffen werden können. Deshalb wird das Spiel jenes Gebens und Nehmens wie zwischen den Lebewesen so mehr noch zwischen den Persönlichkeiten begleitet von einer steten gegenseitigen Modifikation derjenigen Vorgänge, in denen sie sich gestalten.

Selbstgestaltung ist Gestaltung des Leibes und der Seele. Leibesgestaltung ist die Tätigkeit des Lebens, physisches Material nach einem einheitlichen Grundplan aufzubauen; Seelengestaltung ist Anziehung von geistigen Stoffmassen, welche nach einem einheitlichen Prinzip ausgewählt sind und ihre von der gleichen Einheit beherrschte und auf sie als ihren Mittelpunkt bezogene Anordnung. Die Selbstgestaltung setzt sich fort in der Fremdgestaltung wie Seelengestaltung erhöhte und über sich selbst hinausgetriebene Leibgestaltung ist. Wie dennoch nicht nur Seelengestaltung von Leibgestaltung getragen und begründet ist, sondern ebensosehr wieder auf jene zurückwirkt, so ist nicht nur Fremdgestaltung abhängig von einer vorausgegangenen Selbstgestaltung, sondern diese gerade so sehr von jener. Das Selbst und das Fremde gestalten sich in wechselseitiger Beeinflussung. Das Selbst braucht, um sich gestalten zu können, ein Mittel, das sich zwischen es als Ausgangspunkt und zwischen es als Endpunkt seiner Tätigkeit hineinschiebt, und dieses Mittel ist das Fremde, die Welt. Jeder beginnt von dem Punkte aus, auf dem er steht, die Welt um sich her zu bearbeiten, und die Arbeit, die er an ihr vollbringt, ist zugleich eine Arbeit an ihm selbst. Er überträgt seine Gestalt auf sie oder vielmehr: er läßt seine gestaltenden Kräfte an ihr sich auswirken. Die Gestalt, die er dem Fremden gibt, erweist sich als ein Glied in der Kette seiner Selbstgestaltungshandlungen. Fremdgestaltung ist erweiterte Selbstgestaltung oder — indem sie in den Ablauf der Selbstgestaltung eingreift — ihr Korrelat. Es besteht eine Wechselwirkung zwischen der Persönlichkeit und ihrem Milieu; der Mensch wird durch es geformt ohne dessen gewahr zu werden, und er fügt sich ihm absichtlich in zuerst selbsterhaltender und zuletzt bewußt ästhetischer Tendenz. Zugleich jedoch ist er es, der seine Umwelt sich selber schafft. Er unterwirft sich ihr und macht doch das Gesetz seines souveränen Geistes über sie geltend: er gestaltet sie um. Die Höhle wird zum Hause, Wiese und Wald werden in Park und Garten verwandelt. Gewiß sollen diese Schöpfungen ihrerseits dem Charakter der Landschaft gemäß sein; die Burg auf der Felszinne wird einem andern Bautypus angehören als das Landhaus im märkischen Sande. Dennoch aber tragen alle auch das Gepräge ihres Erbauers. Zuletzt ist es nicht die Herrin des Hauses, die sich anpaßt, die mit ihrem Gewande dem Gebote des Zimmers gehorcht, sondern sie bildet das Gemach nach sich; der eintretende Besucher wird an ihm die Eigenart seiner Bewohnerin erkennen. Ja, wenn eine Frau von stark ausgesprochener Besonderheit nur wenige Tage in einem Gasthause weilt, so wird sie durch irgendwelche kleinen, oft vielleicht unbeabsichtigten Kunstgriffe dem banalen Hotelzimmer ein originelles Aussehen geben, eine „persönliche Note". Jene übergreifende Einheit der Persönlichkeit mit ihrem „Milieu", mit ihrer „Welt" kommt zunächst so zustande, daß die Persönlichkeit die Welt in sich aufnimmt und einbezieht, daß sie ihre eigenen Grenzen ausdehnt, soweit wie ihre Merkfähigkeit und Wirkfähigkeit reicht. Die Persönlichkeit behandelt und empfindet hier die Welt als ihren erweiterten Leib, an dessen fernsten Punkt ihr Lebensgefühl sich ergießt. Andererseits aber weiß die Persönlichkeit wiederum sich als Element, als Glied, als Teil einer Welt, in die sie hineingeboren, von der sie abhängig ist und die doch in einem andern Sinne zugleich wieder von ihr abhängt, die sich aus ihrer Welt und ihresgleichen gemeinsam erhebt und in die sich einzuordnen, an deren Aufbau mit tätig zu sein sie verpflichtet ist. Nach diesen beiden Richtungen hin finden nun die Veränderungen statt, welche das Eingreifen der Welt an den Selbstgestaltungsvorgängen vollbringt. In dem einen Falle erstrecken sich diese Handlungen nicht mehr alle direkt auf ihr Subjekt, sondern einige derselben machen das Außen, die Umgebung bzw. einzelne ihrer Teile zum Objekt und verhelfen dem Subjekte dadurch mittelbar dazu, sich auszudrücken, in plastische Taten seine Züge zu prägen. So schieben sich zwischen die Akte der Selbstgestaltung andere Gestaltungsakte ein, deren Material und Gegenstand nicht der gestaltende Mensch selber ist, sondern seine Umgebung, Akte der „Fremdgestaltung", wie wir sie nennen wollen. — Das andere Mal wirkt das vom Subjekt bereits Gestaltete wieder auf es zurück, oder die Erzeugnisse anderer Tätigkeitsmittelpunkte beeinflussen es ebenso wie diese andern selber, oder schließlich drückt das unbewußte oder bewußte Streben in jene höhere, gemeinsam hervorgebrachte und auch fernerhin hervorzubringende Welt sich zu fügen, allen Äußerungen und Darstellungen der Persönlichkeit einen Stempel auf.

Das Hereinziehen der Außenwelt in seinen Herrschaftsbereich, ihre Umprägung im Dienste des Lebens bleibt anfänglich auf die unmittelbare Nähe des Menschen beschränkt: Bemalung, Schmuck und Kleidung sind bloße Fortsetzungen seiner Leibwirkung, verstärken seine Verhüllung und Herausstellung durch die Körperform, und die Mittel, deren sie sich bedienen, werden einfach gefunden und aufgenommen, brauchen nicht mühsam gesucht oder gar hergestellt zu werden. Allmählich geht die Besitzergreifung weiter in ihrem Umfang und in ihren Zwecken. Entlegeneres als die nahen Muscheln und Steinchen, Blätter, Rindenstücke, Bastfasern und Felle der Beutetiere wird in den Umkreis der Verwendung gezogen, und eine größere Umwelt trägt fortan das Joch der Knechtschaft. Schließlich erfaßt die Umformung das ganze Milieu des Menschen; es gibt nichts mehr, auf das sie sich nicht erstreckt, nichts, dem ihr Siegel nicht aufgedrückt ist. Alles, womit der Kulturmensch in Berührung kommt, ist künstlich gemacht, schon durch viele tätige Hände gegangen; alles und jedes ist schon umgestaltet, nichts mehr ursprünglich. Die Bearbeitung, die der Mensch seiner Umwelt angedeihen läßt, dient zwar zunächst den Zwecken, sich Ernährung, Unterkunft, Schutz und Sicherheit zu verschaffen. So entstehen Ackerbau und Viehzucht, Pflege der Gemüse und Früchte, der Bau von Häusern, Wegen, Wasserstraßen. So werden geometrische, technische, botanische, zoologische, medizinische und andere Kenntnisse erworben, rechtliche Einrichtungen getroffen. Aber obgleich dieses Tun anscheinend nur aus rein praktischen Bedürfnissen hervorgeht, hat es gleichzeitig eine Seite, die es als ein nicht bloß praktisches erscheinen läßt. Alle Veränderungen, die als eine Folge solcher Tätigkeiten in der Welt und mit der Welt vor sich gehen, machen diese in einem gewissen Sinne menschenähnlicher. Der menschliche Geist wird fühlbar in der Umgebung durch die Ordnung, Klarheit, Übersichtlichkeit, die er ihr gibt. „Das ganze Weltwesen liegt vor uns wie ein großer Steinbruch vor dem Baumeister“, sagt Goethe im Wilhelm Meister, „der nur dann den Namen verdient, wenn er aus diesen zufälligen Naturmassen ein in seinem Geiste entspringendes Urbild mit der größten Ökonomie, Zweckmäßigkeit und Festigkeit zusammenstellt. Alles außer uns ist nur Element, ja, ich darf wohl sagen, auch alles in uns; aber tief in uns liegt diese schöpferische Kraft, die das zu erschaffen vermag, was sein soll, und uns nicht ruhen und rasten läßt, bis wir es außer uns oder an uns, auf eine oder die andere Weise, dargestellt haben.“ Diese Wirksamkeit, die Ausbreitung der gestaltenden Lebenstätigkeit von der Persönlichkeit aus auf die Umgebung ist eine Unterwerfung unter ihren Geschmack, der jene Tätigkeit regelt und ihr zugrunde liegt. Es scheint, daß das Leben das doppelte Streben hat, von einem Zentrum aus das Anorganische in der Umwelt sich einzubeziehen, es nach sich umzuwandeln, darauf überzugreifen, andererseits sich selbst dem Anorganischen anzunähern durch Teilung, d. i. Bildung von Aggregaten, die es zu größeren Einheiten zusammenfaßt. Fortschreitende Gestaltbildung ist ebensowohl fortschreitende Materialisierung wie weitergreifende Verlebendigung. Das einzellige Lebewesen wird zum mehrzelligen oder zur Kolonie. Tiere und Menschen treibt ihre sich erweiternde Idee zu Bildungen wie Familie und Volk, Staat und Gesellschaft. Das Wachstum dieser Individuen höherer Ordnung vollzieht sich nach denselben Gesetzen und in denselben Formen wie das Wachstum der niederen, sind ja die Unterindividuen der obersten Zusammenfassungen, der Staaten z. B., selbst wieder solche Zusammenfassungen, d. h. übergeordnete Wesen — mit einfacheren verglichen. Tiere und Menschen sind ja selber schon Staaten von Zellen-Monarchien, und wenn wir von der Entwicklung eines Staates reden, so meinen wir dasselbe, als wenn wir von der Entfaltung eines Individuums sprechen: sein Fortschreiten zu einer größeren Komplexität, zu stärkerer Differenzierung, zu strafferer Zentralisation bei gleichzeitig zunehmender Autonomie der untergeordneten, die höheren zusammensetzenden Individuen. Wenn wir in den nationalen und staatlichen Gebilden aber nichts anderes erkennen als Ergebnisse des gestaltenden Lebenstriebes, so müssen wir sie auch auffassen als Erzeugnisse des Geschmacks, des Formtriebes ihrer Bildner, als eine Art, wie dieser Geschmack sichtbar wird und an die Oberfläche tritt. Die Art des nationalen Zusammenhaltens in einem Volke, die staatliche Gestalt, die es sich gibt, in weiterer Abhängigkeit seine gesellschaftlichen und rechtlichen Einrichtungen hängen ab von seinem Geschmack; sie sind nur Verleiblichungen dieser seiner Gestaltanlage oder Idee. Und wie die Volksgestalt eine Äußerung und Wirkung des Geschmacks ist, so ist auch der „Geschmack" auf ihre Erhaltung und ihre Darstellung gerichtet. Der Aristokrat, diese repräsentativste Verkörperung alles Geschmackvollen, hat ein viel innigeres Verhältnis zu ihnen als der rationalistisch-abstrakte Demokrat oder der empiristisch-materialistische Plebejer. Familienpietät, Königstreue, „staatserhaltende Gesinnung" sind der Tribut, den der geschmackvolle Mensch den übergeordneten Lebenseinheiten entrichtet. Im Gegensatz zu der treulosen und neuerungssüchtigen Stadtbevölkerung ist das Landvolk, d. h. dasjenige Element einer Nation, in welchem seine Substanz sich am längsten rein und unvermischt erhält, zugleich die Stütze alter Staatsgebilde und hängt am zähesten an den überlieferten Sitten und Gebräuchen, Trachten und Sprachformen. Der Wille des geschmackvollen Menschen ist nicht nur deshalb auf die Erhaltung der Gemeinschaften gerichtet, weil er von ihnen Schutz und Halt empfängt, weil sie seiner individuellen Selbsterhaltung dienen, sondern er fühlt ihre Gestalt ausdrücklich als die seine mit und hat deshalb ein unmittelbares Bedürfnis, sie bewahrt zu sehen. Er ist der Träger des Selbsterhaltungswillens seiner überindividuellen Idee, und würde in ihrer Zerstörung sich selber vernichtet fühlen. Ebenso wie der Staat, der Stand, das Geschlecht, von dem vornehmen Menschen als ein Bestandteil seines eigenen Daseins empfunden wird, als eine Form, die im weiteren Sinne sein eigenes Leben sich geschaffen hat oder zu deren Existenz und Erhaltung es doch mitwirkt, so sind weiterhin alle Formen, die das Leben seiner Gemeinschaft und Sippe ausgebildet hat, für den guten Geschmack die nächsten und wichtigsten Angelegenheiten. Überall ist die „Lebensform", sowohl als Leben der Form wie als Form des Lebens, die eigentliche Domäne des Geschmacks. Er ist bestimmend auf dem ganzen Gebiete der Lebensgestaltung: Ausbildung der Sitte und Einordnung in sie, Sprache, Geselligkeit, Haltung, Umgangsformen, Wohnung, Kleidung, Schmuck — all das ist seiner Herrschaft vorzugsweise unterworfen. Und überall zeigt sich auch der Doppelsinn aller Gestaltung: daß sie lebendig macht und daß sie tötet. Wo die Persönlichkeit die Welt bearbeitet, da gießt sie Leben um sich aus; aber das Anorganische, an dem sie tätig ist, zwingt sie, sich seiner Gesetzlichkeit anzugleichen. Sitte und Sprache, Gesellschaft und Moden haben etwas Mechanisches, Konventionelles, Nivellierendes und saugen der Seele, die sich zu weit mit ihnen einläßt, ihre Kräfte aus. Jeder Gegenstand, den wir bearbeiten, setzt der drängenden Bewegung unseres Lebens seine Widerstände entgegen, läßt sie sich brechen, zurückfluten, verteilt sie in hundert Kanäle, macht sie sich selber unkenntlich und wird zu einer Schale, die den Kern unseres Ich undurchdringbar einschließt. Alles ist zugleich Maske und Ausdrucksmittel der Lebendigkeit und unseres Geschmacks. Wir machen die Welt lebendig, und sie tötet uns; wir vernichten ihr Eigenleben, und sie öffnet unsern Kräften den Ausweg. Ich und Welt geben einander gegenseitig Form und damit Existenz.

In der Fremdgestaltung finden wir dieselben Kräfte und Gesetzlichkeiten vor wie in der Selbstgestaltung. Nur sind sie schwieriger aufzuweisen, weil sie sich nicht so selbständig ausleben können. Schon die Selbstgestaltung — zunächst die Leibgestaltung — ist in hohem Grade abhängig von der Natur der Stoffe, welche die Umgebung zur Aufnahme darbietet. Noch eigenmächtiger erweisen sich die geistigen Materialien: mathematische, logische, ethische Komplexe haben ihre eigenen Gesetzlichkeiten, welche die Seele anerkennen muß und über die sie keine vollständige Gewalt hat. Diese Selbständigkeit der zu verarbeitenden Welt bekommt natürlich noch eine weit größere, ja eine ganz andersartige Bedeutung, wo sie außerhalb der Persönlichkeit bleibt, nicht mehr direkt in ihre Innerlichkeit hineingezogen wird. Die Eigengesetzlichkeit des Individuums, die es ihr aufzwingen will, und die Eigengesetzlichkeit der Welt, die umgewandelt werden soll, stehen einander wie zwei gleichberechtigte Kämpfer gegenüber, und es ist allein in den vereinzelten Werken echter Kunst, daß ihre Feindschaft zu partieller Versöhnung gelangt. Insofern nun die Welt immer nur bis zu einem gewissen Grade dem formenden Willen des Menschen sich gefügig zeigt, können wir sie niemals eine ganz und wirklich gestaltete nennen. Sie ist immer nur an einzelnen Orten, in vorübergehenden Zeiten, in diesem oder jenem Volke teilweise durchgebildet, überwunden, durchdrungen von der Idee, der allein gestaltenden. Wir nennen sie gestaltet, soweit sie ergriffen und bezwungen ist von den Kräften der Idee, welche über die Selbstgestaltung hinaus nach dem Fremden greifen, um sie in ihm, an ihm fortzusetzen.

Die Neigung des Geschmacks zum Bilden greift unfehlbar ein, wo er sein ursprüngliches Amt des Wählens ausübt; das Zugelassene, Aufgenommene, Bevorzugte wird sogleich einer Umgestaltung unterworfen. Der leidenschaftliche Naturfreund legt sich Gärten an und umgibt sein Haus mit mehr oder minder kunstvollen Parkanlagen, und wenn seine Mittel dazu nicht ausreichen, dann zieht er sich in Kasten und Töpfen blühende Pflanzen und Blattgewächse und versucht, entweder ihnen einen möglichst guten Wuchs zu geben, sie zu „veredeln“, oder er befriedigt wenigstens durch eine dekorative Zusammenstellung im Zimmer, am Fensterbrett die gestaltenden Tendenzen seines Geschmacks. Der Pferdefreund begnügt sich ebensowenig mit den Tieren, die die Natur ihm liefert, sondern er sucht durch die verschiedenen Mittel der Züchtung, der Zureitung, der Ernährung, der Behandlung von Fell, Mähne und Schwanz einen Einfluß auf ihre Erscheinung auszuüben. Die Frauen ebenso, denen er seine Gunst zuwendet, wird der Frauenfreund nicht so lassen, wie er sie vorfindet; er wird ihnen das Haar stilgemäß ordnen lassen, er wird sie in passende Kleider stecken, welche die Reize der Gestalt zu heben, ihre Mängel zu verdecken imstande sind. Er gibt ihnen in der Einrichtung ihrer Wohnung, der Beleuchtung, der Stimmung einen geeigneten Rahmen. Je gewählter, je empfindlicher der prüfende Geschmack ist, desto eifriger wird sich im allgemeinen auch der anordnende betätigen; der hypersensitive Baudelaire verschmäht das Gegebene, die „platte“

Natur und schafft sich wenigstens in Träumen eine künstliche Welt. Von solchen Übertreibungen abgesehen, ist das, was der Geschmack durch seine Tätigkeit zustande bringt und was sich von dem vorher Dagewesenen spezifisch unterscheidet, in einem bestimmten engen Gebiete die Darstellung dessen, „was sein soll", wie es in dem oben angeführten Ausspruch von Goethe heißt. Diese Darstellung „dessen, was sein soll an uns und außer uns", ist das, was wir im weitesten Sinne künstlerische Tätigkeit nennen. Jede praktische Tätigkeit ist als eine solche Darstellung des Vernünftigen und Sittlichen, der Ordnung, des Maßes, der richtigen Verteilung der Dinge und als Bewältigung roher, naturgegebener Materialien auch eine künstlerische. Der künstlerische Gegenstand, den sie hervorbringt, ist aber im allgemeinen nicht ein Kunstwerk im strengen Sinne, sondern jene höhere Einheit von Persönlichkeit und Welt, die auf der ersten Stufe (welche nicht zeitlich die erste zu sein braucht) der Einzelne vollbringt, der sie aber faktisch nur in einem schmalen Bezirk verwirklichen kann — weiter erstreckt nur als ästhetisches Erlebnis, als Dichtung, Traum oder Weltanschauung, die ja alle nichts anderes sind als eine Erweiterung der Seele bis an die Weltgrenzen oder eine Anthropomorphisierung —, dessen eigentliche Herstellung aber das gemeinsame Werk aller Generationen eines Volkes oder einer Völkerfamilie, vielleicht zuletzt der Menschheit ist. — Was wir durch diese erweiterte Kunsttätigkeit, durch die Umordnung, Anordnung des Gegebenen herstellen, ist also kein Kunstwerk; es ist aber auch nicht Natur. Es ist gebildete, umgeschaffene Natur. Innerhalb der Natur — als Schauplatz seines Lebens und seines Wirkens — schafft sich der Mensch ein ästhetisches Ganzes besonderer Art: die gestaltete Welt, die Kultur. Dieses Gebilde unterscheidet sich von dem Kunstwerke dadurch, daß es nicht einen einzelnen Mittelpunkt hat — obwohl es Ausstrahlung eines Volkes, eines Zeitverlaufs ist — und damit keine unzweideutige Peripherie. Es ist prinzipiell unabgeschlossen und unabschließbar; aber es ist nicht unendlich, und wir stehen immer mitten darin, können es niemals von außen anschauen, wie ein in sich ruhendes Kunstwerk, dem wir gegenüberstehen. Bis zu einem gewissen Grade vermögen wir dies freilich zu tun gegenüber den mehr oder minder abgeschlossenen fremden oder ehemaligen erloschenen Welten, aber nur, soweit sich über ihnen und aus ihnen nicht die Idee der gestalteten Welt — eben als Idee — erhebt. Diese Welt unterscheidet sich von der Natur dadurch, daß sie ein ewig zur Form Strebendes ist, nicht ein Jenseits aller Form. (Vgl. meine Skizze: Das ästhetische Naturerlebnis. Zeitschr. f. Ästh., XIV. Bd., 3. Heft.) Sie ist auch nicht durch einen einmaligen Akt geschaffen, den Willen der Versenkung in sie, sondern sie entsteht durch dauernde Arbeit. Das Erzeugen dieser Welt ist ferner nicht ein rein seelischer Vorgang, sondern ein äußeres Hervorbringen. Die ästhetische Welt ist eine Vielfältigkeit, ein Gegliedertes. Aus der Natur könnte sich nichts hervorheben, sie zieht alles in sich hinein; eine Gliederung ist in ihr nicht möglich. Das einzelne vollendete Kunstwerk dagegen würde alle Aufmerksamkeit für sich in Anspruch nehmen. Es hat allen Wert in sich eingeschluckt und läßt nichts anderes neben sich aufkommen. Wo das Kunstwerk gegeben ist, da kann nicht gleichzeitig etwas anderes gegeben sein. Das Kunstwerk erfüllt die ganze Welt; vielmehr ist es selbst eine Welt, die uns erfüllt. Es ist in dem Augenblicke, wo wir ihm gegenüberstehen, das Universum, und außer ihm gibt es nichts. In der „Welt" muß die Schönheit verteilt sein, gebrochen, auseinandergelegt in ihre Spielarten. Die Zusammenstellung der Jünglinge und Mädchen in Hoffmannsthals: Der Tod des Tizian — es selber freilich ein Kunstwerk, aber die Darstellung einer Welt, einer Kultur — ist nach diesem Grundsatze vorgenommen. Wir sehen einen männlichen Jüngling und einen mädchenhaften neben einem echt weiblichen und einem knabenhaften Mädchen. Die Schönheit ist hier nach dem Prinzip des Geschlechtes in ihre Arten zerfallen; sie kann auch nach dem Altersmotiv geordnet sein, wenn etwa ein schöner Greis, ein stattlicher Mann, ein feuriger Jüngling, ein anmutiger Knabe bzw. die weiblichen Vertreter dieser Altersstufen nebeneinandergesetzt werden. Ebenso kann man die verschiedenen Stände, Berufe, Klassen eines Kreises zur Grundlage der Einteilung nehmen. Andere dagegen, etwa die Gegenüberstellung verschiedener Volkstypen, können unter Umständen die Einheit der schönen Welt selbst zerreißen, welche ja immer eine bestimmte Welt, die Welt einer Zeit, eines Volkes, einer Gesellschaft sein soll. — Mit der Natur und mit dem Kunstwerk sind wir allein; sie fordern die strengste Einsamkeit von uns. In der gestalteten Welt leben wir gesellig, und obgleich auch in der Kultur oder eigentlich zwischen den Kulturen — es gibt ja nur Kulturen einer Zeit, eines Volkes, einer Persönlichkeit — Fremdheit und Trennung bestehen, so ist sie doch das Reich der Gesellschaft, die Atmosphäre, welche den seelisch-geistigen Stoffwechsel vermittelt, das Kraftfeld, in dem die Ströme von einem Magneten zum andern gehen.

Die gestaltete Welt oder die Kultur weist zwei Grundphänomene auf: die Atmosphäre und die besondere Prägung der Dinge in ihr, den Stil.

„Alles Lebendige bildet eine Atmosphäre um sich her", sagt

Goethe einmal. Von einer Seite — sozusagen von innen her — erfaßt, ist Kultur nichts anderes als die spezifische Atmosphäre, die der Mensch als geistiges Wesen um sich erzeugt. Einatmen und Ausatmen sind die rythmischen Zustände, in denen diese Atmosphäre erhalten wird, wie Diastole und Systole der Pulsschlag des Lebewesens in ihr. Mit Hilfe dieses Bildes läßt sich auch das eigentümliche Wechselverhältnis darstellen, das zwischen Persönlichkeit und Kultur obwaltet; die Kultur ist einerseits von ihr erzeugt, andererseits umgibt sie sie wie ein Medium, von dem sie nicht nur empfängt, sondern an das sie auch mitteilt. Die Persönlichkeit atmet sie aus und atmet sie ein. Die Höfe, welche die vielen Persönlichkeiten als Kerne um sich bilden, verschmelzen zu einem gemeinsamen Dunstkreis, durch welchen hindurch jene in Wechselwirkung treten, von dem der Einzelne Nahrung erhält und der alles aufsaugt, was dieser hinterläßt. Die Atmosphäre ist für das Ganze einer Kultur, das Kultur-Individuum, die Gesellschaft, das Zeitalter, die Nation, der sie zugehört, etwas Ähnliches wie die Distanz für die Persönlichkeit — obschon auch die Persönlichkeit eine Atmosphäre besitzt und auch die Kultur eine Distanz —: eine Fortsetzung ihrer Wirkung über ihre Grenze hinaus, welche den Charakter, die Stimmung des Raumes in der Umgebung vorschreibt. Die Form schafft den Raum als die Bedingung ihrer Möglichkeit; aber sie schafft ihn nicht nur, sie beherrscht ihn auch. Der Raum um den Moses des Michelangelo wogt wie die schwere ölige Dünung von den stürmischen Kräften, die das Gotteswort auf seiner Lippe aufruft; der Raum um Rodins Balzac ist luftleer, eiskalt und klingend wie der mit rasender, widerstandsloser Geschwindigkeit durcheilte Fixsternhimmel. Distanz und Atmosphäre einer Gestalt unterscheiden sich voneinander wie Kraft und Stoff. Distanz ist die Ausstrahlung der den Individuen entströmenden, aus ihnen hervorgehenden Energien in den Raum, Abstoßung und in gewissem Sinne auch Anziehung, Festhalten, Bannen an den Rand des Abstandes. Atmosphäre ist die Erfüllung des Raumes mit den Materialien, welche in jenen Leibern verdichtet sind; sie schlüpfen durch die Poren der Oberflächen und lagern sich wie eine dunstige Wolke um sie her. Distanz ist kühl, aber Atmosphäre ist die Wärme des Lebens; sie ist das Nahrungspendende, die Vorratskammer, in der wir uns stärken, aus der wir uns herausholen, womit alles Lebendige und Atmende sie angefüllt hat. — Als „Mittel" zwischen den geistigen Kernen, den Persönlichkeiten, hat die Kultur das Amt der Vermittlung zwischen ihnen; die Gehalte der einen müssen in sie eingegangen sein, um zu den andern gelangen zu können. (Diese Vermittlung besorgt den äußeren Verkehr zwischen den einzelnen Individuen, während die innere Gemeinschaft der Gattung, ihre Verwandtschaft, ihr direktes Ineinanderübergehen ermöglicht.) Alles, was eine Persönlichkeit oder ein Werk andern zu geben hat, bedient sich der Vermittlung dieser zwischen beiden lagernden Dunstschicht und wirkt auf das Organ für sie: auf den Geschmack. Wie der Geschmack einerseits sogleich umbildet, was er gewählt hat, so wählt er andererseits nur, was er bereits gebildet hatte, das Aufgelöste, Lebendige. Was geschmeckt wird, ist immer die Atmosphäre einer Gestalt, der Duft einer Blüte des Lebens. Dagegen spricht scheinbar die Tatsache, daß unser Geschmack auch zu den sogenannten ästhetischen Elementen und zur Natur in Beziehung tritt. Bei schärferem Hinsehen jedoch gewahren wir, daß es eben kaum etwas gibt, was wir nicht wenigstens in Analogie mit einem Lebendigen erfassen oder was unser Geist nicht im Aufnehmen schon umbildet, zu einem uns Gemäßen und Angemessenen macht.

Der Geschmack ist überall dort wirksam, wo ein Austausch zwischen Persönlichkeit und Welt in Frage kommt, beide als Gegenstände voneinander gelöst sind und doch durch stoffliche Verwandtschaft, dynamische Bewegtheit zueinander in Beziehung stehen. Diese Beziehung hört nur auf in dem einen Grenzfall, wo die Gegensätze ganz zusammenfallen und in dem andern, wo sie ganz auseinandertreten — im reinen Naturerlebnis und im reinen Kunsterlebnis; beide sind jedoch immer nur angenähert verwirklicht: ein völliges Verschmelzen von Seele und Natur würde jedenfalls das Erleben überhaupt aufheben und eine absolute Trennung es nicht erst zustande kommen lassen. Dies besagt, daß jene Einheit nur gleichsam wie ein Ideal, ein Grenzbegriff über dem ästhetischen Naturerlebnis schwebt, zu dem es nur hinstrebt, daß aber empirisch immer eine Zweiheit, ein Unterschiedensein bestehen bleibt, und also ein anzufüllender Raum für den Geschmack. Das allgemeine Ergriffensein durch die Natur schlechthin, das der Sinn des Naturerlebens ist und in dem die Bestimmtheit der Seele wie der Natur völlig untergeht, erfordert eine vom Geschmack unabhängige (jedenfalls vom Geschmack im engeren Sinne unabhängige) Gemütsanlage — und Beschaffenheit. Schon Kant lehrt, daß wir von einem Menschen, der die Schönheiten der Natur nicht zu würdigen wisse, nicht sagen, er habe keinen Geschmack, sondern er habe kein Gefühl. Wir sprechen von einem „Sinn“, einer „Empfänglichkeit“ für Natur, wo wir sehen, daß der Wanderer ergriffen wird von den Schauern des Waldes oder von der Majestät der Berge. Von der Hingabe an die Natur überhaupt aber scheiden wir die Einstellung auf diese oder jene Natur. Ist jene vorhanden, so gibt diese dem Geschmack die Gelegenheit, sich zu betätigen. Ob einer lieber im Hochgebirge sich aufhält oder an der Küste des Meeres, ob er die Szenerie der Steppe oder die wasserreiche Flußniederung vorzieht, das hängt ganz von seinem Geschmack ab. Der Geschmack ergreift das Förderliche und er verhält sich hier ähnlich wie im Reiche der ästhetischen Elemente. Wie er dort etwa das Vorziehen des Blau oder des Rot als des Beruhigenden oder des Erregenden, je nach den dauernden oder vorübergehenden Bedürfnissen des Wählenden besorgt, wie er es andererseits dort leistet, das durchaus Zerstörerische und Vernichtende abzulehnen, so vollzieht er auch hier erstens die Wahl zwischen den verschiedenen Landschaftscharakteren, zweitens die Fernhaltung des Bedrohlichen, Tötlichen. Jedermann weiß, daß die Erhabenheit, die gewaltige schreckliche Schönheit des Hochgebirges erst spät ästhetisch gewürdigt worden ist. — Da nun niemals einfach „Natur“ gegeben ist, sondern immer nur eine Natur, Gletscherwelt oder Ozean, Wüste oder Urwald, so ist bei jedem ästhetischen Naturerleben auch der Geschmack beteiligt.

Eine ähnliche Rolle wie der Landschaft gegenüber spielt der Geschmack, wie schon angedeutet, bei den ästhetischen Elementen. Vielleicht kann man gerade an seinem Verhalten zu ihnen — etwa zur Farbe — zeigen, wie all seinen Funktionen dieselben Bedürfnisse der Seele zugrunde liegen, wie er überall, im Sinnlichen und im Geistigen, dieselben Gesetze erfüllt. Die vorzugsweise oder ausschließliche Anbringung einer bestimmten Farbe oder Farbengruppe in unserer Umgebung ist ebenso, wie jedes andere Ausdrucksmittel, eine klare und unmittelbare Sprache unserer Seele. Der rohe und dabei tatkräftige Mensch hat die größte Freude an einem grellen, schreienden Rot, der sanfte und träumerische liebt das geheimnisvolle Blau, der ernste und arbeitsame, ruhige, schlichte Farben, das Braun und Grün, der Melancholische die düsteren, die tiefen Bronze- und Purpurtöne, das Schwarz, der lebenslustige die hellen und heiteren das Rosa und lichte Blau, der Überempfindsame das Grau und das Lila. Weiter bevorzugt der Geschmack nicht nur die eine oder die andere Farbe in der Umgebung schlechthin, sondern er zeigt sich erst eigentlich in der Zusammenstellung mehrerer Farben. Er sucht das Passende, er will zusammenfügen, was zueinander gehört; im Grunde ist ja auch schon das Stimmen der Umgebung auf einen einzigen Ton ein solches Zusammenfügen: die Anpassung der Welt an die Seele. Aber im allgemeinen handelt es sich ja bei dieser Angleichung nicht darum, alles in eine einzige Farbe zu tauchen; das gäbe eine Monotonie, welche die Seele nicht lange ertragen könnte. Das Stimmen auf einen Ton ist also in Wirklichkeit immer schon ein Zusammenstimmen verschiedener Töne zu einem Akkord, die mehrfache Abwandlung des Grundakkords und seine Wiederaufnahme, die Durchführung eines Grundthemas der Farbe durch verschiedene Variationen. Im Geschmack ist immer auch etwas Geistiges, ein Unterscheiden und Ordnen, eine beziehende Tätigkeit. Wenn man einer Frau nachrühmt, sie habe in der Wahl eines einfarbigen Kleides Geschmack bewiesen, so meint man damit, die Farbe passe zu ihrem Haar, ihrem Teint, zu dem Ton ihrer Zimmer und ihrer sonstigen Umgebung. Bei der Beurteilung, ob eine Farbe zu wählen oder zu verwerfen sei, ist fast immer gemeint, ob sie zu andern bereits gegebenen Farben stimme oder nicht. Getreu den Stimmungsabschattungen, die den Farben eigentümlich sind, werden an dieses „Passen“ verschiedene Anforderungen gestellt. Zu einem ohnehin bunten und lustigen Farbenensemble lassen wir eher eine Farbe hinzutreten, die eigentlich nicht ganz hineingehört, während wir einer ernsten, gehaltenen und düsteren Farbenharmonie gegenüber viel strenger, viel weniger läßlich sind. In einer fröhlichen Unterhaltung lassen wir ja auch eher etwas nicht Hineinpassendes durchgehen und sind weit minder empfindlich gegen einen Mißton als in einem traurigen, schmerzlichen Gespräch; hier verletzt uns jede Störung, jede Abweichung in eine andere Gemütsverfassung als eine unverzeihliche Taktlosigkeit. Überhaupt muß in den Farben, die zusammengestellt werden dürfen, eine ähnliche Gleichheit des Charakters vorhanden sein wie bei den Menschen und ihren Gesellschaften; die kühlen nehmen sich gut neben den kühlen aus, die warmen neben den warmen; schwere Töne gehören zu schweren und leichte zu leichten. Freilich darf man, um eine besonders erregende Wirkung zu erzielen, in einzelnen Fällen auch einmal einen heißen Ton aufschreien lassen zwischen den kalten, oder einen eisigen schneidend aufblitzen unter den warmen. In eine sonst ernst gehaltene Tonfolge kann ein einzelner freudiger Akzent etwas Pikantes hineinbringen, und eine allzu leichtsinnige Gesellschaft darf durch ein schweres, gewichtiges Element einen Halt bekommen. Im ganzen gilt für die Farben dasselbe, was für Personen gilt, wenn sie sich untereinander vertragen sollen: Gleichheit in der Verschiedenheit oder Verschiedenheit in der Gleichheit wird gefordert. Entweder haben wir denselben Wärme- bzw. Helligkeitsgrad bei verschiedenen Farben oder dieselbe Grundfarbe in verschiedenen Abschattungen. Ebenso wie eine geistige Verfassung, die eine Gesellschaft von Menschen zusammenhält, gern in den einzelnen Mitgliedern als jeweils eines seiner analytischen Bestandteile erscheint, so kann man eine ästhetisch erfreuliche Wirkung erzielen, wenn man etwa aus einem grau schillernden Stoffe die einzelnen Farbkomponenten herausgreift, das Bräunliche, das Lila, das Grün usw. und zu Schmuckteilen verwendet. Und ebenso wie für eine Schar von Jüngern, Strebenden das Gemeinsame ihres Strebens, das Zusammenhaltende in ihren Gesinnungen sich in einer überragenden Führergestalt unter ihnen darzustellen liebt, so ist es gut, verschieden gefärbten Einzelheiten eines Teppichs z. B. dadurch eine Einheit zu geben, daß man die beherrschende Farbe, zu der sie entweder verschmelzen oder von der sie Nuancen sind, als ihren Grund oder ihren Rahmen sich abhebend und jene dennoch in sich aufnehmend hinzufügt. Überall sind es die eigenen Gesetze des Lebens und des Geistes, die wir in all seinen Produktionen wiederfinden. Nicht anders als bei den Farben ist der Geschmack beteiligt bei der Anwendung und dem Genuß derjenigen Reize, welche die „niederen Sinne" befriedigen. Das Parfüm verrät in seinem Gebrauche das Lebensgefühl oder den Geist einer Zeit ebensosehr wie die Staatsverfassung oder die Kunst. Im Orient, wo jeder Genuß die Färbung des Rausches und Traumes hat — die Wirkung der Opiate —, werden betäubende, einschläfernde oder aufregende Düfte bevorzugt. Im Frankreich des launischen Rokoko, wo die Dame von Welt am Abend mit einer andern Haarfarbe zu erscheinen hatte als am Vormittage, liebte man den kapriziösen Wechsel der Wohlgerüche. Wir heute, die wir den Sinn für Verhaltenheit mit dem für persönliche Eigenart verbinden, gestatten nur eine Essenz, die — zugleich diskret, individuell und dauernd — von ihrem Träger oder ihrer Trägerin untrennbar wirkt, als eine zarte Ausstrahlung ihres sozusagen ätherisierten Leibes aufgenommen wird.

Deutlicher noch als die Wahl der Parfüms, die Bevorzugung bestimmter Farben in einer Epoche ihr eigentliches Wesen ausspricht, tut dies die Kleidung. Die Geschichte der Trachten gehört in die Geistesgeschichte so gut wie die Geschichte wissenschaftlicher Probleme; auch die Bekleidung der menschlichen Gestalt ist ein Problem, für das jede Landschaft, jede Kultur ihre eigene, ihr entsprechende Lösung gefunden hat. Die griechische Welt z. B. ist eine vorwiegend plastische, sie nimmt den Menschen als einzelnes, abgeschlossenes Individuum und gibt ihm ein Gewand, welches die ganze Vielfältigkeit und Variabilität des Lebens in ihm (in seiner Isolierung) zur Darstellung bringt. Das griechische Gewand kann und soll von allen Seiten gesehen werden; seine Schönheit erschöpft sich erst in einer Totalität der Ansichten; entsprechend entfaltet es seine Reize erst in der Bewegung, in einem Zeitverlaufe. Ganz anders verfährt die malerische Welt des Velasquez. Die „spanische Mode“ ist offenbar darauf zugeschnitten, daß man ihre Träger von einem bestimmten Standpunkt aus, vor allen Dingen in ruhiger Haltung, betrachtet. Aber der einzelne Träger ist gar nicht der ästhetische Gegenstand, dem wir zugewendet sein sollen, das ist die Versammlung, die Gesellschaft, der Hof. Und in dieser Gesellschaft mit ihren verschiedenen Stellungen und Aufzügen finden wir jene belebende Mannigfaltigkeit, die der Anblick des Einzelnen uns versagt. Die athenische Gesellschaft ist auch in ihrer Kleidung republikanisch — ein Nebeneinander von gleichgeordneten, in sich ihre Bedeutung findenden Persönlichkeiten; die Gesellschaft am spanischen Hofe ist eine Stufenanordnung von rangverschiedenen und eben dadurch innerlich zusammengehörigen Gliedern eines Ganzen; sie ist monarchisch, aristokratisch; alle Teilnehmer bilden gemeinsam einen Organismus — gemeinsam nicht nur unter sich, sondern zusammen mit dem Volke, dessen oberste Pyramidenspitze und dessen blendendste Repräsentation zugleich sie sind. Die absichtliche und selbstbewußte Darstellung einer solchen, auf natürliche Weise gewordenen Einheit, eines nationalen Organismus, ist ebenfalls eine Funktion des Geschmacks — er ist der erste und oberste „Zeremonienmeister“. Wie die Volksgebilde, Staaten und Gesellschaften selbst aus ihm herausgestaltet sind, so gilt dies noch deutlicher von den Formen, in denen sich diese Gebilde ausdrücklich für die Anschauung zusammenfassen; die repräsentativen Handlungen der Monarchen und der höfischen Gesellschaft, ihre Schaustellung an nationalen Gedenktagen, bei fürstlichen Besuchen usw. — und ferner die Aufzüge der Gilden und Stände, das kirchliche Gepränge, die Volksfeste gehen nicht nur aus dem Lebensgefühl einer Gemeinschaft hervor, sondern sie sind einerseits Höhepunkte dieses Lebensgefühles, sein verstärktes Aufschäumen, andererseits das Seiner-inne-werden, der Selbstgenuß der Volksseele, die sich in ihnen offenbart und spiegelt. Wie der Fürst mit seinen ihm näher oder ferner stehenden Hofleuten und Untertanen, der hohe kirchliche Würdenträger mit den niederen und der Gemeinde, so bildet der Gutsherr mit den Dienstleuten, der Kapitän mit der Schiffsmannschaft, der Kaufmann mit den Angestellten eine ästhetisch wirksame Einheit. Das Bild eines solchen Ganzen — hier von den verschiedenen Mitgliedern eines Handwerkerhauses und seiner Werkstatt dargestellt — hat uns Th. A. Hoffmann gezeichnet in seiner Erzählung: Meister Martin der Küfner und seine Gesellen. Der Rahmen dieses Bildes umschließt aber nicht nur den Hausstand des ehrsamen Martin, sondern auch die übrigen Stände erscheinen in ihren Vertretern, die Vorsteher der andern Zünfte, die sangeskundigen Meister alle, das niedrige Volk, das Kunsthandwerk und die Kunst, das Patriziat der edlen Stadt Nürnberg und endlich der Adel, das Junkertum. Hier wird uns anschaulich vorgeführt, daß Jeder mit seinem Berufe nicht nur ein nützliches Amt ausübt, sondern zugleich mit seinem Stande eine ästhetische Funktion in dem Gemeinwesen erfüllt, dem er angehört. Diese höhere Bedeutung der Teilnehmer ist es auch, welche sich in den gemeinsamen Festen zur Geltung bringt.

Mit den Festen ist auch die höchstpotenzierte Selbstdarstellung einer Seele, die Kunst, aufs innigste verbunden. In den Blütezeiten der unst sind Leben und Werke stets untrennbar verflochten gewesen; nirgends ist hier das tägliche Leben von der Kunst verlassen, sie durchwohnt Gebärde und Rede, Kleidung und Gerät. Der Künstler hat sein Werk nicht einsam und losgelöst in seiner Behausung geschaffen, ohne Fühlung mit dem Atem seiner Zeit und seines Volkes, es dem Zufall überlassend, welchen Platz dieses Volk ihm im Bauwerk seiner Kultur anweisen würde, sondern er hat es verfertigt, um an einer bestimmten Stelle zu stehen, zu einer besonderen Gelegenheit aufgeführt zu werden, und hier und dann der gemeinsamen Gesinnung Mund zu sein, welche den Ort und seine Ausfüllung geschaffen hatte.

Mit dieser Funktion im Gemeinschaftsleben, in der Kultur, ist freilich die Bedeutung des Kunstwerkes nicht erschöpft, wohl aber liegt hierin wesentlich das, was es dem Geschmack angehörig sein läßt, es seiner Herrschaft unterwirft. Wir können uns selber — als Lebewesen — in zwiefacher Weise auffassen: einmal sind wir Einzelwesen, Individuen, vollkommen abgeschlossen, kleine Welten, deren Leben nur innerhalb ihrer Teile kreist. Das andere Mal sind wir Durchgangsstationen für ein fortschreitendes und weiterschreitendes Leben, Wellen in einem uns durchflutenden Strome, Glieder in einer Kette, Träger eines Tieferen, Überindividuellen, das in uns nicht erschöpft ist, sondern über den Einzelnen immer wieder hinweggeht. Das Leben, das in ein Individuum eingegangen ist, das sich die Form eines Individuums gegeben hat, in dieser Form, als diese Form in die Existenz getreten ist, sucht diese Form immer mehr auszubilden, sie zu einem Endgültigen, Absoluten zu machen, gleichgültig dagegen, daß es auch durch dieses Individuum andererseits nur hindurchpassiert, daß es von ihm aus sich weiter seinen Weg bahnt zu neuen, aus ihm hervorgehenden, von ihm gezeugten und geborenen Gestaltungen. Indem es sich im Einzelwesen gleichsam verfestigt, wirkt es wie ein zentraler Kraftpol in ihm, das seinen Wirkungsradius immer weiter um es her ausdehnt, alles in seiner Umgebung seiner eigenen Art gemäß umbildet und umwandelt, alles zu sich heranzieht und für sich verbraucht, was ihm dienen kann in seiner Selbststeigerung und ohne sich darum zu bekümmern, ob dieses andere selbst wieder ein Mittelpunkt ist, ein Lebensquell, dessen Wasser durch die fremden Zirkel getrübt und verunreinigt wird. Dieses verschiedene Verhalten zum Leben und seinen Gestalten gibt auch der Kunst und ihrer Bedeutung für uns eine Doppelheit. Einerseits gibt es eine Form der Kunst, — Kunst im weiteren Sinne — welche nichts ist als eine Erscheinung des sich erweiternden Lebens, nur seine menschliche Auswirkung in einem größeren Umkreise. Andererseits aber sind wir gezwungen, das Kunstwerk anzusehen als zugehörig zu jenen selbstherrlichen Gebilden, zu denen das Leben über das Ausgangsindividuum hinwegschreitet, um sich in ihm selber zu einem neuen, selbständigen Gebilde zu bestimmen. Das Kunstwerk erscheint uns als ein eigenes Gewächs auf dem Boden des Lebens, unmittelbar von seinen Kräften genährt und seinen göttlichen Funken in sich bewahrend; denn es entwickelt sich nach denselben Gesetzen wie die Organismen, es hat einen Keim, es wächst, es zieht die brauchbaren Stoffe in seiner Umgebung an und nützt sie für sich aus, nimmt sie in seine Formen auf, verwandelt sie und harmonisiert mit den andern Organismen der älteren, derselben, der folgenden Generation oder gerät mit ihnen in Kampf. Das Kunstwerk kehrt wie das Lebewesen in sich zurück, es hebt die Exzentrizität wieder auf, es hat eine Einheit, eine Idee. Daß das Kunstwerk eine Idee hat, das Werkzeug oder eine andere nützliche Einrichtung in der menschlichen Kulturarbeit aber nicht, das ist das einzige allen echten Kunstwerken Gemeinsame, und das berechtigt uns allein dazu, nicht nur von „Künsten" zu sprechen, sondern von „der Kunst"; beweisen läßt sich so etwas freilich nicht. — Das Auftreten einer Idee in ihm trennt auch das echte Kunstwerk scharf von aller „primitiven Kunst", so wertvoll und „kunstreich" diese im übrigen sein mag. Die Idee will leben, sie wehrt sich gegen den Untergang, sie sucht sich im Kunstwerk Dauer zu geben. Kunst überhaupt steht ja in einer nahen Beziehung zur Vergänglichkeit und entsteht an den Gräbern der Toten. Dadurch, daß der Überlebende den Gestorbenen ehrt, sein Andenken oder sogar seinen Leichnam selbst zu erhalten sucht, sorgt er auch für die eigene Verewigung. Einerseits wird die Sitte ihm nach seinem Tode Gleiches von den Späteren bescheren; andererseits fühlt er zwischen sich und dem Abgeschiedenen eine Einheit des Blutes und der Seele, und indem diese Einheit fortlebt, tut er es selbst. Überall gehört das Leichenbegängnis zu den Veranlassungen feierlicher Zusammenkünfte der Volksgenossen; das Glück der Zurückbleibenden, selbst noch das Dasein zu genießen und die Furcht vor dem eigenen dunklen Ende läßt die allgemeine Lust nach der Bestattung oder Verbrennung des Entschlafenen noch höher aufflackern als bei andern Gelegenheiten. Die Nähe des Todes hat oft während des Wütens verheerender Seuchen die Zahl und den Glanz der Feste vermehrt, und wo der Wunsch nach Verstärkung des Lebensgefühls mit besonderer Stärke auftritt, da ist er selbst schon eins mit der Angst vor dem Aufhören dieser Empfindung. Auch die „Fremdgestaltung" ist noch beeinflußt von dem Triebe der Selbsterhaltung.

Die künstlerische Erweiterung des Lebens über sich hinaus, ehe es noch zur Bildung eigener Kinder fortgeschritten ist, geschieht zunächst wohl hauptsächlich in der Form der Dekoration. Der Naturmensch sucht sich Muscheln, Federn, Steine, Blumen, alles, was seine Umwelt ihm zur bequemen Handhabung darbietet, um sich damit zu schmücken, um sich in diesem Schmuck als einen Gesteigerten zu empfinden. Er ordnet diese Elemente so um sich an, daß die Bildungsprinzipien seines eigenen Körpers sich in ihnen ausdrücken: Symmetrie, die monarchische Beherrschung durch ein höheres Glied usw., also daß der geschmückte Mensch nichts weiter ist als das in seiner Bedeutsamkeit erhöhte, sich fühlende und darstellende menschliche Wesen, eine Fortsetzung und Selbstpotenzierung seines Lebens. Die sogenannten ornamentalen und dekorativen Gesetze ergeben sich bei dem Hinausgreifen des Lebens über sein ursprünglich gegebenes, auf ein fremdes, ihm anzupassendes und anzuähnlichendes Material, in dem es sich selber wiederfinden, über das es herrschen will, um sich in ihm zu genießen. Dadurch aber, daß das Lebendige, der Mensch, sich zum Mittelpunkte dieser Veranstaltungen macht, erteilt er all diesen Elementen, die er zum Schmucke verwendet, eine gewisse Gleichartigkeit — gleichartig werden sie in ihrem Verhältnis zu ihm kraft ihrer Funktion des Schmückens, wie die Blumen des Kranzes, die Muscheln am Gürtel — eine Typisierung. Das Leben hat eine Tendenz zur Nivellierung seiner Umgebung; es typisiert, es relativiert, es entwertet. Jene Lebenserhöhung geschieht aber nicht allein in der gleichsam statischen Form der sichtbaren und tastbaren Verzierung, sondern auch in der dynamischen Form der frei in sich schwingenden, gewissermaßen inhaltlosen Tätigkeiten: den Spielen, Tänzen, der primitiven Musik; vielleicht sind hierher auch die Zeichnungen, Malereien, Schnitzereien der Jägervölker zu rechnen; sie haben einen motorischen Wert, wenn dieser auch nicht ihr einziger ist. Auch hier überträgt sich überall die Schwingung der Lebensvorgänge auf ihre Weiterführung als Takt, als Rythmus.

Sobald das Kunstwerk seinerseits selbständig geworden ist, sobald Kunstwerke da sind, können wir sagen, wenden sie wiederum dieses selbe Verfahren an auf ihr Material; und indem dieses Verfahren, das Anordnen, das eigentliche Tun des Geschmacks ist, so ist auch dieses der Ort, wo der Geschmack in ihm wirkt. Der Geschmack spielt eine doppelte Rolle dem Kunstwerke gegenüber: er steht einmal in ihm, in seinem Zentrum, und ordnet von ihm aus den Stoff, mit dem der Kunstgedanke sich bekleidet; er diktiert dann die Gesetze des Rythmus, der Harmonie, des Kontrastes u. a. als Vollstrecker der Befehle, die das Leben in ihm gibt; und auf das Erfülltsein dieser Gesetze bezieht sich auch alle Beurteilung, die der Geschmack überhaupt dem Kunstwerk als solchem angedeihen lassen kann. Oder aber der Geschmack ist das ausführende Organ des Lebendigen außerhalb des Kunstwerkes; dann tritt es ihm entgegen als eine fremde Macht und behandelt es selbst wiederum als Glied einer ihm von außen auferlegten Ordnung, als Teil eines Systems, das ein anderes, das Gegenüberstehende, das Lebendige um sich bildet. Wie das Kunstwerk aus dem Leben hervorgeht, so wird es auch wieder — bis zu einem gewissen Grade — in das Leben hineingezogen, und zwar auf zweierlei Weise, einmal durch den bloßen Genuß, der dem Leben Nahrung, Bereicherung gibt, einmal durch die dekorative Verwendung, welche jenes Verhältnis auch äußerlich zur Darstellung bringt. Der Geschmack verfährt immer irgendwie dekorativ mit dem Kunstwerk; entweder ist der Kunstgedanke selber das zu Dekorierende, oder das Kunstwerk wird Element, mit dem das Leben sich dekoriert. Zwei verschiedene Typen lassen sich schon an den primitiven Zeugnissen menschlichen Kunsttriebes unterscheiden: naturalistisch gewollte und gedachte Darstellungen von Tier- und Menschengestalten und rein ornamentale Verzierungen des eigenen Körpers und seiner Umgebung, besonders seiner Gerätschaften. Obgleich diese beiden Arten urtümlich künstlerischer Tätigkeit im Gegensatz zum eigentlichen Kunstwerk zusammengehören als anschauliche und motorische Auswirkungen der Lebenskraft und Lebensfreude, so lassen sie doch andererseits schon die Doppelstellung erkennen, die der menschliche Geist den Werten der Kunst gegenüber einnimmt; jene werden als Selbstzweck behandelt, mit ungeheurem Fleiß und bewundernswerter Selbstverleugnung hergestellt, zu keinem andern Gewinn als aus Freude am Können und am Gekonnten. Diese andern werden als dienende Glieder in die Gesamtheit des Lebens einbezogen, als Mittel, die Wirkung der eigenen Person, die Gastlichkeit der Behausung, den Rausch des Festes zu steigern. Mannigfach verschlingen sich im Laufe der Entwicklung diese beiden ursprünglichen Faktoren. Der Schmuck, zuerst angebracht, um den Eindruck eines menschlichen Trägers oder eines andern vitalen Wertes zu heben, übt nun dieses Amt an der dominierenden Gestalt eines rein künstlerischen Werkes aus, er wird zum dekorativen Elemente der Kunst. Das Kunstwerk umgekehrt steigt von dem Postament seiner absoluten Selbstgenügsamkeit herab und ordnet sich einem umfassenderen architektonischen oder repräsentativen Zusammenhang ein. Bei diesem Übergange vom selbständigen Werke zum dekorativen Bestandteil, der natürlich nicht ein zeitliches Nacheinander zu sein braucht, widerfährt den Kunstwerken dasselbe, was den ästhetisch gleichgültigen oder nur geringwertigen Elementen primitiver Ornamentik, den Strichen und Kreisen, den Muscheln und Federn geschieht: sie werden selbst einer Nivellierung und Gleichmachung unterworfen; ägyptische Statuen und Sphinxe stehen in Reihen, griechische Bildwerke bedecken Friese, Metopen und Giebelfelder, Lieder und Gedichte knüpfen sich zum Zyklus. Alles kann durch solche Umwandlung zum dekorativen Elemente gemacht werden, und so ruft Goethe aus bei den Basreliefs eines antiken Sarkophags: „Sind die toten Töchter und Söhne der Niobe hier nicht zu Zieraten geordnet? Es ist die höchste Schwelgerei der Kunst! Sie verziert nicht mehr mit Blumen und Früchten, sie verziert mit menschlichen Leichnamen.“ (Der Sammler und die Seinigen.) Hier ist das architektonische Ganze des Sarkophags das Kunstwerk, und die Einzelkunstwerke sind die Elemente des Schmuckes. Von der Herstellung eines dekorativen Ganzen aus ästhetisch unwichtigen Elementen bis zur Verwendung eines künstlerischen Ganzen zum dekorativen Element läuft eine kontinuierliche Folge. Nicht jedes Kunstwerk eignet sich gleichgut zur Dekoration, und zwar zur Dekoration überhaupt, nicht nur zur Dekoration eines bestimmten Ganzen. Es hängt davon ab, wieweit das Kunstwerk selbst noch ornamental gebildet ist, wieweit es die Gesetze des Lebens, aus dem es hervorgegangen ist, noch an sich trägt, oder wieweit es „Stil“ hat. Wo die dekorativen Elemente selbst noch kunstfremd sind, wo sie bloß aufgefunden und zusammengestellt werden, da sprechen wir noch nicht von einem Stil. Ein Stil entsteht erst, wenn die Gegenstände, welche der Mensch in seiner Umgebung anbringt, schon alle selbst von ihm hervorgebracht sind und jedes einzelne Ding von vornherein herausgewachsen ist aus dem

Geiste des Ganzen. Ein Stil ist nicht eine bloß äußere Unterwerfung, sondern die innere Umgestaltung einer Welt durch eine Seele. Wie aber das sichtbare Hervortreten des Stiles am Kunstwerk, seine Stilisiertheit, nicht auf der ersten Stufe des künstlerischen Lebens auftritt, sondern erst auf einer späteren, so erscheint es auch nicht mehr oder nicht ganz mehr auf der letzten; es gibt bis zu einem gewissen Grad eine Erhebung des Werkes über den Stil.

Das Kunstwerk zeigt nicht nur die allgemeinen Züge des Lebens, sondern auch den speziellen Gestaltungstypus desjenigen Lebens, aus dem es aufblüht. Wir reden von dem persönlichen Stil eines Künstlers, von dem Stil seiner Heimat, seines Volkes, der ganzen Völkergruppe, zu der es gehört, in einer bestimmten Zeit, wie etwa von dem Stile der Gotik, des Barock, zuletzt von noch größeren Einheiten wie dem europäischen und dem ostasiatischen Stil. Der einzelne Künstler verhält sich nun zu diesen größeren, gestaltenden Einheiten nicht etwa so, daß er sich ihnen unterwirft, sondern sie wirken aus ihm heraus kraft der eigentümlichen, uns schon bekannten Struktur der Seele, daß in ihren niederen Allgemeinheiten die höhere eingeschlossen ist und durch sie hindurchstrahlt. Der Einzelne hat immer in seinem persönlichen Geschmack zugleich den Geschmack seiner Nation und seiner Epoche; ihr Stil ist in ihm ideell angelegt und präformiert — aber nicht nur als Trieb, sondern auch als Sollen. Der Stil ist immer dasjenige an einer Reihe von Gestalten, was sie als zusammengehörig erscheinen läßt, was ihnen gemeinsam ist; in den Radierungen Rembrandts finden wir überall dieselbe Handschrift, in jedem Satze Kants tritt uns eine gleich unauflösliche, aber unverkennbare Eigenart des Baues entgegen. Andererseits ist der Stil wiederum dasjenige, was eine Gruppe von Gegenständen zu einer einzigen, unwiederholbaren und nicht zu vergleichenden macht, wodurch sich jedes zugehörige Element von jedem nicht zugehörigen Dinge der Welt unterscheidet; der Stil „definiert eine Menge" — mathematisch und damit in diesem Falle übertreibend gesprochen. Der Stil ist am Kulturwerk, was der Habitus an der Pflanze ist: ihr durchgreifender, unverwechselbarer Charakter, der es uns ermöglicht, Standort und Herkunft auf den ersten Blick zu bestimmen. Das Verhältnis des besonderen Stiles zusammengehöriger Kulturwerke und zunächst der hervorbringenden Persönlichkeiten zu ihrem Milieu ist ein ganz analoges, wie das Verhältnis einer einheitlichen Flora, etwa der einer Dünenlandschaft oder einer Steppe zu ihrer Umwelt. Er ist das Produkt einer Zweiheit von Faktoren: der mitgebrachten Eigenart des schöpferischen Genius und der teils vorgefundenen, teils selbstgeschaffenen Kulturatmosphäre, die ihn umgibt — ebenso wie die Pflanze einerseits nach ihrer Eigenidee sich entwickelt, andererseits unter dem Einfluß eines Erdreichs und eines Dunstkreises, die zwar abhängig sind von den geologischen und klimatischen Verhältnissen ihres Bodens, zu deren Entstehung sie oder ihre Vorgänger aber auch das Ihrige beigetragen haben. Je fester das Werk in diesem Boden noch haftet, je näher es dem Leben noch steht, das in ihm gedeiht, je weniger es sich von ihm gelöst hat, desto besser ist es gleichzeitig dekorativ zu verwenden. Das stark stilisierte Werk ist gleichzeitig das stark dekorative; weil es am innigsten in einer Gemeinschaft wurzelt, darum fügt es sich auch am besten in die Gemeinschaft ein. Es gibt aber Werke, deren dekorative Verwendungsmöglichkeit sich der Grenze Null nähert; es sind einerseits die im guten Sinne völlig individuellen. Wo das Kunstwerk ganz aus einem eigenen Keim erwachsen ist, wo es von seinem Schöpfer nichts weiter mitbekommen hat als das Samenkorn des Lebens, dort hat es sich bei seiner Entfaltung auch eine völlig eigene Gestalt mit besonderer Struktur und persönlichem Stil gebildet — immer natürlich nur annähernd. Das menschliche, tierische und pflanzliche Individuum hat ja auch ein Erbe von bestimmten Entwicklungsmöglichkeiten mitbekommen, die im großen und ganzen denen der Eltern entsprechen. Ebenso bewahrt noch das individuellste Kunstwerk eine starke Übereinstimmung mit dem Gesamthabitus seines Erzeugers und durch diesen hindurch mit seiner Zeit und seinem Volke. Mit diesem Vorbehalt aber dürfen wir sagen, daß manche Kunstwerke der Allgemeinheit ihrer Entstehungsbedingungen entwachsen und deshalb nicht mehr zur Dekoration zu gebrauchen sind. Rembrandts Nachtwache z. B. verlangt sogar im Museum einen eigenen Raum; es hat eine so kräftige Eigenart, daß es sich nicht unterordnen oder auch nur einordnen kann, sondern daß es seinerseits seine Umgebung beherrschen, ihre Gestaltung bestimmen muß. Im allgemeinen sind es wohl die größten unter den Kunstwerken, welche dieses ganz individuelle Gepräge tragen. Nun möchte es uns scheinen, als wäre mit dieser Beurteilung vieles, was wir gerade zur ganz großen Kunst rechnen, aus ihr verwiesen worden: die ägyptischen, die japanischen Meisterwerke etwa. Aber dies scheint nur so; wir dürfen nicht vergessen, daß wir auch bei den menschlichen Angehörigen fremder Völker einen viel stumpferen Blick für das Individuelle, für die Verschiedenheiten haben als den Einheimischen gegenüber. In der ersten Zeit unseres Aufenthaltes in einem fremden Lande mit einem von dem unseren sehr abweichenden Bevölkerungstypus scheinen uns alle Menschen gleich auszusehen, ebenso wie wir auch die Unterschiede im Tonfall bei Fremdsprachigen schwerer aufnehmen als bei unseren Sprachgenossen; erst nach längerer Zeit bekommen wir ein Auge bzw. ein Ohr für die Verschiedenheiten. So geht es uns auch mit den fremden Kunstwerken; uns erscheinen die japanischen Gemälde und Plastiken außerordentlich stark stilisiert und dekorativ. Für den Japaner sind gewiß die großen Schöpfungen seiner Kunst genau so einzigartig wie für uns die unsern, und sie finden zweifellos unsere europäische Kunst der Zeitalter, in denen es einen ausgesprochenen Stil gegeben hat, ebenso gleichartig, stilisiert und dekorativ, wie wir die ihren. Freilich ist es möglich, daß bei den Japanern auch sonst eine größere Einheitlichkeit und Geschlossenheit des Stiles vorhanden ist; das brauchte aber nur zu besagen, daß bei ihnen auch die geringeren Werke mehr von der allgemeinen Kultur getragen sind, nicht daß die höchsten Gipfel sich nicht darüber erheben sollten. Denn das ist die andere Ausnahme des künstlerischen Werkes, das sich nicht dekorativ verwenden läßt, soweit man es überhaupt ein künstlerisches nennen will: das vollständig willkürliche Werk eines Dilettanten, das nicht mehr getragen wird von der überindividuellen Macht eines Stiles. Wie der einzelne Organismus Zellen hat, in denen das Leben sich konzentriert und zugleich über die Dauer des Ganzen hinaus erhalten und fortgepflanzt wird, so sind auch am Leibe des Volkes die zeugenden und schöpferischen im allgemeinen diejenigen Männer, in denen sein Gehalt sich gleichsam verdichtet hat, wie sehr sie auch darüber hinaus zu einem Sondersein kommen mögen; man spricht von ihnen dann als von den großen Männern der Nation, den Genien, den Vollstreckern ihres Willens, den Offenbarern ihrer gemeinsamen Gesinnung und Potenzen. Umgekehrt gibt es sozusagen periphere Zellen, die mit dem Ganzen nur in einem losen Zusammenhang stehen, und je mehr ein Volkskörper sich auflöst, desto mehr gehen die Einzelnen ihre Sonderwege. Diese willkürlichen, entwurzelten, innerlich traditionslosen Menschen bringen dilettantische Arbeiten in schlechtem Sinne hervor. Nicht jedes bemalte Stück Leinwand, nicht jedes Verslein und Liedchen braucht im strengen und höchsten Sinne „Kunst“ zu sein; nicht an jedes von ihnen braucht man die Forderung zu stellen, daß es ein völlig abgeschlossenes Gebilde, eine metaphysisch absolute „Welt“ sei. Jedes künstlerische Erzeugnis aber, das dies nicht ist, hat die Verpflichtung, innerhalb der Lebensgemeinschaft und ihrer Gesetze zu bleiben, aus der es hervorgeht. Hier liegt der Unterschied zwischen aller „Volkskunst“ und allem übeln Dilettantismus, welcher rein subjektive und zufällige Produkte hervorbringt, Produkte, die weder noch verbunden sind mit einem allgemeineren Gestaltungstriebe noch es bis zu selbsteigener Bildung gebracht haben. Alle echte Volkskunst ist stilisiert und dekorativ. — Es gibt aber neben der Volkskunst noch einen berechtigten und erfreulichen Dilettantismus, noch eine erlaubte „mittelmäßige“ Kunst. Wie nämlich die Volkskunst der eigentlichen Kunst vorangeht, ihre Vorstufe ist, so gibt es auch eine Begleitung und Nachlese der echten Kunst. Diese entsteht dann, wenn in einem Volk eine Kunst zeitweilig in sehr hoher Blüte steht und das ganze Leben in den Bann bestimmter Gestaltungen, Überlieferungen und Anschauungen gebracht hat. Diese allgemeine Höhe und überindividuelle Vorbildlichkeit kann dann auch die in ihren Bahnen wandelnde, in ihrem Einfluß atmende schwächere Begabung zu Leistungen befähigen, welche zwar nicht eigentlich Kunst sind, nicht Kunstwerke im engeren Sinne, die aber als dekorative Objekte ihre Aufgabe in der Lebensgemeinschaft erfüllen, aus der sie hervorgegangen sind und in die sie hineinpassen. Guter Dilettantismus ist Volkskunst einer höheren, reflektierenden und damit der Ausbildung bedürftigen Gesellschaftsschicht oder gesellschaftliche Kunst.

Das Kunstwerk niedrigeren Grades — Volkskunst und Gesellschaftskunst — wird nun ganz und gar Gegenstand für den Geschmack wie das Dekorative überhaupt. Der Geschmack verhält sich zur echten Kunst nicht anders als zur Natur. Das Phänomen Kunst, Kunst überhaupt muß gegeben sein unabhängig von allem Geschmack. W e l c h e Kunst dann aber der Einzelne wählt, um sie zu genießen, w e l c h e Kunst er ablehnt, das ist nur noch „Geschmackssache“. Der Geschmack ist nur dort geschäftig, wo das Schmeckende und das Geschmeckte getrennt sind und doch eine Einheit des Austausches, des Stoffwechsels miteinander bilden. Die Natur war der Grenzfall, der das Gegenüber aufhob; das Kunstwerk ist der andere Grenzfall, bei dem die Verschmelzung aufhört. Was aber jetzt, d. i. zunächst, Grenze ist, erweist sich später als Moment des Geschmacks. Das Kunstwerk ist eine so geschlossene Totalität, es ist so im höchsten Grade Form, daß nichts von ihm hinweggenommen werden kann, ohne daß es ganz zerstört werden würde. Der Geschmack hat es zu tun mit einer bereits sich auflösenden, in ihre Bestandteile sich scheidenden Form, mit einer Ganzheit ferner, bei der die Beziehungen der einzelnen Elemente deutlich erfaßbar sind. Die „Kunstwerke“ für die niederen Sinne, Parfüms und Leckerbissen, „Duftsymphonien wie der nervenkranke Des Esseintes in Huysmans Roman „A Rebours“ sie zusammenstellt und die Diners der Feinschmecker sind vollständig dem Geschmack zugänglich. Denn ihre „Form“ ist nur Synthese oder Komposition, restlos analysierbar und verständlich. Es fehlt ihr jenes Irrationale, die geheimnisvolle Herkunft aus einer Unentfaltetheit, die das gemeinsame Merkmal jeder wahren Form bildet und die wir nur durch den Vergleich mit dem Lebewesen erfassen können, die uns eben dazu zwingt, das Kunstwerk unter dieser Analogie zu sehen. Beim Kunstwerk ist wie beim Organismus das Ganze vor den Teilen da; es ist eine anfangs geschlossene Knospe, die sich zu einer gegliederten Blüte auseinanderlegt. Aber nur dadurch wird das Kunstwerk vollendete Gestalt, daß es unmittelbar aus dem hervorgeht, was jenseits aller Gestalt ist, aus dem in der Tiefe unter allen Gestalten hinfließenden Strome der Lebendigkeit. Nur dadurch erscheint es ganz als Gestalt, daß es inmitten der strengsten, zugespitztesten Form dieses Jenseits aller Form in sich noch ahnen läßt. Das Kunstwerk ist die reine Form, und dennoch bewahrt es sein Inneres noch irgendwie unberührt von der Form, steht in göttlicher Erhabenheit und metaphysischer Nacktheit immer noch in ihr und über ihr da, auch wenn es ganz in sie eingegangen ist. Euler soll einmal gesagt haben, er wäre derselbe geworden, auch wenn er im Körper eines Krokodiles zur Welt gekommen wäre. Entsprechend, aber noch paradoxer, noch absurder haben wir einem großen Kunstwerke gegenüber das Gefühl, daß es ein Sein haben müßte, auch wenn sein So-sein ein ganz anderes wäre. Was wir uns freilich unter der Sixtinischen Madonna vorstellen sollten, wenn sie nicht dieses Gemälde wäre, wie wir uns die Inkarnation der in ihrer Idee eingehüllten, gerichteten Kraft anders als in der Form der Sixtina zu denken haben, davon besitzen wir nicht den schwächsten Begriff. Dennoch aber sind wir überzeugt, daß irgend etwas da ist, das in seiner Existenz nicht gebunden ist an dieses Gemälde (sein Phantasiewerden, nicht seine Museumsexistenz), daß wir in seinem Anblick einer Offenbarung teilhaftig werden, die weit über das hinausgeht, was uns die richtigen Formen in den richtigen Farben zu sagen haben können. Deshalb erscheint uns denn auch das große Kunstwerk selbst unabhängig vom Geschmack, erhaben über ihn — sowohl in seinem Entstehungsprozeß als in seinem Aufgenommenwerden — obgleich alles an ihm vom Geschmack gestaltet und angeordnet ist und an den Geschmack sich auch wiederum wendet. (Natürlich haben wir hier den Geschmack im engeren aufbauenden und erhaltenden Sinne im Auge, nicht den übergreifenden Geschmack des ersten Kapitels, der das Formzerstörende, die Tiefen von Leben und Sterben unmittelbar berührt, und ebensowenig den Geschmack als Organ und Verkünder der absoluten Form, den Geschmack als

Geist.) Das Innerste und das Äußerste, das Erste und das Letzte am Kunstwerke, seine immanente Transzendenz wendet sich auch an das Jenseits in uns, an das in uns, was unter und über allem Gestalthaften in uns wohnt — nicht an unsern Geschmack. Die Idee eines Wesens ist eine bestimmte Weise des Lebens zu sein, nicht das Sein selber; so ist der Geschmack immer verbunden mit der Art eines Seienden, mit seiner Qualität — er schafft und genießt eine Natur, nicht die Natur, eine Kunst, nicht die Kunst —; die Qualität ist ja auch der chemische „Gegenstand", wie der Geschmack der chemische Sinn. Geschmack ist „Wie", ist „So"; das „Daß" ist immer schon vor ihm da und würde nie sein, wenn es auf ihn zu warten brauchte. Wie die Kunst Kunst ist, auch das bestimmt und beurteilt der Geschmack — einmal als Geschmack des Künstlers und des Werkes selbst, das andere Mal als Geschmack des Schauenden. Der Geschmack zeugt das Kunstwerk nicht, aber er schafft es, er läßt es Form werden, und was er an ihm aufnimmt, ist ebenfalls seine Bildung. Es sind immer die formalen Elemente des Kunstwerks, welche freilich tief in seinen Kern hinabreichen — alles an ihm ist Form geworden —, mit denen der Geschmack es zu tun hat.

Neben der Kunst im engsten Sinne, der freien Kunst, gibt es eine gebundene Kunst, eine Kunsttätigkeit, deren Werke einerseits aus dem Kunsttriebe hervorgehen, andererseits einem außerkünstlerischen praktischen Zwecke dienen; dahin gehören z. B. die meisten Werke der Baukunst, nicht alle — ein gotischer Dom etwa ist nicht eigentlich eine Stätte, die für die Zwecke des Gottesdienstes hergestellt wäre, sondern selber ein Gottesdienst, eine unmittelbar geistigen Impulsen entsprungene Schöpfung —; dahin gehören in erster Linie die Arbeiten des Kunstgewerbes. Drei Mächte bestimmen die Gestalt des kunstgewerblichen Gegenstandes: erstens der allgemeine Stil ihrer Zeit, das Lebensgefühl, aus dem heraus sie ebenso wie alle andern Erzeugnisse ihrer Epoche geschaffen werden, zweitens der Zweck, den sie zu erfüllen haben, drittens das Material. Der Stil ist der einzige Faktor, der rein die Herrschaft des Lebens über den Gegenstand zum Ausdruck bringt. Das Material umgekehrt ist das eigentlich Lebensfremde und läßt mit seinem Hervortreten am künstlerischen Gegenstand überhaupt die Notwendigkeit der Anpassung des Lebens an eine unlebendige Umwelt anschaulich werden. Gerade die Regelung und Indiewegeleitung dieser Anpassung, der Unterwerfung des Lebens unter Bedingungen des Milieus haben wir als eine der vornehmsten Aufgaben des Geschmacks erkannt. Die Betonung und richtige Verwendung des Materials beim kunstgewerblichen Gegenstand ist dementsprechend dasjenige, was als „geschmackvoll“ im allerengsten Sinne zu gelten hat. Es ist sicher symbolisch nicht bedeutungslos, daß bei den kunstgewerblichen und gewerblichen Schülerarbeiten — der Herstellung eines Bauernhofes, einer Straßenbahn usw. — die Knaben eine deutliche Überlegenheit im konstruktiven Teile der Arbeit, der Hervorhebung des Zweckes, welcher die Unterjochung und Dienstbarmachung der Natur durch und für den menschlichen Geist darstellt, zu zeigen pflegen, während den Mädchen überall eine sinnige Verwendung der gegebenen Materialien nachgerühmt wird. — Der Zweck eines Organes, eines Werkzeugs und eines sonstigen Gegenstandes bedingt in noch höherem Maße als das Material seine Struktur und damit seine Form, die aber, wenn sie schön sein soll, ästhetisch erfreulich, immer noch mehr sein muß als die bloß in der Struktur sichtbar gewordene Funktion; sie muß hinausgehen über das Minimum des bloß Notwendigen und die Freiheit des Lebens in einem Spiel überschüssiger Kräfte zeigen. Daß der Zweck eines Gegenstandes schöpferisch sein kann für seine Gestalt nicht nur, sondern auch für den ästhetischen Eindruck dieser Gestalt, das läßt sich verstehen aus der Einsicht, daß der Zweck selber aus dem Leben kommt. Die zweckvolle Funktion wird aus dem Leben heraus durch das Leben und für das Leben vollzogen, und die Leichtigkeit, mit der sie sich vollzieht, gibt den Grad ihrer Lebensbeherrschtheit an — ihre Lebendigkeit, ihre Schönheit. Im Zweck teilt sich die Lebensbeherrschtheit trotzdem mit der Einordnung in eine Welt der physikalischen Notwendigkeit — der Zweck fordert Mittel, einen Apparat. Beim Schmuck — zunächst beim Körperschmuck, aber schließlich bei jeder Dekoration — fallen Ausgangspunkt und Endpunkt des Zweckes zusammen; er ist nicht mehr eingeschaltet als ein bis zu einem gewissen Grade mechanisch, äußerlich gewordenes Glied in eine lebendige Kette. Der Zweck des Schmuckes ist kein äußerer, sondern unmittelbare Erfüllung eines Lebensbedürfnisses, Ausdruck eines Lebensgefühls. Das Dekorative ist für das Kunstwerk ein Zweck — es ist der einzige „Zweck“, den ein Kunstwerk haben kann —, für den Gebrauchsgegenstand ist es gerade eine Zutat zum bloß Zweckmäßigen; das Kunstwerk schmückt und wird dadurch in gewissem Sinne zum Gebrauchsgegenstand, zum Praktischen. Der Gebrauchsgegenstand wird geschmückt und wird dadurch, nicht allein dadurch freilich, selber zum Schmückenden, Künstlerischen. Das Dekorative ist die Kunst als zweckbeherrscht, der Zweckgegenstand als kunstbeherrscht. Insofern ein Gegenstand in seinem Äußeren nur seinen Zweck erkennen läßt und nichts weiter, insofern ist er gerade nicht dekorativ. Es ist die Freiheit des Lebens, die das Erdgebundene umspielt und die Lebensbeherrschtheit, die bis in die höchsten Regionen der Freiheit, der Kunst noch hinaufreicht. Die Dekoration drückt aus, daß das Leben die Abspaltung seiner äußeren Zwecke und ihrer Erfüllungen von sich nicht gelten lassen will, daß es als sein Recht behauptet, alles aus ihm Hervorgegangene sich noch einverleibt zu erhalten. Darum umspinnt und umspielt es die Zweckformen, deren Funktion ebenso wie ihr Stil schon aus ihm hervorgegangen ist, noch einmal in freier Variation. Obgleich Zweck und Dekoration beide aus dem Leben hervorgehen, jener als ein Moment des Lebens selbst, das nur vorübergehend aus ihm heraustritt, dieser als Spiel und Ranke und beide demselben Stil: seiner geradlinigen Fortsetzung, unterworfen, so kann sie doch in einen gewissen Gegensatz zu jenem treten. Der Schmuck kann unzweckmäßig sein, zu sparsam oder zu reichlich angebracht, im Stil von dem geschmückten Gegenstand abweichen, u. a. m. Hier ist es wiederum Sache de Geschmacks, das richtige Maß zu treffen, die Konsequenz, den Zusammenhang des Ganzen zu erhalten. Am kunstgewerblichen Erzeugnis ist nicht alles dem Geschmack allein unterworfen; über seinen Gebrauchswert urteilt auch der Verstand, freilich ist das ganz Unbrauchbare und Unlogische auch geschmacklos. Das Kunstwerk liegt ebenfalls teilweise jenseits des Geschmacks; aber dieser findet sein Tätigkeitsfeld dort, wo jene beiden sich treffen: im Gebiete des dekorativen Elementes und des Kunstwerks als eines dekorativen Elementes. Obwohl in den Blütezeiten der Kunst im Grunde jedes Werk für einen bestimmten Platz geschaffen worden ist und damit einen dekorativen Zweck gehabt hat, so unterscheiden wir doch zwischen mehr oder minder freien und von vornherein „dekorativen“, den Zwecken der Dekoration grundsätzlich angepaßten Werken. Das dekorative Kunstwerk kann niemals einen ebenso hohen Gipfel der Kunst bilden wie das nicht-dekorative, trotzdem beide, wie gesagt, nicht ganz deutlich gegeneinander abgegrenzt werden können und das dekorative und ornamentale immer noch künstlerisch, das künstlerische immer noch ornamental ist. Das ornamentale Kunstwerk ist noch ganz eingebettet in das Leben seines Schöpfers und sogar seiner Generation; es ist noch eine pure Auswirkung fremden Lebens und hat sich nicht wie ein freies und eigenwilliges Kind von ihm losgemacht. Und wie es einerseits eine einfache „Fortsetzung“, Auswirkung, Kommen von etwas ist, so ist es andererseits gerade dasjenige, das zu etwas hinstrebt, das bestimmt wird von einem Endpunkt, einem Ziel, einem Zweck; es ist unfrei und unselbständig. Daß es unselbständig ist, das bedeutet, daß es von vornherein gedacht und entworfen ist als Teil, als Element, daß es keine Welt für sich ist, kein Mikrokosmos. Daß es unfrei ist, das bedeutet, daß seine Gestaltungstendenzen nicht allein aus ihm selber kommen; sein Zweck, seine Aufgabe greift ein in seinen Bildungsprozeß und beschränkt ihn in seiner Willkür. Eine Wandbemalung z. B. kann sich nicht so ungehemmt in den malerischen Motiven und Mitteln ergehen wie ein Tafelbild; es muß die Wand zur Erscheinung bringen, und wird dadurch in der Auswahl beschränkt. Es ist einerseits die Beherrschung durch das Praktische, das Physikalische, welches den ornamentalen Motiven und Gebilden so gern einen abstrakten geometrischen Charakter gibt, andererseits ist es auch wohl ihr Verbundensein mit der Allgemeinheit eines Volkes; die letzte Lebendigkeit bleibt dem Individuellen überlassen, das Allgemeine hat leicht etwas Schematisches, es greift häufig zu abgegriffenen Typen, die jedem unmittelbar übersichtlich und brauchbar sind. Der Geschmack betont und sucht, wie überall, so auch hier, das Konventionelle, Nivellierte, er vermeidet mit der Tiefe und Kraft des Erlebens und Ausdrucks zugleich die Originalität. Indem der Geschmack in der Kunst sich auf das Formale beschränkt, hat er es immer zu tun mit der Beziehung der Elemente aufeinander; er behandelt auch das Kunstwerk selber als ein solches Element, dessen Verhältnis zu andern der Umwelt er regelt und wertet. Nicht wie das Gemälde gemalt ist, beurteilt er am liebsten, sondern wie es eingerahmt, wie es aufgehängt ist. Denn sobald es einen Rahmen und gar eine Stelle an der Wand hat, hört es auf, für sich zu sein; der ästhetische Gegenstand ist dann nicht mehr das Gemälde, sondern der Innenraum, der es umschließt. Das Gemälde ist ein Bestandstück dieses Gegenstandes, Teil eines Ganzen geworden, und die Anordnung dieser Teile untersteht dem Geschmack. Dabei aber ist das Gemälde als Dekorationsgegenstand in ein abhängiges Verhältnis zum Festsaal oder Wohnraum getreten. Sobald diese Abhängigkeit entsteht, geht das eigentlich Künstlerische verloren. Nicht der Homer oder die milonische Venus wird in die Nische des Zimmers gestellt, sondern der so oder so gestaltete Marmorblock, das Werk dieses oder jenes Stiles. Eine Berücksichtigung des Gehaltes erfolgt in den meisten Fällen überhaupt nicht von einem ästhetischen Gesichtspunkt aus, sondern von einem literarischen, gelehrtenhaften. — Der Marmorblock erfüllt an der Stelle, wo er steht, einen besonderen Zweck. Er befriedigt ein Bedürfnis des Auges, je nachdem entweder auf einem Ruhepunkte zu verweilen oder einen Anreiz zur Tätigkeit zu erhalten. Das Kunstwerk aber ist im Grunde zwecklos, und so ist seine letzte Tiefe nicht einbezogen in das umfassende Gebilde, das aus der zu ästhetischer Anschauung gebrachten Gesamtheit unserer Lebensbedürfnisse und Tätigkeiten entsteht. Es gehört zu einem Kulturmenschen, daß er Natur und Kunst erleben kann; aber sie sind nicht eigentlich Geschöpfe der Kulturwelt; sie ragen über sie hinaus, fallen irgendwie nach außen; sie sind mehr als die Kultur. Die Natur und das Kunstwerk fügen sich nicht restlos ein in die Kulturwelt; die Natur umspannt die Kulturwelt, nimmt sie in sich auf oder vielmehr erstreckt sie sich noch jenseits ihrer Grenzen. Das Kunstwerk bleibt mit all seinen formalen Bestandteilen in der Kulturwelt; aber seine Seele ist nicht ganz in sie eingefangen.

Innerhalb eines Kunstwerkes sind es, wie gesagt, die formalen Gesetze, die der Geschmack diktiert und über deren Erfüllung er wacht. Aber je weniger selbständig eine Kunst ist, desto mehr hat der Geschmack darin zu sagen. In der Architektur spricht er am meisten mit; denn das Gebäude, wie es einerseits fast stets irgendwelchen außerhalb des Kunstwerks liegenden Zwecken dient, denen es gemäß sein muß, ist auch am wenigsten isoliert. Es muß immer mit der landschaftlichen oder architektonischen Umgebung zu einem harmonischen Ganzen zusammengehen. Es gelten für es dieselben Gesetze der Anpassung, die auch für den Menschen bestehen. Je mehr allerdings das Bauwerk in sich allein ruht, desto weniger hat der Geschmack ein Anrecht auf es. Ein alleinliegendes, von Gärten umgebenes Haus kann noch so unerfreulich wirken, es erscheint nie so im prägnanten Sinne geschmacklos wie ein Haus in einer Straßenfassade, in die es nicht hineingehört. Andererseits braucht dieses Haus kein so vollendetes Kunstwerk zu sein wie jenes, um nicht zu verstimmen. Durch die Einordnung des Kunstwerkes in ein größeres Ganzes ist es aus einem absoluten zu einem relativen Wert geworden. Das ganze Verhältnis läßt sich sehr gut am Gesangsvortrag deutlich machen. Leidenschaftliche Gegner alles Dilettantismus betonen gern, daß ihnen der anspruchslose Naturgesang eines Mannes oder einer Frau aus dem Volke lieber sei als jeder geschulte Gesang, der nicht eine sehr hohe Stufe künstlerischer Vollendung erreicht hat. Ich glaube, daß bei diesen Leuten sehr oft eine Selbsttäuschung vorliegt in bezug auf den ästhetischen Gegenstand, den sie vor sich haben; ihre Intention richtet sich nicht auf den Vortrag allein, sondern immer mit auf die Person und auf ihre Umgebung. Sie hören den Hirten sein einfaches Lied auf der Schalmei blasen, wenn er auf der Weide steht inmitten seiner Tiere; sie hören das Dienstmädchen seine schlichte Weise vor sich hinsingen (wir wollen annehmen, es handle sich um ein Volkslied, nicht um einen Gassenhauer), während es in seiner Küche steht wie in einem anheimelnden und appetitlichen niederländischen Genrebild; und wenn sie es nicht sehen, so stellen sie es sich wenigstens vor. Der ästhetische Gegenstand ist dann aber nicht der musikalische Vortrag, sondern die ganze Szene; die Musik belebt diese Szene, gibt ihr eine Stimme, in ihr konzentriert sich die Gesamtstimmung. Sie wird so zu einem — freilich dem wichtigsten — Teilfaktor der künstlerischen Wirkung, ist nicht mehr ihr Gesamtobjekt. Und die Ansprüche an sie dürfen um so geringer sein, als das Ganze ja nicht Kunst ist, sondern ästhetisch aufgefaßtes Leben. Der musikalische Vortrag des Dilettanten ist aber auch kein Kunstwerk für sich, will es nicht sein und braucht deshalb nicht die höchsten künstlerischen Anforderungen zu befriedigen; er ist eine gesellschaftliche Veranstaltung und fällt in das Gebiet der Kultur. Beim Gesangsdilettanten gehört die Erscheinung mit zum ästhetischen Eindruck; und wenn man eine Künstlerin auf dem Konzertpodium nur nach dem beurteilen soll, was sie kann und leistet, so ist es in der Ordnung, daß man von der Dilettantin auch eine gefällige, elegante Form des Auftretens, ja ein angenehmes Gesicht, eine anmutige Gestalt und einen dem Rahmen der Gesellschaft entsprechenden Anzug verlangt. Ihr Gesang ist ein Teil des Festes, das man gemeinsam feiert, und er braucht nur gut genug zu sein, um eben als Teil zu einer freundlichen Gesamtwirkung beitragen zu können. Aus demselben Grunde verlangt man vom Opernsänger keine so vollendete Stimmbildung wie beim Konzertsänger; eine gar zu sehr in sich abgerundete Leistung würde vielleicht sogar das Ensemble stören, ebenso wie ein wahrhaft künstlerischer Vortrag, so erfreulich er an sich sein mag, unter Umständen den Rahmen einer bloß gesellschaftlichen Zusammenkunft sprengen kann und es verhindern, daß die leicht tändelnde, genießerische Stimmung wieder aufkommt, die beabsichtigt war. Denn obgleich der Gesang und die ausführende Musik überhaupt weit mehr als die oft einsam schaffende bildende Kunst in einem innigen Verhältnis zur Geselligkeit steht, so hat er sich doch auch bis zu einem gewissen Grade von ihr losgelöst. Am wenigsten ist die entsprechende „Emanzipation" dem Tanze gelungen. Neben dem Ballett und den einzelnen künstlerischen Tanzvorführungen bewahrt er noch mehr als der — freilich auch noch oft gemeinschaftliche — Gesang seinen gesellschaftlichen Charakter. Bei ihm findet am wenigsten eine strenge Teilung in Mitwirkende und Zuschauer statt; sehr häufig sind alle Anwesenden selbst Teilnehmer. Der Tanz ist dann nur Leben, das sich auswirkt und sich selber ohne Reflexion und Gegenüberstellung genießt. Tanz, Gesang und Mimik vereinigen sich schließlich mit der Dichtung und den bildenden Künsten zum Musikdrama. Wie die Oper ihre Abkunft aus dem Singspiel, der Krönung des höfischen Festes, niemals ganz verleugnet, so geht sie auch auf natürliche Weise über in das „Festspiel". Die „Freilichtbühne", das „Sommertheater", zieht auch die Landschaftsgärtnerei in die künstlerische Vorführung hinein. Alle Kunst, die dem Leben dient, mündet von selbst in das Gesamtkunstwerk ein, bei dem die einzelnen Künste selbst nur noch eine mehr oder minder dekorative Rolle spielen. Vom Standpunkte der Kunst aus ist das Gesamtkunstwerk ein Unding, vom Standpunkte des Lebens aus ein völlig organisches Produkt, die Zusammenfassung aller Hilfsmittel zu einem festlichen Ganzen von höchster Eindringlichkeit und Wirkungskraft. Es ist genau wie in der Wissenschaft, wo die Verwischung der Grenzen, die Vereinheitlichung aus dem Gesichtspunkte der einzelnen Disziplinen eine Verunreinigung und eine Verschlechterung ist, für das Leben aber notwendig und berechtigt. Das Gesamtkunstwerk als der Höhepunkt des Lebens tritt weiter in Beziehung zu einer Macht, die ganz jenseits zu stehen scheint, zur Religion. Das Gesamtkunstwerk wird zum religiösen Festspiel, zu einer Handlung der Weihe, des Kultus. Die Religiosität verhält sich zur Lebensgestaltung in einer höchst widerspruchsvollen Weise, sie ist einerseits als Bewegung und Erlebnis der vollständige Gegensatz zur Bildung, die sie sogar völlig vernichten und entwerten kann; sie ist anderseits als Erscheinung geradezu die bis zur Vollendung hinausgeführte Durchformung des Lebens. Was eine religiöse Welt von der unsrigen grundsätzlich scheidet, das ist die vollständige Unterwerfung aller Lebensäußerungen unter eine einheitliche Gesinnung. In dieser Welt ist nichts profan, sondern alles gehört zum Kult, zum Gottesdienst. Jede, auch die unbedeutendste Handlung, das Einschlagen eines Nagels in die Wand oder das Ausbreiten eines Tafeltuches, ist von unabänderlichen Regeln geordnet und wird mit feierlichem Ernst vollzogen. Im eigentlichen Kultus hat dieses religiöse Gestaltungsprinzip nur seine innigste, zentralste Äußerung und Darstellung. Diese Duplizität im Verhalten der Religion liegt darin begründet, daß sie die Doppelheit des Lebens besitzt, zugleich das ganz Unausgedehnte zu sein, die rein innerliche Einheitlichkeit und das ganz Ausgedehnte, Umfassende, und daß sie ebenso die Zweiheit der Bewegungen in sich faßt, in denen diese Gegensätze sich vermitteln. Das Religiöse ist die Durchdringung des Ethischen und des Ästhetischen, des Woher und des Wohin, der Verankerung in der Vergangenheit und in der Zukunft. In einem weiteren Sinne von Religiosität kann man freilich auch von ästhetischer und ethischer Religiosität sprechen. Was unter jener zu verstehen ist, schildert uns Rainer Maria Rilke in seinem Stunden-Buch mit den Versen:

> „Doch wie ich mich auch in mir selber neige:
> Mein Gott ist dunkel und wie ein Gewebe
> von hundert Wurzeln, welche schweigsam trinken,
> nur daß ich mich aus seiner Wärme hebe,
> mehr weiß ich nicht, weil alle meine Zweige
> tief unten ruhn und nur im Winde winken.“.

In einer Zeitschrift, deren Namen mir entfallen ist, hat vor einiger Zeit ein Gedicht gestanden: Deutsches Lied, von Sigrid Gräfin von der Schulenburg. Darin wird von Gott gesprochen als dem „ewig-dunkeln Quell“. — Das ist der typische und knappe Ausdruck dessen, was unter ästhetischer Religiosität zu verstehen ist. Der ethische Gott ist dagegen die Feuersäule, die dem Volke Israel in der Nacht durch die Wüste geleuchtet und ihm seinen Weg gezeigt hat, der Geist, der vom Berge herunter ihm seine Gesetze gegeben hat. Aber für die höchste Form der Religiosität ist Gott nicht nur der Quell, von dem wir uns immer mehr entfernen, nicht nur die Wolke, der wir in der Wüste nachziehen; der religiöse Mensch hat die Gewißheit, daß die Tiefe, der Schoß des Lebens, aus dem er kommt, mit der Höhe, zu der er geht, zusammenfällt im Absoluten, in Gott, in dem er immerdar mit all seinem Tun befaßt und geborgen bleibt. Nichts anderes scheint mir Schleiermacher zu sagen, wenn er in der Glaubenslehre zwischen ästhetischer und teleologischer Religiosität, zwischen einer Religiosität der Notwendigkeit und der Freiheit unterscheidet, die in der höchsten Form der Religiosität, der „schlechthinigen Abhängigkeit“ untergehen. Diese so vielfach mißverstandene „schlechthinige Abhängigkeit“, was kann sie bedeuten, wenn nicht die Brücke, das Seil, das hinübergespannt ist von dem Ufer, an dem wir die Fahrt unseres Lebens antreten zu dem Ufer, an dem wir zu landen hoffen, was anderes als der eherne Ring, der um unsere Welt gespannt ist, den wir niemals durchbrechen, aus dem wir nicht herauskommen können? Der religiöse Mensch fürchtet niemals, sich zu verlieren, aber er braucht sich auch nicht erst zu gewinnen. Je weiter er sich von sich entfernt, desto näher kommt er sich. Er findet sich in der Welt, wenn er nur weit genug in sie eingeht, in ihren Grund, der Gott ist; und er findet diesen Grund und damit alle Welt, das All und die Gottheit in sich, wenn er sich nur tief genug in sich zurückzieht. Wie unten und oben, so sind auch außen und innen eines und dasselbe. Diese zugleich substanzielle und dynamische Einheit kann erlebt werden in mystischer Kontemplation, sie kann sich verkehren in magisches Wirken oder in künstlerisches Schaffen. Denn auch im Künstler muß das Vertrauen sein, daß sein Bilden kein Abfall ist, sondern ein fortwährendes Produzieren des Absoluten, daß er mit ihm in der Sphäre des „Wesens“ bleibt, in die er eingeboren ist. Der Künstler ruht nicht im Absoluten, sondern er tut im Absoluten; er ist absoluter Actus, wie der Religiöse absolute Contemplatio. (Dies Künstlerische und Religiöse sehen wir natürlich auch in Plato, Kant und Goethe, die nur in es von dem Ethischen und Ästhetischen her gleichsam hineinragen.) Eigentlich religiöses Handeln gibt es nicht außer dem magischen; es gibt nur ein religiöses, ein frommes „Wandeln“, eine Tätigkeit, die eigentlich keine ist, denn es wird nichts darin getan. Was sollte denn getan werden können, wo alles bereits getan und geschehen ist? Es ist ein Schreiten ohne Richtung, und welche Richtung könnte auch eingeschlagen und innegehalten werden, wo das Ziel mit dem Ausgangspunkt zusammenfällt? Richtung gibt es für den ästhetischen Menschen als Strahl, an dem er sich entfernt, für den ethischen als immer sich entfernender Zielpunkt. Die richtungs- und zeitlose Idee des Lebens streckt sich für das realisierende Bewußtsein zeitlich und damit gerichtet aus. Die Zweieinheit von Ausdehnung und Ausdehnungslosigkeit erscheint einmal als die absolute Ruhe, die vollständige Auflösung und Hingabe, einmal als das Zusammenwirken und der Kampf der entgegengesetzten Bewegungen, in deren Wirbel die Gestalt entsteht. Die Bewegung, durch welche die Seele das Jenseits von Zeit und Raum mit dem Diesseits in Beziehung setzt, geht einmal vom Punkte, vom Individuellen aus und überträgt seinen Charakter auf das Außen, das sie auf diese Weise in die Einheit wieder zurücknimmt. Die entgegengesetzte Bewegung hebt an in der Peripherie, der Allheit, kommt zur Individualität als zu ihrer Durchgangsstation und geht wieder ins All zurück. Diese beiden entgegengesetzten Prozesse sind die Prozesse der Gestaltung und der Auflösung, der Kunst und der Religion. Kunst ist die Bewegung, in der die Seele aus ihrem innersten Mittelpunkte herausgeht, sich selbst erweitert, alles Vorgefundene mit sich durchtränkt, es sich unterwirft. Kunst ist Aktion der Seele, Gestalten, Bilden, Schaffen, Seelewerden der eroberten Welt; sie ist das Praktische. Religiosität ist die entgegengesetzte Bewegung. In der Religiosität öffnet die Seele sich dem Fremden, dem Allgemeinen, sie ist in der Liebe und im Schauen sich selbst entfremdet, von sich gelöst und dem Andern zugewendet, das sie in sich einströmen, von dem sie sich ergreifen läßt, um sich ihm zu opfern. Wie vorher das Universum zum Ich, so wird jetzt das Ich zum Universum, beides jedoch als Schluß des entgegengesetzten Vorganges. Beide Bewegungen, wie sie sich in derselben Seele vollziehen, gehen im Leben, als Kultur, als Leib der Religion eine innige Vereinigung ein, die doch aber immer von ihrer Entzweiung begleitet ist. Die Kultur als Kultus, als erhöhtes Leben, ist wie dieses die Zweiheit des Vereinigens und des Trennens beider Gegenbewegungen; sie erhält sich in der Schwebe zwischen der Identität von Wesen und Erscheinung, der Affirmation der Erscheinung als des Ausdrucks und zwischen der Dualität von Wesen und Erscheinung, der Negation der Erscheinung als solcher, ihrer Herabsetzung zum Symbol. Die Oszillation zwischen Bejahung und Verneinung der Identität des Endlichen und des Unendlichen kann zerlegt werden in die Komponenten des Eros und des Humors. Eros ist der beständige Aufschwung vom Endlichen zum Unendlichen, Humor die beständige Rückkehr aus dem Unendlichen. Der Eros hat deshalb eine ethische Grundlage: das Unendliche, das Ewige liegt vor uns, in der Zukunft. Der Humor hat die Voraussetzung der ästhetischen Geistigkeit: wir kommen vom Göttlichen, es liegt hinter uns; beide sind nun aber nicht mehr diese einfache Bewegung, sondern durch ihren Gegensatz hindurchgegangen, Rückkehr in sich.

Die Persönlichkeit bildet sich in der Wechselwirkung ihrer Gegensätze; aber der Kampf des Ethischen und des Ästhetischen — denn auf diesen Gegensatz läßt sich auch wieder alles zurückführen, z. B. der Konflikt zwischen religiöser Sitte und Staatsgesetz in der Antigone des Sophokles, zwischen Liebe und Herrscherpflicht in Hebbels „Agnes Bernauer", usw. — in der Persönlichkeit kann mit ihrer Zerstörung oder ihrer Herstellung endigen. Die Zerstörung des Wirklichen, des Individuellen, des Konkreten, der besonderen Lage, die sich als unmöglich erweist, ergibt den tragischen Ausgang. Das Tragische oder das Schicksal — es gibt nur ein tragisches Schicksal — ist das, dem man entgehen könnte und dem man doch nicht entgehen kann; eben auf dieser zwiefachen Notwendigkeit beruht seine Tragik. Daß der Mensch sterben muß, ist nicht tragisch, eben weil es ein reines Müssen, pure Notwendigkeit ist. Das aber einer etwas Schweres tun bzw. erleiden muß, obgleich er es nicht müßte, das ist tragisch. Hätte Ödipus gewußt, daß Laios sein Vater war, Jokaste seine Mutter, so hätte er weder jenen erschlagen noch sich mit dieser vermählt! Hätte Othello dem Jago mißtraut, wäre er weniger blind gewesen —! Das Wissen, die Freiheit, wären sie absolut, so würden sie über das Schicksal erheben; der Mensch könnte seinem Schicksal entgehen. Es ist gerade dies das Bestreben aller aufgeklärten Politik, der Hintergedanke jeder sozialistischen Utopie, den Menschen seinem Schicksal zu entziehen. Der Mensch aber ist nicht frei und nicht wissend, wie viel er auch wisse und wie frei er auch handle. Es gibt eben dieses dunkle Verhängnis im Hintergrunde, und so muß sich das Schicksal des Ödipus erfüllen. Es scheint überhaupt zum Wesen des Tragischen zu gehören, daß der Ausgang immer nur sozusagen an einem dünnen Faden hängt, daß man immer das Gefühl hat: „wäre dies doch nur so gewesen" oder „hätte er dieses tun können", und daß man doch weiß, es hätte eben nicht geschehen können, er hätte nicht so handeln können. Wir erlangen viel leichter eine Einsicht in das Wesen des Tragischen, wenn wir es nicht am Exempel der großen Tragödien studieren, wo uns immer die hergebrachten Theorien über die tragische Schuld usw. in die Quere kommen, sondern wenn wir uns ganz einfache, alltägliche Beispiele vergegenwärtigen. Wenn ein unschuldig Verurteilter sein ganzes Leben fortan im Kerker zubringt und darin stirbt, ehe seine Unschuld an den Tag gekommen ist, oder gar ohne daß dies jemals geschieht, so ist dies etwas unsagbar Trauriges; aber es fehlt die spezifisch tragische Note. Wenn sich aber, noch während der Unglückliche lebt, seine Unschuld vollkommen herausstellt, wenn das Urteil gegen ihn aufgehoben und seine Freilassung verfügt wird, und er stirbt dann und hat seine Rechtfertigung, seine Rückkehr ins Leben nicht mehr erfahren, dann tritt das hinzu, was man beinah, wenn es nicht allzu frivol klänge, die Pikanterie, die Würze des Tragischen nennen könnte. Es ist immer dieses „beinah", dieses: es hätte auch anders kommen können, was diese Würze abgibt. Oder stellen wir uns eine Mutter vor, eine Witwe, die ihre beiden Söhne, die einzigen Kinder, in den Krieg hat ziehen lassen müssen. Fallen dann diese Söhne und stirbt die Mutter aus Gram, so ist das nicht tragisch, wie traurig es auch sei. Tragisch aber ist es, wenn die beiden jungen Männer den Krieg glücklich überstanden haben, auf dem Wege zur Heimat sind und wenige Tage vor ihrer Ankunft stirbt die alte Frau. Dies ist viel weniger traurig als jenes, aber es ist viel tragischer. Wie schön hätte das Wiedersehen werden können, wie glücklich das Zusammenleben, wenn . . . . . ! In diesem Ausmalen des „Wenn" liegt eine ungeheure Anregung für die Phantasie; in diesem Antagonismus der Notwendigkeiten, in dem die konkrete Situation, die individuelle Lebensgestalt gleichsam zerrieben wird, entsteht ein außerordentlicher Genuß für den Geschmack, aber für den Geschmack dessen, der die Zerstörung mehr liebt als die Erhaltung, die Bildung. Goethe hat sich vor der Tragödie gescheut. Der Humor dagegen ist die Bejahung der Spannung zwischen Wirklichkeit und der Forderung bzw. dem Wesen, zwischen dem Besonderen und dem Allgemeinen. Diese Spannung darf bejaht werden, weil in ihr nicht nur das Außereinander, der Gegensatz beider Momente, sondern ebenso ihre Beziehung, ihre Einheit gesetzt ist. Sehr seltsam ist nun das Verhältnis von Geschmack und Humor. Sicher ist, daß der Geschmack als Selbsterhaltung — und Gestaltung ihm zunächst sehr fremd gegenübersteht. Ja, es scheint sogar zwischen ihnen ein durchaus feindseliges Verhältnis zu bestehen. Der geschmackvolle Mensch ist kein Gegenstand für die humoristische Betrachtung, der gute Geschmack findet selten Vergnügen an humoristischen Darbietungen, und der Humor hat seinerseits anscheinend seine Freude daran, den geschmackvollen, zartbesaiteten Menschen möglichst zu reizen. Große Humoristen sind selten sehr „geschmackvoll" gewesen (es erübrigt sich, hier Namen zu nennen), und die Situationen, in deren Herbeiführung oder Ausmalung der Humor sich gefällt, pflegen das feinere Gefühl fast ausnahmslos häßlich zu verletzen. Ich erinnere nur — als an ein sehr zahmes Beispiel — an die Hochzeit der armen Baronin in Kellers „Sinngedicht", wo der Bräutigam den humoristischen Einfall hat, die heruntergekommenen Brüder der Braut und ihren ersten Gatten als lächerliche Figuren in einem Festzuge vorführen zu lassen! Worauf beruht diese Feindschaft? Der Geschmack, als die Wirksamkeit der Idee in der Persönlichkeit, umfaßt zwar auch ihre Gegensätze, und zwar die stärksten Gegensätze, die weiteste Spannung am liebsten. Aber indem er hinarbeitet auf die Gestaltung, die Entwicklung, muß er die Identität von Wesen und Erscheinung ernst nehmen; so verlangt er, daß die Bewegung dieser Gegensätze eine konvergente sei, daß die Gegensätze stets enger aneinander rücken, die Synthese immer vollständiger werde. Er selbst ist geradezu die Konvergenz der entgegengesetzten Richtungen in der persönlichen Entwicklung. Der Humor hingegen läßt die Gegensätze bestehen, ja divergieren; er ist nur ein Schweben über ihnen. Mit der Entwicklung wird gleichsam kein Ernst gemacht, die Persönlichkeit als solche bleibt in ewiger Suspension. Er braucht, um sich zu erhalten, die Erhaltung der Spannung, aus der er sich stets neu und stets für den Augenblick wieder herstellt. Der Humor als die Rechtfertigung des Endlichen kann nicht Ernst machen mit der Entwicklung, die nichts ist als ein dauerndes Hinausstreben über das Endliche (die Arbeit an der unendlichen Aufgabe der Selbstvollendung), die die Überwindung des Endlichen konkret und damit gewissermaßen selbst endlich machen will. Denn in der Rechtfertigung des Endlichen durch den Humor ist dieses immer zugleich so aufgehoben und verklärt, wie es in concreto doch niemals werden kann. Im Humor ist alle Entwicklung schon von vornherein überholt und sub specie aeternitatis überflüssig gemacht. Der Humor will nichts anders und besser machen, als es ist, er begnügt sich mit dem Gegebenen. Weil er in jedem Endlichen zugleich das Unendliche sieht, darum ist ihm auch alles gleich wertvoll; er kennt keine Unterschiede, kein Vorziehen, kein Wählen, und ist damit von allem Geschmack zunächst durchaus verschieden. Im Humor liegt das vorher vergeblich gesuchte Prinzip des Natursinnes, das ἓν καὶ πᾶν, im Kleinsten das Größte! Wer die Natur liebt, der beruht in ihr, wie der fromme Christ in Gott. Der Natur brauche ich nicht nachzulaufen, mich nicht nach ihr zu sehnen. Sie ist das, was immer und unentrinnbar da ist, und wenn ich auch einmal das Verlangen haben mag, sie in ihrer Fülle und Verschwendung zu sehen, wo meine Heimat sie mir nur bescheiden und dürftig zeigt, so ist sie mir doch in ihrer Dürftigkeit und Armut eben dieselbe. Ja selbst in dem gescholtenen Steinkasten der Großstadt bin ich immer noch von ihrem starken Arme gehalten. Ich weiß sie als Sonnenschein und Finsternis, als Sternenhimmel und Wolkenschleier, ich fühle sie im Nebel, im Schnee, im Sturm und im Regen. Die Naturliebe des Städters, der sich genugtut in der Betreuung eines armseligen Blumenstöckchens, eines winzigen Dachgärtchens, wo jede Knospe, jedes Blättchen ihm Offenbarung ist, ist einer der vielfach und gern behandelten Gegenstände humoristischer Dichtungen. Mit dem Humor verbindet sich in der Naturliebe allerdings die Erotik, das Verlangen in die Ferne, die Liebe zum Horizont, die romantische Sehnsucht; beide durchdringen einander. Der Humor, der in der Seele selbst, als Zustand, die Divergenz der Gegensätze erhält, verlangt für den Stoff, an dem er sich betätigen soll, für den Gegenstand der Betrachtung ebensowohl die Bewahrung der Kontraste. Während der Geschmack Elemente zusammenbringt, die eine Verwandtschaft zueinander haben, einander homogen sind (man vergleiche das im ersten Teil der Arbeit über „Anpassung" Gesagte), vereinigt der Humor mit Vorliebe das ganz Heterogene, wie etwa in den Narrenreden bei Shakespeare, in den Anmerkungen Jean Pauls; er ist getröstet über das Zueinanderbringen des Verschiedensten, weil er die Verschiedenheit als das Oberflächliche, Unwesenhafte ansieht, dem im Grunde nur ein Wesen zugehört. Er kennt wie keine Unterschiede des Wertes, so auch keine Grade der Wesenhaftigkeit, der Immanenz (dies liegt schon in der Verneinung aller Entwicklung). Das Endliche ist in ihm nur gerettet als Spiegel und Kehrseite des Unendlichen, so daß beide unmittelbar gegeneinander ausgetauscht werden können. (Es gibt nichts, was dem Humor näher liegt und ihm zugleich diametraler gegenübersteht als die indische Weise der Weltbetrachtung.) Damit ist das ganz Oberflächliche und Äußerliche, das unmittelbar Erscheinende und vor Augen Liegende, dem diese Rettung zuteil wird, die Erscheinung, so wie sie da ist. Ganz äußerliche und oberflächliche Ähnlichkeiten, ja bloße Anlässe zu Assoziationen werden so zu Grundlagen von Kombinationen; es ist eben ganz gleichgültig, was kombiniert wird, eines hat nicht mehr Recht als das andere. Der Kontrast ist seiner Besonderheit nach immer so äußerlich wie die Ähnlichkeit, denn die Erscheinung ist nur Symbol und niemals Ausdruck des Wesens, daher gibt sie sich her zum Spiel. Mit dem Symbol spielen wir, mit dem Ausdruck machen wir Ernst. Der Ausdruck des Lebens steht in einer ernsthaften Beziehung zu ihm. Das Leben hat ihn selbst aus sich hervorgebracht, steckt noch in ihm, erfüllt die Gestalt noch bis in die letzten Glieder und Spitzen. Das Symbol dagegen ist gesetzt aus dem Bewußtsein oder der Ahnung heraus, daß die flüchtige Ähnlichkeit ein tieferes ja immer repräsentieren müsse, wo schließlich alles eins ist, daß aber diese Setzung dennoch eine willkürliche ist, insofern auch etwas anderes dafür eintreten könne. Man vergleiche den ungeheuren Ernst, die Gebundenheit, die alle Ausdruckshandlungen begleitet, mit der spielerischen Freiheit der symbolischen. Nun aber sind wohl alle ursprünglichen und alle wahrhaft kultivierten Darstellungen ein Ineinander von Ausdruck und Symbol, die Tänze und die „Teezeremonie“, das Opfer und der Bau eines Tempels, die Verfertigung eines Kultbildes. Bernhard Berenson weist in einer Schrift über Sassetta einmal darauf hin, daß „nach mehr als achtzehnhundertjährigem Bestehen des Christentums unsere Kunst noch nicht ein einziges vollgültiges Bildnis seines Gründers geschaffen hat, während die buddhistische Welt ihr Ideal Gautama sehr bald in einer Form inkarnierte, die keiner Veränderung Raum ließ“ (zitiert nach der deutschen Ausgabe von Irmgard Kummer). Berenson hält dies für ein Zeichen der größeren Fähigkeit der Asiaten, Geistiges anschaulich darzustellen. Wie es nun auch mit dieser angeblichen Überlegenheit beschaffen sein möge, der Grund für die angeführte Verschiedenheit scheint mir jedenfalls auch in etwas anderem zu liegen. Wir nehmen die Form nicht so ernst wie der Asiate, wie besonders der Ostasiate, der Chinese, der Japaner. Uns ist sie niemals das Letzte, das unangetastet bleiben muß. Wir nehmen das Wesen immer wieder aus der Erscheinung, den Gehalt aus der Form zurück. Der ungeheure Ernst, mit dem die Form behandelt wird, das ist gerade das, was den Chinesen von uns so sehr unterscheidet, was uns so sehr an ihm auffällt, ja was uns komisch erscheint. Erst den ganz zivilisierten Zeitaltern scheint der letzte Ernst des „wahrhaft geschmackvollen Menschen“ aufbehalten zu sein. Da wird jede Bewegung, jedes Lächeln sorgfältig abgewogen, da ist die Wahl der Krawatte eine heilige Handlung; denn in allem soll sich das Wesen, die Idee offenbaren. Das Gefühl für die Inkongruenz von Wesen und Erscheinung in und trotz aller in der Durchgestaltung zunehmenden Kongruenz scheint verlorengegangen zu sein. Hier gibt es auch keine Humoristen mehr, hier gibt es nur noch Satiriker. Damit schlägt das absolut Geschmackvolle, daß im engsten Sinne Geschmackvolle auch wieder um in das Komische, dessen Gegensatz es doch ist. Komisch ist ein unberechtigter Anspruch auf Identität von Wesen und Erscheinung, ein Anspruch, der ad absurdum geführt wird. Das Gefühl dafür, daß jede Erscheinung dem Wesen gleich angemessen und gleich unangemessen sei, daß also nicht zwischen einer bestimmten Innerlichkeit und einer bestimmten Äußerlichkeit notwendige Zusammenhänge bestehen, scheint einer der Gründe zu sein für das nahe Beieinander des Obszönen und des Religiösen bei den primitiven, des Obszönen und des Humors bei den entwickelteren Völkern. Gerade hier zeigt sich der Gegensatz des Humoristischen und des Geschmackvollen besonders auffallend. Freilich liegen dieser Verbindung auch noch andere Motive zugrunde. Zunächst ist die Freude am Obszönen in einer zivilisierten Welt auch ein Erzeugnis des Widerspruchs, und zwar des Widerspruchs der Natur gegen die Kultur, des Lebens gegen die Form. So ist es bei den Kindern, beim niederen Volke, so auch beim Humoristen. Der natürliche Mensch will sich nicht knechten lassen von den Regeln des Anstandes, er mag nicht eingezwängt werden in die Schablone der Sittsamkeit. Er will nichts in sich unterdrücken müssen, sondern alles „abreagieren“. Der Humor, für den es kein Höher und Tiefer gibt, für den Gestaltung niemals wesenhaft ist, will allem Menschlichen und Allzumenschlichen sein Recht erhalten. Er will den Hochmut des gebildeten Anstandes, der feinen Sitte, des höfischen und höflichen Tones auf seine Nichtigkeit zurückführen, ihm seine angemaßten Vorrechte vor dem Sinnlichen, Natürlichen, Niederen entreißen. Seine Mißachtung aller Entwicklung und Gestaltung ist zugleich eine Mißachtung aller Kultur; eine Feindschaft gegen die Gesellschaft (der Humor liebt auch wie die Natur so die Einsamkeit, ohne die kein echtes Naturgefühl entstehen kann), gegen die er auftritt im Namen des Lebens, der Gattung.

Jede menschliche Gesellschaft, jede Form des Zusammenlebens

wird eines Tages zerbrochen von den sie unterwühlenden und unterhöhlenden Mächten des Lebens der Gattung, die sich nur erhalten und durchsetzen kann auf Kosten der einzelnen, der Persönlichkeiten, Völker, Kulturepochen. Kultur ist immer ein äußerst labiler Zustand. Irgendwo, irgendwann einmal verbinden sich die zerstörenden Einzelkräfte zu einer so starken Resultierenden, daß der ganze Bau zusammenstürzt, oder ein großes Individuum tritt auf und setzt ihn in Flammen. Aber was dabei zugrunde geht, ist fast immer nur der Petrefakt einer Kultur. Es ist der natürliche Verlauf eines Kulturlebens, daß die Kultur — zuerst von den Früheren geschaffen, Ausdruck ihrer Innerlichkeit, Offenbarung ihrer Tiefe — sich allmählich gegen die Späteren kehrt als ein schon Gewordenes, Gefestetes, das ihnen seine Formen aufzwingt und so mehr Hemmung als Förderung für sie wird. Es ist verständlich, daß die große Persönlichkeit überhaupt, nicht nur der große Humorist, unter diesen Umständen die Kultur als eine Fessel betrachtet, nicht als eine Befreiung, und daß sie sich mit aller Heftigkeit und Stärke zunächst gegen die bestehende Kultur wendet, zuletzt aber gegen die Kultur überhaupt. Denn Kultur, die schon da ist, die wahrgenommen wird, sich greifen läßt als ein Wirkliches, ist ja immer die Schöpfung der Früheren, für die Nachgeborenen ein Widerstand, ein vorgefundenes Medium, das ihnen die Ecken und Kanten abschleift wie das Wasser den Kieseln, die es umspült. Gerade diese Rundheit, Glätte und Weichheit, die Nachgiebigkeit gegen das Medium, ist aber dem großen Menschen das durchaus Widerwärtige. Jene Tugend, die ein Mittleres ist zwischen zwei Lastern, haßt er, der geschworene Feind alles Mittleren und Mittelmäßigen; jene Kallokagathia, die alle Leidenschaften von sich ausschließen will, die Ataraxie, die keine Erschütterungen kennt, verabscheut der ursprüngliche und kraftvolle Mensch. Man nennt einen gewaltigen Menschen auch wohl „eine Natur“, und in diesem Namen verrät sich seine ganze Kulturfremdheit, die bis zum Kulturhaß sich steigern kann. Dieser Kulturhaß ist zugleich ein Haß gegen den Geschmack; es ist die Seite des Lebens, die hier den Geschmack angreift, während der ethische Mensch den Geschmack verachtet, weil er nicht ganz Form, Gesetzlichkeit, Geist ist. Es ist der ewige Kampf zwischen Natur und Kultur, der sich auch auf dem Felde des Geschmacks abspielt. Es ist der Protest des natur- und lebenstrunkenen Menschen, des schöpferischen Genius vor allem gegen die Anforderungen einer Allerweltskultur, gegen den Zwang eines zur Sitte erstarrten Lebens. Man schätzt den Geschmack, soweit man die Kultur schätzt; aber — nach Freiheit strebt der Mann, das Weib nach Sitte! Zeugnisse für die Auflehnung des Genius gegen den Zwang des Geschmacks anzuführen wäre überflüssig; denn ihre Zahl ist Legion. Aber als typisches Beispiel sei die darauf bezügliche Stelle aus Fr. Th. Vischers: „Das Schöne und die Kunst“ hierhergesetzt. Vischer zitiert Schiller:

„Warum will sich Geschmack und Genie doch so selten vereinen?
Jener fürchtet die Kraft, dieses verachtet den Zaum.“

Dann fährt er fort: „So verachten Michelangelo und Rubens den Zaum; und es geht bei ihnen nicht ab ohne allerlei Verstöße gegen den Geschmack. In ihrer Urgewalt, was kümmert sie's, wenn sie Takt und Zartsinn befremden.“ Der Zaum des Geschmacks ist kein anderer als der Zaum der Kultur. In der glatten, abgeschliffenen Welt der „schönen Seelen“ kann der große Mensch nicht leben. Er braucht die Natur, und sei es auch nur als Rohstoff, um seine gewaltige Schaffenskraft ausleben zu können. „Man muß noch Chaos in sich haben, um einen tanzenden Stern gebären zu können!“ Geschmack aber in seiner engeren Bedeutung und Kultur sind Ordnung und nicht Chaos — innen und außen. Es gibt aber, wie gesagt, nicht nur eine Feinschaft gegen den Geschmack von der Seite des Lebens, sondern auch eine von der Seite der Form, des Geistes. Wie dort dagegen gekämpft wird, daß das Leben sich auseinanderlegen will zu festen, beharrenden Gestalten, so ist hier der Vorwurf erhoben, daß das Leben alles wieder in sich zurücknehmen, alles vereinheitlichen wolle.

Das Leben verhält sich zwiefach zu allen seinen Hervorbringungen, es entläßt sie zu selbständigem Dasein aus sich und ist dennoch wieder genötigt, sie in sich zu ziehen; das Leben und die Kultur greifen immer beide übereinander hinaus. Aus diesem Gegensatz beider geht eine tiefe Spaltung zwischen dem ästhetischen und dem ethischen Geiste hervor, die sich einerseits als ein zwiefaches Verhalten *des* Geschmacks, andererseits als eine Doppelheit im Verhalten *zum* Geschmack erweisen wird. Die Einheit beider Richtungen der Kulturentwicklung, die Ausdehnung des Lebens über alle seine Gestaltungen bei ihrer gleichzeitigen relativen Selbständigkeit ist ein heuristisches Prinzip ebenso wie die vollendete harmonische Persönlichkeit, die alles in sich verbindet, allen Anforderungen gerecht wird und sich doch nicht zersplittert, nicht die innere Einheit verliert. Eine Kultur ist so wenig jemals vollendet und in sich abgeschlossen wie eine Persönlichkeit. Jede hinterläßt ihren Nachkommen die Aufgabe, den Gestaltungsprozeß neu aufzunehmen und bis zu einem höheren Punkte hinaufzuführen, als es ihr vergönnt gewesen ist. Da nun alle geistige Gestalt, Persönlichkeit wie Kultur, sich so als ein Schwebendes, nur Suspendiertes erweist und mit der Gestaltung auch die Zerstörung in sich schließt, so geht auch dasjenige, was die Gestaltbildung in der Schwebe erhält, ein in den Geschmack; der Humor wird zuletzt zu seinem Bestandteil. Alles, was sich zuerst als Gegensatz zum Geschmack zeigt, wird schließlich von ihm aufgenommen oder nimmt ihn in sich auf; und alles, was von einem Standpunkt aus als seine Grenze erscheint, von dem zeigt sich hinterher, daß es als Faktor, als Moment in ihm wirksam ist und ihn aufbaut.

Zweiter Teil.

Der Geschmack und der Wert.

4. Kapitel.

Das Leben und der Wert.

Der Geschmack bejaht und verneint, läßt zu und lehnt ab, nimmt an und schließt aus: er wertet. Die Gegenstände, auf die er sich richtet, nennen wir Werte oder besser noch Güter, d. h. Dinge, in denen Werte eingeschlossen, niedergelegt, verkörpert sind. Nun haben wir festgestellt: der Geschmack richtet nicht willkürlich, voraussetzungslos, ohne einen festen Ausgangspunkt zu haben; seine Willensbestimmtheit, seine Voraussetzung, sein Ausgangspunkt ist das Leben oder vielmehr das Lebewesen, das Individuum und seine Erhaltung. Wenn der Geschmack anerkennt, was das Lebewesen fördert, verwirft, was ihm schädlich ist, so sagt er damit: jenes ist wertvoll, wertwidrig dieses. Was dem Lebewesen, mehr noch dem geistig-seelischen Organismus dient, ihn aufbaut, erhält und ihn mit Spannkraft ausstattet, hat für ihn Wert. Wertvoll ist: brauchbar für das Leben, wertvoll ist, was sich verwerten läßt.

Daß es einen Wert gibt, daß wir etwas als wertvoll bezeichnen, das beruht darauf, daß die Dinge der Umwelt sich vom Lebewesen verwerten lassen, daß sie von ihm verbraucht werden, daß sie notwendig sind für sein Dasein, für die ineinandergreifenden und einander bedingenden Prozesse seiner Selbsterhaltung und Selbst- bzw. Fremdgestaltung. Der Wert beruht auf der Wechselwirkung von Lebewesen und Umwelt. Wäre das Lebewesen mit seiner Umwelt, mit seinem Medium total verschmolzen, so könnte nicht die Rede davon sein, daß diese Umwelt Wert für es habe. Für den Tropfen im Meere hat das ihn umfließende Wasser keinen Wert dadurch, daß es etwa seinen Verlust an Wasser, wie er in der Verdunstung entsteht, ersetzen kann; denn der Tropfen ist ja nichts anderes wie das Wasser, beide sind nicht als Individuum und Umwelt voneinander geschieden. Wir können den Sachverhalt des völligen Verschmolzenseins auch seelisch realisieren, freilich nur für den Moment, als ein Durchgangspunkt in der fortwährenden Oszillation des inneren Lebens. Wo wir gänzlich in die Natur versenkt sind oder untergetaucht in die Musik als das Meer der Töne (nicht einem Musikstück als einem Kunstwerk zugewendet), dort können wir nicht mehr sagen, daß die Natur, daß die Musik Wert für uns habe. Erst nachher, in einem Rückblick, wenn wir auf unsere eigene Versunkenheit reflektieren, können wir diesen Zustand selbst bewerten und vielleicht auch rein theoretisch den Anteil des andern, des Elementes, feststellen; dies ist aber kein Werterlebnis, kein im Erleben und damit direkt gegebener Wert. Es gehört zum Wert eine gewisse Zweiheit und Abhebung von Wertendem und Gewertetem. Aber diese Zweiheit darf wiederum nicht nur Zweiheit sein; beide Teile dürfen nicht in endgültiger Isolation gegeneinander verharren, sondern es muß sich eine Beziehung, ein Geben und Nehmen zwischen ihnen herstellen. Daß etwas Wert habe für das Lebewesen, das beruht auf dem Verhältnis des Tausches, des Stoffwechsels.

Es ist der Geschmack, der die Nahrungsmittel auswählt, der die Vermittlung zwischen Lebewesen und Umwelt herstellt, indem er diese als Gewolltes und Bedurftes in jenem antizipiert und als Gefallendes, Förderliches hinterher bestätigt. Der Geschmack ist der Indikator des Wertes, er macht das für das Lebewesen Nützliche, das Verwertbare, ihm bewußt und innerlich.

Wenn der Wert eines Dinges in seiner Verwertbarkeit für das Leben besteht, ist Wert sein: Stoff sein oder Stoff sein können; denn mit etwas anderem als Stoffen weiß das Leben nichts anzufangen. Nur was zerfallen ist, was seinem auflösenden ätzenden Angriff nicht widersteht, macht es sich dienstbar. Die unberührbare, streng in sich geschlossene Gestalt bleibt ihm fremd und nutzlos gegenüberstehen. Für das Leben Wert haben heißt: in stofflichen Austausch mit ihm treten können, Material werden für seine Architektonik. Was das Leben ergreift, das macht es zu Stoff, und was die Seele auffängt, in sich einatmet, wird Material, wird Baustoff, aus dem sie ihren eigenen Körper herstellt. Der Geist macht alles, was er ergreift, auch die Form, zu seinem Stoff, indem er sich damit erfüllt, davon aufschwillt und wächst, es zu sich nimmt, es verarbeitet, genießt und in die ihm eigene Substanz verwandelt. Aber alles dies wird wieder in ihm und durch ihn Gestalt. Verwertung ist Umsetzung, Ernährung ist Umordnung von Stoffen; die Bestandteile des einen Organismus werden dem andern eingegliedert, mit ihm verschmolzen. Das Leben ist die Umwandlung von Stoffen in Form und — als Mittel und Voraussetzung dazu — von Formen in Stoffe. Es nimmt allem, das es sich einbezieht, die Form und gibt ihm Form. Was das Leben sich aneignen, verarbeiten können soll, muß Form gewesen sein — Leben, das von uns getötet wird, um in uns wieder Leben zu werden.

Der höhere tierische und der menschliche Organismus ist im allgemeinen nicht imstande, anorganische Substanzen — mit Ausnahme gewisser Salze — direkt zu assimilieren. Erst nachdem sie Bestandteile eines Lebendigen gewesen sind, können sie aufgenommen und nutzbringend verwertet werden. Etwas Entsprechendes scheint mir im Geistigen vorzuliegen. Die geistigen Werte selbst spielen gewissermaßen die Rolle der Anorganika, insofern sie erst aus dem lebendigen Ganzen einer Persönlichkeit, eines Werkes heraus wieder in andere Individuen eingehen können. Wie die Elemente Stickstoff, Kohlenstoff usf. den Leib konstituieren, aber solange er lebt, in ihm in einem ganz andern Zustand vorhanden sind als außer ihm und erst aus seinen toten Überbleibseln für sich herauspräpariert werden können, so leben die Werte (des Schönen z. B.) im Werke, das sie aufbauen — als Wertganzes, natürlich, als Gut, nicht als Ding — und auch dieses muß erst getötet worden sein, damit man jene durch Analyse zu gewinnen vermag. Und es gibt sehr verschiedene, vielleicht unendlich viele verschiedene Grade der Verschmelzung und Lebendigkeit, welche die Werte in solchen Gesamtheiten erreichen können. Daher die merkwürdige Tatsache, daß die kultur- und persönlichkeitfördernde Wirkung eines Kunstwerkes z. B. seiner absoluten Höhe durchaus nicht immer entspricht; oder jedenfalls läßt sich diese absolute Höhe auch noch von einem andern Standpunkt aus feststellen. Der Wert eines Gutes beruht nicht nur auf dem Gehalt an einzelnen Werten, sondern auch auf der Art, wie diese stofflichen, die materialen Werte in ihm verbunden sind, auf seiner Form. Der Wert wird als Form erzeugt, als Stoff vorgefunden. Diese Form ist selbst wieder ein Wert, ja für eine bestimmte Anschauung sogar der einzige Wert des Gutes. Für diese Anschauung baut das Gut sich auf aus Kategorien, nicht aus Elementen. Wo die Form der einzige Wert eines Werkes etwa ist, da ist sie, die Geformtheit, die absolute Höhe. Sie aber steht in einem gewissen Gegensatz zum Wirkungswert, zur Verwertbarkeit des Werkes, jedenfalls zur Verwertbarkeit für die Mehrheit der Menschen, die nicht imstande ist, durch eine härtere Rinde hinabzudringen zum Gehalt. Die Verwertbarkeit eines Gutes, unter anderem auch eines Werkes, hängt eben nicht nur davon ab, welche

Werte in ihm stecken, sondern auch davon, wieweit sie direkt umsetzbares Leben geworden sind, locker, beweglich, fähig, in den allgemeinen Kreislauf des Lebens einzutreten. Die Verwertbarkeit eines Nahrungsmittels hängt ab von seinem Nährwert — d. h. der Angemessenheit seiner Substanzialität zu uns — und von seiner Verdaulichkeit. Unverdaulich ist das Abgestorbene, Erstarrte, Verkalkte, von einer undurchdringlichen Schicht Umgebene. Unverdaulich sind für uns die Nährstoffe in harten, verholzten Pflanzenteilen, deren Zellgewebe wir nicht zu zerstören vermögen. Es mag vorkommen, daß in einem Werke sehr hohe Werte verkörpert sind, aber starr und unlebendig geworden; die griechische Plastik erscheint heute vielen fremd und kalt, sie sagt ihnen nichts mehr. Der Wert ist nicht etwas, das den Dingen nur allein, nur an sich zukommt; er bestimmt sich nach ihrer Funktion, ihrer Leistung für uns. Den Nährwert bestimmt die stoffliche Zusammensetzung der Nahrungsmittel; die Verdaulichkeit und damit die Verwertbarkeit derselben ist auch noch eine Funktion ihrer Geformtheit (des Grades ihrer Form, die Art ihrer Form ist ja mit dem Stoffe zugleich gegeben). Die Form muß lösbar sein, wenn das Geformte einen Wert haben soll für das Leben; die Auflösbarkeit der Form ist die conditio qua non für ihre Verwertbarkeit.

Mit dieser Einsicht nähern wir uns der Lösung des anscheinenden Widerspruches, daß der Geschmack der Sinn für den Stoff ist und zugleich der Sinn für die Form. Der Geschmack, der chemische Sinn (auch im Überlebendigen, Seelisch-Geistigen), wählt die Nahrungsmittel aus, die wir gebrauchen, indem er zu ihrer Stofflichkeit in Beziehung tritt, und gleichzeitig ist die Empfänglichkeit für die Reize der Form in eminenter Weise Sache unseres Geschmacks. Der Geschmack erlebt eben die Form als eine unmittelbare Umsetzung der im Individuum eingeschlossenen Werte, seines Stoffvorrates in nahrungspendende Kräfte. Die Form ist selbst Energie, Ausstrahlung, Schwingung, Rythmus des Geformten, das in ihrem Prozeß sich auflöst und uns zuströmt. Und was heißt es denn überhaupt des näheren, daß der Geschmack ein Sinn für die Stofflichkeit sei, daß er die Materien für unsern Organismus bestimme? Ist er darum auf das Materielle, rein auf den Stoff selbst angewiesen und beschränkt? Der Stoff ist die bloße Quantität, die einfache, unterschiedslose Masse. Sie ist doch sicher nicht der Gegenstand des chemischen, „scheidenden" Sinnes. Der Geschmack will diesen und jenen Stoff — er will die Qualität. Physikalisch-metaphysisch gesprochen: bestimmter, eigenartbegabter Stoff ist Anordnung eines Eigenartlosen, des „Urstoffes" der „Materie", er ist geformter

Stoff. Qualität ist schon Form, primitive Form vielleicht, Unter- und Vorstufe der Form — aber immerhin Form. Die Süßigkeit, Bitterkeit usw. einer Sustanz will Wilhelm Sternberg (Geschmack und Chemismus, Zeitschr. f. Psychol. Bd. 1) auf eine bestimmte Anordnung der Atome in den Molekülen der betreffenden süß, bitter usw. schmeckenden Körper zurückführen; ihr Geschmack stimmte demnach mit ihrer Form überein; der Geschmack wäre eine Wirkung ihrer Form. Oder wenn wir die Gesamtheit der anziehenden und abstoßenden Kräfte, welche das Molekül gebaut haben im Hinblick darauf, daß wie gesagt fast nur organische Substanzen eßbar sind, wiederum als den Geschmack des zu Verzehrenden bezeichnen, so ist umgekehrt Form das Ergebnis eines Geschmacks. Ob jene Auffassung Sternbergs sich bestätigt, ist für uns übrigens gleichgültig. Süß, bitter usw. sind ja für unsern Geschmack ebenso einfache, unauflösliche Gegebenheiten wie blau und rot für unser Auge, und phänomenologisch läßt sich unsere Geschmacksempfindung mit dem Bau der Molekeln nicht besser in Verbindung bringen als die Ätherschwingungen mit unsern Farbempfindungen. Aber das ist auch gar nicht nötig. Denn wenn wir im allgemeinen vom Geschmack sprechen, vom Geschmack in übertragener Bedeutung — den es auch den Nahrungsmitteln gegenüber gibt —, dann ist er nicht mehr der Sinn für die einfachen reinen Qualitäten allein oder in erster Linie, sondern Sinn für die Zusammenstellungen, die Anordnungen dieser Qualitäten. Sein Geschmack ist die „Form“ eines Nahrungsmittels als solchen (Form als Synthese, als Komposition, als unechte Form), d. h. das Zusammenstimmen seiner nährenden und schmeckenden Bestandteile in bezug auf diejenige Kraft der Subjektivität, der es sich darbietet. Was die plastische Form eines Körpers für das Auge oder für die tastende Hand, das ist der Geschmack einer Speise für den Geschmack der Zunge — Schmecken ist Tasten, das Tastbare aber ist die Form. Der Geschmack vollzieht die Synthese, welche in einem bestimmten eingeschränkten Sinne Form heißt, und jede Synthese — sei sie welcher spezifischen Sinnes- oder Geistestätigkeit auch immer — ist gleichzeitig Schöpfung des höheren Geschmackes. (Vielleicht ist auf diese Mitwirkung des Geschmacks bei der Gestaltbildung die Vorfindlichkeit einer sogenannten „Gestaltqualität“ zurückzuführen, d. h. die Erscheinung, daß bisweilen auch solchen Gebilden der Kunsttätigkeit, welche für verschiedene Sinne geschaffen und erfaßbar sind, eine gewisse Stimmungsverwandtschaft zukommt, die sich durch nichts anderes als durch eine Verwandtschaft ihrer Formen erklären läßt. Die Gemeinform ist dann das Korrelat eines Gemeinsinnes.)

Der Geschmack findet die einfachen Qualitäten an den Nahrungsmitteln rein nicht vor; auch wäre er gegen ihre Eintönigkeit bald abgestumpft und von ihnen ermüdet. Aber ebensowenig ist die bloße Zusammenstellung mehrerer „Geschmäcker" oder eine Abwechslung ohne weiteres ihm angenehm. Sie würde ihn verwirren, ihre Unordnung ihn verstimmen. Er könnte sich ihr gegenüber nicht mehr zurechtfinden, nicht mehr herausbekommen, womit er es zu tun hat, was vor ihm steht. Damit wäre er nutzlos, biologisch überflüssig geworden. Die Kochkunst hat deshalb nicht wahllos verschieden schmeckende Stoffe miteinander zu vermischen, sondern Abwandlungen eines Grundmotivs herzustellen durch Zusätze, die ihm untergeordnet sind. Die Elemente einer Speise sind einheitlich bezogen auf eine Geschmacksdominante (etwa einen bestimmten Fleischgeschmack, welcher den einfachen Geschmacksqualitäten gegenüber natürlich auch seinerseits schon zusammengesetzt ist), oder sie sind geordnet. Der Hauptstoff soll hindurchgeschmeckt werden durch die Verhüllungen, Abschattungen, Verdeckungen, das Grundmotiv der Speise durch die Gewürze hindurch gleichsam erraten werden. Die Kochkunst besteht in einem Verschleiern und Enthüllen des gewählten Materials. Jede Kunstform überhaupt hat so einen Hauptgedanken, von dem sich die umschlingenden und umrankenden Nebenmotive abheben und dem sie sich verzierend angleichen, von dem sie hinwegführen und auf den sie wieder zurückweisen. Das Sinnliche des Stoffes (Samt, Edelstein, Fleisch usw.) muß in jedem Augenblick durch die Form hindurch geahnt werden können. Der Reiz des Materiellen ist größer oder entsteht erst eigentlich, wenn es durch die Form entfremdet, nicht mehr so grob hervortretend, so deutlich spürbar ist, ganz abgesehen davon, daß die Zusätze zum Hauptstoff, die Komponenten der Form für sich selber immer schon sinnlich wirksam sind. Die Kunstform ist ein rythmisches Zeigen und wieder Entziehen des lockenden Stoffes. Dem Kinde (auch dem Tiere) zeigt man neckend das Gewünschte und nimmt es abwechselnd wieder fort, um es zu größerer Begier, zu gesteigerter Ungeduld zu reizen. Die Form verschleiert das Stoffliche und gibt ihm damit Reiz.

Reiz bezeichnet ein Doppeltes: ein Tatsächliches und ein Gewertetes. Ursprünglich bedeutet Reiz das, was die Sinne erregt, die Empfindungen hervorruft, die Aufmerksamkeit auf sich lenkt. Aber damit etwas dies tun könne, muß es sich uns zugleich darbieten und versagen. Bei einfacher Darbietung würde es bewußtlos hingenommen, assimiliert ohne Vermittlung geistiger Vorgänge. Bei bloßem Sich-entziehen würde es überhaupt nicht hereingelassen;

das Subjekt würde sich gar nicht darum kümmern, sich nicht mit ihm beschäftigen. Eben der Wechsel von Hingabe und Zurückhaltung des Objektes erregt das Lust-Unlustgefühl und damit die Aufmerksamkeit. Diese Erregung selber aber wird schon als Genuß empfunden, und deshalb bekommt das Wort Reiz nun eine — im allgemeinen — positive Wertbedeutung. Das Reizende ist immer etwas Erfreuliches. Dennoch liegt der Doppelcharakter des „tatsächlichen" Reizes auch noch dem Wertreize zugrunde. Reiz ist immerhin das, was ebensowohl abstößt wie anzieht. Freilich übt das Schöne und Anmutige einen Reiz auf uns aus, andererseits aber werden wir „gereizt", wenn uns etwas ärgert. Der gereizte Stier ist der wütende Stier.

Diese Eigentümlichkeit des Reizvollen, sich darzubieten und sich zu entziehen, hat das Geformte. Die Gestalt des menschlichen Körpers läßt das Leben durchschimmern und legt sich zugleich als ein Unlebendiges, Starres zwischen ihn und uns, die wir ihn betrachten. Das Gewand wiederholt diese Funktion der Form, wandelt sie ab und steigert damit seine Verhüllung wie seine Offenbarung. Das Bekleidete reizt mehr als das Nackte. Aber nicht das ganz Bekleidete, nicht, was so streng abgeschlossen, so starr gepanzert ist, daß wir gar nichts von seinem Innern erspüren können. Die weibliche Tugend und Sprödigkeit reizt nur, solange noch Hoffnung auf ihre Überwindung ist, wie umgekehrt die Sünde alle ihre Anziehungskraft verloren hat, wenn sie gar keinen Widerstand mehr leistet, nicht einmal die Illusion eines sich Erobern- und Besiegenlassens verschafft. Auf der Durchsichtigkeit, der Gelöstheit der Form beruht der Reiz, den die Skizze, der Entwurf sehr oft vor der ausgeführten Arbeit voraus hat. Das vollendete Kunstwerk, das „jeden Zeugen menschlicher Bedürftigkeit" ausgestoßen hat, das ganz einheitliche, festgefügte, philosophische oder wissenschaftliche System schreckt sehr oft nur zurück und besitzt lange nicht die Anziehungskraft, die ein Tagebuch, eine Sammlung von „Apercüs", eine Folge lose hingeworfener Einfälle ausübt. Wir sehen dort den Schaffenden nicht „bei seiner Arbeit", heißt es wohl; das Leben schimmert nicht mehr hindurch durch die Gestalt, die es sich gebildet hat. Der Zauber der Koketterie und des Flirts, der Konversation und des Briefwechsels, ja alles mondänen gesellschaftlichen Lebens, mit seinen Höflichkeitsvorschriften, den Spielregeln des Anstandes und der Etiquette, den Nuancen des Verkehrs und die vollkommene Beherrschung, die Meisterschaft in allen diesen Dingen besteht eben darin, das zu verleugnen, was man gesteht. Was uns zur Erweiterung unserer Kenntnisse antreibt, ist immer das halbe Wissen. Das Buch, die Erzählung wirkt nur spannend, wenn wir das Kommende zugleich erraten und nicht erraten. Haben wir gar keinen Ausblick auf die Schicksale des Helden, so wird uns die Geschichte langweilig; und ebenso haben wir keine Lust zum Weiterlesen, wenn wir alles vorher wissen. Jeder Genuß an der Form ist gleichermaßen Genuß an der Form als Hülle wie an der Form als Transparenz. Die Form, die das Leben sowohl zurückhält als auch hindurchläßt, uns gleichzeitig in strengem Abstande hält und einen Zugang ermöglicht, spielt die Rolle eines Gewässers zwischen zwei Ländern, Verkehrsweg und Grenze in einem zu sein. Der Geschmack bringt nicht nur Synthese zuwege, die Form als Geschlossenheit und Gegenüber, sondern ebensosehr, fast offensichtlicher noch: Analyse. Die Form auflösend, dringt er ein in das fremde Leben. Sein Auflösen ist zugleich Suchen und Finden, Wählen der Werte. Vereinheitlichend, anordnend wirkt er selber wertschaffend; er setzt die Werte, die er zusammenschauend erblickt, er macht seine eigene Persönlichkeit, selbstgestaltend, zum Wertvollen, und aus ihm heraus, durch ihn hindurch, die wertfremde, unlebendige Welt, indem er sie in seelenbeherrschte verwandelt. Wie das Leben sich der einfachen Alternative von Form und Stoff entzieht, wie es sich als Form zu erkennen gibt, solange wir es im Stoffe, im Chemischen suchen und sich im Stoffe verbirgt, wenn wir es als Form ansprechen, wie der Geschmack das Leben in beiden Modifikationen erfaßt, so folgt auch der Wert den Wandlungen des Lebens von Form zu Stoff, von Stoff zu Form. Das eigentlich Reizvolle der Gestalt ist ihre Auflösung, die freilich den Zusammenschluß, die Bildung zur Voraussetzung hat. Der Reiz, das Aufreizende ist der Beginn und der Vorgang der Auflösung, des Zerfalls. Der Wert als geschlossene Form wendet sich an das Gefühl der Ehrfurcht in uns, der Reiz ist da für den Genuß. Der Genuß ist das ästhetische Erfassen im engeren Sinne, in seiner Reinheit, als Ästhetizismus; er ist das Einschlürfen des Materiellen, das die vorausgegangene Zerstörung der Form, die Überwindung der Ehrfurcht erfordert, er ist daher das immer weiter vordringende und unersättliche Verlangen nach neuen Genüssen, die Neugier. Ehrfurcht und Genuß entsprechen den beiden Funktionen des Geschmacks, der Synthese und der Analyse. Bildung und Zersetzung der Gestalt, die Seiten des ästhetischen Lebens, können bis zu einem gewissen Grade gegeneinander selbständig werden. Das ästhetische Erfassen kann in seine Bestandteile zerfallen, so daß bald der eine, bald der andere allein wirksam ist. Jedes Moment des Geistigen trägt wieder seinen Gegensatz an sich, so entläßt die Freude an der Form wieder die Freude an der Zersetzung aus sich. Einen Gegenstand gibt es, dem gegenüber dieser Zerfall am ersichtlichsten ist, weil er am meisten sich dem Wechsel von Formbildung und Formauflösung versagt: der Leichnam. Im Sterben fällt die Gestalt auseinander in ihre beiden Komponenten: die Starrheit, die durch keinen Wechsel, keine Veränderung mehr betroffen wird, und die einfache Zersetzung, welche durch keinen neubildenden Lebensprozeß mehr aufgehalten und rückgängig gemacht wird, wo die Stoffe von keiner bindenden Kraft mehr zusammengehalten werden. Der Tod hat ein Janusgesicht; er erscheint als das Ewige, Unvergängliche und damit als das Hohe und Göttliche, und doch zugleich als das ganz Nichtige, ja das Widerliche, Gemeine. Wie Tod und Verwesung, so stehen Ehrfurcht, Schönheitsanbetung und Ästhetizismus einander gegenüber. Der Tod ist das Verschlossene und Unzugängliche, das uns in Ehrfurcht von sich fernhält, aber zugleich das lockende Rätsel, das als geahntes neues, höheres Leben und als Wiederbeginn des ganz niedrigen zugleich die Neugier und die Wollust anstachelt. Der Tod ist für das Leben das Endgültige, er spricht das letzte Wort über das Los unseres Leibes. Gegen ihn gibt es kein Auflehnen mehr. Aber in demselben Augenblick, in dem er scheinbar Alleinherrscher geworden ist, beginnt die Lebendigkeit innerhalb des Leichnams von neuem ihr Spiel. Die Kräfte der Verwesung lösen die starre Form des Todes wieder auf, das Leben des Gewürmes im Kadaver, unsagbar abstoßend und ekelhaft, mokiert sich über die Macht des Todes und gegen unsern Willen, nimmt das Leben in uns Partei für diesen heimlichen Triumph des Lebens über seinen Widersacher. Eine unvernünftige und unkontrollierbare Schadenfreude über diese Niederlage des mächtigsten Feindes erregt das Blut. So erklärt sich vielleicht die nicht wegzuleugnende Anziehungskraft, die jenes widerwärtige Schauspiel trotz all seiner Schrecken für viele Menschen besitzt; nur auf diese Weise läßt es sich anscheinend begreifen, daß unbeschadet aller Furcht, allen Schauders vor dem eigenen gleichen Ende sein Anblick am andern mit wollüstigem Grausen, mit einem Gefühl der Genugtuung genossen wird. Das Lebendige als die ursprüngliche Natur rächt sich für sein Überwundensein durch die Bildung, indem es umschlägt in Widernatürlichkeit, in Perversion.

Der Schulfall, der uns das Wesen des Ästhetizismus am reinsten offenbart, die Stelle, wo wir das Seziermesser ansetzen müssen, um ihn zu zergliedern, ist der Genuß am Haut-goût. Alle organischen Gifte, Anregungs- und Rauschmittel sind übrigens Produkte des Zerfalls, in ihnen hat sich das Tote des Organismus abgelagert, und der Genuß an ihnen ist der Genuß am Sterben. Im allgemeinen sucht der Geschmack in den Eßdingen die Nährwerte, wenn diese ihm auch durch den Reiz vermittelt werden müssen. Es gibt aber Fälle, wo Reiz und Wert sich voneinander getrennt haben, die Auflösung, die Lockerung endgültig geworden ist. Wo das Begehren auf das süße Gift gerichtet ist, da findet ein Doppeltes statt: entweder die reine Freude an der Süßigkeit, welche nicht fragt nach dem, was hinter ihr lauert, sondern sich vollkommen mit der angenehmen Empfindung begnügt, bei ihr Halt macht, um in ihm Vergessen zu finden; oder es ist jene lüsterne Neugier, die gerade das Verderbliche hervorzieht, und durch die Gefahr, die es mit sich bringt, gekitzelt wird. Beide spielen fast immer durcheinander; die Freude an der Oberfläche des Lebens wird begleitet von einem tiefen Wissen um seine Kehrseite, ja durch es genährt, vielleicht hervorgerufen. Sie ist eine Abwendung von dieser Kehrseite und kann als solche erst erfolgen, wenn das Leben in eine Oberfläche und eine Kehrseite auseinandergefallen ist, wenn es gestorben ist, wenn die starre, uns zurückschreckende Außenform sich getrennt hat von dem selbständig gewordenen, nun formlos geheimnisvoll lockenden Leben im Innern, wenn der gesunde, lebendige Wert sich zugespitzt hat auf das angekränkelte, faulige Phänomen des Reizenden.

Ästhetizismus ist Neugier; der Ästhet ist immer lüstern nach neuen, unerhörten Genüssen, er ist immer bereit, dem Leben eine neue Seite abzugewinnen. Jeder spricht von der Liebe des Ästheten zu den Dingen, die ihn tausend andern verborgene Reize an ihnen entdecken läßt — aber niemand spricht von seiner Lieblosigkeit. Der Ästhet — als analytischer Geist, der keineswegs identisch ist mit der ästhetischen Persönlichkeit, nur seine Einseitigkeit und damit seine Aufhebung als Persönlichkeit darstellt — beobachtet die Dinge, die ihn interessieren; aber bei dem, was wir lieben, ist alle Beobachtung ein Sakrileg! Er belauscht sie in ihrer Intimität, er sucht ihre flüchtigen Launen zu erhaschen, das seelenvolle Spiel ihrer Züge ist ihm ein Gegenstand des Genusses. Welche Linien wird der Schreck, der Kummer, die Scham in dieses Antlitz graben, wie werden diese Formen sich verzerren in Grauen, in Qualen, in Todesangst? So fragt er in schamloser Zudringlichkeit. Was der Ästhet kennengelernt hat, das wirft er wieder fort, und eilt von Abenteuer zu Abenteuer, nichts vermag ihn zu halten. Die Freude am Zerstören, die geistige Zerstörung dessen, was genossen wird, im Genuß, ist eine Form der Grausamkeit, eine ihrer feineren Formen, aber sie paart sich nicht selten mit den gröberen, mit der Lust an der wirklichen Zerstörung eines Gemütes, oder selbst mit der blutigen

Roheit. Die Geschichte, besonders die der italienischen Renaissance und Ostasiens, ist reich an Beispielen, in denen die wütendsten und furchtbarsten Tyrannen zugleich die feinsinnigsten Genüßlinge, Kunstkenner und Ästheten gewesen sind. Schon die Neugier treibt hin auf das Verbrechen, weil sie am meisten auf das Verborgene erpicht ist. Verborgenes enthüllen wollen, ist Sünde. Nicht ist es so, daß die Sünde in das Dunkel flieht, weil sie das Tageslicht scheut (das ist erst etwas Sekundäres) — nein, das Verborgene, der Reiz des Verborgenen, der Kitzel, das Geheimnis zu offenbaren, ist selber die Sünde.

Den Reiz des Verbotenen — eigentlich ist Reiz immer ein Verbotenes oder eine Warnungstafel für ein Verbotenes, ein Anzeichen, daß sich ein Wesen der Vermischung preisgeben will — hat keineswegs nur das „Sinnliche“. Für das sich selbst entdeckende Denken der Griechen hat das Denken zweifellos einen Reiz besessen, von dem wir uns nur noch eine sehr schwache Vorstellung machen können, trotzdem auch heute noch das anscheinend so kühle und strenge Gebiet des Logischen und des Mathematischen allen Zauber der Verführung besitzt, trotzdem auch heute noch die Sophistik in Irrgärten lockt. Seltsamer jedoch als der frühe Taumel des Denkens ist der Rausch, in den die ersten Versuche neuen Naturerkennens den Renaissancemenschen versetzt hat. Wenn wir von all den Veranstaltungen lesen, die unternommen worden sind, um diese Experimente mit einem Dunkel und Geheimnis zu umgeben (wozu freilich auch die Furcht vor der Kirche vieles beigetragen, gewiß den ersten Anlaß gegeben hat), wenn wir erfahren, wie sich Fürsten und Kirchenhäupter nächtlicherweile in die Behausungen der Veranstalter schleichen, um die Sensation einer Entdeckung zu teilen, so sehen wir, daß diese Männer sich fühlen als Liebende, die ihre Geliebte beschleichen. Die Natur ist ihnen ein Weib, dem sie den Gürtel lösen wollen, ein verlockendes, rätselhaftes, gefährliches Weib. Die Erregung des Alchimisten, der seine Elixiere braut in Pfannen und Tiegeln, der die Geburtsstunde eines Elementes überraschen will, ist die Spannung des seinem Wilde auflauernden Jägers, ist die Wollust der Verführung, ja der Vergewaltigung. Vielfach auch haben sich die alchimistischen Vorstellungen mit erotischen verbunden; Flaschen enthalten verzauberte Frauen, Undinen, Sylphen, die sich dem ergeben müssen, dem die Entzauberung gelingt.

Wie Tod und Verwesung am gleichen Bilde sich einstellen, so geht Schönheitsanbetung über in Verwesungsgenuß oder Ästhetizismus. Der Leichnam der Antike erweckt im Zeitalter des Hellenismus beides: die reine Sehnsucht nach der verlorenen Schönheit (im

Klassizismus) und die Genußsucht einer verfaulten, untergehenden Welt. Leichenduft entströmt dem rein genießerischen Ästhetentum der spätrömischen Zeit, dem endenden Rokoko, dem Treiben gewisser moderner Kreise, wie sie etwa Heinrich Mann in mehreren seiner Romane beschreibt. Aus dem Rahmen der Pest steigen die reizenden Gemälde des Dekamerone hervor. Schönheitsliebe und Verwesungsgenuß gehen eine schauerliche Verbindung ein in Baudelaire's Gedicht: Le Charogne. Nirgends aber ist wohl die Möglichkeit, aus der reinen Liebe zur Schönheit, zur strengen Form, hinabzugleiten in die Lust einer sich auflösenden Welt hellseherischer dargestellt worden als in Th. Manns Meisternovelle: Der Tod in Venedig. Die gestorbene Stadt als Folie des jugendschönen Knaben, sein geahnter früher Tod sich abhebend gegen die Verwüstungen der Seuche, die ehrfürchtige Anbetung seiner Schönheit emporsteigend aus demselben geheimnisvollen Grunde wie der krankhafte Rausch an der Verwesungsatmosphäre in der Umgebung und mit ihm in denselben Abgrund des Häßlichen hinabgezogen!

Den tötlichen Reiz solcher Schönheit hat der Duft der sterbenden, sich entblätternden Rose, die kränkliche Zartheit, jene Morbidezza der Schwindsüchtigen, die bisweilen als einziges Schönheitsideal ist gepriesen worden. Es ist der Zauber, den jugendliche Glut der Seele und der Sinne in einem schon alternden Körper ausüben können, einem Körper, an dem die Gestalt des Lebens freilich noch nicht zerstört ist, an dem aber doch schon leise Spuren des Verfalls, ein Welken, eine Müdigkeit, andeuten, daß das Leben seinen Höhepunkt überschritten hat und seine Bahn sich jetzt senkt. Es gibt Frauen, die wie gewisse überreife Früchte, wie ein Wild, dessen Fleisch sich erst gelockert haben muß, um zart und mürbe zu werden, ihren eigentlichen Reiz erst entfalten, wenn sie die Jugend hinter sich haben, so wie es andere gibt, die nur anziehen, solange sie noch Versprechen, geschlossene Knospe sind. Die Schönheit bezeichnet den Höhepunkt, die Reife der Dinge, die Zeitspanne, da zwischen Werden und Vergehen ein Stillstand, eine Atempause eingetreten zu sein scheint, da Straffheit und Lockerheit der Form einander das Gleichgewicht halten. Die Seele ist beglückt im ruhigen Anschauen, nicht ehrfürchtig zurückgehalten von der zarten und keuschen Geschlossenheit, nicht ungeduldig erregt von der Überreife, die dazu mahnt, das Leben noch zu genießen, ehe es vorüber ist. Das Gemüt weiß nichts mehr von der drängenden Unruhe und dem Sehnen der Frühlingstage mit ihrem schwellenden Leben, mit ihren Versprechungen und Wünschen, es kennt noch nicht die Hitze des Nachsommers und seine verzweifelte Bemühung, das Fliehende festzuhalten. Die Schönheit ist Frieden; aber vor der Schönheit und nach ihr liegt eine Zeit, da das Wesen nicht schön ist, sondern reizend, da zwischen Zurückstoßen und Anziehen kein Ausgleich eintritt, da beide neben- und nacheinander wirken und nicht Beseligung, sondern Aufruhr bringen.

Der Ästhetizismus verhält sich zur ästhetischen Geistigkeit wie das zu Ende gegangene, außer sich gekommene zum ursprünglichen Ästhetischen, die Umkehr des Lebens zu ihm, seine Verkehrung in ihren Gegensatz. Er ist der Genuß am bloßen Wechsel und Fließen, das sich nicht hält und reflektiert in der Gestalt. Dieses Einseitigästhetische, das sich ausgibt als die Freude am reinen Leben, geht unbemerkt über in den Genuß des Todes, ja erweist sich als eines mit ihm. Der Prozeß ist für den Organismus ebenso das fortwährende Sterben, wie er das Leben ist, das Leben als Manifestation, Konkretisierung, Äußerlichwerden des Inneren, Ausdehnung des Unausgedehnten, als Gestaltung. Im ersten Kapitel unserer Untersuchung war uns in der Form der Blindheit gegen den Hintergrund des Reizes die Perversion als eine Steigerung des Selbsterhaltungstriebes entgegengetreten. Der Wille zum Selbst kann sich wehren gegen das Leben in dem instinktiven Bewußtsein, daß das Leben in seiner letzten Tiefe immer zugleich Sterben ist, und daß man sich deshalb an die Oberfläche halten müsse, um sich zu erhalten. Die erotische Perversion der Antike hängt in ihrer Wurzel zusammen mit ihrer Liebe zur Schönheit; beide sind nur die Flucht vor dem Abgrund. Der Hellene, dem in asiatisch-orphischen Kulten und Mysterien die furchtbaren und unüberwindlichen Mächte der Zeugung und des Vergehens gegenübertraten, drohend, ihn in Urnacht und Chaos hinabzustürzen, flüchtet sich mit seinem Eros zu der freundlich-beruhigenden Oberfläche der Gestalt. Die Erotik kann sich einen falschen Gegenstand unterschieben., wo sie nur spielen will (was sie freilich oft selbst nicht weiß), wo sie aus Selbsterhaltungstrieb sich scheut vor der letzten Hingabe, vor dem letzten Ernst, der in der Gattung und der Erfüllung ihrer Forderungen liegt, in der das Leben über sich selbst hinausgeht und seine bisherige Gestalt, das Individuum, als ein endgültiges negiert. Alle Verirrungen des Geschmacks sind ihm ebenso wesentlich wie die typischen Betätigungen, und stehen in einem ebenso unauflöslichen Zusammenhange mit seiner selbsterhaltenden Funktion, sie sind nur die Umwege, die Masken des Selbsterhaltungstriebes.

Todessehnsucht und Lebenswille werden in der Form der Abstraktionslust und des Einfühlungsdranges von Worringer als die Pole des ästhetischen Erlebens betrachtet. Wir aber müssen hier fragen: Wo ist das Tote und wo ist das Lebendige? Ist jener Tod, der die Erlösung bringt von aller Begierde, der alle Wünsche schweigen und die Seele ausruhen läßt, ist er nicht vielmehr oder ebensowohl die Mittagsstille der Dinge, der Höhepunkt ihrer Entwicklung, da sie ganz Gestalt geworden sind, ganz sie selber, ganz das, was sie sein sollen, wo sie ihr eigenstes und freudigstes Dasein führen? Wo sie aller Bewegung des Kommens von Etwas und des Hingehens zu Etwas am meisten enthoben sind, zeigen sie da nicht im höchsten Grade ihre Zugehörigkeit zu einem andern als dem bloß zeitlichen Reiche, tritt nicht in der vollendeten Gestalt die Zeitlosigkeit am greifbarsten in die Erscheinung? Die heilige Stunde des großen Pan, die Sommerfülle, sie ist wahrlich die Zwillingsschwester der Mitternacht, der diese ihre Geheimnisse anvertraut hat, damit sie sie und nur sie offenbare und an das Licht bringe. So kann der Wille zum Tode sich einen mit der Furcht vor dem Sterben[1]) Der Wunsch nach dem Tode und das Verlangen nach dem Leben — obgleich sie, wenn sie die Hand ausstrecken, das Entgegengesetzte dessen ergreifen, das sie erwartet und gewollt hatten — sind dennoch in allem ästhetischen Erleben miteinander verschlungen. Selbsterhaltung ist verbunden mit fortwährender Selbstzerstörung. Wie deshalb der Wille zur Selbsterhaltung alles, was direkt ihr dient, zum Wert macht, als Wert auszeichnet, so erschafft der Wille zur Selbstzerstörung sich ebenfalls seine Werte, die Werte des Be-

---

[1]) Es ist eine seltsame Ironie, daß ein Werk, welches eine Morphologie der Weltgeschichte begründen will, nicht völlig hindurchgedrungen ist zu dem wahren Sinne der μορφή, der Gestalt, die als Einheit in der Mannigfaltigkeit zugleich das Ewige im Zeitlichen bedeutet. Spengler hat sich den Weg zu der Einsicht in den Formbegriff verlegt durch seine unglückselige Alternative von Werden und Gewordensein (von der ästhetischen Seite aus erscheint eben alles Ethische nur als Gewordenes, wie umgekehrt von der ethischen Seite das Ästhetische als der bestandlose Taumel der Auflösung). Diese Alternative verschuldet die völlig verfehlte Interpretation der Antike, in der man jede Spur platonischen Geistes vergeblich sucht. Diese Alternative bedingt aber auch eine Verfälschung der Goetheschen Intentionen, die eben ganz oder doch vorwiegend morphologisch sind, zu einer genetischen, biologisch-metaphysischen Anwendung, die ihn vom Untergange alles Lebendigen allein und nicht von seiner Aufbewahrung im Reiche der „Mütter" sprechen läßt, zu dem der Geist immer einen Zugang behält. Und doch ist Spengler dem Richtigen nahegekommen mit seinem Symbolbegriff. Hätte er ferner den Gedanken, daß jeder Einzelne den Lebenslauf seiner Kultur vollzieht, also nicht nur der Spätgeborene die Frühzeiten wiederholt, sondern auch der Greis der Frühzeit das Ende seiner Kultur vorwegnimmt, sich zu deutlicher Gegebenheit gebracht, so wäre ihm hierdurch die negative Stellung der Individualität zur Zeit ebenso wie ihre Positivität der Zeit gegenüber, daß sie Ursprung und Untertan der Zeit ist, aufgegangen.

rauschenden, des Kampfes, des Abenteuers, der Gefahr. Diese Verschiedenheiten des Wertvollen zeigen sich auch als solche der Kunst; es gehen daraus zwei besondere Typen von Kunstwerken hervor, auf die das Erleben sich — schaffend oder genießend — bezieht. Es gibt Kunstwerke, die gleichsam zu uns kommen, uns umfangen, hinreißen, überwältigen. Es gibt andere, die warten, bis wir zu ihnen kommen; sie wollen umworben, erobert sein, sie sind spröde. Der Gegensatz in der ganzen Lebensrichtung verschiedener Menschentypen spricht sich jedenfalls auch in den Kunstwerken aus, die sie lieben, in ihrem „Geschmack" nach der engsten und verbreitetsten Bedeutung des Wortes. In Goethes Tasso ist Antonio der feinsinnige Kenner und Bewunderer Ariosts, Tasso ein begeisterter Verehrer Virgils. Bedenken wir aber, daß die Hereinziehung Virgils doch schließlich mehr eine Forderung der historischen, als der immanent-psychologischen Wahrheit befriedigt, und daß Tasso — wie Goethe selbst zugegeben hat — ein gesteigerter Werther ist, so dürfen wir getrost den Namen Virgil ersetzen durch den Namen: Ossian. Heute oder vielmehr vor zwanzig Jahren wäre der eine Mozartianer, der andere Wagnerianer gewesen! Diesen beiden Arten von Kunstwerken entsprechen die verschiedenen Weisen, sie aufzunehmen. Hierher gehört die Rede von apollinischer und dionysischer Kunst, von Klarheit und Rausch. Im Rausch bricht der Triumphschrei des Lebens hervor, und das rote Blut strömt offen aus allen seinen Wunden. Es ist ein Strudel und Wirbel, in den das Kunstwerk und der Genuß versinken, ein Meer, in dem sie sich nicht gesondert erhalten. Die Freude an der Form sieht das Ding sich gegenüber; sie geht rund um es herum, um seine Oberfläche mit Blicken oder lauschend abzutasten. Sie bleibt frei, ihrer selbst sicher. Sie ist in ihrer Reinheit die Ehrfurcht, die freilich schnell genug das entgegengesetzte Element, den Genuß, in sich aufzunehmen vermag. Dann ist sie der Genuß des Prüfenden, des Kostenden, des Feinschmeckers. Der Feinschmecker meidet den Rausch, er findet ihn geschmacklos; und es ist richtig, daß der Rausch die Unterschiedsempfindlichkeit, eine der Haupteigenschaften des Geschmacks, nicht besitzt. Es ist jedoch nicht notwendig, daß jedes Kunstwerk so genossen wird, wie es geschaffen und gewollt ist, der Aufnehmende erfüllt nicht immer die Forderung, die das Kunstwerk, der Gegenstand, an ihn stellt. Wie sehr auch die Dinge das eine Mal zur Ehrfurcht, das andere Mal zum Genuß auffordern, so liegt es doch nicht allein an ihnen, wie sie genossen werden. Der echte Anbeter der Schönheit kann auch die verblühende Blume noch als Gestalt sehen, der echte Ästhet zerstört auch die Schönheit der vollendeten. Die Knospe, die nur Ehrfurcht erwecken sollte, kann dazu anreizen, sie vorzeitig aufzuschließen und sie so zu zerstören. Wir können auch dem Rauschkunstwerk als Ästheten gegenüberstehen, kühl, reserviert, es nur als Gebärde genießend, als Ausdruck eines Auszudrückenden, an dem wir keinen Anteil haben. Oder wir können unter die Oberfläche des seinem Sinne nach auf die Gestalt hin geschaffenen Werkes hinabtauchen in den Rythmus und die Dynamik seines Lebens. Vielleicht liegt gerade hierin eines der größten und verwegensten Raffinements im Kunstgenießen. So hat man angefangen, die griechische Plastik zu interpretieren als die Bändigung einer geheimen Tragik, als die Verhüllung eines inneren Zersetzungsprozesses. Man war es eben müde geworden, sich immer nur an ihrer „Einfalt und Stille" genugsein zu lassen.

Dieselben Güter werden auf ganz verschiedene Weise aufgefaßt, weil die Auffassung ja nur ihre Verwertung ist, Verwertung aber sich nach dem immer verschiedenen und immer wechselnden Bedürfnisse richtet. Unsere Bedürfnisse öffnen unser Auge für die Werte, aber sie verschließen es auch dagegen. Uns widersteht die köstlichste Speise, wenn wir gesättigt sind, wir verschmähen den edelsten Wein, wenn uns nicht dürstet. Häufige Wiederholung eines zuerst wohltätigen Eindrucks stumpft unsere Sinne ab und erzeugt das Verlangen nach Abwechslung; lange nicht Empfundenes führt den Reiz der Neuheit mit sich und wird über Gebühr gepriesen. So wäre dasselbe Ding bald ein Gut, bald ein Übel für uns, wenn das Leben allein über Gut und Übel entscheidet. Was ferner für das eine Lebewesen ein Gut ist, ist ein Übel für das andere; was dem einen gleichgültig ist, ist dem andern förderlich, einem dritten vernichtend.

Nicht jeder Organismus entnimmt dem Stoffkomplex, den es auflöst, um das Brauchbare herauszusuchen, die gleichen Substanzen. Unser Geschlecht holt aus den Werken der antiken Plastik ganz andere Werte heraus als die Zeitgenossen Winckelmanns und Goethes (soweit sie ihnen damals bekannt waren). Was jene daran genossen haben, ist vielen von uns gleichgültig geworden; was wir bewundern, haben jene nicht gesehen, weil sie nicht das Bedürfnis gehabt haben, es zu sehen. Solange ein großes Werk lebt, gibt es nicht jedem Menschen und jeder Generation dasselbe, sondern es wechselt als Quelle des Genusses, der Anregung, der Belehrung, weil unendlich Verschiedenes in ihm verbunden ist, aber auch, weil seine Plastizität sich dem Aufnehmenden zu eigener Betätigung hergibt und es befähigt, Spender der verschiedensten Freuden, Träger der mannigfachsten Deutungen zu sein. An denselben Gegenständen schätzt der eine diesen, der andere jenen Bestandteil; unter mehreren Objekten bevorzugt jeder ein anderes. Aber das Leben macht nicht nur blind gegen Werte, sondern es geht dazu fort, sie zu vernichten.

Das wählende Lebewesen nennt wertvoll, was ihm dienlich ist, was es gebrauchen kann; damit bestimmt es einem andern Lebewesen seinen Rang, erteilt ihm seine Bedeutung und seine Würde. Im nächsten Augenblick jedoch, nachdem es dies getan hat, tötet es das andere, nimmt ihm alles, was wertvoll an ihm ist, und läßt es ausgesogen, abgenützt und verachtet zurück, sofern es überhaupt etwas zurückläßt. Das andere ist dann selbst nichts mehr; nicht einfach aber, nachdem es verwertet worden ist, sondern dadurch, daß dies geschehen ist, ist es jetzt entwertet. Das zweite Lebewesen behält also den Wert, den ihm das erste durch seine Wahl erteilt, nur einen Augenblick, und nicht einmal so lange behält es ihn im Grunde. Denn in demselben Moment, in dem das Leben seine Materialien erwählt, hat es schon seine Hand darauf gelegt, sie einbezogen in seinen erweiterten Bereich. Diese Wertgebung und Wertentziehung vollbringt das Leben (die Idee) nicht allein als physisch und psychisch verbrauchendes, sondern ebenso als bildendes, als umweltgestaltendes. Auch hier stellt es die Gestalten der Umwelt als stumme Bildsäulen, als Glieder seines Raumes, als Gegenstände seiner Geschäftigkeit um sich her, ordnet sie an um sich als um ihren Mittelpunkt, gibt ihnen Wert — die Muschel, die Blume, den Vogel als Schmuck an sich tragend u. a. m. —, raubt ihnen ihr Eigendasein, würdigt sie zur Dienstbarkeit herab, nimmt ihnen den Wert, relativiert sie. Wir erfahren so, daß das Leben den Wert, den es mit der einen Hand gibt, mit der andern wieder nimmt, oder daß es beides mit derselben Hand, durch dieselbe Gebärde vollbringt: Wertgebung und Wertentziehung. Wo aber bleibt der Wert nach diesem Akte? Das zweite Lebewesen hat ihn nicht mehr, das erste hat ihn deshalb jedoch nicht bekommen. Denn diesen Wert, den Wert des Mittels, den das erste ihm gegeben hat, kann das zweite ihm nicht zurückerstatten; es könnte ihn höchstens einem Dritten weiterschenken. Nichtsdestoweniger erteilt es auch seinerseits dem ersten einen Wert, aber freilich einen andern als der war, den es von ihm erhalten hatte. Sagt es nicht gerade dadurch, daß es sich für es opfert: nimm mich hin, du bist mehr als ich, es ist gerecht, daß ich in dir untergehe? Der Wert verwandelt sich bei seinem Überfließen vom zweiten zum ersten Lebewesen wie ehemals aus einem Stoff in eine Form, so jetzt aus einem Mittel in einen Zweck. Denn der Zweck ist das, wofür wir Opfer bringen;

Wertvolles, uns selbst, hingeben, während das Mittel dasjenige ist, was wir für uns selbst oder für unsere Zwecke zu verbrauchen gewohnt sind.

Daß der Wert eines Lebewesens, ja eines Dinges sogar, nicht einfach darin aufgehen könne, Mittel für ein anderes zu sein, das ist unmittelbar einzusehen. Daß Werthaftigkeit in der Fähigkeit, Mittel zu sein, bestehe, diese Bestimmung widerspricht sogleich allem, was sich uns aufdrängt bei unbefangenem Hinblick auf das Eidos: Wert. Was wir werthalten, das wollen wir gerade nicht verbrauchen und verändern, das wollen wir unberührt und wandellos bewahren (werten und wahren hängen sprachlich zusammen); was wir achten und ehrfürchten, das wagen wir nicht anzutasten, mit dem schalten wir nicht nach Willkür und Belieben. Wenn nun das Verlangen des ersten Lebewesens nach dem zweiten nicht genügt, um ihm einen unbestrittenen und unveränderlichen Wert zu erteilen, vermag dann vielleicht der Trieb des zweiten, sich dem ersten hinzugeben, den endgültigen Wert zu schaffen? Ist das erste oder der Zweck jetzt schlechthin wertvoll? Ist Wert sein: Zweck sein? Für Kant dokumentiert sich der Wert — nach ihm die Würde der Person — darin, daß sie niemals Mittel sein könne, sondern immer nur Zweck. Jedoch erweist sich die Gleichsetzung eines Wertes mit einem Zwecke bei näherer Betrachtung als ebensowenig ausreichend wie die mit einem Mittel. Jeder Zweck verliert seinen Wert, sobald er erfüllt ist. Jeder Genuß, den wir angestrebt haben, büßt seinen Reiz ein, sobald wir an ihm gesättigt sind. Jedesmal, wenn wir ein sehnsüchtig und mühevoll erstrebtes Ziel erreicht haben, fühlen wir uns enttäuscht, als sei eigentlich gar nicht das gewonnen, was wir gewünscht haben. Das Ziel zeigt sich als ein nicht endgültiges, sondern so, als ob der wahre Zweck unseres Lebens und Handelns über ihn hinausreichte. Wie einerseits jedes Mittel im Verlauf des Lebens zum Zweck wird — die Gesundheit, die Tüchtigkeit, der Reichtum usw. —, so enthüllt sich andererseits jeder Zweck als ein Mittel zu einem weiteren, der hinter ihm wartet wie etwa das Werk zur Befreiung und Vervollkommnung des Schöpfers, zur Erhebung und zum Genusse der Menge. Nur der unerreichbare, ewig jenseitige Zweck, die „unendliche Aufgabe“, die als heuristisches Prinzip des Lebens ebensosehr auch bloßes Mittel seiner ist, behält ihren Wert und wird nicht durch die Existenz herabgezogen; das Leben läßt sie nicht hinter sich. Diese unendliche Aufgabe, der niemals ganz verwirklichte und erfüllte Zweck ist aber nichts anderes als die immer fortschreitende Steigerung des Lebens, seine ins Grenzenlose weitergehende Intensivierung, Verfeinerung, Beweglichkeit und zugleich Gestaltwerdung; Seele, Geist, Persönlichkeit sind höheres Leben. Und so erweist sich als der letzte Zweck, der über alle besonderen und einzelnen Zwecke triumphiert, das Leben selbst sowie auch in allen seinen Mitteln das Leben selber das eigentliche Mittel ist.

Man hat der Theorie, daß wertvoll ist, was dem Leben dient, die psychologische Fassung gegeben: wertvoll sei, was ein Bedürfnis befriedige. Bedürfnisse hat eben nur das Lebendige, und es gehört zu seinem Wesen, daß es Bedürfnisse hat, d. h. beständig über sich hinausgreift und anderes für sich verbraucht. Hier nun könnte uns die Frage entgegengehalten werden: Wenn es die Definition des Wertes ist, ein Bedürfnis zu befriedigen — wie käme dann das Leben selbst zu einem, zu seinem Werte? Das Leben ist die Quelle und die Voraussetzung aller Bedürfnisse; liegt nicht darin, daß es selbst nicht wiederum einem Bedürfnisse genügen kann? Tut es dies aber nicht, so hat es auch keinen Wert, und damit wäre auch alles andere wertlos. Denn wie könnte etwas Wert haben nur durch seine Beziehung auf ein selbst Wertloses? In diesem Einwand steckt eine unberechtigte Voraussetzung; die Voraussetzung nämlich, daß nur ein Bedürfnis nach dem Nichtvorhandenen bestehen könne, und daher ein Bedürfnis nach Leben nur dort, wo noch kein Leben sei, was aber — da nur das Leben Bedürfnisse hat — eben unmöglich ist. Dieses Bedürfnis nach dem Nichtvorhandenen erstreckt sich nur auf das der Quantität nach Nichtvorhandene. Für die Qualität des Begehrten, Bedürfniserfüllenden gilt aber gerade die Regel, daß es nur dann begehrt wird, wenn etwas Gleiches schon da ist. Das ganz Heterogene hat keinen Wert für uns; fremde Kulturwerke schätzen wir nur nach dem Grade ihrer Verwandtschaft mit uns, soweit sie „Geist von unserem Geiste" sind. Gleiches wird von Gleichem angezogen, und wo die Gegensätze zueinanderstreben, da ist es ein Gemeinsames, Drittes, in dem sie sich neutralisieren. Ja, vielleicht wird gerade, je mehr von einer bestimmten Art schon gegeben ist, desto mehr noch hinzuverlangt. Denn oft hat nicht der Arme das heftigste Verlangen nach Schätzen, sondern der, welcher schon angefangen hat, welche zu sammeln; nicht, wer noch gar nicht getrunken hat, trägt den wütendsten Durst, sondern wer bereits die Labe des Trinkens kennengelernt hat, sowie jeder Genuß immer neues Verlangen erzeugt. Die volkstümliche Sprache redet von dem Löwen, der „Blut geleckt" hat und nun sich des Blutes nicht mehr ersättigen kann. Eros ist der Sohn des Reichtums und der Armut, wie das Leben immer Fülle und Mangel zugleich ist. So mag das Leben, sobald es einmal erwacht ist und sich selbst zu spüren begonnen hat, immer begierig sein, neues und mehr Leben in sich hineinzuschlingen, und am Ende sind alle seine Bedürfnisse nur Formen seines Lebensdranges und dient alles, was sie befriedigt, nur der Steigerung des Lebens und seinem Verlangen nach Selbstgenuß, dergestalt, daß sich in allen „Werten" nur das ewig an sich selber zehrende Leben verbirgt. Dann stellt das Ganze sich so dar: das Leben, das kein Bedürfnis eines Vorlebendigen befriedigt und somit im Augenblick seines Auftauchens in einer wertfreien Welt selber noch wertfrei ist, macht sich selber durch sein auf sich selbst gerichtetes Verlangen zum Grundwert, von dem alle andern abhängen.

Der Wert, den das begehrte Lebewesen für das begehrende hat, beruht darauf, daß durch seine Einverleibung dieses Begehrende in seinem Leben gesteigert wird, daß ein stärkeres, intensiveres Leben in ihm entsteht. Aber nicht nur steigert das erste Wesen sein Leben dadurch, daß es das zweite verbraucht, sondern auch das zweite tut es, indem es sich hingibt. Der Augenblick der Verschmelzung ist Lebenssteigerung für beide oder für das einheitliche Leben, das in beiden gemeinsam pulst. Denn dieses gemeinsame Leben ist der Sitz und Träger des Wertes, und das scheinbare Verlangen nach dem andern ist im Grunde nur ein Rufen nach sich selbst. Damit rückt die Betonung ab von den einzelnen in sich abgeschlossenen Gebilden, die das Leben hervorbringt, und geht zuletzt über auf die Ganzheit und Verbundenheit der Wesen, auf das Alleben. Und hier ist der Wert an eine seiner Grenzen gekommen: Wir erinnern uns, daß der Geschmack — und er ist es, der uns Werte vermittelt — nur eine Beziehung finden kann zu Gegenständen, die uns gegenüberstehen und mit denen wir zugleich in Wechselwirkung uns befinden. Wo wir eingetaucht sind in das grenzenlose Meer des Lebens, da kann von empfangen und geben, vom Tausche nicht mehr die Rede sein. Wo alles eines ist, ineinander verschwimmt, da gibt es kein unterscheiden, wählen und werten mehr. Da gehen wir unter in einem, das die Menschen je nach ihrem Standpunkt das Nichts nennen oder etwas, das über allen Werten steht: das Absolute. Aber dieses Absolute ist dennoch ein Moment am Werte, so wie die Grenzen des Geschmacks seine Faktoren sind.

Wenn wir von Steigerung, von Graden des Lebens sprechen, von größerer und geringerer Intensität, Höhe, Ausbildung usw., so setzen wir damit ein Ziel oder eine Spitze seiner, die über das bloße Leben hinausliegt. Das Leben in schlichtem Sinne ist schon ganz da, auf der „untersten" Stufe, im „niedrigsten" Lebewesen; schreiben wir dem höheren Lebewesen mehr Leben zu, so ist dies zugleich mehr als Leben. Das Leben kann nur eine Entwicklung, einen Fortschritt haben zu einem Punkte hin, an dem es etwas anderes ist, als was es schon von Anfang an gewesen. Dies höhere Leben, das über dem bloßen Leben sich aufbaut, nannten wir das geordnete Leben, den Organismus oder die Idee, und diese Idee hat selber einen nie abgeschlossenen Weg der Entwicklung vor sich. Das Organisierte kann immer noch organisierter werden. Über der Idee jedes einzelnen Lebewesens steht die Idee der Persönlichkeit, die Idee κατ' ἐξοχήν. Je näher ein Wesen diesem „Ziele" des Lebens gekommen ist, je mehr es seinen Zweck — die Steigerung seines Lebens — erreicht, desto lebendiger, vollkommener nennen wir es, um so eher werden wir sagen, daß es ein Zweck ist, d. h. etwas, das die Hingabe anderer verdient, dessen würdig ist, daß die andern sich ihm opfern. Früher haben wir gesehen, daß Mittel und Zweck im Leben vertauschbar sind; jetzt aber scheint es, als ob diese beiden Kategorien als Wertmaßstäbe gebraucht, in unauflöslichem Widerspruche zueinander stehen. Denn je mehr etwas dazu verurteilt ist, bloßes Mittel zu sein, um so weniger scheint es uns die Würde eines Zweckes zu besitzen; je mehr wir es als Zweck achten, desto weniger möchten wir es zum Mittel erniedrigen. Der Mensch kann die Pflanze essen; die Pflanze vermag zwar den menschlichen Leichnam als Dünger zu benutzen; aber niemand wird sagen, daß der Wert des Menschen in irgendeiner Beziehung zu dieser Brauchbarkeit seiner verwesenden Überreste steht. Aber der Mensch kann noch in anderer Weise andern Lebewesen nützlich sein. Sein Sein und Tun bereichert die Kulturwelt seiner Mitmenschen und gibt ihnen seelische Nahrung. Wenn man den Wert des Menschen nun nach dieser Verwendung abschätzen will, so legt man anscheinend nicht mehr den einfachen Maßstab seiner Förderlichkeit für das Leben an ihn (denn dazu gehört ja auch sein Nährwert als Dünger), sondern man wertet ihn nach der Höhe desjenigen Lebens, für das er wertvoll ist. Je mehr er dem höheren Leben dient, je höher steht er selbst. Aber dieser Maßstab fällt ja schließlich mit jenem andern zusammen; denn die Höhe, die Intensität eines Lebens ist doch zugleich ein größerer Vorrat an abgebbarem Leben [1]), und

---

[1]) Die Höhe des Lebens ist zwar ihrem Wesen nach eine intensive an keinem Maßstab ablesbare und vergleichbare Größe. Wie aber die Temperatur der Körper definiert wird durch ihre größere oder geringere Fähigkeit mit ihrer Umgebung in Wärmeaustausch zu treten, so daß der wärmere Körper stets die größere Wärmemenge abgeben kann — und gemessen wird an ihrer Ausdehnung, wie uns überhaupt quantitative Begleiterscheinungen überall zur Anzeige von Qualitäten dienen, so läßt sich auch das Leben in seinen höheren

alles ist um so mehr Mittel des Lebens, je mehr es Mittel des Lebens ist, d. h. Mittel des Mehrlebens, des Mehr-als-Lebens. Dies aber ist es um so mehr, je höher es selbst steht, je mehr es also auch zugleich Zweck für andere ist, ihre Hingabe verdient. So fallen Zweck- und Mittelsein ihrem Grade nach bei dem Lebewesen dennoch wieder zusammen; jedes Lebewesen ist um so mehr Mittel des Lebens, je mehr es zugleich sein Zweck ist. Das ausgebreitetste, reichste und damit höchste Leben steht auch in der weitesten Verflechtung von Mittel und Zweck; es wird am meisten von andern benutzt und benutzt sie selbst am meisten. Was den höchsten Wert für sich hat, den höchsten Eigenwert, hat zugleich den höchsten Wert für andere, den höchsten relativen Wert — relativ noch in einem zweiten Sinne. Die einzelnen Phasen, Zustände, Momente in einem einheitlichen Werdenszusammenhange als Glieder einer Entwicklung auffassen heißt ihren Wert abhängig machen von der Hilfe, die sie dem Substrat der Entwicklung zur Erreichung seines Zieles leihen, von dem Fortschritt, der sich in ihnen vollzieht. Deshalb bedeutet die Wertrelativität der Lebewesen noch: Wert bezogen auf die vollendete Persönlichkeit, mit ihr verglichen. Dies aber ändert nichts an dem Vorhandensein eines Eigenwertes an jeder Stelle des Lebens, eines Wertes, der weder Zweck noch Mittel mehr ist, sondern in sich beruht. Der Wert eines jeden ist absolut relativ — in der Sprache Hegels — d. h. von seiner Stelle im Wertzusammenhange abhängig aber zugleich relativ absolut, d. h. an seiner Stelle ein unersetzliches notwendiges, schlechthin Berechtigtes. Der Augenblick wird wertvoll durch den Lebenszusammenhang, in dem er Glied ist; aber das Lebensganze ist wertvoll, dessen Augenblicke werterfüllt sind — wie in allen Lebensgestalten das Leben das eigentlich Wertvolle ist, und das Leben diesen seinen Wert dennoch nur in seinen Gestalten erreicht, und ihn nur in dem Maße ihrer Gestaltetheit erreicht.

Weil der Maßstab, an dem der Wert des Lebewesens gemessen wird, etwas ist, das über das bloße Leben selbst hinausliegt — ob-

Formen, in dem Leben der Seele und des Geistes auffassen als ein sich stetig erzeugender und erneuernder Lebensvorrat, der sich der Umwelt mitteilt: und wir können das Niveau einer Persönlichkeit abschätzen nach dem Umfang des Gebietes, das sie von sich aus mit Leben zu durchstrahlen vermag. Der universellste ist auch der höchststehende Mensch. Von ihm aus läßt sich dann rückwärts eine Stufenleiter konstruieren, welche den Menschen — in gewissem modifizierten Sinne auch den andern Lebewesen — ihre Stelle anweist je nach der Weite bezw. Enge ihres jeweiligen Horizontes, welcher ein Horizont ihres Lebens und seiner Wirksamkeit, nicht Gesichtskreis ihres purpurnen Verstandes sein soll.

gleich es andererseits auch eine höhere Form des Lebens ist —; weil das freilich immanente Ziel, dem das Leben sich zuzuentwickeln scheint, niemals ganz erreicht, das vollkommene Leben nirgends verwirklicht wird, und weil andererseits die Gebilde, an denen das Leben hervortritt, eine aufsteigende Stufenfolge der Lebendigkeit darstellen, deshalb kann dieser Maßstab, dieses Ziel, aufgefaßt werden als ein Jenseits des Lebens überhaupt, und auf diese Weise vermag das Leben noch einmal in das Zweck-Mittel-Verhältnis einzutreten gegenüber einem Sein, das außerhalb seiner gesehen wird. — Jede werterfassende und wertschaffende Tätigkeit dient einerseits dem Leben, ist Ausdruck und Befriedigung seines Selbsterhaltungstriebes; andererseits erhöht sie das Leben, treibt es immer weiter vorwärts, jenem Jenseits entgegen. Man kann daher das Verhältnis von Zweck und Mitteln sowohl in der einen als in der andern Reihenfolge ablesen. Für die eine Auffassung bleiben alle Tätigkeiten und ihre Erzeugnisse, bleiben Kunst, Wissenschaft, Staatsleben usw. dauernd dem Leben dienstbar. Für die andere Auffassung ist gerade das Leben nur gerechtfertigt, insofern es Bedingung und Mittel zur Verwirklichung jener an sich wertvollen Inhalte ist. (So ist für Hegel das Leben das Zusichselbstkommen der Idee, und es hat nur soweit Wert, als dieses Zusichselbstkommen in Recht, Wissenschaft, Kunst, Religion, Philosophie erreicht wird. Für ihn ist nicht das Höhere ein „Erzeugnis des Tieferen", das von selbst aus ihm hervorgeht, wie für die Entwicklungstheoretiker, sondern das Höhere als das Ursprüngliche entläßt das Tiefere aus sich zum Zweck seiner Verwirklichung, um aus dem Zustande der Potentialität in den der Realität übergeführt zu werden.) Wie alle besonderen Zwecke als Mittel für den Zweck des Lebens aufgefaßt werden können, so kann auch das Leben selber als ein Mittel angesehen werden für die Erreichung dessen, was andererseits ihm wieder zum Mittel dient. Und wie alle Gestalten und Inhalte des Lebens uns nur wertvoll dünken, soweit sie lebendig sind, so dünkt uns andererseits das Leben nur wertvoll, soweit es einen Inhalt hat, soweit es etwas aus sich herausstellt oder in sich hineinnimmt, was mehr ist als es selbst.

So lange das Lebewesen in sich einheitlich ist und nur das Andere, die Welt, sich gegenüber hat, so lange ist das Lebewesen der Träger des absoluten Wertes; andererseits erteilt es den Dingen der Umwelt ihre Werte übereinstimmend mit ihrer Verwertbarkeit für es. Aber das Lebewesen ist hier nur faktisch der Quell alles Wertes, es weiß sich noch nicht als solchen, es ist noch naiv. In dieser Naivität setzt es auch weder sich noch ein anderes als wertvoll, sondern das tun wir erst hinterher in der Betrachtung. Die Unschuld dieses allem Wertlosen als das allein Wertvolle gegenüberzustehen, muß erst verloren gegangen sein, damit die Wertung, das Setzen und Anerkennen des Wertes erfolgen könne. Erst die Reflexion, die Rückwendung zu sich und die Umkehr in sich sind die Voraussetzungen dafür, daß der Wert erzeugt und gewußt werde. Der Übergang aus dem Stande der Unschuld in den des Richters ist eine innere Spaltung. Das menschliche Individuum teilt sich in sich selbst, es sieht in sich selbst die Zweiheit des Wertvollen und des Nichtwertvollen. Diese Spaltung tritt aber nicht erst auf einer bestimmten Stufe ein, sondern ist von vornherein vorhanden. Die bekannte Theorie der „Verdrängung" stellt es so dar, als entstehe alles das, was wir Kultur nennen, aus einer Abwehr des ursprünglich allein herrschenden Sinnlichen. Aber wie kommt der Mensch zu dieser Abwehr? Das Tier verdrängt nicht. Wir müssen annehmen, daß irgend etwas im Menschen existiert, das die Ablehnung des Sinnlichen als unverträglich mit sich fordert; nennen wir es ruhig mit dem Aufklärungsnamen: die Würde des Menschen. Es ist logisch und psychologisch gleichermaßen sinnlos, anzunehmen, daß der Mensch etwas in sich verneinen könne, ohne gleichzeitig etwas anderes zu bejahen. Wenn aber der Mensch von Anfang an auch etwas in sich bejaht und als zu Bejahendes setzt, warum sollen wir dann alle späteren Schöpfungen seines Geistes allein seiner Negation zuschreiben und nicht annehmen, daß seine Position mindestens einen ebenso großen Anteil daran habe?

Der Mensch unterscheidet sich in sich selbst zunächst als das eigentliche Selbst, das Wesenhafte von dem nur Zufälligen, ihm Anhängenden, das Bleibende von dem Wechselnden. Die Einheit des Lebendigen von Zeitlosigkeit und Zeitlichkeit erfaßt sich als die Zweiheit beider. Die Zeitlosigkeit wird nun von der Zeitlichkeit, die Ausdehnungslosigkeit von der Ausdehnung, die Einheit von der Mannigfaltigkeit als das Wertvolle vom Wertlosen geschieden. Erst jetzt und hier entsteht das, was wir im höheren, im eigentlichen Sinne Wert nennen. Wert ist das Andere, das Jenseits in uns, das, was uns der Wechselwirkung, der Gemeinschaft mit der Welt, enthebt. Nun erst, von dieser höheren Form des Wertes aus, wird auch dem andern, was wir vorher Wert genannt haben, dem Förderlichen, dem, was dieses Höhere zugleich bedingt und verunreinigt, sein Platz angewiesen, sein Wert zuerteilt. Das Leben hält auf einmal inne, es stutzt, es blickt sich um, es sieht sich, indem es auf den ewigen Teil in sich und damit zugleich außer sich und über sich zurücksieht, auch wieder von außen an, als ein Ganzes, Einheitliches, und fragt nun nach seinem

Werte. Und nachdem es sich diesen Wert gegeben hat, vermag es auch jedem andern den seinigen zu bestimmen.

Die Anwendung der Kategorien Mittel und Zweck auf das Leben wird eigentlich erst prägnant, wo das Leben nicht mehr bloß Mittel oder Zweck eines andern ist, sondern sich selbst dazu macht. Das Leben weiß sich ja jetzt entweder selbst als Zweck, für den alles Andere, auch das andere Leben, das Leben als das Andere, nur Mittel ist; oder es setzt sich selbst freiwillig zum Mittel herab für Zwecke, den es einen an sich höheren Wert zuerkennt oder für andere Lebewesen, denen es sich opfert. Die Zwiespältigkeit unseres Verhaltens zum Leben teilt auch unsere Beziehung zum Geschmack: einerseits erfährt er selber eine verschiedene Bewertung, je nachdem, ob wir das Leben über die Inhalte oder die Inhalte über das Leben stellen; andererseits oder vielmehr in Zusammenhang damit ist die Rolle, die er im Leben spielt, rein praktisch in beiden Fällen eine andere. Geschmack ist Lebenswille, zunächst Wille zur Selbsterhaltung, weiter Wille zur Selbstgestaltung. Er kann deshalb nicht für beide Typen dieselbe Bedeutung haben; er wird nicht höher geschätzt als das Leben, dem er dient, und nur wer sich dem Leben überläßt wem sein Leben, seine Persönlichkeit nicht nur Ausgangspunkt, sondern auch Ziel ist, überläßt sich seinem Geschmack, also der ästhetische Mensch. Der ethische Mensch lebt nicht aus sich heraus, sondern einem Ideal zu, ihm entgegen. Nicht das Leben ist ihm bestimmend und alles Tun ein Auswirken seiner. Der Zweck des Geschmacks als Erhaltung und Ausgestaltung des Lebens ist für ihn nichtig: das Leben ist der Güter höchstes nicht. Seine Sittlichkeit fordert, das Leben hinzugeben für ein Werk oder eine Tat, die Person der Sache zu opfern, die Idee — d. h. hier den Gedanken, das Gebot — über die Wirklichkeit triumphieren zu lassen. Er dient „der" Kunst, „der" Wissenschaft, „dem" Staate. Das, was er verehrt und über sich stellt, ist ein eifervoller Gott, der keine andern Götter neben sich duldet. Hingabe an eine Sache ist das, was den ethischen Menschen auszeichnet und was beim ästhetischen Menschen, der im „Lebenskünstler" seine prägnanteste Ausbildung findet, nur bis zu einem gewissen Grade geht, nie bis zur Selbstaufopferung. Für den, dessen höchstes Gesetz der Geschmack ist, dient alles dem Leben. Skulpturen und Gemälde schmücken seine Bauten, Dichtung und Musik verherrlichen ihm seine Feste und schaffen das Leben selbst zum Feste und Kunstwerk um. Das wissenschaftliche und philosophische Gespräch ist Anregung und Übung der Geister. Es kommt ihm nur auf das Tätigsein an, nicht auf das Resultat; der Prozeß des Schaffens ist das Wertvolle, nicht der Inhalt, und es ist ihm gleichgültig, ob er „Töpfe macht oder Schüsseln". Alle seine Leistungen sind nicht völlig selbständig, abgeschnürt und abgeschlossen, sondern Teile eines Gesamtkunstwerkes; des Tages, des Festes, des Lebens selbst. (Gerade dieses beleidigt den ethischen Menschen, der überall für die reinliche Scheidung der Dinge eintritt. Die Grenzen der Wissenschaften sollen nicht verwischt werden, die Künste nicht zum Gesamtkunstwerk, zur Lebenskunst zusammenfließen.) Kein Gedanke darf weiterführen über den Rahmen des augenblicklichen Daseins hinaus; alles wird an einem bestimmten Punkte abgeschnitten. Kein unlösbares Problem darf in Irrgärten verlocken, kein gewaltiges Werk die Kräfte des Schöpfers aufzehren. Nichts hat Eigenrecht und Eigenwert für den Lebenskünstler. Das Leben greift hinüber auf alle Güter, macht sie zu seinem Baustoff, verbraucht sie für sich, relativiert, entwertet sie damit. Der ethische Mensch kann sich nicht damit zufrieden geben, daß mit der Inthronisierung des Lebens alle Einzelideale: das Wahre, das Gute, das Schöne ihren Wert verlieren und nur als relativ berechtigt, soweit sie lebenfördernd sind, anerkannt werden sollen.

Für den ethischen Menschen ist nicht das Leben die übergreifende Ganzheit, sondern es zerspaltet sich in seine Seiten, seine Inhalte. Einer dieser Inhalte, ein Gedanke, wirft sich auf zum Beherrscher des Lebens, und je nach dem Pathos seiner Natur stellt sich der Mensch auf eine Stufe jener Leiter, die vom beschränkten „Fachmenschen" über den „sachlichen Wissenschaftler", Gesetzgeber usw. zum Märtyrer seiner Idee hinaufführt.

Das Verhältnis von Einheit und Ausdehnung in der Seele wird von ihr weder als substanzielle Einheit noch als tote Zweiheit, weder rein monistisch noch rein dualistisch realisiert; sondern beide Seiten verhalten sich dynamisch zueinander. Die Seele erhält sich in dem Kampf der Bewegungen so, daß sie einmal mit der einen, einmal mit der andern sich identifiziert, andererseits aber je nach ihrer spezifischen Beschaffenheit der einen endgültig die Führung in sich überläßt. Die Mächte, die sich in der Seele gegeneinander richten, haben wie gesagt zuerst die Namen des Eigenen und des Fremden (das Fremde oder das Andere ist hier kein außen, sondern das Fremde in der Seele, ohne dieses kann das Fremde außer der Seele gar nicht erfaßt werden. Aber trotzdem das Fremde das Fremde der Seele ist, kann die Seele sich damit identifizieren, sie geht schwingend durch den Punkt der Selbstentäußerung hindurch.) Das Fremde und das Eigene spannen sich gegeneinander wie die Pole eines Elektromagneten. Die Entwicklung der Persönlichkeit erscheint als ein Oszillationsprozeß, in dem die Seele sich das eine Mal mit sich selbst, das andere Mal mit dem Gegenüber vereinigt. Als Selbst betrachtet sie die Welt, die Welt in sich, wie das Andere, von dem sie sich nähren und aus dem sie sich, es aufbauend, selbst aufzubauen hat, es ist ihr Stoff, dem sie Form gibt, das Mannigfaltige, dessen Einheit sie liefert, sie verhält sich überlegen zu ihm. Sie spricht ihm allerdings Wert zu, sie sagt, es hat Wert für mich, aber dabei weiß sie sich selbst als das Absolute. Wenn die Seele oder wenn vielmehr das Ich in der Seele die andere Partei ergreift, blickt sie auf zu sich als zu ihrem Führer und Leitstern; sie unterwirft sich dem ἡγεμονικόν in sich, sie setzt den Wert, den sie in sich hat, heraus in ein Jenseits ihrer, das doch zugleich ein tieferes Selbst ist. Wenn das Ich sich in das Andere einsenkt, in die Welt, so sieht es das eigentlich Wertvolle in seinem Wesen, in der Idee. Die Idee der Persönlichkeit wird erlebt als ein treibender Sproß, ein Springquell in der Tiefe oder als ein Ideal der Zukunft, ein Mentor und Berater, Richter und Maßstab. Und wie die Seele die Welt mit sich identifiziert, die eigene Konstruktion auf die Welt überträgt, so wird ihr auch in der Welt das Wertvolle, das Absolute einmal zu einem Ehemals, einmal zu einem Einst, einmal zum Urgrund, einmal zum Ziel des Weltprozesses.

Die nachträgliche Sanktionierung des Lebens als des höchsten Wertes, wie das ästhetische Bewußtsein sie vornimmt, kann nur vollzogen werden in der Haltung, die das Absolute als Ursprung faßt. Als Ursprung alles Wertvollen vermag das Absolute die Form des Lebens anzunehmen, ja muß es sie annehmen für die Seele, die in kein tieferes Jenseits in sich hineinsteigen kann, als das Leben es ist. Aber wo diese Sanktion mit vollem Bewußtsein und voller Berechtigung vorgenommen wird, da ist nicht dasjenige vom Leben, was wir sehen, sein eigentliches Wesen. Alles, was wir davon sehen, erscheint nur als eine Oberfläche, hinter der das eigentliche, das göttliche Leben sich verbirgt. Die Welt ist die Emanation eines Logos, sie ist Abfall, Verirrung. Aber andererseits ist diese Verirrung nur dort, wo das Leben verunreinigt, aufgehalten, sich selbst entfremdet ist, nicht, wo es noch rein und kraftvoll quillt, nur dort, wo es endgültig übergegangen ist in Gestalt, wo es aus einem Prozeß sich verwandelt hat in einen Inhalt. Der Inhalt ist die ewige Zukunft und Aufgabe der Idee, er ist als das Andere des Lebens seine Rechtfertigung, sein Sinn. Ohne Inhalt würde das Leben einfach verfließen und nichts hinterlassen, das seine Zeitlosigkeit dokumentierte. Wie das „Kommen von Etwas" zum Leben, zum Prozeß, zur Zeitlichkeit wird (obwohl es auch vorzeitliche Einheit ist), so repräsentiert das „Gehen zu Etwas" als Inhalt das Jenseits der Zeit, das Ewige. Das Ästhetische wird zum unendlichen Werden, das zuletzt auch Sein ist, das Ethische zum reinen Sein; der wahre Wert aber ist als Idee und als das Gegenbild der Idee, das Universum, die Einheit beider. Das Absolute, das Ursprung und Ziel des Weltlaufs ist, fällt zusammen mit dem Absoluten der individuellen Idee, die der Persönlichkeit als Quell und Aufgabe gegenübersteht und mit ihm eines ist. In dieser Bewegung des Unendlichen zum Endlichen und des Endlichen zum Unendlichen in der Persönlichkeit bildet sich der Wert und wird dann auf die entsprechende Bewegung im Weltprozeß übertragen, oder beide werden als ineinandergreifend und als wesentlich zusammengehörig erlebt; das Individuum ist in das Universum, das Universum in das Individuum verflochten und eingebettet. Die Persönlichkeit nimmt ihrer Idee gegenüber dieselbe Haltung ein wie dem Universum gegenüber, beide sind ihm im Absoluten eines und vertauschbar, zwar im verstandesmäßigen Denken unterschieden, aber im Erleben zusammenfließend. Der Wert ist das, was sich konstituiert in der Vertauschung von Idee und Universum, oder er ist ihre Korrelation. Die Persönlichkeit bewerten wir nach ihrer Korrelation zum Universum, ihrer Universalität, die wächst mit der Zentralisiertheit, der Punktualität ihrer Wirklichkeit (daher die Doppelheit von Allseitigkeit und Einseitigkeit im Genie), das Kunstwerk nach seiner kosmischen Weite, die nur die Kehrseite seiner Einzigkeit ist. Wert ist dort, wo das Zeitlose, das Ganze eingeht in den Moment, die Allheit in den Punkt, das Universum in die Individualität.

Unsere Reaktion auf Werte wird mit den verschiedensten Ausdrücken benannt. Wir sprechen davon, daß uns etwas gefällt, daß wir es genießen, daß wir Freude daran haben, daß es uns beglücke, usw. Was allen diesen Beziehungen zu Werten aber zugrunde liegt, das ist das Gefühl der Liebe; was einen Wert für uns hat, das lieben wir. Wie der Wert auf dem niedrigen, rein vitalen Gebiet zustandekommt in dem Aufeinanderangewiesensein der Wechselwirkung von Lebewesen und Umwelt, wie das Wertvolle in der Umwelt immer ein Bedürfnis des Lebewesens befriedigt, so ist auch die Liebe die Bezeichnung für eine dynamische Beziehung des Liebenden zum Geliebten, welche als Aktion die Reaktion, als Reaktion die Aktion immer voraussetzt und in sich schließt, die ein Verhältnis der Gegenseitigkeit ist. Die Liebe lebt vom Tausch, von der Beziehung, dem wechselseitigen Geben und Nehmen. Wie das Leben immer Mangel und Überfülle zugleich ist, so ist auch das Bedürfnis ein doppeltes: das des Aufnehmens und das des Ausströmens, des Empfangens und des Gebens. Diese Doppelheit müssen die wertvollen Gegenstände, die Güter teilen. Sie müssen die Leere des Bedürftigen ausfüllen und seinen Überfluß in sich fassen können. Sie müssen bereit sein, den Wert vom Liebenden zu empfangen oder ihm den Wert zu geben. Darin zeigt sich, daß der Wert nicht etwas ist, das an sich, unabhängig von der Liebe, vorhanden ist, sondern daß die intentionale Beziehung, der Akt der Liebe, den Wert erst stiftet. Die Liebe empfängt den Wert einmal als einen vorgefundenen, einmal setzt sie ihn als einen erzeugten. Der Widerspruch der zu bestehen scheint, wo eine starke Liebe einem geringen Gegenstande gilt, braucht nicht auf einer Täuschung des Liebenden zu beruhen, sondern kann im Wesen dieser Liebe selbst begründet sein. Die Liebe kann entweder aus dem Bedürfnis des Nehmens hervorgehen oder aus dem Bedürfnis des Schenkens; in jenem Falle ist sie die griechische, die antike Liebe, in diesem Falle die christliche. Die griechische Liebe, wie wir sie bei Plato und Plotin geschildert finden, geht hervor aus dem Wunsche, eine Substanz, ein Festes, ein Sein sich gegenüber zu finden; die christliche Liebe entspringt umgekehrt dem Willen, das Substanzielle, das innerlich besessen wird, herzugeben, es auszuströmen; es liegt ihr ein Bedürfnis zugrunde, sich auszugeben, sich herzuschenken; sie ist Selbstbewußtsein der erlösenden Kraft, unendlicher Selbstglaube. Die griechische Liebe liebt das Wertvolle, das Schöne, das Gute, den Weisen am meisten, das Vollendete; sie steigert sich in immer größerer Nähe des höchsten Gutes. Bei Plato lieben wir das Individuum eigentlich nicht, weil es nicht vollkommen ist (hier zeigt sich am reinsten der Übergang der antiken Liebe in das „interesselose Wohlgefallen“; die Ideen können wir nicht eigentlich mehr lieben). Die christliche Liebe nimmt zu, je ferner das Objekt dem Mittelpunkte der Wertausstrahlung steht; sie wird um so stärker, inniger, je gottverlassener, je erlösungsbedürftiger eine Kreatur ist, je mehr sie die Liebe nötig hat. Sie sammelt erbarmungsvoll ein, was sich an den Rand der weiten Gottesliebe verirrt hat; sie beugt sich am freundlichsten zum Unwürdigen, Elenden herab. Die antike Liebe ist Eros, Aufschwung des Endlichen zum Unendlichen, die christliche Liebe Niederlassung des Unendlichen zum Endlichen, Humor, Mitleid, der heilige Geist. Nicht Krankheit, nicht Schwäche ist diese Liebe zum Jammervollen und Übelbeschaffenen, sondern Kraftfülle, Selbstgefühl und damit einseitig, ungerecht, in bewußtem Gegensatz zur Gerechtigkeit, die sie verachtet, wie die Antike sie geachtet hatte. Sie geht aber schließlich über sich selbst hinaus in das Religiöse und macht ihre eigene Einseitigkeit wieder gut. Es ist die Dialektik der christlichen Liebe, daß sie zwar einerseits das Niedrige und Verachtete bevorzugt, dennoch aber in Gott ihren angemessendsten Gegenstand findet. Und diese ihre Dialektik offenbart sie in der Paradoxie ihres Gottes in Knechtsgestalt. Es liegt hier zwar einerseits die ästhetische Grundvoraussetzung vor, die jede Entwicklung, jedes Höherkommen in der menschlichen Welt als einen Abfall vom Göttlichen deutet und deshalb nur in dem auf der Erde Niedrigen, Unansehnlichen das innerlich Hohe noch zulassen kann. Es liegt aber noch mehr in dieser Paradoxie. Im Bilde des Gekreuzigten stellt sich dar die Notwendigkeit für unsern Geist, seinen Gegenstand zugleich zu empfangen und zu erzeugen —, das aber ist Glauben. Was wir im Niedrigen lieben, ist die Möglichkeit einer unendlichen Wertsteigerung als Offenbarung seines wahren Wesens; und daß wir im Niedrigen diese Möglichkeit sehen, daß wir es als heimliches Gefäß der tiefsten Göttlichkeit betrachten, das eben heißt, daß wir an es glauben. Unser Glaube ist es, der das Ding erlöst, der ihm den Wert erst gibt, welcher doch schon mit ihm da ist, in ihm ruht. Indem wir es erlösen, tun wir ihm Gerechtigkeit an und gewähren ihm Gnade. Scholastisch ausgedrückt erteilt der Glaube den Dingen nicht nur ein Sein, eine Bedeutung für uns, sondern ein Sein in metaphysischem Sinne; er bringt — sie erlösend — ein vorgefundenes Nichtiges, noch nicht Seiendes zu einem von ihnen gemeinten, in ihnen selbst angelegten, aber aus eigener Kraft für sie nicht erreichbaren Sein; er führt sie aus dem Zustande der Möglichkeit in den der Wirklichkeit über.

Ästhetische und ethische Geistigkeit unterscheiden sich voneinander durch den verschiedenen Sinn, den Vorfinden und Erzeugen bei ihnen besitzen. Die ästhetische Weltanschauung, wie sie etwa von Goethe und Schelling repräsentiert wird, läßt sich von diesem Gesichtspunkte aus in die Worte zusammenfassen: Die Natur erzeugt den Menschen; während die ethische Stellung zur Welt, wie sie Kant einnimmt, auf der Antithese beruht: Der Mensch erzeugt die Natur. In der ästhetischen Einstellung wird die zeugende Kraft der Natur aufgefaßt als etwas, das von jenseits der einzelnen Individualität herkommt, in sie eingegangen ist und nun von ihr aus weiter wirkt. Die ästhetische Persönlichkeit fühlt ein Absolutes in sich und aus sich heraus produzieren, einen Dämon, von dem sie besessen ist, einen Genius, der sie gleichsam zum Wohnsitz erkoren hat. Damit ist ihr Erzeugen zwar Bewegung von ihr hin zum andern, das durch sie bestimmt wird, ihr unterworfen, von ihr aus ein Dasein bekommt; aber es ist nicht ein reines Erzeugen, das Erzeugen hat in der Persönlichkeit nicht ihren Ursprung, sie ist nicht autonom. Wenn sie daher zur Besinnung gekommen ist, zur Reflexion, so wird sie, verwandelt, das Erzeugen, wie sehr sie es innerlich als ihr Besitztum und *ihre* Eigenart gefühlt und in der Liebe betätigt hatte, theoretisch von sich ablehnen. Es wird ihr alles gegeben, sie findet es vor, wie sie sich vorfindet. Dem ästhetischen Menschen ist seine Substanz „gegeben", sie ist Glück und Geschenk der Götter, wie sie für den religiösen Menschen Gnade ist. Der ethische Mensch muß sich alles erst selbst erwerben: die Sicherheit seines Erkennens, die Gewißheit seines Glaubens, die anständige Gesinnung, den persönlichen Wert; für ihn ist alles Wertvolle „Verdienst" und das Wertwidrige „Schuld"; auch in der niederen Sphäre seines praktischen Lebens spielen Schuld und Verdienst eine große Rolle; er verlangt, daß jemand es „zu etwas gebracht" habe, auch wirtschaftlich ein Self-made-man sei, während der ästhetische Mensch auch das Geld lieber als Ererbtes besitzt — das eine Grundlage des Familienstolzes bildet —, denn als Erworbenes, lieber als Vermögen denn als Einkommen. Dabei neigt er mehr zum Verschwendertum, während der ethische Mensch seine Pfennige beisammenhält. Das hat seinen tieferen Grund in der größeren Bewußtheit und Kontinuität seines Lebens im Verhältnis zu dem impulsiven und mehr von augenblicklichen Eingebungen beherrschten Dasein des Ästheten.

Der ästhetische Mensch findet sich vor, der ethische setzt sich, erwirbt und erzeugt sich, sowie er auch alles andere setzen, erwerben und erzeugen muß, damit es für ihn da sei. Wenn eine Quelle der tieferen Reflexion in dem Bedürfnis liegt, sich irgendwie zu rechtfertigen, sich Sinn und Notwendigkeit seines Daseins zu beweisen, so ist dies einer der Gründe für die Verachtung, die jeder rechtschaffene Aristokrat für alle Reflexion besitzt. Er wittert in jedem Meditierenden und Philosophierenden den Menschen, der sich „entschuldigt", daß er „geboren" sei. Er selbst fühlt sich in seinem So-sein so hinreichend gerechtfertigt, daß der Gedanke eines Sichrechtfertigenmüssens ihm nicht einmal kommt. Andererseits sieht er in allem Raisonnieren, in jeder Klugheit und geistigen Beweglichkeit nur eine Form der „List", der Waffe des Schwachen, des im Daseinskampfe Minderwertigen und Untüchtigen; Intelligenz erscheint ihm immer irgendwie plebejisch und geschmacklos.

Die Autonomie, der reine Befehl an das Außen, es solle dem Schöpferworte sich fügen, das ist die Haltung des ethischen Menschen. (Im übrigen kann auch nur für ihn allein das Wort eine schöpferische Bedeutung haben, nur für ihn gilt: im Anfang war das Wort, und: Gott hat die Welt aus einem Worte gemacht.) In der Wissenschaft hat er es nicht mit einer vorgefundenen Natur zu tun, auf die er hinblickt, die er beschreibt, abbildet, sondern sein Denken ist ein reines Konstruieren, ein Hervorspinnen der Kategorien aus sich. Im sittlichen Leben überläßt er sich nicht einem elementaren Pathos, er bringt kein naturgegebenes Ethos zur Erscheinung, seine Handlungen sind ein Neues, schlechthin ihm Angehöriges, das seinen Inhalt nur im Geiste hat. Und gerade er erlebt dieses sein Verhalten innerlich als die Hingabe an eine über ihm und damit gewissermaßen außer ihm stehende Macht, als das Objektive, als den Vollzug der Befehle des Guten, des Sollens. Er bringt das durchaus Objektive zustande; das von ihm Gebildete ist nicht das Abbild eines der Empfindung Gegebenen, sondern eines Jenseitigen, das im τόπος ἄτοπος seine Existenz hat. Es ist das Absolute des Geistes, das völlig Transzendente und Andere, das er nur über sich sieht und dem er gehorcht.

In den metaphysischen Werttheorien finden wir überall die Lehre, daß der Wert eines Dinges in der möglichst reinen Darstellung seines „Wesens“ zu suchen sei. Damit verrät die Metaphysik ihren religiösen Hintergrund; denn die Forderung, daß das, was dem Dinge zugrunde liegt, auch zuletzt als Ergebnis seiner Selbstverwirklichung hervorzutreten habe, ist ja die Gleichsetzung von Basis und Spitze, Herkunft und Ziel des Lebens. Bei Aristoteles durchdringen sich die Richtungen, die in dem „prius für uns“ und in dem „prius an sich“ ihren Anfang nehmen, und der „erste Beweger“ ist zugleich das Ziel des Weltprozesses, zu dem alles hinstrebt. Bei Plotinus ist der Logos gleichzeitig das Erste, der Ursprung der Emanation, und dennoch manifestiert er sich am Einzelnen, am Emanierten als das Äußerste und Letzte, als seine Form, dennoch bildet er für den Menschen den äußersten Punkt, den er gewinnen kann und soll. Spinoza nimmt insofern eine Sonderstellung ein, als sein Pantheismus nicht dynamisch ist, sondern ruhende Identität (ein Sachverhalt, der mit dem mathematischen Charakter des spinozistischen Denkens zusammenhängt), die daher in einen dialektischen Prozeß sich nicht verwandeln läßt wie die Idee Hegels, die sich manifestiert als der sich selbst begreifende Begriff. Logisch betrachtet ist daher die Metaphysik das Antinomische schlechthin, wie das Religiöse schon für Tertullian das Absurde und noch für Kierkegaard das Paradox gewesen ist; oder sie ist Dialektik an sich. In der Dialektik der Metaphysik erweist sich das Objekt ebensosehr als ein Vorgefundenes und ein Produziertes in Einem, wie es in der Religion als ein Geglaubtes auftritt. Und wie die Philosophie den Widerspruch des Vorfindens und Erzeugens nur darstellen und aussprechen kann, nicht auflösen — denn damit unterstellte sie sich dem einen ihrer eigenen Faktoren, dem ethisch-wissenschaftlichen

Verstande —, so glaubt die Liebe an den Wert unerachtet dessen, daß sein Zustandekommen sich in der nachträglichen Analyse ebensowohl als ihr Resultat erweist wie als ihre Bedingung.

Aller Wert läßt sich schließlich auffassen als die Einheit eines vom Geiste Abhängigen und Unabhängigen, eines Vorgefundenen und Erzeugten. Das bloß Vorgefundene — sofern wir ein solches zulassen könnten — hätte keine Bedeutung für den menschlichen Geist, dessen einziges Bedürfnis ist, sich zu betätigen, sich zu erzeugen, zu manifestieren, er selber zu sein. Wert ist ja aber immer auch Wert für etwas, Befriedigung eines Bedürfnisses, Erfüllung eines Wunsches. Wie nichts Wertvolles vorgefunden wird, das nicht zugleich erzeugt würde, so ist aller Skeptizismus und Pessimismus im Grunde die Unfähigkeit zu zeugen. Man nennt etwa den Don Juan einen Pessimisten und Skeptiker in bezug auf das weibliche Geschlecht, weil er das wertvolle Weib nicht finden könne, nach dem er verlangt. Aber er sucht nur das Absolute, die Schönheit in der Gestalt des Weibes; er ist der völlig unkünstlerische Mensch, der alles nur hinnimmt, wie er es vorfindet. Er vermag nicht das Vorgefundene irgendwie zu idealisieren, zu verklären. Weil er das Ideal nicht schaffen kann, ist er dazu verdammt, es nie zu erblicken. Es ist dasselbe vergebliche Umherirren wie bei Ahasver, dem ewigen Gottsucher; Don Juan ist nur der Ahasver der Schönheit, der ungläubige Mensch. Der Gott aber, den der Mensch nicht hervorbringt, der bringt auch ihn nicht hervor. Der wird ihn niemals heimsuchen und aufnehmen in seinen Frieden und in seine Kraft. Ganz dasselbe sehen wir beim Pessimisten des Denkens, dem wissenschaftlichen Skeptiker. Es ist wieder dieselbe Ohnmacht und Schwäche des Geistes, die Wahrheit zu produzieren und zu setzen wie dort die Schönheit oder das Göttliche. Der Skeptiker, der das Urteil nicht wagt, die Wissenschaft nicht vollbringt, überläßt sich der reinen Passivität, dem bloßen Wechsel und Fließen der Eindrücke. Das Untertauchen in diesen Strom ist freilich immer von neuem wieder nötig, der Zweifel gehört sogar zur wissenschaftlichen Methode. Der isolierte Zweifel führt aber immer zuletzt zur Verzweiflung, dem Zweifel am Sinn und Wert des Lebens überhaupt, und wird schließlich zur Melancholie, der jede Bewegung als nutzlos und überflüssig erscheint. Das rein Erzeugte wäre aber schließlich auch nicht das, um das es dem Geiste zu tun ist. Es würde immer irgendwie in der Luft hängen, ein bloßes Hirngespinst bleiben. Der nur erzeugte Gott bleibt auch in der höchsten Vergeistigung ein Fetisch. Es bedarf der Beglaubigung durch ein Absolutes, das zugleich sein Ursprung ist, es muß verankert sein in einem Jenseits, einem Zeitlosen, das ja immer auch das Vorher ist. Es soll sich nicht verflüchtigen in dem Prozeß des Erzeugens, sondern es soll in sich die Ruhe des ewigen Gehaltes hegen. So ist aller Wert schließlich religiös (auch der Kunstwert ist eine Form des Religiösen, wie die Sittlichkeit, die Wissenschaft). In einer gottlosen Welt würde es nur Begehrtes geben, nur Lusterregendes oder einen Wahn, eine fixe Idee des Geistes. Es gäbe keine letzte Zuflucht, keine Heimat, in die die Seele immer wieder einkehren könnte, um sich zu neuen Schöpfungen zu stärken; der Wert als das Religiöse ist die Heimat des Geistes, als des höheren und damit über sich selbst hinausgehenden, sich selbst erzeugenden Lebens.

Die gemeinsame Voraussetzung für alle philosophische Identifikation von Wesen und Wert ist natürlich die, daß das Weltwesen, der Urgrund aller Erscheinung selbst ein Wertvolles sei, als wertvoll betrachtet werde. Wo dies nicht geschieht, da gibt es auch keinen Wert oder nur einen negativen, ein Freisein vom Übel, wie bei Schopenhauer; aber das ist dann gerade die Abkehr von jenem Weltwesen, dem Willen, eine Abkehr, deren Möglichkeit allerdings nicht deutlich wird.

Die einfachste Bestimmung, die das Wesen und damit der Wert annehmen kann, ist die des Seins. Der philosophische „Optimismus" ist nun nicht das Vertrauen auf den glücklichen „Ausgang" einer Sache (des Weltlaufs), sondern das Jasagen zu dem Sein der Sache selbst, einem Sein, das dann zugleich ein Recht auf das Sein in sich schließt. Die philosophische Identifikation von Sein und Wert ist nur eine schlichte Bejahung und Zustimmung zu dem, was einmal da ist, ein männliches und kräftiges Hinnehmen dessen, was als absolut Gegebenes doch auf keine Weise beseitigt werden kann. Es ist ein Ablehnen jeder oppositionellen oder auch nur kritischen Haltung dem All gegenüber, die als unreif und unfruchtbar, als das lächerliche Ankämpfen eines Pygmäen gegen das Ungeheure und Riesenhafte erscheint. Es ist kindisch, das Universum verneinen zu wollen; aber es ist auch noch nicht weise, es zu verteidigen in einer Theodizee. Diese einzig würdige Haltung dem Sein gegenüber kann sich aussprechen in der Sprache des Parmenides, welche das Sein als einen runden, seligen Gott bezeichnet, in der scholastischen Form des: omne ens bonum est, in der spinozistischen des Gott-Natur, in der hegelischen des: alles, was ist, ist vernünftig; oder sie kann, getragen von dem künstlerisch-erhöhten Weltgefühl eines Goethe, in die Worte ausbrechen: „Was ist ein Lebendiges für ein köstliches Ding, ... wie wahr, wie seiend!"

Das Sein selbst geht in die Zweiheit des ästhetischen und des ethischen Seins auseinander. Es ist einmal die Seligkeit des Alllebens (das Meer des Werdens), das Eingetauchtsein in das Absolute, wo alle Unterscheidungen und Bestimmungen verschwinden und das Sein für das logische Denken und als dieses das reine Nichts ist. Wir haben dieses als die untere Grenze des Wertes bestimmt; „untere" ist sie allerdings nur vom Ethischen aus gesehen. Da aber das Ethische, im Gegensatze zum Ästhetischen, allein der Ort ist, wo man Vergleiche ziehen, Urteile fällen kann, so müssen wir hier von dieser Seite ausgehen. Das Sein ist aber ebenso die obere Grenze des Wertes oder die Reinheit des Ethischen. Als solches ist es das, was man das Richtige nennen kann (wie etwa das reine Dreieck das Sein des Dreiecks und sein Wert), den Sachverhalt oder die Existenz. Das Pathos des Wertes geht hier über in das tiefere unpathetische Pathos der Affirmation, der Zustimmung und Feststellung, wie es an der andern Grenze in der Seligkeit der pantheistischen Verschmelzung untergeht. Jenes Pathos der Affirmation, jene einfache Anerkennung ist die spinozistische Liebe zu Gott, die nicht verlangt, daß Gott widerliebe. Für den mittelalterlichen Platonismus ist Wert haben: Teil haben am Sein, aber am Sein als der Richtigkeit, der Ordnung, die zugleich Gestalt und Ewigkeit in sich schließt. Dieser Wertbegriff hat nachgewirkt in dem späteren Ideal der Vollkommenheit. Trotzdem der Maßstab der Vollkommenheit in dem Sinne der Richtigkeit, der Vollständigkeit aus den theoretischen Wertungen eigentlich verschwunden ist, ist er praktisch doch noch sehr verbreitet und sehr wirksam. Es gibt z. B. nicht wenige Menschen, für die ein unvollständiger Satz, ein Satz, der nicht aus Subjekt, Objekt und Prädikat besteht, etwas geradezu Unsittliches hat, wie etwa ein unvollständig bekleideter Mensch. Moderne Schriftsteller, die einen unvollständigen Satz, eine nicht geschlossene Wortfolge zwischen zwei Punkte einzuschließen wagen, gefährden die Moral nicht minder als Angriffe auf die geheiligte Institution der Ehe!

Mit dem Gegensatz von Mitgegebensein und Erworbenwerden der Substanz, von Herkommen aus dem Absoluten und dem Hingehen zu ihm hängt auch die völlig konträre Bewertung des Ursprungs und der Vollendung aller einzelnen Leistungen und Taten zusammen, der Eingebung und der Ausführung, der Vision und des Werkes. Alle Weltanschauung ästhetischer Art steht unter dem Zeichen der Feindschaft zum Fertigen. Die „Substanz" wird dünner, verliert sich, verschwindet, je weiter das Lebendige sich von seinem Anfang entfernt. Deshalb wird jede nähere Ausführung eines Geschauten es blasser, dünner, blutloser machen. Nur der frische Entwurf behält die Fülle, die

Kraft, den Wert der Konzeption bis zu einem gewissen Grade. Die Gestaltung, die Bildung nimmt ihm die Glut, die Intensität. In der Kunst ist es die Furcht vor der durchgefeilten, vollendeten Arbeit, in der Wissenschaft, der Philosophie, der Haß gegen das System. Das Wissen, das zuerst ungebrochenes Schauen des Wesens, Intuition, Wahrtraum ist, ist auf dieser seiner „höchsten" Stufe nur ausdrückbar als inbrünstiges Stammeln, dunkle Prophetie. Jede höhere Klarheit wird nur erlangt auf Kosten des Gehalts, der Fülle, und die volle Übersichtlichkeit, die systematische Anordnung und Ausarbeitung wird einem Wesenlosen zuteil, das so viele Mühe keineswegs mehr verdient. Es ist eine leere Hülle, die nichts mehr umschließt, ein starres, totes Gehäuse, das der Geist längst verlassen hat. Dagegen die ethische Anschauung: Je mehr die ursprünglich trübe Masse auskristallisiert, desto fester ergreift der Logos von ihr Besitz. Die vereinzelte Empfindung, die bloße Materie des Denkens und Schaffens ist noch nicht Geist, sondern wird es erst im Prozesse der Gestaltung, der zugleich Abhebung von anderm ist und Einstellung in die Totalität der Gegenstände, die einander erst Existenz verleihen. Das Wesen stellt sich nur her in der Allheit der Verknüpfungen, und die Substanz, weit entfernt davon, der anfängliche Besitz des Lebens zu sein, von dem es bloß einen Abfall gibt, ist erst in einem unendlichen Fortgang zu erzeugen als der reine, zugleich starre und absolut bewegliche Äther der Beziehungen.

Es ist völlig gleichgültig, wie wir das Wertvolle fassen, als Wesen oder Begriff, als Substanz oder als Sein; überall zeigt sich, daß alle diese Bestimmungen von den beiden in der Seele und in der Welt sich befehdenden Parteien ganz entgegengesetzt interpretiert werden, daß aber das wahrhaft Wertvolle — das, was sich der philosophischen Betrachtung als wertvoll ausweist — sowohl der einen wie der andern Forderung Genüge tun muß. Das zu höchst Wertvolle ist das, das beide Seiten, den ästhetischen Wert wie den ethischen, vollständig zusammengeschweißt hat, in dem beide sich das Gleichgewicht halten. Es gibt aber ein Auseinandertreten der Seiten soweit, daß die eine fast gänzlich alleinherrscht, die andere bis fast zum Verschwinden erloschen ist. Wo aber das eine Moment völlig ausgelöscht ist, da verschwindet auch der Wert. Das ganz mit uns Verschmolzene und das absolut von uns Getrennte ist nicht mehr wertvoll, weil es nicht mehr auf der notwendigen Grundlage aller Wertbildung, der Wechselwirkung, ruht.

Wieder eine andere Form oder ein anderes Paar von Formen für den Wert sind die Formen des Allgemeinen und des Besonderen. Auch diese Kategorien bedeuten in dem Wortschatze der Gegner etwas durchaus anderes. Die religiöse Gesellschaft ist zugleich die vollkommene Gemeinschaft der Gläubigen, das Ineinander-aufgehen aller und trotzdem die tiefe Einsamkeit der Seele, die doch wieder mit ihrem Gotte allein ist. Einmal wird das Ich, die eigene Seele mit denen der andern verschmolzen, und alle sehen gemeinsam auf zu Gott; das andere Mal sind die andern als Teile des Universums einbezogen in Gott und stehen uns gegenüber. Aber das Gegenüberstehen ist in beiden Fällen keine Trennung, sondern nur das Auseinandergedehntsein eines Seiles, dessen Enden sich wieder berühren, weil es die Welt im Kreise umspannt. Das Miteinander und Außereinandersein der Wesen wird erst problematisch, wo das Religiöse auseinandergegangen, gespalten ist in seine Richtungen und hier bekommt es einen zwiefachen Sinn. Der ästhetische Mensch kennt das Verhältnis der Einzelnen untereinander und zur Welt als eine substantielle Identität, als Austausch von Gehalten, als Stoffwechsel, dem das Einzelwesen sich abwechselnd öffnet und verschließt. Die Individuen sind gewissermaßen eines mit ihrem Medium (obwohl sie sich oszillierend von ihm scheiden) und eines in ihrem Medium. In der einen Einstellung — der naturästhetischen — ist das Medium das Primäre. Aus ihm erheben sich die Individuen wie Wellen aus einem Meere, in das sie nach einer Weile wieder hinabsinken. In der kunstästhetischen Einstellung dagegen ist es das Individuum, das zum Schöpfer und Träger seiner Atmosphäre wird, ein vollständiges Übergewicht über seine Umwelt besitzt. In der ethischen Weltanschauung gibt es Einheit und Gegenüberstellung nicht von Individuum und Umwelt, sondern von Person und Gesellschaft (bzw. Gegenstand und Natur). Diese Einheit und Zweiheit ist nicht Stoffwechsel, sondern Korrelation. Gemeinschaft ist wechselseitige Beziehung, bewußtes, absichtliches Sich-zueinander-in-Beziehung-setzen im Staate, in der Gesellschaft, oder unbewußtes Zueinander-in-Beziehungen-stehen wie in der Natur. Der Einzelne ist Schnittpunkt, Beziehungspunkt von unabschließbaren Gesetzesreihen, funktionalen Zusammenhängen, Ort der Gemeinschaft. Die Welt löst sich auf in ein Reich unendlich vieler und vielseitiger Beziehungen. (Der Einzelne ist anfänglich zugleich isoliert und verschmolzen, zuletzt in der Gemeinschaft zugleich selbständig und verflochten.)

Obgleich in Wahrheit das echte Individuelle, das Persönliche, zugleich das echte Allgemeine ist — Wirklichkeit und Möglichkeiten entwickeln sich in der Persönlichkeit miteinander —, und obgleich andererseits dasjenige Lebewesen, das für sich selbst am höchsten steht, sich auch als dasjenige erwiesen hatte, das für andere am förderlichsten ist, so entstehen doch aus den beiden einseitigen, entgegengesetzten Weltanschauungen ebenso entgegengesetzte, einseitige Wertungen des Allgemeinen und des Besonderen. Es kommt in jedem Falle darauf an, wie beide (material) bestimmt werden. Für den wachsenden Menschen, für den, der herkommt aus einem Sicheren, Absoluten, ist das Allgemeine eigentlich das Leben. Das Leben ist das Ursprüngliche, das alle besonderen Formen: Kunst, Recht, Religion usw. aus sich entläßt und von dem alle Gesetzeszusammenhänge nur Abstraktionen sind. So verhält sich das Leben als das Allgemeine gegenüber den logischen, ethischen und andern Erscheinungen. Umgekehrt aber übergreift die logische „Norm“ alle „Fälle“ des Lebens und ist insofern das Allgemeine dem Lebendigen gegenüber, welches für es immer nur Fall oder Exemplar bleibt. Und dieses oberflächliche Verhältnis der Unterordnung kann Symbol sein einer tieferen Unterordnung des Lebens unter das Absolute als Geist, für welches das Lebendige und die Dinge nur Mittel der Verwirklichung sind, Erscheinungen, in denen und an denen er sich zu erkennen gibt.

Wer den Wert rein in der Einzelpersönlichkeit erblickt, ohne zu berücksichtigen, was sie für andere sein kann, der wünscht diese Persönlichkeit nicht nur so abgeschlossen, so vollendet, sondern auch so eigenartig, so besonders wie möglich, damit sie sich recht stark von der Gesamtheit der übrigen abhebe. Wer andererseits den Wert der Persönlichkeit in ihrem Nutzen für die Allgemeinheit erblickt, der verlangt unwillkürlich auch ihre Gleichheit mit ihr. Der Gehalt, das Ethos eines Volkes soll aus seinen großen Männern zu ihm sprechen. Ein Mann wie Tolstoi will sogar die Kunst nur anerkennen, soweit sie dem niederen Volke unmittelbar verständlich ist. Der Ästhet schätzt die Individualität über alles, der ethische Mensch den Typus: d e n Deutschen, d e n Romanen, d e n Christen, zuletzt d e n Menschen, den Vertreter d e s Menschlichen. Der eine sieht überall Verschiedenheiten in der Welt, er betont die Verschiedenheiten unter den Menschen, er ist Aristokrat; der andere will nicht nur gleichmachen, ist Demokrat, sondern er leugnet sogar oftmals die bloße Tatsache einer wesentlichen Verschiedenheit und wird gereizt bei jedem Hinweis auf sie.

Im Staate und in der Gesellschaft, den vorwiegend ethischen Institutionen, erscheint der ethische Mensch als der Freund des Allgemeinen, als Bürger und Altruist, der ästhetische als Egoist. Die allgemeinen Mächte, denen er sich praktisch unterordnet, sind die Familie und das Volk; aber diese Unterordnung ist nur ein erweiterter Egoismus. Mein Eintreten für Familie und Volk sind Akte der Selbsterhaltung, weil ich ein echter, natürlicher Teil von ihnen bin, kein bloß konstituierendes Glied. Insofern ich dies im Staate bin, geht reines Staatsbürgertum ohne volkhafte Grundlage leicht über in Weltbürgertum.

Für den mittelalterlichen Platonismus war Wert haben so viel wie Teil haben am Sein. Das Wertlose, die Natur, ist gar nicht. Dies Negative wird nun auch aufgefaßt als das Besondere dem allein positiven Allgemeinen gegenüber. Alles Besondere geht aus dem Allgemeinen dadurch hervor, daß es einen Teil davon verneint, aus sich herausstößt. Das Böse und Häßliche ist Mangel, Beraubung; Individualität ist Sünde. Individualität ist ja nicht Person; Person schließt in sich die Allheit der Beziehungen und ist nur ihre Einheit. Dagegen gibt es wieder einen diametral entgegengesetzten Standpunkt: nur das Individuelle ist; und hier gibt es entsprechend nur eine Sünde: die Vermischung, das Übersehen der Grenzen, die Verletzung der Distanz. Das Individuum repräsentiert hier selbst das All. Der Wert nimmt also nicht nur die beiden Formen des Allgemeinen an „Meer“ und „Allheit“, sondern auch die Formen des Einzelnen. Er ist einmal Gegenstand und Person, das Konstituierte und das sich selbst Konstituierende, das andere Mal Individuum, das Einzelne des Lebens.

Daß die Geschichte von modernen Philosophen als Wissenschaft vom Individuellen und Wertwissenschaft, die Naturwissenschaft als Wissenschaft vom Allgemeinen und Wertfreien aufgefaßt wird, ist nur ein Zeichen für die vorwiegend ästhetische Bestimmtheit unserer Zeit; ein mittelalterlich gesinnter Kopf würde gerade umgekehrt sagen: die Naturwissenschaft ist deshalb Wissenschaft vom Wertfreien, weil sie Wissenschaft vom Besonderen ist; die natürlichen Wesen sind bloße Einzelwesen. Das Gemeinsame der Personen ist der Geist, und weil wir diesen verbindenden und Trennungen aufhebenden Geist in der Geschichte erkennen, darum ist ihr Gegenstand das Wertvolle. Jener geht aus von dem Gefühl: was immer wieder an jeder Stelle geschieht, das kann uns gleichgültig sein, wie wir das Wasser nicht schätzen, wo wir es zu jeder Zeit haben können. Was sterben und vorübergehen wird, was der Vernichtung ausgesetzt ist, die Individualität, der flüchtige Augenblick, die einmalige Konstellation der großen, kosmischen Mächte, das ist dasjenige, um das es sich lohnt, zu leben. Die allgemeinen wertfremden Kräfte treiben dauernd und sinnlos ihr Spiel, und nur für Augenblicke taucht das Edle und Kostbare, das Reizende und Bezaubernde daraus empor. Der andere sagt, das Wertvolle ist das Bleibende, das Unvergängliche, das Ewige. Nur von dem, was standhält, was sich nicht ändert, können wir behaupten, daß es wahrhaftes Sein und damit dauernden echten Wert habe; allem Wandelbaren, Werdenden und Vergehenden müssen wir ihn absprechen. Das Beruhigende, das, was uns Halt sein kann, das muß uns auch eine Sicherheit geben für die Zukunft; wir müssen dessen gewiß sein, daß es morgen und übermorgen dasselbe sein wird wie heute, daß es sich nicht geändert hat, wenn wir es wieder gebrauchen, wenn wir wieder nach ihm greifen, um uns aus dem Wirrsal der Welt zu retten auf eine geschützte Insel, eine Stätte dauernder Zuflucht. In den fließenden Gestalten des Lebens, im Wechsel der Ereignisse gibt es nun etwas, das uns eine solche Sicherheit und Stütze verschafft, das uns eine Voraussage gestattet: das Gesetz. Das Wertvolle ist also das Gesetzmäßige — alles hat Wert, soweit es gesetzmäßig ist. Das Gesetzmäßige ist aber zugleich das Berechenbare, das Rationale. (Mit der Auffassung, daß der Charakter der Allgemeinheit einem Objekte seinen Wert verleihe, hängt aufs engste die Meinung zusammen, daß dieser Wert in seiner Vernünftigkeit bestehe.) Das Gesetz ist das Gerüst, der Logos das Wesen, das Innere, der feste Kern aller Dinge. Das Gesetzmäßige ist aber zugleich das Allgemeine in den Erscheinungen; denn es erlaubt uns aus einem Teile auf den andern zu schließen, aus Vergangenem Künftiges vorherzusagen, und dies können wir nur, wenn und sofern wir Gleichheit in der Konstruktion und im Ablauf der Erscheinungen voraussetzen. Wie das Gesetz, das sich immer gleiche ist und voraussetzt, auf das die verschiedenen Erscheinungen sich beziehen lassen, das in ihnen allen anzutreffen ist, so ist es auch dasjenige, was sie sozusagen greifbar macht, nämlich begreifbar. Erst wenn wir ein Phänomen auf seine Gesetzmäßigkeiten, auf das, was es an Vergangenheit, Mitwelt und Zukunft innerlich bindet, zurückgeführt haben, können wir es einordnen in unsern Kosmos. Weil nun in jedem Phänomen eine große Anzahl von Gesetzlichkeiten sich kreuzt, weil jedes einen Schnittpunkt zahlreicher Verbindungsfäden darstellt, so müssen wir, um zu einer richtigen Einordnung, zu einem gründlichen Verständnis seiner Weltstellung zu kommen, es auflösen, in seine Bestandteile zerlegen, es analysieren. Das Individuum wird auf die rationale Ebene projiziert als eine Gesamtheit von Allgemeinheiten formaler Art, und je weiter wir fortgeschritten sind im Auffinden dieser Allgemeinheiten, je weiter wir es gleichsam abgewickelt haben, desto besser verstehen wir es. Nur die Analyse setzt uns in den Stand, Aussagen über das Ding zu machen, uns in der Sphäre der Mitteilung, des subjektiv Allgemeinen zu bewegen. Jede Aussage aber sagt nur ein allgemeines Moment am Individuellen aus, eine Beziehung oder einen Vergleich, eine „konstitutive“ oder eine „reflexive“ Kategorie. Das Individuelle als solches läßt sich nur intuitiv erfassen; alle Aussagen sind nur Annäherungen, Umschreibungen, Hinweise und Aufzeige, nicht Verstehen und Erklären. Es gibt nur Allgemeinbegriffe, aber ebenso nur Individualideen (Renaissance und Revolution sind freilich Begriffe, aber „die“ Renaissance und „die“ Revolution — die französische nämlich — sind Ideen); aber wie der Parteigänger der Allgemeinheit einen Vorzug in der Verständlichkeit der Gegenstände sieht, so erscheinen sie dem Individualisten dadurch gerade entwertet. Das Kunstwerk wird herabgesetzt durch die Übertragung in Begriffe, das Genie zugleich mit dem Geheimnis der Göttlichkeit entkleidet. Die Natur ist das Rätsel, das ewig Unbegriffene, Gottes Wege sind unerforschlich. Das spezifisch fromme Gefühl will nicht nur „das Unbegreifliche ruhig verehren“, sondern es will, daß ein Unbegreifliches sei, während für das abstrakt ethische Verhalten die unendliche Aufgabe der Allwissenheit als sittliches Gebot besteht. Jenem ist der Versuch und das Streben, das Unbegreifliche dennoch begreifen zu wollen, nicht nur Wahnwitz, sondern auch Lästerung. Insofern wir nicht gern verstanden werden wollen, sind wir alle Individualisten. Nicht etwa bloß deshalb, weil dasjenige, was zutage kommt, oft nicht die vorteilhafteste Meinung von uns erweckt, auch nicht nur, weil es nicht selten unsern praktischen Interessen zuwiderläuft, unsere Gesinnungen und Geheimnisse Fremden preiszugeben, sondern es spielt die Empfindung mit, als seien wir dadurch, daß unser Wesen so bis in die letzte Faser zerlegt, daß alles Besondere in uns in allgemeine Bestimmungen, Fächer eingeordnet ist, weniger geworden, als sei das Wertvollste dabei verloren gegangen: Was sind wir dann noch selbst, wenn wir alles mit andern teilen? (Dagegen gibt es freilich ein intuitives, irrationales Verstehen, das ganz anders auf uns wirken kann.) Unsere Abneigung gegen das Verstandenwerdenwollen erstreckt sich nicht nur auf das Verstehen unseres Wesens in seiner Gesamtheit, sondern auch unserer einzelnen Erlebnisse und Zustände. Wer möchte etwa sein neues, nie dagewesenes Gefühl als „unglückliche Liebe“ bezeichnen hören? Zögert doch sogar der junge Mensch, der zum ersten Male glücklich liebt, sehr lange, ehe er sich eingesteht: das also ist die Liebe, jetzt lerne ich das kennen, was allen andern auch begegnet. Ich werde von dem allgemeinen Schicksal ereilt, gegen das ich mich gefeit geglaubt habe. — Oftmals wollen sehr feinfühlige Menschen nahe Angehörige nicht mit Musik zu Grabe geleiten lassen; die Ausführung irgendeines „Trauermarsches“ sagt ihnen zu deutlich verletzend für ihren ganz persönlichen

Schmerz: So ist das Leben nun einmal, euch begegnet nichts Unerhörtes, es ist das Los aller, ihre Lieben hergeben zu müssen, und am Ende selbst dahinzugehen. Eine Totenfeier, wie sie Wilhelm Meister für Mignon bereitet, kann nur befriedigen, wo Fremde an der Bahre stehen; für die Eltern eines so früh gestorbenen Mädchens müßte sie unerträglich sein. Der Gedanke, daß künstlerischer Ausdruck und Gestaltung unserer Gefühle und Erlebnisse den einzelnen mit seinem Schicksal versöhne, indem sie dieses Los in eine Sphäre der Allgemeinheit und Objektivität erheben, hängt eng mit der Auffassung zusammen, daß uns die Leiden des Lebens nichts mehr anhaben können, sobald sie nur begriffen, als notwendig und vernünftig erkannt und gerechtfertigt sind. Was wir begreifen, das beherrschen wir, das haben wir unter uns gebracht, das ist uns gegenüber machtlos geworden.

Es kann niemals bestimmt gesagt werden, der Wert nimmt für die eine Partei die Gestalt des Allgemeinen an, für die andere Partei die Gestalt des Besonderen, oder die eine Partei erblickt den Wert in der Form schlechthin, die andere im Gehalt, sondern es kommt immer darauf an, was beide Parteien unter Allgemeinheit und Besonderheit, unter Form und Gehalt, bzw. unter allen derartigen Gegensätzen verstehen, unter welchen der Wert sich betrachten läßt. Eine nicht minder große Verwicklung als bei jenen Kategorien findet dort statt, wo wir den Wert unter der Form der Zeit untersuchen. Zunächst verteilen sich die Dimensionen der Zeit so auf die Parteien, daß für die ethische Wertung die Zukunft, für die ästhetische die Vergangenheit zum Überlegenen wird. Dies findet dort statt, wo die Einheit der Mannigfaltigkeit vorgezogen wird, die Ordnung, die Idee dem Chaos (wo der Wert unter der Form des Konkreten dem Abstrakten, Einfachen vorgezogen wird, dort vertauschen sich auch die Wertungen der Zeitdimensionen für beide Parteien). Da die Idee, die hier als das schlechthin Wertvolle noch vorausgesetzt wird, einmal Ursprung, einmal Ziel ist, das heißt aber einmal Vergangenheit, einmal Zukunft, so nimmt der Wert auch die Gestalten des Vergangenen und des Zukünftigen an. Ehemals und Einst werden aus dem Punkte der Gegenwart, aus der Konzentration und Intensität des Lebens in eine möglichst weite Entfernung geschoben und vertreten das Jenseits, an das sie angrenzen. Das Wertvolle ist einmal das Autochthone, das Volkstum, die Sitte, die Überlieferung, einmal die kräftige Arbeit für die Erneuerung des Daseins, für den Staat, der wie der Geist und als Geist immer nur in der Erneuerung und in der beständigen Selbsterzeugung besteht. Der Staat ist als solcher ewig zukünftig. Die Zukunft ist für den einen das Unheilige, Ungeordnete, in die die hinter dem Rücken liegende Einheit sich verliert, für den andern die Einheit, zu der das Durcheinander des Vergangenen sich ordnen soll. So ist sie dem Patrizier, dem Nobile nichts, dem Demokraten, dem Revolutionär schlechthin alles. Wie in der Seele und im Weltlauf, so gibt es auch politisch immer nur einen Abfall, ein Herabsinken von der Höhe; oder die Geschichte ist ein Fortschritt zur Vernunft, eine Annäherung an den ewigen Frieden, eine Entwicklung zur Freiheit. Wie der ethische Mensch das Ideal erst in einer zukünftigen Zeit verwirklicht sehen kann und verwirklichen will, so erscheint ihm alles Bisherige als unzulänglich. Seine Wendung gegen das Unzulängliche der Vergangenheit kann in extremen Fällen bis zur Revolution gehen, auch in der Kunst. Die künstlerische Revolution, den Futurismus und Expressionismus sahen wir vor kurzem gerade von den ethischen Fanatikern der linksstehenden Parteien auf den Schild erhoben werden. Der ethische Mensch ist deshalb auch Pädagoge, während der Ästhet es von sich weist, die jungen Menschenpflanzen zuzustutzen; alles nach seiner Art aufwachsen lassen und sich freuen an dem kräftigen, eigenartigen und bunten Leben, ist sein Grundsatz. Jener betrachtet eben alles, was ihm entgegentritt im Leben als seine Aufgabe, die er zu bearbeiten habe. Sein Dienst der Aufgabe gegenüber, die er sich erwählt hat, seine Hingabe an die Sache erfordert nichtsdestoweniger die Gebärde des Herrschens, während der souveräne Lebenskünstler sich den Dingen anpassen muß, um Nutzen von seiner selbstherrlichen Verfügung über sie zu haben. Dieser unterwirft sich aus Egoismus; jener ist auch als König nur „der erste Diener seines Staates". Er regiert im Namen der Vernunft, der Tugend. Sein Befehl ist ein unpersönliches Sollen, das durch ihn an die Menschen und Verhältnisse ergeht. Er will bessern, er tritt ein für den Fortschritt, er ist aufgeklärt und revolutionär. Der Ästhet fühlt sich nicht berufen, die Welt im Namen eines absoluten Gebotes zu ändern, sondern er wandelt sie nur um, soweit der künstlerische Bautrieb ihn dazu veranlaßt, der freilich nicht ohne einen ethischen Bestandteil existieren kann. Im übrigen ist er zufrieden mit den Dingen oder hat doch das Vertrauen, daß das Verkehrte, wenn es für ihn etwas Verkehrtes gibt, sich von selbst wieder zerstören, das Rechte sich von selbst entwickeln werde; er ist konservativ. (Freilich wie überhaupt niemals die Materie des Tuns, sondern immer nur die Form unterscheidet zwischen den Typen, so kann andererseits, in ruhigen Zeiten, der ästhetische Mensch auf der revolutionären Seite stehen, die bestehenden Formen als Hindernisse des Lebendigen befehdend, während der ethische Mensch die konservative Partei ergreift, die Partei des Gesetzes, aus Furcht, daß alles früher dem Chaos abgewonnene Sittliche wieder in den Strudel des Geschehens hinabgerissen werde und darin zugrunde gehe.) Im allgemeinen, in ruhigeren Zeiten besonders, sieht der ethische Mensch das Vergangene nicht als völlig wertlos an, sondern nur als mangelhaft, als noch unvollkommen — die Geschichte ist ja ihm gerade eine allmähliche Erkämpfung des Ideals, der Weg zum ewigen Frieden, die wachsende Ausbildung der Freiheit —. Für den Strebenden ist Vergangenheit nur die Grundlage, auf der das Gebäude der Zukunft errichtet werden muß. Wertvoll ist daher in ihr und an ihr das bisher Errungene, Erworbene, die festen Normen und Gesetze, die sie aufgestellt hat, die Leistungen, die sie hervorgebracht und hinterlassen hat. Der ethische Staatsmann hat zur Geschichte seines Staates ein ähnliches Verhältnis wie der ethische Wissenschaftler zu den Grundlagen der Wissenschaft. Wert und Bedeutung des Vergangenen wird dort ebenso bemessen und festgestellt nach dem Ideal des Zukünftigen wie hier die Voraussetzungen der Wissenschaft aufgestellt werden im Hinblick auf das Ideal der Wissenschaft. Die Hypothesis ist eine Projektion des Künftigen in das Vergangene, eine Beziehung des Ausgangspunktes auf den Endpunkt. Die Richtung vom Ende zum Anfang, die Wirkung des Zieles auf die Bewegung, das Streben und Wollen ist eine Antizipation der Zukunft, und für diese Form des Lebens und der Philosophie wird daher die Zeit notwendigerweise zur Antizipation. Umgekehrt ist das Verhältnis des ästhetischen Menschen zur Zukunft, wo es ein positives ist, eine Übertragung des Vergangenen. Die Ahndung, der geistige Instinkt, vermag die Zukunft zu bejahen, weil er sie in Einheit und Identität mit dem Vergangenen weiß, als seine Entfaltung und Fortwirkung. Die Zukunft wird hier geliebt als das, was der Mensch schon gegenwärtig in sich fühlt. Die Grundlage, der Ausgangspunkt erscheint wieder als Substanz des Künftigen, dessen genauere Gestalt noch ungewiß ist, das Unbestimmte, unendlich Bestimmbare. Mit dem Bilde dieser Gestalt dürfen wir spielen, wenn uns unsere Substanz auf alle Fälle gewiß ist. Es erhält den Reiz des Möglichen. Als das Mögliche ist das Leben der Wechsel, das Fließen, die umfassende Totalität. Diese kann nur das Künftige sein, weil das Vergangene immer nur ein Teil des Möglichen ist. Das Allgemeine ist für die scholastische und jede von ihr beeinflußte Lehre der Inbegriff aller der Möglichkeiten, die als Besondere unter ihm enthalten sind. Indem das Besondere nur eine dieser Möglichkeiten verwirklicht, verneint es alle andern und die Möglichkeit selbst als das noch Unbestimmte, unendlich Bestimmbare. Für diesen Standpunkt ist also das Bestimmte, das Wirkliche „weniger“ als das Mögliche.

Der Satz, daß die Möglichkeiten den Wirklichkeiten vorhergehen, ist in seiner Anerkennung und partiellen Gültigkeit nicht beschränkt auf das Gebiet des Logisch-Metaphysischen. Er bedeutet viel mehr für unser Werten als für unser Erkennen. Der ästhetische Mensch umfaßt das Mögliche mit viel größerer Liebe als das Wirkliche. Es ist ihm Traum und Dichtung, Fülle und Reichtum, Verklärung und Erhöhung des Daseins. Ferne und Zukunft, Hoffnung und Phantasiebild sind die lockenden und schmeichelnden Gestalten, in denen das Mögliche uns erscheint und deren Verführung der brave Mann mit den Worten verscheucht: ein Vogel in der Hand ist besser als zehn in der Luft. Ihnen verdankt die Jugend ihren unvergleichlichen Zauber. Die Anlage, das Sein eines Menschen umschließt unendlich viele unentfaltete Möglichkeiten, von denen immer nur ein kleiner Teil Gestalt gewinnen kann, in die Realität sich umsetzt. Das was der Mensch tut erscheint uns immer sehr viel weniger als was er im Grunde tun könnte, was eigentlich in ihm angelegt ist. Er ist eine Welt, aus der seine Werke immer nur Bruchstücke sind. Die Liebenswürdigkeit eines Menschen besteht in seiner Beweglichkeit, Fülle, Entwicklungsfähigkeit, in jenem Horizont von unerschöpflichen Gestalten, die ihm mitgegeben sind — Möglichkeiten in jenem konkreten Sinne, daß sie seine Wirklichkeit nähren und daß sie wachsen, je besser sie sie ernährt haben — nicht in der abstrakten Bedeutung von vagen Denkbarkeiten, die sich verlieren, wenn sich die feste Gestalt der Wirklichkeit aus ihrem unbestimmten Meere emporhebt. Die Liebenswürdigkeit eines Menschen beruht auf seinen Gaben und was der Ästhet an ihm schätzt, das ist seine Liebenswürdigkeit, die Anmut, Anregungskraft und der Reiz seines Wesens. Der Wert eines Menschen setzt sich für ihn nicht zusammen aus der Summe der Werte seiner Leistungen und Taten; diese haben ihren Wert für sich in einem eigenen, freilich abhängigen Reiche. Denn es besteht eine Beziehung zwischen dem, was einer potentiell in sich enthält, und seinem Handeln und Schaffen. Schließlich ist es kein Zufall, daß gerade Beethoven die Missa Solemnis geschaffen hat und Rembrandt die Nachtwache. Deshalb wendet auch der Ethiker ein — mißtrauisch gegen Liebenswürdigkeit und Begabung —, daß wir einen Künstler erst dann groß nennen, wenn er bedeutende Werke geschaffen hat, aber nicht umgekehrt das Prädikat der Größe von ihm ableiten und auf seine Werke übertragen: an ihren Früchten sollt ihr sie erkennen. Wie viele verheißungsvolle Jünglinge gibt es und wie selten ist ein würdiger Greis, ein Überwinder und Vollender, wie schön ist aber ein solches Alter; erst die reife Frucht ist die süße und milde Frucht. So weist das Wirkliche doch wiederum auf das Mögliche hin (das Werk auf den Schöpfer, die Tat auf den Vollzieher), wie umgekehrt das Mögliche auf das Wirkliche. Die Möglichkeit, sich auszudehnen über das Wirkliche, das Wirkliche herzustellen, ist ja selber das eigentlich Wirkliche, weil Wirksame in der Persönlichkeit. Und so bleibt trotz ihrer verschiedenen Gesichtspunkte der Träger des größten Wertes für beide Parteien derselbe: der große Mensch mit dem ganzen Umfange seiner Wirksamkeit. Für den einen ist er die weiteste Aufgipfelung, das Übersichhinausgehen des Lebens, für den andern die vollkommenste Verkörperung eines überlebendigen absoluten Gehaltes. Und wie beim Schöpfer die Wirklichkeit aus der Möglichkeit hervorgeht, so entläßt umgekehrt die Wirklichkeit der großen Tat, des gewaltigen Werkes eine neue Möglichkeit aus sich (die doch keine neue ist, sondern nur das dauernde Insichhegen des Lebens, aus dem es kommt) die Möglichkeit, die Flamme des Lebens neu zu entzünden. Wertvoll ist das, was sich als ein Resultat des Lebens erwiesen hat, was von dem Prozeß des Lebens als ein bleibender Inhalt erzeugt worden ist, dem sich das Leben geopfert hat. Wertvoll ist es aber nicht nur, weil und insofern es sich aus der Bewegung des Lebens losgelöst hat, sondern auch weil und insofern es imstande ist, wieder in seinen Kreislauf einzutreten und Leben zu steigern, zu bereichern, zu schaffen. Das Symbol alles Wertes ist die reife Frucht; sie ist das Ergebnis, die Schöpfung, die Verwirklichung und die Krönung eines Lebens; sie ist zugleich der mögliche Anfang eines neuen Lebens, und Nahrung, Kraftspende für jedes Lebewesen, das sie verzehrt. Übereinstimmend ist daher auch die Frucht, der Apfel, der Gegenstand der Begierde schlechthin und sein Genuß erschließt den Zugang zu jedem höheren Leben.

Wie für jeden Typus bestimmte Richtungen der Zeit wertbetont sind, so wird auch die Zeit überall als ein Wertmaßstab benutzt. Es ist hier jedoch zu unterscheiden zwischen der Zeitdauer und der Zeitstelle. Die Dauer kann in gewisser eingeschränkter Bedeutung als ein Kriterium des Wertes zugelassen werden; wir erklären ein Kulturwerk für wertvoller, wenn seine Wirkung sich über lange Zeitstrecken ausdehnt, als wenn sie nur vorübergehend ist, wie auch der räumliche Wirkungsradius zur Anzeige für das Quantum eines Wertes wird. Nun aber soll nicht nur die Zeitdauer, sondern auch die Zeitstelle einen Wertmesser bilden. Es wird danach gefragt, an welcher Stelle einer Entwicklung eine Ausdrucksform stehe. Die verschiedenen Formen des Lebens, mehr noch die Formen der Kultur werden betrachtet als eine aufsteigende bzw. absteigende Folge von Werten. Die Momente einer Idee treten nacheinander hervor als ihre Stufen. Nun aber können wir diese Stufen als solche feststellen immer nur im Hinblick auf eine bestimmte Idee, eine Art der Idee, und zwar dort, wo wir diese Idee kennen. Wir können deshalb bei einem untergegangenen Stile, einer verflossenen Zeit die einzelnen Ausdrucksformen beurteilen im Hinblick auf die Idee dieses Stiles. Wir können sagen, daß bestimmte Erzeugnisse — es werden gewöhnlich die der mittleren Zeit sein — dieser Gesamtidee am besten entsprechen. Es liegen aber in der Idee jeder Individualität sicher noch Momente, die nie oder kaum jemals zur Wirklichkeit gekommen sind, und insofern ist unsere Erfassung einer historischen Idee immer nur eine Annäherung. Und vielleicht ist diese Idee auch vollständiger in der Frühzeit vorhanden als in der Spätzeit, d. h. später ist das Entwickelte zwar weiter entwickelt, aber früher sind vielleicht die Ansätze zur Entwicklung von mehr Momenten vorhanden. Im Alter wiederum, wo die Form des Ganzen sich aufgelöst hat, können die in der Höhepunktszeit unterdrückten Motive sich wieder mehr geltend machen; es tritt überhaupt wieder ein anderes Verhältnis von Idee und Verwirklichung auf. Und für alle Zwischenstufen läßt sich ebenso annehmen, daß Reinheit der Verwirklichung, Verkörperung und Fülle der Motive immer in einem gewissen Gegensatze oder besser in einer Gegenbewegung zueinander stehen. So zeigt sich zuletzt, daß die Stufe der Entwicklung auf der das einzelne Kulturwerk steht, kein Maßstab ist für seinen absoluten Wert (ebenso wie schließlich die Blüte so gut ihren Wert hat als die Frucht), nur für ein bestimmtes Moment am Werte, eben jene Reinheit der Darstellung; sie ist nur einer der Maßstäbe, der durch die andern nicht nur ergänzt werden muß, sondern auch aufgehoben, unwirksam gemacht. Ist jedoch für die konkrete bestimmte Idee eines historischen Individuums diese Idee selber in einem gewissen immer zu präzisierenden Sinne Maßstab alles ihm zugehörigen Einzelnen und läßt sich deshalb die Zeit nur unter Vorbehalt als ein Wertmaßstab für sie ansehen, so versagt dieser Maßstab der Zeit gänzlich, wo es sich nicht um das Verhältnis zu einer Art des Geistigen, zur bestimmten Idee handelt, sondern um das Verhältnis zum Geistigen und zur Idee überhaupt. Denn da wir die Idee des Geistigen, die Idee der Geschichte als Ganzes nicht kennen, da die Einheit des Menschengeschlechtes und der Sinn der Geschichte nur Postulate sind oder Ahnungen, nicht Gegebenheiten oder Produkte deutlicher Anschauung und klaren Begreifens, so können wir das Verhältnis einer Zeit zur absoluten Idee niemals feststellen und es ist unmöglich, dem früher oder später irgendeine Bedeutung für den Wert einer Erscheinung (nicht freilich für ihren Nutzen, ihre Wirkung, hier sind Zeitpunkt und Gelegenheit alles) beizumessen. Nur als ein Postulat kann der Gedanke von einer fortschreitenden Entwicklung des Menschengeschlechtes überhaupt dastehen und damit die Zeit, die Annäherung an die Zukunft nur Kriterium des ethischen Vergleichens sein. Für das ästhetische Werten gilt ebenso die Hypothese des Abfalls, aus der eine Entwertung aller Dinge im Verlaufe der Zeit erfolgen muß. Weil aber in der religiösen, der echten lebendigen Bewertung, beide Vorgänge, die Wertzunahme und die Wertabnahme, einander durchdringen, so wird die Unbrauchbarkeit der Zeit als eines absoluten Wertmessers auch hierdurch bestätigt. Die Zeit ist eben nur relativer Wertmesser, sie kann nur dazu dienen, um einen bestimmten Grad der Erreichung eines Zieles (der Verwirklichung einer Idee) oder der Vollzogenheit eines Abfalles vom Urguten festzustellen — die Entfernung von einem Vollkommenen. Die Zeit ist eines der Mittel, um den relativen Wert eines Dinges zu bestimmen. Wo überhaupt gemessen, verglichen wird, da ist das Ding ein zeitliches Auseinander ebenso wie ein räumliches. Der Abstand von seiner Vollendung läßt sich seiner zeitlichen Entfernung vom Anfang und vom Ende aller Dinge zuordnen, praktisch natürlich nur dem umgekehrten Abstande von der Gegenwart. Für den ethischen Menschen ist sein ganzes Dasein sinnlos, wenn er am Ende nicht mehr sein soll als am Anfange. Wozu lebe ich, wozu arbeite ich mich ab, wenn das Resultat nichts ist? Der ästhetische Mensch verlangt nicht, daß das Leben noch einen andern Sinn habe als sich selber, als den Genuß und die Tätigkeit des Lebens. Vielleicht ist aber die ganze Arbeit des Geistes dazu nötig, damit das Leben auf seiner ursprünglichen Höhe bleibe. Der religiöse Mensch würde sagen: Nur wenn der Mensch sein ganzes Leben dazu hingibt, um sich zu heiligen, darf er hoffen, ebenso rein zur Gottheit zurückzukehren wie er aus ihr hervorgegangen ist. Es ist ein Wahn, daß der Eine den Wert erzeugen könne, es ist Sünde, für den Andern zuzulassen, daß er ihn verliere. Im wahren Leben wird nichts gewonnen und nichts verloren, es ist alles nur Verwandlung.

Je älter der Mensch wird, je mehr er sein Ziel erreicht, desto weniger bleibt ihm noch zu verwirklichen übrig, desto geringer wird der noch ungelöste Teil seiner Aufgabe, desto geringer wird aber auch seine Fähigkeit sie zu lösen. Die ursprüngliche Kraft eines jeden Organismus, sei es Pflanze, Tier oder Mensch, oder auch ein ganzes Volk, wird im Laufe seines Lebens aufgezehrt oder umgesetzt in seine Arbeit, so wie die anfängliche potentielle Energie des leblosen Körpers sich während der Bewegung in kinetische umsetzt. Aus dem kraftvollen, schon an sich erfreulichen Lebewesen wird ein gealtertes, welches seinen Wert am meisten in den Leistungen hat, auf die es zurückblicken kann. Je weiter eine Kultur fortschreitet, desto größer wird der Vorrat an wertvollen Dingen, die sie geschaffen hat, desto matter wird aber auch sie selbst (abgesehen von den neuen Samen, den Ansatzpunkten für neue Kulturen, die sich in ihr bilden). Der Übergang von Kultur zu Zivilisation, der nicht erst auf einer bestimmten Stufe eintritt, sondern während des ganzen Verlaufes sich wiederholt, er ist das Auseinandertreten des Lebens in die starre Form und in den reinen Prozeß: er ist — wie die Umwandlung von kinetischer zu potentieller eine Umwandlung der Energie — nur eine Umwandlung, eine andere Verteilung des Wertes. Der Wert bleibt jedoch nur, solange seine Formen sich noch aufeinander beziehen, eine die andere noch in sich hat; bei völligem Auseinandertreten hört auch der Wert auf; es bleibt das ganz tote, versteinerte Produkt und der völlig leere substanzlos in sich schwingende Geist, es bleibt das Außereinander des ganz Wirklichen, des ganz Unideellen und des ganz Unwirklichen; wo nun jedes unserer Extreme wieder als beides fungieren kann. Das Handgreifliche des bloßen Petrefaktes kann sowohl als das völlig Wirkliche wie als das absolut Unwirkliche betrachtet werden; nicht minder ist der gänzlich gehaltlose Prozeß als solcher die schlechthinnige Wirklichkeit wie Unwirklichkeit. Wirklichkeit und Unwirklichkeit sind wieder solche Gegensätze, unter denen der Wert von beiden Parteien ausgespielt werden kann und die doch beide gleich notwendig zu seinem Zustandekommen sind. Man hat unzählige Male betont, es sei dem ästhetischen Erleben wesentlich, daß das in ihm Erlebte, Gefühlte, Erschaute unabhängig von allem Dasein sei, jenseits der Wirklichkeit schwebe. Wirklichkeit aber als ein unmittelbar Erfaßtes, im Schönen Gegebenes, ist durchaus ein zugehöriges und bestimmendes Element des ästhetischen Erlebens. Wird uns plötzlich der Anblick eines Schönen, so ist es, als ob wir aufwachen aus einem Schlafe; wie wir uns in diesem Augenblicke erst wirklich werden, so wird es uns auch die Welt. Daß es so etwas gibt, daß wir gewürdigt werden, es zu realisieren, es in leibhaftiger Gegenwart vor uns zu sehen bzw. zu hören, das ist das Überwältigende und immer wieder Überraschende im Erlebnis des Schönen. Wie schön ist die Welt, wie reich, wieviel wunderbarer als alle Träume die Wirklichkeit, wie groß und tief ist das Glück zu leben, Mensch zu sein! Aber nicht nur die Wirklichkeit, sondern auch die Unwirklichkeit ist ein character indelebilis des Schönen. Wenn wir eine „ideale Landschaft" vor uns erblicken, vielleicht die von schönlinigen Hügeln umgebene, sanft geschwungene Bucht eines blauen südlichen Meeres, wo in fernem Dunste Himmel und Wasser verschwimmen, wo tausend hurtige Boote am Ufer hin und her fahren, wo brennende Blüten und silbergraue Bäume zu beiden Seiten uns locken, so fragen wir uns unwillkürlich: Ist das Wirklichkeit? Ist es nicht zu schön, als daß wir darin herumwandern können? Ist es nicht ein Traumland? Wird es sich nicht in Nebel auflösen, wenn wir hinabsteigen wollen? Wo das Wirkliche jedoch nicht mehr das Vorgefundene ist, sondern das Erzeugte, da ist gerade das Kunstwerk das durch uns Wirkliche; es ist so gesetzt, so objektiv wie der Gegenstand der Wissenschaft „Schein", ist das Kunstwerk als Einheit, als die Rückkehr in sich, als die Negation des Ausgedehnten durch die vollendete Form. Schein ist es durch seine besondere „Geltung". Das wahrhaft Wirkliche ist ebenso das ganz Unwirkliche, weil es das ganz Unausgedehnte ist, der zeitlose Augenblick, der Punkt ohne Dauer, der zugleich Ewigkeit ist. Das allein Wirkliche ist der Augenblick, die konkrete Gegenwart. Je weiter etwas davon entfernt ist, je blasser und verschwommener wird es, um so mehr können wir aber in es hineinsehen, aus ihm herausdeuten. Es ist von vornherein anzunehmen, daß unsere beiden Typen zwar beide den Wert des Augenblickes anerkennen, aber beide aus verschiedenen Gesichtspunkten heraus. Gegenwart ist für den Einen das heiße, kräftige Dasein, das mit möglichster Intensität genossen werden muß, für den andern die nie wiederkehrende Gelegenheit zum Handeln, die nicht ungenützt vorübergehen darf. Das wahrhaft Wertvolle muß immer die entgegengesetzten Bestimmungen an sich tragen: den Schimmer des flüchtigen Lebens, den Reiz des Einmaligen, Niewiederkehrenden und die Würde des Ewigen, die Strenge überpersönlicher Notwendigkeit. Auch Zufall und Notwendigkeit sind solche Bestimmungen, die im Wertvollen zusammentreffen, aber von verschieden gearteten Naturen einseitig bevorzugt werden. Für den Einen besteht die Schönheit des Lebens im Unvorhergesehenen, Plötzlichen, Zufälligen, im Wechsel. Immer etwas Neues sehen, Abenteuer erleben, Spannung und Überraschungen kosten! Dagegen steht wieder die Schätzung des Gleichmäßigen, Gesetzmäßigen. Im alltäglichen Leben ist es die Vorliebe für die genau nach der Uhr geregelten Tageseinteilung, den gleichmäßigen Pflichtengang, die Vermeidung aller Unterbrechungen. Die kleinste Abwechselung und Willkür ist eine unerhörte Ausschweifung. Auch bei den Atomen Epikurs entsteht alles Wirkliche und damit Zufällige aus einer Abweichung! Dieselbe Partei, die den Zufall, die Laune, die Willkür verteidigt, tritt andererseits für die feste Naturgebundenheit ein, die Unterwerfung alles menschlichen Lebens unter den Zwang und die Fesseln der Kreatur. Der Vertreter des Notwendigen, Gesetzmäßigen wird andererseits zum Anhänger der Freiheit. Das Allgemeine, als Inbegriff des Möglichen, schließt zugleich die Freiheit ein; zwischen den vielen Möglichkeiten kann die Vernunft sich frei entscheiden. Das Besondere als unwiderrufliche Bestimmtheit des Möglichen ist nezessitiert, aber dadurch, daß die Vernunft sich frei dafür entschieden hat, gleichzeitig das Willkürliche, die Laune, die Bizarrerie. Was Wert haben soll, ist einmal ein Naturerzeugnis, das, was von selbst entsteht, was wir nicht machen können; das andere Mal wieder das, was der menschliche Geist aus sich erzeugt, in Freiheit erschafft.

Wenn wir das Verstandene höher schätzen als das Unverstandene oder gar das Unverständliche und wenn wir nach Kant nur das wirklich verstanden haben, was wir machen können, so müssen wir notwendigerweise alles (vom Menschen) Gemachte für wertvoller halten als das von der Natur Gegebene. Schon Sokrates betrachtet den Umgang mit der Natur als wertlos, weil er von ihr, von Bäumen und Bächen, nichts lernen könne; höchst lehrreich sind aber die menschlichen Einrichtungen und vor allem die menschliche Gesellschaft selber. Aus einem ganz andern Gedankengang heraus, aber in dem einen Punkte, von dem hier die Rede ist, übereinstimmend erscheint es als eine sittliche Aufgabe, die Natur zu beherrschen, ihre Kräfte in den Dienst der Menschheit zu stellen, die ganze Erdoberfläche zu unterwerfen und zu bearbeiten, alle Völker und Volksschichten zu zivilisieren, ihre Lebensumstände und Schicksale so weit wie möglich dem natürlichen Werden zu entziehen, sie zu organisieren; überall statt des Selbstgewachsenen, aber damit für den menschlichen Verstand auch Planlosen und Zufälligen das Gewollte, Berechnete zu setzen, das was sich machen läßt. Man freut sich, wenn der Mensch sich nicht passiv den Mächten der Außenwelt überläßt, sondern sein Leben selbst gestaltend in die Hand nimmt, wenn er sich kräftig rührt, die Heimat, das

Vaterland zu einem geordneten, vernünftigen Gemeinwesen zu machen. Hegel schreibt einmal an Rosenkranz, die holländische Landschaft gefalle ihm deshalb so gut, weil ihre Bewohner durch die Anlage der künstlichen Deiche und Entwässerungskanäle selbst einen so großen Anteil an ihrer Entstehung hätten. Sehr seltsam verketten sich die Form und der Inhalt der Bestrebungen, die unsere beiden Typen vertreten. Das Ästhetische als das Naturhafte und Gesunde kann Gegenstand und Ziel eines ethischen Strebens werden, wie in den Bewegungen des Antialkoholismus, der Rassenhygiene, die das Natürliche verstandesmäßig züchten wollen; der ästhetische Mensch wendet sich mit seinem Geschmack, seinem Wertgefühl, seinem Ethos gegen diese verständige Behandlung eines Überverständigen; ihm erscheint jedes Eingreifen in die von selbst geschehenden Entwicklungen des Menschen als eine Herabwürdigung; der Mensch wird seiner Meinung nach dadurch zu einem bloß nützlichen Wesen, zu einem brauchbaren Faktor in der Rechnung des Wirtschaftslebens und des Staates gemacht. Umgekehrt kann die sittliche Reinheit, die Heiligkeit, die in der Tat nur in einem sittlichen Prozesse erworben werden kann, als Geschenk der Natur oder der Götter, als Gnade erwartet und gefordert werden. — Im Hinblick auf die Allgemeinheit ist es die bürgerliche Tüchtigkeit, die geschätzt wird: im Hinblick auf den einzelnen Menschen die Aktivität, das Wollen, die Absichtlichkeit des Handelns. Nicht was von Natur in uns liegt, ist das Gute, sondern was wir planmäßig und pflichtgemäß ihr abringen, was wir der Freiheit verdanken, nicht der Notwendigkeit. Die Freiheit ist das große Banner, das alle ethischen Menschen um sich versammelt. Auch in der Alternative von Freiheit und Notwendigkeit ist das höchste Wertvolle wieder die Einheit beider Gegensätze im großen Menschen, im Genie. Das Genie bildet einmal den Gipfel der reinen Freiheit, des reinen Schaffens, einmal die höchste Form, zu der die Natur sich erhoben hat, in der sie sich offenbart. Sein Wirken ist zugleich die größte Freiheit des Tuns und Schaffens und die strengste folgerichtigste Notwendigkeit. Die ethische Gesellschaft vertritt theoretisch die Freiheit, gebraucht aber praktisch den Zwang, die ästhetische erkennt ein Fatum an, eine strikte Notwendigkeit und will im Praktischen Freiheit. Das Gute ist nun für die ethische Ansicht auch im einzelnen Menschen nicht gegeben, sondern kann als etwas Aufgegebenes nur stückweise fortschreitend geschaffen werden. Wo nun darauf reflektiert wird, daß mit dieser Arbeit am Guten der Arbeitende in sich selber das Gute herstellt, da wird auch der

Mensch selbst als ein Erzeugnis seiner eigenen Tätigkeit dem Augenblicksmenschen, dem chaotischen Triebwesen als ein sittlich überlegener vorgezogen. Diese Bewertung kann eine anscheinend extrem ästhetische Wendung nehmen, wie etwa bei Baudelaire, der die gefärbte, geschminkte, sorgfältig hergerichtete Frau schöner findet als die in der größten Schönheit passive, welche ihre natürlichen Reize nicht künstlich zu erhöhen sucht — und zwar ausdrücklich deshalb, weil es dem Menschen angemessener und seiner würdiger sei, sich über die bloße Natur zu erheben, ihr nicht unterworfen zu bleiben, sondern sie nur als Material für die eigene schöpferische Tätigkeit zu behandeln. Im Grunde also ein rein ethisches, sogar moralisches Motiv! Die Vorliebe Baudelaires für das Künstliche steigert sich sogar bis zur Ausmalung und Schilderung künstlicher Landschaften. Etwas Ähnliches, freilich viel weniger Extremes liegt in einem Ausspruche W. v. Humboldts, wenn er sagt, daß den völlig unbewohnten und damit unbearbeiteten Gegenden ein ästhetischer Reiz nicht zukomme. Dagegen spricht sich eine entgegengesetzte Stimmung aus in dem Verlangen nach der reinen unverfälschten Natur, nach primitiven gesunden Zuständen, in der Verurteilung und Verabscheuung aller Kultur und Zivilisation, aller künstlichen und damit „kranken" gesellschaftlichen Zustände von Rousseau bis zu den zwar nicht sehr tiefen, aber charakteristischen Erzählungen, die Laurids Bruun um van Zanten und seine selige Insel gedichtet hat. Es schimmert hier überall ein Motiv hindurch, das schon im Altertum bei den Kynikern und Stoikern wirksam gewesen ist, der Glaube, daß das Natürliche und das Vernünftige übereinstimmen im Einfachen, daß die Natur sich überall der einfachsten Mittel zur Erreichung ihrer Zwecke bediene und daß der Mensch als vernünftiges Wesen nichts anderes tun könne, als die Natur sich hierin zum Vorbild zu nehmen. Wenn ein Kulturzustand seinen Höhepunkt überschritten hat, wenn eine Ausartung, ein Zerfall der Gesellschaft sich bemerkbar zu machen beginnt, so fordert der moralische, revolutionierende Geist einen Rückgang auf den Anfang, von dem aus man von neuem mit dem Bau der Kultur wieder beginnen könne. Wer um jeden Preis die Schäden des augenblicklichen Zustandes heilen möchte, der sieht das Heil leicht im schlechthin Entgegengesetzten: im Stadium der Roheit und des triebhaften Sichgehenlassens ist dies das Absichtliche, Gewollte, das besonnene, von der Vernunft regierte Dasein; in der Zuspitzung der Absichtlichkeiten, der Überfeinerung und Ausgetifteltheit aller Einrichtungen ist es das Primitive, das Rettung bringen soll. So wendet sich in der Verzweiflung der sittliche Mensch gegen seine eigene ursprüngliche Position. Nicht anders kehrt der Ästhet sein Verlangen zuletzt zum Entgegengesetzten. Er, der immer nach neuen Genüssen begierig gewesen ist, wird schließlich der zerstörenden und aufreibenden Leidenschaften müde, welche die Hingabe an das „Leben" nun einmal verlangt: und so greift er am Ende in weisester Ökonomie nach dem spielerisch Artistischen. Der Ethiker kann geradezu zum Fanatiker der Einfachheit werden. Mit ungeheurer sittlicher Entrüstung wendet er sich gegen alles Komplizierte und Verwickelte, als sei es eine Erfindung des Teufels, als solle in seinen Schlingen das arglose Gemüt der Guten gefangen werden. In einer seltsamen Selbsttäuschung ist gerade der Deutsche befangen, wenn er „das Einfache" als ein besonders bezeichnendes Merkmal deutschen Wesens betrachtet. Als ob nicht ein Blick auf die verschnörkelten Linien gotischer Bautümer, auf die krausen Partituren fugierter Musikwerke, auf die verzweigten Systeme seiner Philosophen jeden sogleich eines Besseren belehren könnte! Aber durch diesen vielfältigen Reichtum und die mannigfache Gegliedertheit seines Stiles wird der Deutsche nicht schlechter, als wenn er „einfach" wäre; so leicht läßt sich die Gestalt des Guten und Wertvollen nicht fassen, daß man es ohne weiteres als ein Einfaches oder ein Zusammengesetztes definierte. Die deutsche Form unterscheidet sich vielleicht von der orientalischen und der romanischen dadurch, daß diese geometrisch bzw. animalisch sind, während jene einen vegetabilischen Charakter besitzt. Die Pflanze hat zwar eine innere Form, eine Struktur, aber sie ist nach außen nicht so eindeutig begrenzt wie das Tier, der menschliche Körper. Sie ist auch nicht so zentralisiert, jeder Punkt ist gleichbedeutend oder annähernd gleichbedeutend mit dem andern, es ist nicht einer so ausgezeichnet wie das Herz. Jeder Schößling, jeder Zweig repräsentiert die ganze Pflanze in einem viel höheren Grade als ein Glied das Animale. Deshalb stört auch das Rankenwerk, die Umschnörkelung nicht den Gesamteindruck. Das deutsche Bildungsgesetz ist in starker Übertreibung und daher sehr deutlich in den Schriften Jean Pauls zu beobachten. Jeder Punkt ist das Herz der Welt, so erübrigt sich die Unterscheidung von äußeren und inneren Punkten. Was aber eigentlich hinter der hohen Bewertung der Einfachheit steckt, ist die Bewertung der Einheit. Aber auch diese Einheit ist nun einmal die Einheit des Lebens, das in jedem Punkt gleichmäßig sich ergießt, einmal die Einheit der Form, die alle Punkte in eine gesetzmäßige Beziehung bringt. Die Einheit ist einmal der Ursprung, aus dem die Mannigfaltigkeit hervorgeht, der Punkt, der sich zum Ausgedehnten aufschließt, zur Körper- und Vorstellungswelt entfaltet, andererseits die Allheit des Vielen, die sich in der unendlichen Entwicklung seiner Beziehungen erst herstellt, das Ziel, um das der einsame Geist ringt, dem die Geschichte zustrebt. Im höchsten Wertvollen muß die Einheit wieder die zwiefache des Lebens und der Form sein, ebenso wie die doppelte des Ursprunges und des Zieles.

Wir kennen die Einheit als eine konkrete, anschauliche nur als die Einheit der Persönlichkeit (bzw. die Einheit des Kunstwerkes). Persönlichkeit ist immer zugleich gegeben und aufgegeben, sie entfernt sich dauernd von sich, um sich dauernd sich selber anzunähern. Es gibt verschiedene Maßstäbe für die Beurteilung der Persönlichkeit, verschiedene Forderungen, die an sie gestellt werden, und damit verschiedene Faktoren, die sich in ihr unterscheiden lassen. Obgleich die Anwendung jedes einzelnen allein abstrakt und schief ist, finden wir sie doch oftmals vor und müssen sie deshalb kurz betrachten. Einmal nennt man einen Menschen eine Persönlichkeit, den man besser als eine Natur betrachten könnte, die Kraft, die Intensität, die Glut, die Wucht, das Dämonische, die Wirkungsfähigkeit eines Menschen — einmal die Durchbildung, Klarheit, Vergeistigung, Erhebung über das Naturhafte. Jenes ist so eine Gestalt wie der Holofernes aus Hebbels Judith, dieses eine Idee, wie Goethe sie zeichnet im Wilhelm Meister. Eine andere Einteilung, nach der unsere Vorstellungen von Persönlichkeit vor sich gehen, ist diejenige, nach der unter Persönlichkeit einmal die Einheitlichkeit, das Harmonische aller menschlichen Eigenschaften und Fähigkeiten überhaupt in einer Person verstanden wird, einmal die bloße Übereinstimmung mit sich, die Eigenart und Einseitigkeit, die möglichste Abweichung von der Norm. Beide Ideale haben in der Renaissance nebeneinander und nacheinander bestanden, einander ergänzt und abgelöst — vielleicht ist dasjenige, was wir als den „spleen" der Engländer zu bezeichnen gewöhnt sind, nur ein Überbleibsel der renaissancistischen Neigung zum Absonderlichen und zur Absonderung. Kraft und Eigenart als die Grundlage der Persönlichkeit, Durchbildung und Harmonie als ihre Spitze — beide müssen in einem hohen Grade nachweisbar sein, wenn wir mit Recht von einer „Persönlichkeit" sprechen. Beide müssen einander durchdringen und miteinander in Wechselwirkung stehen, jenes als die Einheit des Lebens, die aus dem inneren Borne hervorbricht und stark genug ist, um bis ganz an die Oberfläche zu strömen und sie zu bewegen; dieses das Idealgesetz, welches die Persönlichkeit sich auferlegt und die alles in ihr, alles an ihr bearbeitet. Die Idee erscheint als Inbegriff aller Elemente, aber nur insofern diese Elemente nur in ihr ein Sein haben, als Beziehungen oder Bezogene, als Gestaltete. In der Persönlichkeit hat nur Wert, was Beziehung hat zur Idee, was in ihre Einheit, in das Ganze aufgenommen ist, sich darin gestaltet hat. An der ausgeprägten Persönlichkeit soll nicht nur jede Einzelheit von ihren Gnaden gewählt sein, ihr dienen, sondern es soll auch umgekehrt die Persönlichkeit sich an jedes Einzelne hingeben, in ihm spürbar sein; nur dann hat sie einen „Geschmack", nur dann ist sie wirklich Persönlichkeit. Der Geschmack als das Bildungsprinzip ist das, was aller Bildung und Entwicklung vorausliegt, hinter ihr steht und was doch zuletzt ihr feinstes Resultat ist. Der Höhepunkt des erlesenen Menschen ist nur die Verleiblichung und die Objektivierung eines durch und durch ausgeprägten Geschmackes als eines ebenso unendlich feinfühligen Instinktes für alle Werte, als auch eines unendlich ausgeprägten Verständnisses für sie, schließlich als einer wertschaffenden Tätigkeit selber. Indem der Geschmack erfühlt, auswählt, erzeugt, schafft er zugleich Werte und der letzte und höchste Wert, den er erschafft, das ist er selbst; freilich schafft er sich nur als das Korrelat eines Kosmos, eines Universums, einer Totalität der Werte und so ist auch das letzte Kriterium der Persönlichkeit und des Geschmackes die Wertewelt, auf die sie bezogen sind.

---

5. Kapitel.

Das Schöne und der Geschmack.

Man pflegt die Beziehung des ästhetischen und des ethischen Menschen zu den Werten so darzustellen, als wolle und bejahe der ästhetische Mensch die Werte des Schönen, die schönen Dinge und Menschen, der ethische dagegen die sittlichen Persönlichkeiten und Handlungen. Dies gilt aber nur für das ästhetische und ethische Verhalten im engeren Sinne, nicht in der weiten Bedeutung, die wir oben beschrieben haben. Denn wie einerseits das ethische sowohl wie das ästhetische Verhalten allen Gegenständen gegenüber angewendet wird — die Kunst wird seit den Tagen Platons überall auch unter ethischen und pädagogischen, ja politischen Gesichtspunkten behandelt, sittliche Fehler und Verstöße pflegt der Ästhet dagegen als häßlich und unschön zu rügen — und wie es daher keinen Gegenstand gibt, der nicht ebenso der ethischen wie auch der ästhetischen Betrachtung unterworfen werden kann, so gibt es weit über diese äußerliche Unterwerfung des Gegenstandes unter einen Standpunkt hinaus nicht einmal ein ethisches Gut, das nicht als solches ganz innerhalb seines Wertcharakters ästhetische Wertelemente in sich trüge und umgekehrt kein ästhetisches ohne ethische.

Unsere Ästhetik ist entstanden in der Aufklärungszeit, d. h. in einer Zeit, die gar nicht oder nur sehr wenig ästhetisch, sondern fast ausschließlich ethisch gerichtet gewesen ist. Unsere Ästhetik ist ferner und im engsten Zusammenhange damit entstanden als eine Lehre vom Schönen.

Ursprünglich ist das Schöne der Grundwert gewesen, dem gegenüber das Häßliche als der Unwert gegolten hat. Als man nun die Erfahrung machte, daß diese Betrachtung nicht ausreicht, daß auch das Häßliche unter Umständen ästhetisch positiv bewertet werden könne, da hat man geglaubt, die Ästhetik — welche doch eine Lehre vom Schönen gewesen ist — einfach erweitern zu dürfen, indem man das sogenannte Charakteristische und zuletzt das Häßliche als positive Werte dem Schönen hinzugefügt und alle von demselben Gesichtspunkt aus untersucht hat. Aber glaubt irgend jemand die Logik zu erweitern, wenn er das Falsche, die Ethik zu erweitern, wenn er das Böse als positive Werte hineinbringt? Ich meine nicht. Es ist natürlich ebenso verkehrt, sich einzubilden, daß man die Ästhetik, solange sie vom Schönen ausgeht, dadurch erweitern könne, daß man das Häßliche hineinzieht. Das Häßliche ist in einer Lehre vom Schönen, am Maßstabe des rein Schönen gemessen, genau so der Unwert, der Gegensatz, wie das Falsche für das Wahre, das Böse für das Gute. Gibt es also einen Standpunkt, von dem aus das Häßliche positiv ästhetisch bewertet werden kann — und daß es ihn gibt, wissen wir alle —, so ist dieser Standpunkt nicht derselbe, von dem aus es als ästhetisch negativ bewertet werden muß. In abstracto leuchtet das ohne weiteres ein; in concreto finden wir immer wieder das verfehlte Streben nach der Zusammenlegung dieser Standpunkte. (Es läßt sich übrigens nachweisen, daß sehr viele Widersprüche der kantischen und der nachkantischen idealistischen Ästhetik und Kunstphilosophie aus dem Mangel einer reinlichen Scheidung dieser verschiedenen ästhetischen Standpunkte sich herleiten.)

Unter welchen Umständen wird denn nun das Häßliche als positiver ästhetischer Wert erlebt? Es sind zwei Fälle, in denen dies geschieht: entweder wenn es als ein vom Leben hervorgetriebenes, als eine Weise, in der das Leben sich ausdrückt, angesehen und das Leben in all seinen Gestaltungen bejaht wird oder wenn es in der Kunst auftritt, die schließlich hier auch nur ein Ausdruck des Lebens auf dem Umwege über den Menschen ist. Aber wird nicht in beiden Fällen ebenso auch der Irrtum, ja die Sünde als berechtigt angesehen? Hat dieselbe Renaissancewelt, die sich an Buckligen und Zwergen ergötzte, nicht auch den schönen „Raubtieren in Menschengestalt", den Borgia, den Este, den Visconti gehuldigt? Ergreift uns bei Shakespeare das Böse in Jago, der Wahnsinn in Lear nicht ebenso wie die Tugend Cordelias, das Wissen des Hamlet? Für den „Pragmatisten" Goethe sind unsere Irrtümer oft fruchtbarer und damit bejahenswerter als unsere Erkenntnisse — was doch das Streben nach der Wahrheit nicht überflüssig macht — und Pylades spricht es aus, daß vom Standpunkte der Lebensgesamtheit aus auch die Sünde, die Lüge, ein Recht hat, obgleich in Iphigenie am Ideal der Wahrhaftigkeit festgehalten wird. Es gibt also eine doppelte Einstellung den Werten des Wahren und Guten gegenüber; von einem Gesichtspunkte aus wird das Böse, das Falsche bejaht, von dem andern aus verneint (auch das Richtige kann verneint werden, wie wir noch sehen werden). Dieselbe Zweiheit finden wir in unserm Verhalten zum Ästhetischen; das Häßliche wird einmal positiv, das anderemal negativ bewertet. Die ästhetische Betrachtung bejaht das Häßliche, wo es lebenerfüllt und damit lebenbefruchtend ist, die ethische verneint es unter allen Umständen. Der ethische Mensch, der „klassische" Ästhetiker, hat seinem ästhetisch Wertvollen den Namen des Schönen gegeben. Wir werden nun, nachdem wir eingesehen haben, daß in dem, was der Klassizist unter dem Schönen verstanden hat, die Schönheit sich keineswegs erschöpft, nicht in den oben gerügten Fehler der Späteren verfallen und dem Schönen eine Provinz im Gebiete des Ästhetischen zuweisen, neben der es andere Provinzen gibt; sondern wir werden entweder sagen müssen, daß jene Klassizisten das Schöne nicht vollständig gefaßt haben, daß sie nur eine Seite, ein Moment von ihm gesehen haben oder wir werden das Schöne selber nur als eine Seite, ein Moment des anschaulich Wertvollen ansehen müssen. Das kommt darauf an, wie wir die Schönheit auffassen, als Wert oder als Sachverhalt. Es gibt ein Schönsein in dem einen Falle, welches noch nicht Wertsein ist, sondern nur einen bestimmten Tatbestand darstellt, der noch des Hinzutretens von etwas anderem bedarf, um zum Wertvollen zu werden. Es ist wohl einem jeden schon begegnet, daß er zufällig den Wuchs oder das Gesicht oder vielleicht auch das Ganze einer menschlichen Person betrachtet und sich plötzlich bei der Feststellung ertappt hat: aber das ist ja eigentlich schön. Ganz kühl und unbeteiligt kann man bei so einer Feststellung bleiben, ohne daß etwa subjektive Unlust, Mangel an Stimmung und Aufnahmefähigkeit oder dgl. die Schuld trügen. Wir fühlen ganz deutlich, daß es ein objektiver Fehler des Gegenstandes ist, den wir vorfinden. Dieser Gegenstand hat uns ja auch nicht von selbst angesprochen und unsere Blicke auf sich gezogen, sich nicht als ein reizender dargestellt und uns gefesselt; sondern ganz zufällig, anfangs völlig teilnahmlos ist unser Blick über ihn gewandert. Wir haben hier den Sachverhalt der Schönheit ohne ihren Zauber, ohne ihren Wert, die formalen Anforderungen der Schönheit werden befriedigt, aber es fehlt die Lebendigkeit. Etwas Ähnliches gibt es im Ethischen. Wir kennen alle die braven vollkommenen Leute, die ihre Pflicht unwandelbar erfüllen, jede Handlung vorschriftsmäßig ausführen, sich niemals dazu verführen lassen, ihnen selbst oder andern etwas zu verzeihen, einen Fehler durchgehen zu lassen, und wir haben alle doch keine rechte Freude an ihnen, wir können sie nicht lieben. Und was von ihrem Charakter gilt, gilt auch von ihren Handlungen. Die sittlich wertvolle Handlung muß einerseits die Form des sittlichen Handelns erfüllen, aus Pflicht, nicht aus Neigung hervorgehen, andererseits aber eine Beziehung zum Leben haben, von ihm erfüllt sein, von ihm hervorgebracht und in es einmünden. Was Wert haben soll, muß immer auch noch Reiz besitzen, und sogar das Erhabene fordert noch den „süßen Schauer“, muß uns noch berühren. Früher als wir den Wert vom Leben aus bestimmt, Wert gleich Leben gesetzt hatten, war uns die Form der Reiz, die Form als die Selbstentfremdung des Lebens. Jetzt, wo die Form zum Wert geworden ist als der Geist, der sich am Leben und in ihm offenbart, jetzt wird uns das Leben zum Reiz. Nicht minder wie die schöne Gestalt schön und die sittliche Handlung sittlich nennen wir ein Urteil nur wahr, wenn es die formalen Bedingungen erfüllt, die für es bestehen und dazu noch andere, materiale, die entweder als Übereinstimmung mit einem von außen, durch Erfahrung Gegebenen ausgesprochen zu werden pflegen oder als Hineinpassen in einen allgemeinen Zusammenhang der Erkenntnisse, die sich aber schließlich ebenfalls auf die Forderung eines Zusammenhanges mit dem Leben zurückführen lassen. Die formalen Bedingungen werden erfüllt durch die konsequente Durchführung der Denkgesetze, das Schließen, die Erzeugung neuer Ergebnisse aus alten Voraussetzungen, die im Grunde nur eine Erzeugung von Formen, nicht von Gehalten ist. Um zu neuen Gehalten zu kommen, müssen wir immer wieder den Weg durch die Skepsis nehmen, die wir kennengelernt haben als perpetuierliche Auflösung der eben erzeugten Form und immer erneute Hingabe an das Leben, Untertauchen in den Strom. Hierin liegt nicht minder die Anpassung der neuen Erkenntnis an die Gesamterkenntnis der Welt, die immer ein Unendliches ist, wie die Unterwerfung an die Wirklichkeit, die Erfahrung. Was diese Erfahrung in der Wissenschaft, das ist der Kunst, dem Schönen gegenüber die Einfühlung, das naturästhetische Erleben. Die Erkenntnis, indem sie oszilliert zwischen der Erzeugung der Form und der Skepsis, der Hingabe, der Auflösung, erweist sich ebenso als Einheit von Form und Gehalt, wie diese Einheit als das Prinzip des Schönen, speziell des Kunstwerkes überall ausgesprochen worden ist. Wie aber der materiale Faktor auch ausgedeutet werden kann als die Einfügung der einzelnen Erkenntnis in das All der Erkenntnisse, so erscheint andererseits auch der Gehalt als der Geist, der sich von außen her, von einer höheren Totalität aus der einzelnen Gestalt bemächtigt; die ethische Form schlägt auf ihrer Spitze um in Gehalt, während der ästhetische Gehalt sich zuletzt zur Form verflüchtigt. Es ist deshalb kein Widerspruch zu unsern Ausführungen, daß nach der allgemeinen Auffassung der ästhetische Mensch die Form, das Wie an den Dingen berücksichtigt, der ethische dagegen auf ihren Gehalt sieht, auf das Was. Jene Form ist eben das Andere, die Würze des Lebens, wie der Geist ihm hier auch die Pikanterie bedeutet, dieser Gehalt dagegen ist die geistige Substanzialität, die sich in der Erscheinungswelt nur als Form, als Grenze, als das Andere des Lebens offenbaren und manifestieren kann. Diese Umkehrung der Fronten finden wir an vielen Stellen.

Die Wissenschaft, in welcher die formalen Gesetze des richtigen Denkens zusammengefaßt werden, ist die Logik; die Lehre von den formalen Bedingungen des richtigen Handelns ist das, was gewöhnlich Ethik genannt wird. Neben ihnen muß eine allgemeine Theorie von den formalen Bedingungen der richtigen Anschaulichkeit (vor allem der sichtbaren und hörbaren) stehen; wir können sie vielleicht Kallognomik nennen. Logik, Ethik und Kallognomik als Gesetzeswissenschaften vom Wahren, Guten, Schönen bilden Teile oder die höchsten Spitzen einer allgemeinen Nomologie und sind weltanschaulich gesehen Formen einer universalen Ethik; d. h. sie sind einerseits die Formen unter denen der ethische Mensch unserer früheren Darstellung überhaupt theoretisch sich der Erscheinungen bemächtigt und sie sind andererseits die theoretische Auseinandersetzung seines praktischen Verhaltens im Gegensatze zu Sein und Theorie des ästhetischen Menschen, beide hier in ihrer letzten unverwirklichten Abstraktion genommen. Dieser universalen Ethik gegenüber steht eine universale Ästhetik, das ist eine Betrachtung derselben Erscheinungen unter dem materialen Gesichtspunkt, als Lebenserfüllung, als Substanzialität, als Individualität. Alle materialen Werte weisen auf das Leben zurück, so die sittlichen materialen positiven Werte des Mitleids, der Gerechtigkeit, der Liebe, von denen die Gesinnung des sittlich Handelnden erfüllt ist, auf die Lebensbejahung, die negativen Werte der Bosheit, Schadenfreude, des Neides, des Hasses auf die Lebensverneinung. Die Methode der Nomologie ist anfänglich das Denken als Messen, Wägen, Rechnen, Vergleichen, diskursives Fortschreiten; die Methode der Ästhetik ist zunächst das Schauen, das Gefühl; wir werden im letzten Teile unserer Untersuchung finden, daß beide sich zuletzt umkehren. Es kann demnach nicht zweifelhaft sein, daß die Ästhetik keinen Schritt tun kann, ohne das Nomologische in ihren Dienst zu ziehen und umgekehrt wäre die Nomologie ein leeres Herumtreiben in Tautologien ohne die dauernde Berührung mit dem intuitiven ästhetischen Verhalten. Es gibt daher weder eine rein formale Logik und Ethik, noch ist eine rein ästhetische Ästhetik möglich. Aber das Bedürfnis nach der ästhetischen Erfüllung hat sich in der Kallognomik, in der Lehre vom Schönen, schon so stark geltend gemacht, daß sie fast mit der Ästhetik verschmolzen ist. Auf dem Gebiete des Ästhetischen billigt man viel eher diesen Übergang von der starren Norm zum immer fließenden Leben, diese Preisgabe eines absoluten Ideals zugunsten relativer Wertcharaktere; stillschweigend, ohne große Kämpfe, wenn wir absehen wollen von der vereinzelten Auflehnung der „Formalisten", hat sich die Wandlung von der vorwiegend kallognomischen in die vorwiegend ästhetische Bewertung des Anschaulichen vollzogen. Nicht so ist es der logischen und ethischen Bewertung ergangen. Freilich hat die Abwendung von der streng formalen, absolutistischen und damit starren Lehre für das Logische mit Hegel, für das Ethische mit Schleiermacher bewußt begonnen. Schon Kant setzt neben die formale eine transzendentale Logik. Hegels Logik versucht, indem sie die Härte des abstrakten reflexiven Denkens durch die dialektische Bewegung auflösen will, das Logische in die Idee — in das Leben — hineinzuziehen und Schleiermacher kämpft mit der Individualisierung des Ethischen gegen die Allgemeingültigkeit des kategorischen Imperativs. (Beide sind übrigens religiöse, nicht einseitig ästhetische Persönlichkeiten.)

Aber hier sind die Widerstände doch weit größer, und das ist nicht zu verwundern. Für die Praxis des Lebens ist die Aufrechterhaltung unverrückbarer und unverbrüchlicher Gesetze des Erkennens und Handelns von ganz anderer, ungleich größerer Bedeutung, als das Festhalten an Regeln und Bestimmtheiten des Anschaulichen es wäre. Hier ist eine Anarchie, wie das vollständige Fahrenlassen aller gültigen Maßstäbe sie mit sich zu bringen droht, anscheinend belanglos, zum mindesten harmlos. Dazu kommt noch ein zweiter Grund: nicht nur gleichgültiger erscheint die Anwendung eines kallognomischen Maßstabes auf das Anschauliche — mit der entsprechenden Anwendung im Logischen und Ethischen verglichen, sondern auch sinnloser, unbefriedigender. Unser ästhetisches Gefühl schlägt so deutlich überall den kallognomischen Forderungen ein Schnippchen, die Inkommensurabilität des Lebens und aller Normen tritt nirgends so aufdringlich zutage wie im Reiche des Anschaulichen. Und dieses stärkere Hervortreten verführt zu der Annahme, daß jene Unangemessenheit nur hier oder doch beinahe nur hier zu finden sei. Aber dies ist natürlich ein Irrtum. Die Erfüllung der reinen logischen Norm durch das Gedachte, der ethischen durch die Tat ist genau so unmöglich, wie die Erfüllung der kallognomischen durch die Gestalt. Das Leben und mit ihm das Denken und Handeln ist in jedem Augenblicke genau so unlogisch und unsittlich wie es häßlich ist. Damit nun die wahre, über das bloß Richtige, über den Sachverhalt des Schönen hinausgehende Schönheit erreicht werde, muß sie das Gegenteil der kallognomischen Norm in sich aufnehmen. Wie das wirkliche Denken logisch und unlogisch zugleich ist, das Urteil das Unlogische also in sich ziehen muß, um wahr zu sein, d. h. Denkbewegung, Fortschreiten, Leben — der Widerspruch ist die Pforte zur Erkenntnis — so muß die Gestalt die entsprechende kallognomische Normwidrigkeit in sich hineinnehmen, um Schönheit zu werden.

Man hat den Inbegriff der formalen Schönheit ausgesprochen als: Einheit in der Mannigfaltigkeit. Man kann dieses Postulat in drei Faktoren zerlegen und wird dann finden, daß sich jeder der drei entstehenden Sätze in eine Parallele zu einem der drei logischen Grundsätze bringen läßt. Betrachtet man die Gestalt einmal als Ganzes, rein für sich genommen, gleichsam als einen abgeschlossenen Begriff, so fordert die Einheit in der Mannigfaltigkeit, daß die Gestalt sich selber gleich und mit sich dauernd übereinstimmend sei — der Satz der Identität. Betrachtet man die Teile in ihrem Verhältnisse zueinander, das Mannigfaltige also, so fordert das Gesetz, daß sie sich gegenseitig bestimmen sollen wie die Glieder eines Urteils sozusagen; der Grundsatz wird zum Satze des Widerspruches. Betrachtet man schließlich das Ganze in seinem Verhältnisse zu den Teilen, so fordert der Satz, daß es sich zu ihnen verhalte wie der Grund zur Folge, daß sich die Elemente mit unfehlbarer Sicherheit daraus ableiten, erschließen lassen — der Satz vom zureichenden Grunde.

Der Satz des Widerspruchs verbietet, daß das Prädikat eines Urteilssatzes das Subjekt verneine, eine Bestimmung aussage, die mit ihm unverträglich ist. Wenn ein Urteil (eine Begriffsverbindung) gegen den Satz des Widerspruchs verstößt, so ist es sicher nicht wahr. Das Extrem des Unwahren ist der in sich unmögliche Begriff, der Widerspruch in sich selbst — das runde Viereck. Gilt der Satz des Widerspruchs auch für die Kallognomik, so muß der Widerspruch auch das Äußerste des Häßlichen sein. Ein solcher Widerspruch entsteht, wo mehrere verschiedene Formgedanken miteinander kämpfen und es nicht zum Ausgleich bringen. „Was aber schön ist, selig ist es in ihm selbst!" Welcher Mensch ist denn aber selig? oder vielmehr: wer ist unselig? Doch wohl der, der sich im Widerstreit mit sich selbst befindet, in dessen Innern entgegengesetzte Kräfte miteinander ringen, der fruchtlos nach der Harmonie, der Versöhnung und Einheitlichkeit strebt, der aufgezehrt und zerstört wird von dem Hin und Her der Parteien in ihm. Wo Gleichgewicht herrscht, da kann ein Wesen allein den Charakter des Bleibenden, Dauernden zur Schau tragen — die ewige Form —. Nun aber scheinen wir dadurch, daß wir uns der Schönheit gegenüber auf den Standpunkt der Einfühlung gestellt haben, daß wir Kräfte zur Verdeutlichung des Unwertes herbeigezogen haben, den von Kant hervorgehobenen Unterschied von logischer Opposition und Realrepugnanz zu verwischen. Kant hat diesen Unterschied entwickelt in seinem Versuch, den Begriff der negativen Größen in die Weltweisheit einzuführen. Hätte Kant schon bei der Abfassung dieser Schrift auf dem späteren Standpunkte seiner Kritik der reinen Vernunft gestanden, so hätte er nicht nur zwischen logischem und realem Widerspruch, logischem und realem Grund unterschieden, sondern auch zwischen logischer und realer Identität. Diese Unterscheidungen finden sich der Sache nach in der Kritik, wo der realen Identität der Grundsatz der Beharrlichkeit, dem realen Grunde der Grundsatz der Erzeugung, dem realen Widerstreit der Grundsatz der Gemeinschaft entspricht. Die logischen Gesetze gelten nur für den analytischen Satz, der im Grunde auch nur ein Grenzbegriff ist, dem nichts Positives genugtut, so gilt auch die oben entwickelte Dreiheit der kallognomischen Sätze nur für das leere Schema, während im konkreten Falle sogleich die entsprechenden Analogien der Erfahrung — hier als solche der Einfühlung eintreten. Es läßt sich übrigens zeigen, daß der synthetische Satz, der die Realrepugnanz ausspricht — das überzeugendste Beispiel Kants —, sich bei der Übertragung in einen analytischen Satz in ein Urteil mit logischer Opposition verwandelt. Der Körper, der von gleich starken entgegengesetzten Kräften angegriffen wird, ist in Ruhe, ist ein logischer Widerspruch. Denn die Kraft wird erst durch die Bewegung (oder zugleich mit ihr), die sie dem Körper erteilt, definiert, alle Begriffe sind Verhältnisbegriffe. Also ist der Satz gleichbedeutend mit dem Satze: der Körper, der sich bewegt, bewegt sich zugleich nicht. Ebenso kann der Körper, der sich zugleich bewegt und nicht bewegt, nur ein solcher sein, bei dem die Kräfte sich das Gleichgewicht halten, wenn wir absehen von dem Fall, wo das Bewegen und das Nichtbewegen sich auf verschiedene Bezugssysteme beziehen[1]). Der Übergang aus der logischen in die reale Sphäre ist also ebenso leicht vollzogen wie der aus der kallognomischen in die ästhetische. In beiden Fällen ist das rein Formale nur Grenze, negative Bedingung, conditio sine qua non für den Wert der Wahrheit oder der Schönheit.

Man hat Kant einen Vorwurf daraus gemacht, daß er in dem berühmten Beispiel von dem Depositum die Widerspruchslosigkeit als Kriterium des Sittlichen aufstelle; man sieht darin eine Intellektualisierung. In der Tat jedoch hebt der Widerspruch nicht nur die logische, sondern ebenso auch die sittliche Identität auf. Wenn ich mir selber widerspreche, so negiere ich mich, ich bin nicht mehr dieselbe Person, keine sittliche Einheit mehr. Die Identität ist nicht nur für das Gebiet des Logischen, sondern auch für die ganze ethische und damit „formale" Sphäre die Grund-

[1]) Die Ruhe, in welcher der von gleich starken Kräften angegriffene Körper sich befindet, das „Zero=0", welches das Ergebnis der Realrepugnanz bildet, wird überdies in der logischen Sphäre repräsentiert durch das „μὴ", das Nichts, das den Durchgangspunkt des Etwas bildet (vgl. Hermann Cohen: Logik der reinen Erkenntnis, 2. Aufl. S. 84—90). Betrachten wir daraufhin noch einmal den Begriff des runden Vierecks. Solange das Etwas, das da bestimmt werden soll, noch als ein unbestimmtes in der Znkunft zu bestimmendes, als Aufgabe, vorliegt, solange ist das bereits als rund Bestimmte nur „unviereckig", seine weitere Bestimmung ist als synthetisches zugleich ein unendliches Urteil. Beim Übergang in das analytische Urteil, in dem der Begriff fertig vorausgesetzt wird, ist das Runde zugleich „nicht-viereckig". Weil Aristoteles die Dinge als „gegeben" voraussetzt — ein metaphysisches Äquivalent des Analytischen ihrer Bestimmung zugrunde legt — darum konnte und mußte bei ihm der Übergang vom μὴ zum οὐ sich vollziehen.

bestimmung, aus der alle andern erst hervorgehen. Diese sittliche Identität ist nun nicht die einfache starre Konsequenz, sondern die Rückkehr in sich selbst. Wir sind gewöhnt, die bloße Folgerichtigkeit als einen ästhetischen Wert zu betrachten. Man sagt etwa: ethisch ist ein Cesar Borgia, ein Ludovico Moro, ein vollkommen wertloser Mensch, ein Bösewicht und Verbrecher; aber ästhetisch ist er erfreulich — nun nicht weil sich in ihm die Fülle des Lebens offenbart, sondern jetzt —, weil er überall eine großartige Konsequenz erkennen läßt, weil alles in seinem Leben so ganz ungebrochen ist, so unabgelenkt von fremden Einflüssen, weil er immer und überall so durchaus er selber ist. Oder man sagt von einem philosophischen System, einer mathematischen Ableitung, die von falschen Voraussetzungen ausgehen und zu falschen Ergebnissen gelangen, aber streng folgerichtig entwickelt sind, daß sie in dieser formalen Strenge eine ästhetische Befriedigung gewähren. Ganz unbemerkt hat sich hier jedoch eine Änderung des Standpunktes vollzogen. Der konsequente Bösewicht ist nicht mehr in sich abgeschlossener Gegenstand der Betrachtung, sondern dies ist die Natur, die in ihm und aus ihm heraus wirkt. Die einzelne Persönlichkeit ist geformt und als Form, formal erfreulich, wenn sie in sich selbst ein Zentrum hat, von dem ihre Radien ausstrahlen und die in sich zurückgehen. Ein solches Zentrum, eine solche Vieleinigkeit hat der „konsequente Bösewicht" nicht, er ist nicht vielseitig und nicht reflektiert, er hat nur eine einzige Richtung, er ist nur so ein einzelner Radius, dessen Ursprung wie in die Natur verlegen, aus der heraus er seine Bahn nimmt, gleichsam wie eine abgeschossene Kanonenkugel, zerstörerisch oder auch unbewußt und wider Willen heilsam für die Umgebung, oft beides in Einem. Auch in den konsequenten aber sachlich falschen wissenschaftlichen Systemen erblicken wir nur die Auswirkung einer Kraft, die außer und hinter der Entwicklung steht. Das System hat seinen Pol nicht in sich, es reflektiert sich nicht selbst, es ist wieder nur der Radius einer größeren Kugel, nicht selbst eine Kugel, wie die Form sein muß. Freilich ist das Ergebnis dieser formalen Bestimmung zunächst einmal ein Abschluß gegen das andere, das Fremde, ein sich in sich Verschließen. Das formal Abgeschlossene kann nicht mit den andern bestehen, aber es soll auch gar nicht „bestehen" und so ist seine Abgeschlossenheit nur Moment.

Die logischen Gesetze beziehen sich nur auf das Innen derjenigen Einheit, die sie betreffen, des Begriffes, des Urteils, des Schlusses, sie kümmern sich nicht um das, was außer ihm ist. Dasselbe tun anscheinend die kallognomischen Normen. Schönheit eines Körpers, einer Melodie, eines Satzes, einer Farbenzusammenstellung ist eine Beschaffenheit, die wir zunächst nicht dem Verhältnisse dieses Ganzen zur Außenwelt zuschreiben oder vielmehr dem Ganzen nicht auf Grund seines Verhältnisses zur Außenwelt, sondern auf Grund des Verhältnisses seiner Teile zueinander, seines Verhältnisses zu sich selbst. Häßlich im strikten Sinne ist ein Mensch nicht, weil er zu groß oder zu klein ist, sondern weil der Kopf zu groß ist für den Rumpf oder die Beine zu kurz usw., d. h. weil ein Widerspruch zwischen seinen Teilen besteht, die Idee, welche den einen Teil bestimmt, nicht identisch ist mit der hervorbringenden Idee des andern Teiles. Bei der schönen Gestalt muß jede Einzelheit von einer und derselben Idee durchdrungen und hervorgebracht erscheinen; sie müssen eine einheitliche Gestalt bilden oder die Gestalt des Schönen muß mit sich selber identisch sein. Alles in prägnantem Sinne Geschmacklose erscheint als ein Widerspruch. Ein Widerspruch kann stattfinden zwischen Material und Gestaltung (bei den Marmorwänden aus Holz, Stuck oder Gips, den Blumen und Perlen aus Wachs). Oder es liegt ein Widerspruch vor zwischen Gestalt und Zweck, zwischen Absicht und Ausführung, Ansprüchen und Leistungen. Alle einzelnen Beispiele für Geschmacklosigkeiten lassen sich auf irgendeinen Widerspruch zurückführen, der Schmuck an der ungepflegten Hand, die Kinder, die wie Miniatur-Erwachsene angezogen sind, das Ohrgehänge in der Form eines Monumentalbauwerkes usw. Wir können ganz entsprechend die Notwendigkeit jeder Einzelheit des schönen Gegenstandes in eine Parallele bringen zum Satze vom zureichenden Grunde. Für ein Kunstwerk z. B. gilt die Forderung, daß keine bloßen Anhängsel, Einschiebsel, Episoden vorhanden sein dürfen, sondern nur das, was in der Einheit des Ganzen begründet, von ihr gefordert ist. Aber freilich soll diese Regel nicht bis zum Extrem befolgt werden. Man hat wohl gesagt, daß der reine Schluß eine bloße Tautologie sei, daß der Schlußsatz nur dann eine Erweiterung der Erkenntnis bringe und damit Wert, Fruchtbarkeit besitze, wenn Erfahrung oder Intuition — Erfahrung beruht übrigens immer auch auf Intuition — sich einschlichen, der Schluß nicht rein formal sei, wie man etwa Hegel vorgeworfen hat, daß er zu seinen Ergebnissen niemals gekommen wäre, wenn er sich wirklich auf seine dialektische Methode allein beschränkt hätte. Ebenso würde das Kunstwerk leer, dürftig, abstrakt erscheinen, wenn es sich ganz streng an das Gesetz hielte, nichts Überflüssiges, Improvisiertes, keinen Schnörkel an sich duldete. Die bloße Einfachheit muß belebt werden durch den Reichtum, die Fülle; die Gesetzlichkeit muß unterbrochen werden durch

Laune und Einfälle, wenn das Werk gefallen soll. Wir glauben auch nicht recht, daß etwas absolut Regelmäßiges auf natürlichem Wege ganz von selbst entstanden sei, und wie wir in der Natur überall Abweichungen vom Gesetz sehen, ohne das Gesetzliche der Bildungen deshalb zu vermissen, so verlangen wir auch von den Erzeugnissen menschlicher Tätigkeit das Sichtbarwerden der Freiheit, welche als Willkür die Notwendigkeit umschreibt und umspielt, ohne sie zu verlassen.

Was schön sein soll, darf uns nirgend seine Grenzen zum Bewußtsein bringen, sondern muß immer den Schein hervorrufen, es sei in seine eigene Form nicht durch Zwang gebannt, es umspiele frei schwebend seine Gestalt, es könne sich noch in eine unendliche Fülle von andern Erscheinungen entfalten. Welche andere Schönheit besitzt die „Schlangenlinie“ als diejenige, dem Auge nirgend das Schauspiel einer Abschnürung des Raumes zu geben, in dem sie sich bewegen darf, durch keine harte Ecke oder schroffe Biegung zu einem andern Weg gezwungen zu werden, als den sie in leicht tändelnder Windung sich erwählt? Eine Linie, die scharf abbiegt, scheint durch eine äußere Einwirkung von ihrer Richtung abgelenkt zu sein; ihr wird von einer fremden Macht ein plötzliches Halt zugerufen, die Freiheit ihrer Entschließung, die Möglichkeit, in jedem Augenblicke nach Belieben und Willkür sich ihren Pfad zu suchen, ist dahin. Die Schönheit des Klanges, welchen die menschliche Stimme oder ein musikalisches Instrument unter der Behandlung des Kundigen hervorbringen, ist abhängig von dem weichen, zarteinführenden Ansatz und dem verschwebenden Abklingen, aus denen uns die Beruhigung unbeschränkter Beherrschung quillt. Der schöne Ton lautet, als könne er jenseits seines Erklingens noch unabsehbar in das immer leisere Verdämmern hineingesponnen werden; nie darf er so stark werden, daß er an die Grenzen der Kraft des Hervorbringenden gemahnt, stets muß die Illusion erhalten bleiben, er könne immer reicher und mächtiger anschwellen, ohne jemals an einen absoluten Endpunkt zu gelangen. Weiter müssen wir beim Anhören des schönen Tones das Gefühl haben, es könne von ihm aus ohne ein Abbrechen zu den benachbarten Tönen hinübergegangen werden. Wie der Kreis, den ein hineingeworfener Stein auf der Oberfläche eines Sees bildet, sich ausbreitet und wie in immer weiteren Kreisen, in immer schwächeren Ringen die Bewegung abebbt, so soll der einzelne Ton einem weichen Mittel, einem Tonmeere enttauchen und in ihm wieder in sanfteren Ringen zur Ruhe gelangen. — Der harte Klangkörper, der Ton, wird umhüllt von den Obertönen, die seinen Kern aufnehmen und einspinnen, und dies zarte Kristallgespinnst ist es, das eine gute Resonanz an das Ohr trägt und das von der schlechten getötet wird. Wie die Obertöne die harten Konturen der Töne, so mildern die Gebrochenheit des Lichtes, das Medium der Luft die kalten Züge der Landschaft, die Umrisse der organischen Formen. Wer sie zeichnen will, sieht sich genötigt, zwei, drei oder mehr Striche andeutend umschreibend nebeneinander zu setzen, zwischen denen er die darzustellende Bildung einfangen muß, ohne sie ganz präzise wiedergeben zu können. Alles Halbdunkel, alle Auflösung der Farben, alles Tonige gibt so einen Spielraum für die Möglichkeiten der Gestalt, welche uns davor bewahrt, sie als unerbittliche Endgültigkeit vor uns zu sehen. Das „Malerische" wiederholt, verstärkt und wandelt ab die Freiheit, die die Natur in ihren Formen und Linien zeigt. Noch bleibt uns das Schillern der Hoffnungen, noch bleibt der bunte Wechsel der Lebendigkeit, noch bleibt der quellende Schoß des unerforschlichen schöpferischen Prinzips vor uns geöffnet! Ein Kunstwerk soll die Unendlichkeit in sich schließen, sagt die idealistische, ein Kunstwerk soll eine Unendlichkeit von Assoziationen in uns wachrufen, sagt die psychologische Ästhetik. Wahrlich, was anderes kann mit alledem gemeint sein als der Charakter des Schönen, die unbegrenzten Möglichkeiten des Lebens anschaulich, fühlbar zu machen? Winckelmann hat uns gelehrt, daß die Schönheit der antiken Gestalten in ihrer „Unbezeichnung" bestehe. Der schöne Menschenkörper, den die klassische Skulptur gebildet hat, sei weder in bezug auf seine Individualität noch dem Geschlechte nach streng charakterisiert. Das Äußerste, Letzte seiner Besonderheit sei im Unbestimmten gelassen. Wie könnte hierdurch Schönheit zustandekommen, wenn hinter der scheinbaren Negativität nicht ein sehr Positives sich verbärge? Eben dadurch, daß nicht nur eine einzige Bestimmtheit einseitig gegeben ist, läßt ihr Träger die Möglichkeit der Verwandlung in alle übrigen ahnen. Die plastischen Fähigkeiten dieses Menschenwesens, welches wir vor uns sehen, sind nicht erschöpft in der Gestalt, die es angenommen hat; es hat sich noch bis zum gegenwärtigen Moment die Freiheit bewahrt, jedes andere zu werden und indem es ersichtlich mehr sein *kann* als es ist, *ist* es zugleich mehr als es ist. Es *könnte* nicht nur Mann oder Weib sein, diese oder jene Individualität, sondern indem es dieses sein Können zur Anschaulichkeit bringt, *ist* es dies alles. Diese Eigenschaft des Schönen, im Einzelnen zugleich das Allgemeine, im Individuum zugleich die Gattung mitzugeben, verliert ihre Anstößigkeit, wenn wir uns daran erinnern, daß das Allgemeine ja in dem Menschen erst entsteht, wenn das Besondere in ihm sich zu einer sehr hohen Stufe bereits hinaufgebildet hat. Also weit entfernt davon, daß dieses Unbestimmte vorhanden sein könnte, wo weder das eine noch das andere Bestimmte sich herausgebildet hat, kommt es erst mit diesem Bestimmten gleichzeitig zustande. (Freilich kann das Schöne — als eine Durchdringung des ganz Besonderen mit dem schlechthin Allgemeinen seiner Art — in seine Pole auseinandertreten; dies gibt dann eine Dialektik des Schönen, die unst erst an einer späteren Stelle unserer Untersuchung beschäftigen wird.) Wir erfreuen uns an der „Allgemeinheit" des Schönen als an einer Darstellung seiner Freiheit, weil wir — uns in den schönen Gegenstand einfühlend — uns selber als freie Wesen erleben und genießen, weil wir ein Gefühl der Macht, ja der Allmacht verspüren, wenn wir dessen inne werden, daß wir alles aus uns machen, uns in alles verwandeln können.

Eine Körperform hat den Charakter der Allgemeinheit, wenn aus ihr alles fortgelassen ist, was nicht dazu erforderlich ist, sie zu dieser bestimmten Einzelform zu machen. (Leopold Ziegler nennt in seinen „Florentinischen Introduktionen" den Palazzo Pitti die Definition eines Hauses.) Eine konvexe Adlernase, ein konkaves Stumpfnäschen sind immer „mehr", als Profillinien länger als eine gerade klassische Nase, welche eben einfach eine Nase ist. Die „Allgemeinheit" des Schönen hat Teil an der Eigenart alles Allgemeinen überhaupt, ein inhaltliches Minimum allem Spezifizierten gegenüber zu sein, aber zugleich ist sie ein Maximum als anschauliche Verkörperung der Potentialitäten. Es ist, als ob die Fülle der unverwirklichten Möglichkeiten das Allgemeine, das Gattungsideal, wie eine Aura umgäbe; daher das Verschwommene, Weiche, Unbestimmte, kraft dessen es für den Einen das Geheimnisvolle, das Wunder darstellt, und die ihm in den Augen des andern die Langeweile des Unentwickelten gibt.

Daher spielt auch die bloße Schönheit in der Natur eine größere Rolle als in der Kunst. Die Natur, die matrix rerum, ist eben der geheimnisvolle Ort aller unentfalteten Möglichkeiten, sie ist Minimum und Maximum der Bestimmtheit, Ökonomie und Verschwendung der „Bildungskraft" zugleich, und dies ihr Wesen wollen wir an ihren Geschöpfen hervortreten sehen. Die höchste Potenzierung aller Naturschönheit ist das wohlgebildete jugendliche Weib, die künftige Mutter, in deren Schoße die noch ungeborenen Gestalten des Lebens ruhen. Die Kunst hingegen hat eine Möglichkeit der Gestalt, vielmehr die dominierende Möglichkeit, die Wirklichkeit zur bestimmten Form zu entwickeln, sie hat, wie man wohl gesagt hat, die Ansätze, die Absichten der Natur auszuführen. Daher ist die Häßlichkeit als ästhetisches Moment in der Kunst unentbehrlich. Wir haben heute vielen hellenischen Statuen gegenüber, wo sie fehlt, ein Gefühl, das mehr der Bewunderung natürlicher schöner Wesen gleicht, als dem typischen Genusse am Kunstwerk. Wir vergessen immer wieder, daß sie Kunstwerke sind, nicht lebendige, jugendlich-schöne Menschen. Damit hängt auch das zusammen, was man die Ausdruckslosigkeit der griechischen, überhaupt der klassischen Köpfe genannt hat. Im Leben ist uns ein Antlitz, das stets den gleichen Charakterzug hervortreten läßt, entschieden unschön. Ein angenehmes Gesicht sieht nicht immer hochmütig oder liebenswürdig, entgegenkommend, neugierig, spähend oder verbissen aus; es ist lebendig, wechselnd, ein reiner Spiegel der verschiedenen Eindrücke und Erlebnisse dessen, dem es zugehört; es hat die Fähigkeit, die mannigfachsten Stimmungen und Gefühle von sich ablesen zu lassen. Das sogenannte ausdrucksvollste Gesicht ist in anderm Sinne gerade das allerausdrucksloseste. Dem künstlerischen Porträt dagegen verübeln wir es nicht, wenn es uns einen hervorstechenden Zug zeigt, wenn es das Bildnis eines bescheidenen oder mutwilligen, eines stolzen oder kriecherischen Menschen ist; ja wir verlangen es geradezu, obgleich auch hier in irgendeiner Weise angedeutet sein muß, daß der Dargestellte noch andere Seiten an sich habe als die im Augenblick dem Beschauer zugewendete, daß er eine plastisch runde, vollmenschliche Persönlichkeit sei.

Das Schöne schließt alle Möglichkeiten in sich ein — und ist eben damit selber das Unmögliche, das Wunder. Das Schöne steht auf dem Grunde aller Gesetzlichkeiten und ist selber das ganz Unberechenbare, Übergesetzliche. Das Schöne ist das, worauf wir immer gewartet haben, solange wir leben — deshalb erkennen wir nach Plato in ihm, was wir vor diesem Leben geschaut haben — und so ist es das Unerwartete. Denn ist es nicht das Unerwartetste, daß das Erwartete geschieht, daß ein Traum sich erfüllt, wirklich, greifbar wird im hellen Tageslicht? Und erfüllt er sich denn, ist er wirklich da, steht er als ein existierender vor uns? Oder ist das, was wir da sehen, immer noch ein Anderes, ein Verhülltes, und seine Schönheit wie geschieden von ihm, wie ein ihm selber noch aus einem Jenseits Kommendes, ein Abglanz einer ihm selber noch transzendenten Welt? „La beauté est une promesse du bonheur", sagt Stendhal; ja, wenn es nicht zu paradox klänge, so könnten wir wohl sagen: la beauté est une promesse — de la beauté. Die Schönheit dünkt uns das von ihr selbst nie ganz Erreichte, immer noch in eine weitere Tiefe und Dämmerung Fliehende, das einen Schleier nach dem andern fallen läßt und doch niemals völlig entschleiert ist. Und was ist das Schöne, ist es der Abglanz des andern, der Mantel, in den es sich verbirgt, oder die durchscheinende innere Flamme? Ist es das Licht oder die Trübung, die Gebrochenheit? Ist es der letzte Augenblick, die Offenbarung — auf die wir immer nur warten — oder ist es der Vorgang und die Bewegung, in der es sich uns kundgibt? Oder ist es beides zugleich, nicht trennbar, nicht zu zerlegen?

Schönheit ist rührend — das heißt: wir wissen um die Zerbrechlichkeit, die Vergänglichkeit, die frühe Todgeweihtheit des Schönen. „Auch das Schöne muß sterben", klagt der Dichter; — ach nein, nur das Schöne muß sterben, so dünkt uns. Wir möchten unsere Hände um es legen, um es zu bewahren, wir möchten dem Frierenden die Wärme unseres Lebens geben. Aber in eben demselben Augenblick wissen wir, daß es dann nicht mehr das Schöne wäre, daß es mit dieser Wärme beweglich und veränderlich geworden wäre, daß es aus seinem fernen Reiche in unsere vergiftende Nähe gekommen wäre, aus der überirdischen Reinheit herabgestiegen an den Ort des Staubes und Dunstes, des Drängens und Stoßens. Dieselbe Bewegung unserer Hände, die es erhalten sollte, hat ihm den Schmetterlingsstaub von den Flügeln gestreift. Das Schöne ist spröde. Wie sehr wir begehren es zu berühren, zu streicheln, zu liebkosen, uns selbst an ihm zu fühlen und zu betätigen, so schreckt es uns doch in Fremdheit und zage Ehrfurcht zurück. Es ist das Unerreichbare, das sich uns ewig Verschließende und Versagende, das warum wir uns mühen, um das wir werben, die Gestalt. Und dennoch, ohne ein leises Lächeln, ein kaum bemerkbares gütiges Sich-herablassen zu unserer Menschlichkeit, wäre es nicht mehr das Schöne, es wäre das Erhabene. Wir erfahren so etwas wie ein Sich-öffnen, ein Ausduften der Gestalt; das sentir (la senteur) der Gestalt ist die Bedingung dafür, daß auch bei uns ein „sentir" (le sentiment), ein Fühlen sich einstellen könne. Das Schöne ist hochmütig — hochgemut. Es ist königlich, unnahbar und stolz, huldvoll und freundlich. Das Schöne ist demütig; es trägt die Krone seiner Vollkommenheit von Gottes Gnaden. Demütig sein ist sich begnadet fühlen, ein Wissen davon in sich tragen, daß alle Erhöhung über das Gemeine nicht Verdienst ist, sondern Erwähltheit.

Die Gestalt des ästhetisch zu Bewertenden, das Kallognomische an ihm ist seine Abgeschlossenheit, sein Individuumsein, das Verhältnis seiner Teile untereinander, das ihm durchaus Immanente. Und gerade dies, weil es von einer Seite gesehen, das nicht eigentlich Wesentliche, weil Innerliche, Lebendige an ihm ist, erscheint auch wieder als ein Äußerliches, Allgemeines und Transzendentes. Durch diese Transzendenz hindurch wollen wir etwas anderes erfassen — das eigentlich Ästhetische oder das Leben, das zugleich auch wieder das Häßliche und das Unästhetische ist. Die Gestalt isoliert das Lebewesen, wie der Tod, der es abscheidet; das Leben bringt es in Beziehung, Wechselverhältnis, Wirkung und Gegenwirkung. Das Leben ist Stoffwechsel, Kommunikation, Austausch und Fließen, Grenzübergang und Grenzverwischung, Allfühlen, Eingetauchtsein und Aufgelöstsein in einem einheitlichen Strom. Das wahrhaft Schöne, das zugleich tatsächlich Richtige und ästhetisch Genießbare soll diese Seite der Idee, des höheren Lebens so gut zur Erscheinung bringen wie jene andere der Isoliertheit. Es ist Gestalt — aber lebendige Gestalt, d. h. dauernd sich bildende und wieder auflösende Gestalt, Oberfläche, die durchsichtig ist, unabgeschlossene Abgeschlossenheit, atmender Tod. Wir stellen an das Ästhetisch-Wertvolle die Forderung, daß die Energie, die Bewegung des Lebens sich kundtun solle an seiner Oberfläche, die Ruhe ist. Die Ruhe soll kein der Bewegung Entgegengesetztes, nicht ihr Anderes sein, sondern in ihr, als ihr Gesetzliches, ihr Gleichmaß, ihre Grenze erscheinen. Wie weit die Oberfläche durchsichtig ist, als wahre Ruhe, die nicht tot ist, das wahre Lebendige, das nicht regellos ist, durchscheinen läßt, das ist uns ein Maßstab der Schönheit sowohl des Lebewesens als auch des Kunstwerkes und der Landschaft.

Im Mittelalter hat man irgend wann einmal verlangt, die Haut einer schönen Frau solle so durchsichtig sein, daß man den roten Wein durch ihren weißen Hals hinab könne rinnen sehen. In dieser absonderlichen Form spricht sich symbolisch ein richtiges Gefühl für das Schöne aus, das Verlangen nach der Transparenz des Äußern für das Innere. Die Durchsichtigkeit der Oberfläche muß soweit gehen, daß diese selbst gleichsam nicht mehr vorhanden ist; sie ist nur ideale Oberfläche, die Grenze des Körpers, die ist und nicht ist, Tiefe hat und nicht hat. Die absolute Form ist überall das Unerreichte, immer nur angenähert Verwirklichte, die Umhüllungsfläche des Körpers, der alle Flächen nur entgegenstreben. Die wirkliche Oberfläche des organischen Körpers umspielt diese mathematische Form, jene schwebt nur über ihr.

Die Schönheit hält sich auf der schmalen Grenze zwischen dem noch nicht formgewordenen Leben und dem über seine Grenzen hinausgehenden, sich zersetzenden Leben, zwischen dem Übergewicht der Form und der Alleinherrschaft des Lebens. Es ist, als setze sich das Leben einmal zu früh, ein andermal zu spät um in die Form. Wo die Form zu früh ansetzt, da bleibt das Geschöpf massiv, träge, ungegliedert, oder die Oberfläche hat eine Ausdehnung nach innen hinein, die Dicke einer Schicht. Das ungeschlachte Tier, das Nilpferd, der Elefant, die Tiere früher Erdperiode sind so beschaffen. Hegel konstruiert eine Stufenleiter des Schönen vom Tiere über den Menschen zum Kunstwerk, und der Maßstab für diese Einreihung ist die Durchsichtigkeit des Leibes für das Leben, für das geistige Prinzip. Die träge Masse, die von der Form sowohl als auch vom Leben scheinbar unberührt geblieben ist, ist ein Merkmal der diluvialen und der aus früheren Erdperioden übriggebliebenen Tiere. Auch das archaische Kunstwerk, in dem die Masse überwiegt und die Form das Leben unterjocht hat oder noch nicht zu Worte kommen läßt, gehört hierher. Das archaische Kunstwerk ist starr, seine Oberfläche erstreckt sich bis in sein Inneres, es ist noch unbezwungene, vom Leben undurchstrahlte Materie. Je weiter entwickelt das Lebewesen und das Kunstwerk ist, desto geringere Tiefendimension bekommt die starre Kruste, die es umschließt. Das Fortschreiten von der archaischen zur klassischen Kunst (und zum entsprechenden Lebensgefühl) geht über in die romantische, wo sie notwendigerweise als Kunst sich aufhebt, Leben werden will und auch dies zuletzt nicht mehr vermag. Wir leben noch nicht ganz, sagen die Romantiker — d. h. irgend etwas Starres, Festes ist noch in uns, es ist noch nicht alles aufgelöst, Prozeß geworden. Was die Romantik will, ist das Hinausfluten über alle Form und Grenze. Die Oberfläche, deren Funktion es doch ist, nicht nur den Verkehr zwischen dem Innen und Außen des Organismus zu vermitteln, sondern ebensowohl das Innen zusammenzuschließen gegen das Äußere und das Äußere ehrfürchtig gegen es zurückzuhalten, kann nicht mehr Halt gebieten, sondern muß alles hindurchlassen. Sie muß dulden, daß das Leben ungehemmt ausströmt, der Leib sich verblutet, und sie muß es zulassen, daß der Außenstehende nicht mehr stehenbleibt vor ihm als einem Fremden, sondern daß er sich wie ein Parasit hineinbohrt in das Innere und ihm die Lebenskraft ausschlürft, daß seine Ehrfurcht sich verkehrt in Genuß. —

Die formale Schönheit besteht in einem bestimmten Verhältnisse der Teile eines Ganzen zueinander. Unter der „materialen Schönheit", d. h. unter dem materialen Bestandteil der Schönheit eines Dinges, speziell eines Menschen oder eines Kunstgegenstandes verstehen wir dasjenige, was es eben mehr hat als die bloße Richtigkeit seiner Proportionen, was hinter dieser Oberfläche steckt, was wir in ihnen zu fühlen glauben. Die materiale Schönheit ist Ausdruck und Ausdruck ist Äußerung eines Innern, Offenbarung eines Lebens. Materiale Schönheit ist Lebendigkeit, das Durchschimmern und Hervortreten jener Stoffe und Kräfte, welche die Form bauen durch diese Form hindurch. Damit tritt die materiale Schönheit in einen gewissen Widerspruch zu der formalen. Denn während diese die möglichst große Einheitlichkeit der Gestalt und damit das möglichst vollkommene Aufgehobensein des lebendigen Widerstreits in ihr verlangt, so soll hier der Widerstreit noch irgendwie erhalten bleiben, als Bewegung, als Duft der Lebendigkeit die Gestalt umschweben. Es zeigt sich hier die Richtigkeit der Forderung, daß das Widerspruchslose den Gegensatz, das Widersprechende in sich aufnehmen muß, um Schönheit zu werden. Die materiale Schönheit verlangt eben das Entgegengesetzte, das Erhaltenbleiben der Spannung unter den gestaltbildenden Kräften in der schönen Gestalt. Der gänzliche Ausgleich und die absolute Harmonie finden sich natürlich leichter dort, wo diese Kräfte des Lebens selbst nur schwach sind, wo keine großen Gegensätze, keine weiten Spannungen vorhanden sind, die sich ausgleichen müssen. Daher nehmen wir verhältnismäßig oft eine gewisse oberflächliche unbedeutende Schönheit wahr, die wir auch als bloß hübsch bezeichnen, um ihren Unterschied von einer tieferen ästhetisch beglückenden Erscheinung anzudeuten. Je größer aber die Extreme sind, die in der Individualität selbst nach Vereinigung streben, je weiter die innere Amplitude reicht, je entfernter die Grenzpunkte vom Zentrum sind, desto beseeligender ist dann auch ihr Ausgleich und ihre Harmonie. Schönheit ist nicht Fehlen, sondern lebendiger Ausgleich von Gegensätzen.

Beim Übergang vom logischen zum realen Widerstreit findet ja auch eine Bejahung des Widerspruches statt. Dies ist nur möglich durch die Bewegung zum Entgegengesetzten. Ruhe und Bewegung schließen sich nicht absolut aus, sondern gehen ineinander über. Die Ruhe, die der von entgegengesetzten gleichen Kräften angegriffene Körper an den Tag legt, ist der Grenzfall der Bewegung und läßt sich mit der Bewegung zusammen in einen höheren Bewegungsbegriff fassen. Die Ruhe, die ohne Bewegung ist, ist ebensowenig Gleichgewicht wie die Gleichgültigkeit des von Lust und Unlust gar nicht angefaßten Gemütes, beide sind gleich starr. Daß der von zwei Kräften angefaßte Körper nicht starr ist, sondern potentiell bewegt, sieht man, sobald man eine Kraft fortnimmt und die andere sogleich ihre Wirkung zu zeigen beginnt. Die Ruhe des Schönen ist ebenso Gleichgewicht, nicht Tod.

Die Bewegung im Denken geht so vor sich, daß eine Denkbestimmung mit ihrem Gegensatze zusammen in einen höhern Begriff aufgenommen wird, daß wir also immer zu einer höheren Gattung des Begriffes fortschreiten. Die Bewegung, die Lebendigkeit der Gestalt sollte darin bestehen, daß wir an ihr die Fähigkeit des Lebens, zu dem entgegengesetzten Gebilde überzugehen, wahrnehmen sollten. Der positive Wert der „Mannweiblichkeit" war uns die Veranschaulichung beider Möglichkeiten des Lebens in einer Gestalt, welche dann eben die beiden übergeordnete sein muß. Der Übergang zur höheren Gattung wird hier so vorgenommen, daß die Gestalt ihre Möglichkeiten gleichsam vor unsern Augen durchläuft, niemals zu absoluter Ruhe kommt. Nun aber gibt es zwei Erscheinungsweisen dieser Dynamik. Einmal ist sie ein bloß „Mitgegebenes", eine Anregung für die Phantasie, ihr Spiel auszuüben. Dieser ethische Wert des gattungsmäßigen Schönen besteht darin, daß es gleichsam die statische Form des Ästhetischen darstellt, daß sie die Allheit des Lebendigen in eine ruhende Gestalt konzentriert, im Schönen das Universum vorwegnimmt. Das Dynamische kann aber auch ganz explizite erscheinen und eine besondere Weise des Ästhetischen darstellen, die Ausbreitung der schönen Welt in ihre Gestalten, der Idee in ihre Momente. Es kann also eine sehr starke Intensität des Lebens mit einer sehr reinen Normgemäßheit zusammentreffen, ja sie müssen zusammentreffen, damit das im höchsten Sinne Schöne entstehe; aber dies Zusammentreffen kann eines im Moment oder im Prozeß sein. Dort ist ihr Zusammentreffen eine Durchdringung, hier eine Ergänzung im Auseinandertreten. Die Intensität, die Kraft kann versuchen, die Bindung durch die normale Form zu sprengen; sie kann sich auflehnen gegen das „Mittlere", gegen den Ausgleich, das Harmonische, das Gleichgewicht, sie wird dann grade einen Gegensatz zum Allgemeinen, eine Abweichung vom Mittelmaß, eine äußerst extreme Bildung anstreben. Wie sich in der Vorliebe für das Allgemeine erhaltende Tendenzen des Lebens ausdrücken, so zeigt sich in seiner Verneinung zugunsten individueller Bildungen eine zerstörerische Neigung an. Wie das Leben ein Wechsel von Bilden und Zerstören ist, so ist nicht nur d a s wertvoll, was den Aufbau fördert, sondern auch das, was ihn wieder zerstört, solange es nicht absolut vernichtend, nicht schlechthin lebensverneinend wirkt, sondern nur eine Form des Lebens zugunsten des Lebens selbst zerstört. Dies aber tut das Einseitige dadurch, daß es nicht isoliert bleiben kann, sondern immer seinen Gegensatz fordert; damit hebt es sich selbst wieder auf, setzt sich zum bloßen

Moment herab. Wie der Kreis nur *einen* Mittelpunkt hat, aber unendlich viele Punkte auf der Peripherie, deren je zwei in ihrer Verbindungslinie den Mittelpunkt enthalten, so gibt es in jeder Gattung nur *ein* Allgemeines, aber unzählige Abweichungen, von denen aber keine für sich das Auge befriedigt, sondern jede das Entgegengesetzte, überhaupt die andern zur Ergänzung verlangt. Es entsteht dadurch ein Trieb im Beschauer, von einer Gestalt zur andern überzugehen und rastlos weiterzuschreiten, wodurch er dann jede einzelne Erscheinung des Lebens als solche negiert und nur das Ganze bejaht.

Die mittleren und allgemeinen Züge sind diejenigen, welche die erhaltenden Tendenzen des Lebens in Reinheit zu bewahren und immer aufs Neue wieder hervorzubringen suchen. Neben den erhaltenden aber wirken die zerstörenden; neben der Vorliebe für das Gattungsmäßige steht die Vorliebe für das Eigenartige; beide sind, wie oben angedeutet, am deutlichsten zu spüren in der Zeit der kräftigsten Erneuerung, die wir kennen, in der Renaissancezeit. Wie in jeder kritischen revolutionären Epoche mit dem außergewöhnlich wirksamen Hervortreten der vernichtenden Mächte der Wunsch nach einem Halt, an den man sich klammern, einem Wegweiser, nach dem man sich richten kann, in demselben Maße wächst, so erwacht auch hier nach einer schrankenlosen Bejahung aller seltsamen, absonderlichen Geschöpfe das Suchen nach kanonischen Gesetzen der Schönheit in Gestalt und Lebensführung. Die Renaissance hat die Persönlichkeit entdeckt und zugleich die Freude am Häßlichen aufgebracht. Ein Blick auf die Handzeichnungen Lionardos belehrt uns besser über den Zusammenhang von Individualität (in der einen Bedeutung der Einseitigkeit) und Häßlichkeit als die längsten theoretischen Überlegungen. Welch ein Schwelgen in der Wiedergabe und Erfindung barocker und skurriler Köpfe! Die Häßlichkeit aller dieser Bildungen ist eine doppelte; sie ist einerseits eine Abweichung von der Gattung — an den Höfen hält man sich Zwerge, Bucklige, ebenso wie man die Schaulust an dem Anblick fremdartiger Tiere und Pflanzen befriedigt —, es ist die Buntheit des Lebens als eines Ganzen, die hier erfreut. Aber die Verselbständigung dem Mittleren gegenüber geht bis zu den Teilen der Gestalt hinab: der Kopf paßt nicht zum Körper, die Nase nicht ins Gesicht; jedes Glied ist ein Individuum für sich. (Das paßt freilich gerade auf Lionardo nicht, der von seiner bestimmten Einzelheit ausgehend die ganze Gestalt konstruiert.) So gewöhnt sind wir daran, ohne weiteres das Schöne für ein Mittleres anzusehen, daß wir einen sehr wohlgebauten

Menschen zunächst für mittelgroß halten, wenn wir ihn nicht neben andern sehen und aus der Erinnerung seine absolute Größe nur schwer anzugeben wissen. Überhaupt aber wird der übermäßig große Mensch, der Riese oder sein Widerspiel, der Zwerg, wenn er nur sonst regelmäßig gestaltet ist, nicht eigentlich häßlich erscheinen, eher vielleicht unästhetisch, widerlich (nur bei den geringeren Graden der Abnormität noch gewaltig oder niedlich). Darin zeigt sich schon, daß die Bedingung der Allgemeinheit, der Mittelmäßigkeit nicht unabhängig ist von der materialen Schönheitsbedingung, der Lebendigkeit, daß sie ebensosehr eine Bedingung für die Schönheit als Normgemäßheit wie für den ästhetischen Wert der Lebendigkeit ist. Die absolute Größe eines Organismus ist abhängig von seinen Funktionen. — Je näher eine Gestalt der mittelsten ihrer Bildungsmöglichkeiten steht, desto weiter kann sie sich von ihr nach allen Seiten hin entfernen, ehe sie die Grenzen ihres Spielraumes erreicht hat, um so größer ist ihr Abstand von den Umkehrpunkten, welche das Eingreifen freiheitsbeschränkender Mächte ihr setzt. Je allgemeiner also die Form, um so freier, beweglicher schwebt das Leben um sie her, desto unbeschränkter kann die Phantasie mit ihr schalten. Je schöner sie ist, um so ästhetischer. Wenn der ästhetische Gesichtspunkt den nomologischen überwiegt, dann umgibt das Fließen nicht die Ruhe einer Gestalt, sondern erscheint entweder an einer Gestalt als Wechsel, als Veränderung, oder aber die eine Gestalt weist auf andere hin und vollbringt so die Beziehung auf das Allgemeine, indem es sich selbst — das Einzelne, für sich Häßliche — zum Moment einer schönen Gesamtheit herabsetzt. Auch hier macht eine „Allgemeinheit" den ästhetischen Wert aus; aber das Streben nach der Allgemeinheit zeigt sich nicht in der Formbildung, sondern in der Formzerstörung, nicht in dem Festhalten des Punktes, um den sie sich bewegt, sondern in dem Konstantwerdenlassen der Bewegung selbst. Wenn es ein Gradmesser für eine Art der „Allgemeinheit" eines menschlichen Antlitzes ist, daß wir es beim ersten Anblick schon häufig gesehen zu haben glauben, so sind es nicht jene ebenmäßigen klassischen Gesichter, sondern vielmehr die bizarren, seltsamen, welche *diese* Allgemeinheit für sich in Anspruch nehmen dürfen. In den Erzählungen E. Th. A. Hoffmanns, Hauffs und vieler anderer Novellisten ist es der Satan, welcher die unheimliche Rolle spielt, jedem als ein alter oder gar mehrere alte Bekannte zu erscheinen; das Faszinierende seiner Züge und seines ganzen Wesens besteht nun auch gerade darin, daß er sich fortwährend wandelt und in jedem Augenblicke ein anderer ist als er vorher gewesen; dadurch erscheint er hier eben derselbe und durch dieses Mittel erreicht er von der andern Seite her dasselbe, was das klassisch Schöne durch seine Regelmäßigkeit zustande bringt. Nur daß das Schöne dasjenige als ein bloß Mitgegebenes, als eine Anleitung für die Phantasie leise andeutend zur Schau trägt — der Wert der „Engelszüge" verlangt diese Andeutung des Satanischen, des Prinzips der Animalität, und Satan, Luzifer ist ein gefallener Engel —, was jener höchst aktuell in eindringlichster Wirklichkeit uns vor Augen stellt und mit durchleben läßt. Das ästhetische, das als wertvoll Erleben dieser Lebendigkeit braucht sich aber nicht auf den Fall zu beschränken, daß ein einzelnes Individuum durch den Wechsel seiner Gestalt oder seines Ausdrucks die Veränderlichkeit des Lebens an sich zur Darstellung bringt; der Zuschauer kann auch rein subjektiv, indem er das Leben als ein Ganzes, Einheitliches in allen Lebewesen erfaßt, jedes derselben als ein Moment, als eine bloß vorüberrauschende Welle anschauen und genießen.

Kant unterscheidet in seiner „Kritik der Urteilskraft" zwischen freien Schönheiten und adhärierenden; das sind solche, die einen Begriff von ihrem Zwecke voraussetzen. Zu diesen gehört die Schönheit der höheren Tiere, der Menschen und Kunstwerke. Zu den andern, den freien Schönheiten, gehören Blumen, Kolibris, Schaltiere. Das Fehlen des Zweckes bei diesen freien Schönheiten entspricht nun zunächst dem Fehlen eines Zentrums; das Lebewesen wird hier nicht als eine selbständige gestaltbildende Kraft angesehen. Es ist nur einzelnes Moment des Lebens und hat seinen Mittelpunkt außer sich, in der Allheit der Natur. Alle machen erst gemeinsam das wahrhafte Schöne aus. (Es kommt dabei natürlich alles auf den Standpunkt des Betrachters an; für den bloßen Ästheten geschieht ja dasselbe mit der Gesamtheit der Menschen und Kunstwerke.) Das höhere Tier, der Mensch, das Kunstwerk hat das Leben, d. h. die Idee, den Zweckbegriff in sich, ist selbst ein Zentrum, von wo aus Gestalt und Ausdruck herkommen.

Von hier aus erscheint gerade das, was beim Einzelnen als ein Zeichen der Unfreiheit galt, das Extreme, Absonderliche als höchste Freiheit. Es ist die Souveränität des Lebens, deren wir erst ganz inne werden, wenn wir es nicht in seinen typischen Bildungen belauschen, sondern in seinen Launen und Bizarrerien, nicht dort, wo es seinem Zentrum nahe bleibt, sondern wo es sich mutig und übermütig an seinen Grenzen ergeht. Ja es erscheint sogar jenes Typische, was dem Einzelwesen als Reichtum, als Fülle angerechnet wird, jetzt in der Nebeneinanderstellung der gleichen und damit einförmigen Individuen als eine Armut und Dürftigkeit des Lebens, das sich gleichsam an diesem Typischen festhalten muß, aus Furcht, sonst sich selber zu verlieren. Es besteht hier ein so tiefes Vertrauen zum Leben, daß die Furcht, es könne von sich abirren, gar nicht aufzukommen vermag. Nichts von allem, was das Leben hervorbringt, braucht zu erstarren, festgehalten und verewigt zu werden, weil das Leben die Kraft hat, immer wieder Neues, Wertvolles zu produzieren. Ja es soll gar nicht der flüchtige Schaum des Lebens sich zu harten Kristallen verfestigen, weil in ihnen das Leben sich selbst ein Hindernis und eine Schranke seines Weiterflutens bereitete. Aus diesem Vertrauen zum Leben, aus diesem jauchzenden sich Hineinstürzen in den Strom alles Werdens und Vergehens entquillt eine Feindschaft gegen alles Gestalten und Erhalten, entspringt jene Lust am Zerstören, welche oben ein Kennzeichen besonders der Übergangszeitalter genannt worden ist. Aus dieser Freude an dem Quellenden, Wirbelnden des Lebens entsteht ein Widerwille gegen die in einer Einzelgestalt konzentrierte Schönheit als gegen das Tote, Unlebendige. Seltsam: einerseits ist die Freude am Einzigartigen verbunden mit dem Untertauchen in den allgemeinen gestaltlosen einheitlichen Lebensstrom, weil jedes einzelne auf andere einzelne und damit schließlich auf das Ganze, Fließende hinweist; andererseits bleibt der ästhetische Genuß, dessen Grundlage das Erleben des Lebendigen ist, wieder am Individuellen haften und geht nicht darüber hinaus: das Leben offenbart sich ganz und restlos in jedem seiner Geschöpfe; wenn wir eines haben, so besitzen wir alle. Umgekehrt wird gerade jene Einstellung, die das Einzelne vom Einzelnen aus, bloß als solches, nicht als Ausdruck eines inter- oder unterindividuellen Lebens betrachtet, gezwungen, über das Einzelne hinauszugehen und es zu andern vergleichend in Beziehung zu setzen.

Alle diese Gegensätze in den Wertungen, die sich unter verschiedenen Personen finden, treten auch im Geschmacke des Einzelnen zu verschiedenen Zeiten und in verschiedenen Stimmungen hervor; derselbe Mensch, der sich vom Seltsamen, Bizarren, von der „Laune der Natur“ zum Leben erregt, gesteigert fühlt, sucht doch wieder seine Beruhigung im schlicht Einfachen, Natürlichen. Im Gegensatz zu allem Kult des Aparten und Besonderen, trotz allen Scheltens auf das „Banale“ des rein Typischen, Durchschnittlichen, wirkt doch die einfache Schönheit des Mädchens aus dem Volke, welche eben nichts an sich trägt als die allgemeinen Züge der Rasse, der Weiblichkeit, der Jugend und Gesundheit, immer wieder auf jeden mit dem gleichen Zauber, mit der Stärke einer Offenbarung. Baudelaire hat einmal, in seinen Fleurs du Mal, diese Erfahrung höchst eindringlich ausgesprochen:

„..
Nous avons, il est vrai, nations corrompues,
Aux peuples anciens des beautés inconnues:
Des visages rongés par chancres du coeur,
Et comme qui dirait des beautés de langueur;
Mais ces inventions de nos muses tardives
N'empècheront jamais les races maladives
De rendre à la jeunesse un hommage profond,
A la sainte jeunesse, à l'air simple, au doux front,
A l'oeil limpide et clair ainsi qu'une eau courante,
Et qui va repandant sur tout, insouciante
Comme l'azur du ciel, les oiseaux et les fleurs,
Ses parfums, ses chansons, et ses douces chaleurs.
...."

Kaum jemals wieder hat sich der Wechsel zwischen solchen Extremen des Geschmackes auf einem so breiten Schauplatze dargestellt wie in der Renaissancezeit. Während das vierzehnte Jahrhundert sich nicht genug tun kann in der Freude am Eigenartigen, Absonderlichen, Verzerrten und Fratzenhaften, während es zeitweilig (und örtlich begrenzt) sogar die Mode aufhebt zugunsten der persönlichen Neigung, so arbeitet sich das fünfzehnte und sechszehnte Jahrhundert wieder und wieder ab, um bindende Gesetze des Geschmackes aufzustellen — den Cortigiano des Castiglione, den Canon der weiblichen Schönheit des Firenzuola u. a. m. Bisweilen scheint es in der Geschichte, als wolle die Tendenz zu immer weiterschreitender Variation und Differenzierung alle Gemeinsamkeiten aufheben, als solle die menschliche Gesellschaft, die Kultur sich atomisieren, in lauter unzusammenhängende Kreise zerfallen. Und nun ist es, als fühle die Gattung, die jeweilige Kultur, die Volksgemeinschaft durch diesen Prozeß des Auseinanderstrebens der Individuen sich gefährdet, als habe sie ebenso wie das Individuum ein Streben nach Selbsterhaltung, einen Wunsch, sich im Gleichgewicht zu behaupten, das durch jede Exzentrizität eben aufgehoben wird. Es scheint darin, daß das Typische der menschlichen Gestalt als schön gilt, ein geheimer Selbsterhaltungstrieb der Rasse sich kundzugeben; die Rasse würde ausarten, sich verlieren, wenn das Streben der Angehörigen nicht auf Erhaltung ihres Typus ginge. Die Bildung der Schönheitsideale von der menschlichen Gestalt ist zweifellos erotisch beeinflußt; aber auch sonst scheint der fruchtbare Mensch, der Künstler, ein engeres innigeres Verhältnis zu den Idealen seiner Rasse zu haben als der Nichtkünstler. Ein Rodin kann sich nicht genugtun in der Bewunderung der griechischen Körper; der sterile Ästhet — d. h. hier der völlig einseitig ästhetische Mensch, der sein Gegenteil nicht mit umfaßt — findet sie banal und langweilig. Der ideale Typus eines Volkes, einer Rasse ist eine Verklärung und Erhöhung seiner gemeinsamen Züge; er ist ihr „Durchschnitt", aber nicht auf dem Wege nachträglicher Abstraktion entstanden, sondern intuitiv erfaßt, das Wunschbild einer einheitlichen Gesamtheit, das ihrer selbstgestaltenden Tätigkeit zugrunde liegt und in ihren Kunstwerken nach außen gestellt wird. Der Zusammenhang von Schönheit und Mittelmaß, so oft bezweifelt und immer wieder behauptet, beruht darauf, daß die Gemeinschaft, die das „Mittlere" liefert, als ganze eine zeugende ist, daß ihr Schönheitsideal nichts anderes ist als eine Projektion ihrer Willensrichtung, die der seherische Genius ihres Volkstums entwirft. Wie das Ideal immer eine Produktion ist, so hat es auch nur Sinn in Beziehung auf das Zeugende im Menschen; es leitet den alltäglichen Menschen in der Wahl seines Lebensgefährten und in der Erziehung seiner Kinder. Für den bildenden Künstler ist es „regulatives Prinzip" seines künstlerischen Tuns. Als solches ist es kein unbewegliches starres und fest bestimmtes Bild, sondern ein wechselndes, sich entwickelndes mit noch undeutlichen Zügen. Es trägt alle Möglichkeiten des Volkstums noch in sich, in dem es ausgetragen wird; weil es aber doch jeweils im Einzelnen sich konstituiert und kristallisiert — freilich nur in solchen Einzelnen, die fest in ihrem Volkstum wurzeln, ihm innerlich angehören und es ausdrücken —, so hat es auch in jedem Falle seiner Verwirklichung einen mehr oder weniger hohen Grad von konkreter Individualisiertheit. Erst nachträglich, wenn die Volksgemeinschaft ihr Wunschbild nicht mehr unverrückbar aber ebenso unbeschreiblich in der Seele trägt, dann verliert das Ideal seine zeugende Kraft.

Das Leben des Volkes, die Gattung, ermattet, erhebt sich nicht mehr bis zur Schöpfung des Ideals. Prophetie ist eine Gabe früher Menschen, jugendlicher Völker. In den Spätzeiten sieht sich der Mensch vor eine Unzahl einzelner Typen gestellt, die Schönheit seines Stammes scheint zersplittert in eine Mannigfaltigkeit von Spielarten. Fortan beschränkt der Einzelne in seinem Wollen und Wünschen und Werten sich entweder auf das rein Individuelle des Wertvollen, er vergöttert willkürliche, oft nur aus augenblicklicher Laune geborene Geschöpfe oder er sieht das Wertvolle in der Gesamtheit aller Gestalten, die er in buntem Reigen vorüberziehen läßt oder zu einem harmonischen Ganzen zusammenfügt. Oder aber das Verlorengegangene soll gewaltsam zurückgeholt, herbeigezwungen werden. Die Volksgemeinschaft ist dem Individuum gegenüber das Allgemeine, aber sie ist nur eine Allgemeinheit niederer Stufe. Durch ihre Vermittlung jedoch tritt das ihr übergeordnete, das höhere und das höchste Allgemeine, das schlechthin Überindividuelle auf natürliche Weise in das Individuum ein. Wenn jedoch die Volksgemeinschaft aufgehört hat, ein innerlich festes Band, eine Seelengemeinschaft der Abkömmlinge zu sein, wenn diese peripher, zentrifugal geworden sind, dann hat das Überindividuelle, da es nicht mehr vermittelt ist, sein lebendiges Bestehen in der Seele des Einzelnen verloren; einzelnes und allgemeines treten jetzt auseinander, stehen einander gegenüber. Der Epigone, der — selbst nicht mehr schöpferisch — das entschwindende Ideal der schöpferischen Epochen festhalten möchte, destilliert aus dem Bisherigen die Quintessenz, das schlechthin Allgemeine; er abstrahiert aus den Gestalt gewordenen Abwandlungen des allgemeinen, volksmäßig und von einer Kultur hervorgebrachten Schönheitswollens, den „klassischen" Gebilden, das was sie äußerlich gleich macht. Und mit dieser Entartung des ästhetischen Menschen verbindet sich die Gesinnung des oft noch nicht zu seiner Reife gekommenen ethischen. Ihm ist die Übereinstimmung der Züge Ausdruck des gemeinsamen Geistes. Weil die lebendigen Gestalten für ihn nur Sinn haben als Verwirklichungen des Geistes, so muß das „Wirklichste" am Leben, das Feste, Greifbare, Bleibende, das worin sich das Leben selbst verwirklicht, was sein letztes Resultat ist, an ihm auch das Geistigste sein; und weil der Geist selbst ein Allgemeines ist, so wird die Form, und zwar die Form als ein Allgemeines, das allgemeine rationale Moment der Form (der Gegenpol des „Lebens" im Individuum) zum Symbol — metaphysisch zur Manifestation und Offenbarung des Geistes. Es ist kein Zufall, daß eine Lebensmetaphysik begleitet wird von einer materialen Wertlehre, wie etwa bei Scheler; während die Geistesmetaphysik des Idealismus Hand in Hand geht mit einer formalistischen Wertphilosophie.

Wie nach Platon das Verlangen nach Unsterblichkeit sich einmal in der Erzeugung immer neuer Lebewesen befriedigt, einmal in der Schöpfung des Zeitlosen, Ideenhaften, so zerfällt das Ideal in die Kette der sich aneinanderreihenden, einander ergänzenden Konkretionen und in das reine abstrakte Ideal, die Idee des Schönen bzw. des jeweiligen Schönen. Die Selbsterzeugung des

Lebens ist das Erzeugen eines immer wieder neuen, die Selbsterzeugung des Geistes ist die Erzeugung der Einheit, der Identität. Das rein Erzeugte, das innerlich als ein rein Geschautes erlebt wird, ist zunächst nur die in sich bleibende Idee, das Gut, das Wertvolle an sich. Es ist nicht das Wertvolle am Einzelnen, Konkreten, Individuellen, es manifestiert sich nicht; für das Einzelne ist es nur der Maßstab, mit dem dieses verglichen wird, indem es sich ihm gegenüberstellt. Das rein Erzeugte und das Vorgefundene durchdringen sich noch nicht oder nicht mehr. Nun aber können Idee und Wirklichkeit, das Allgemeine und das Einzelne nicht dauernd getrennt bleiben; sie müssen irgendwie wieder zusammenkommen, sich einander nähern. Aus jeder der beiden Seiten geht etwas hervor, eine Abscheidung sozusagen, und diese Abscheidungen lassen sich zwar nicht geradeswegs verbinden, aber immer feiner aufeinander abstimmen. Die Abscheidung des Lebens nennen wir das Normale, die Abscheidung der Idee das Normative. Das Normale wird gewonnen durch den Vergleich der unzählbar vielen aufeinander folgenden und nebeneinander stehenden Einzelwesen, die derselben Art angehören. Wir wollen uns hier auf den Menschen beschränken. Das Normale entsteht aus der Vielheit der Menschen durch Induktion; es setzt sich zusammen zu der kantischen „Normalidee". Das Normative dagegen wird deduktiv gewonnen, abgeleitet aus der reinen Idee; es entspricht der kantischen „Vernunftidee". Induktion und Deduktion gehören jedoch zusammen. Aus der Einheit des Allgemeinen ist die Mannigfaltigkeit nur ableitbar, wenn sie in ihr vorausgesetzt und aufgehoben ist, wenn die Einheit das ist, was andererseits erst von dem Mannigfaltigen aus sich erzeugt wird, das, worauf sie hinstrebt, was sie meint. Umgekehrt läßt sich in der Vielheit der Einzelnen das Allgemeine nur finden, wenn die Vielen als aus der Einheit hervorgehend gedacht werden, wenn sich das Exemplar zur Gattung verhält wie die Furchungszelle zum Seeigelei. Die Idee ist die Einheit, auf welche die Mannigfaltigkeit in der ethisch-wissenschaftlichen Bewegung hinstrebt und welche in der ästhetisch-metaphysischen Einstellung zum realen Urgrund des Mannigfaltigen wird.

Jedes Urteil, jede Erkenntnis ist um so wertvoller, je allgemeiner sie ist, weil um so reicher die Mannigfaltigkeit ist, über die sie einen Überblick verschafft, um so größer die Anzahl der Fälle, die darunter befaßt werden. Das Streben nach der Verknüpfung und Vereinfachung, das unser Erkennen, unsere Wissenschaft leitet, was ist es anderes als das Suchen nach einer letzten

Einheit, aus der alles Besondere abgeleitet werden kann? Jede Weltanschauung und Welterklärung führt alles Einzelne stufenweise auf eine bestimmte, jeweils höhere Allgemeinheit zurück, welche dann in den zugehörigen Urteilen als die identische Grundlage angesehen und als Ableitungspunkt angesehen. wird, wie die beherrschende Gattungsidee für die aus ihr hervorgehenden und ihr untergeordneten Gestalten. Je mehr sich das Denken einem obersten Satze, einer „Weltformel" annähert, desto mehr nähert es sich mit unvermeidlicher Sicherheit der reinen Identität. Wie der eigentliche logische Grundsatz der Satz der Identität ist, aus dem der Satz des Widerspruches und der Satz vom Grunde nur abgeleitet sind, so ist auch an der Gestalt das Kallognomische im Grunde nur das Identische und alles Ungesetzliche vom Standpunkt der ratio aus, d. h. abstrakt formal, das Ungleiche, Widersprechende. Das Leben als das sich in der Zeit und im Raume Entfaltende kann nicht im Gleichen, in der Identität verharren, die Bewegung verlangt überall den Gegensatz zur Identität hinzu (und ist deshalb auch schon frühe zur logischen crux geworden). Für den rationalistischen, den universal-ethischen Standpunkt ist (anfänglich) die Identität als notwendiges Korrelat der Zeitlosigkeit auch das zuhöchst Wertvolle, das Ziel, dem alles Wertstreben sich nähert.

Das höchste Gut und das wahrhaft Wirkliche, der erste Beweger und das Ziel der Bewegung, Gott-Natur, die Vereinigung von theoretischem und praktischem Ding-an-sich im Intelligibeln, das Absolute als Indifferenz von Geist und Natur — sie alle variieren doch nur das eine Thema des Identitätssatzes. Von dem einzelnen Satze, der zu einem philosophischen System gehört, läßt sich sagen, daß er um so wertvoller ist, je mehr er sich der obersten Spitze annähert, daß er aber seinen Wahrheits- und Erkenntniswert verliert, sobald er mit dem höchsten Satze der Identität zusammenfällt. Eine entsprechende Bedeutung hat die kallognomische Allgemeinheit für das Ideal der Schönheit. Je mehr die Gestalt sich ihr nähert, desto schöner wird sie; fällt sie aber ganz mit ihr zusammen, dann ist ihr Wert mit einem Schlage vernichtet, dann hat sie ihren Lohn dahin, dann ist sie in das völlig Leere und Gehaltlose umgeschlagen. Was alles ausdrücken soll, drückt schließlich gar nichts mehr aus. In unserem früher einmal gebrauchten Bilde: je mehr das Pendel des Schönen dem tiefsten Punkte, dem Zentrum seiner Schwingungsbahn sich zubewegt, je weiter ist der Weg, den es von diesem erreichten Orte aus bis zu seinem Extrem zurücklegen kann, je größere Bewegungsgefühle regt es an; ist es aber ganz auf den tiefsten Punkt gekommen, so ist es der absoluten Ruhe, zu der es schließlich auch gelangt, am nächsten. Jedes einzelne Moment des Schönen hat die Bedeutung einer Grenze, die nicht erreicht werden darf, weil das Moment, das nur mit andern zusammen seine Wirkung entfaltet, dann isoliert wäre.

Der Übergang von der Mannigfaltigkeit der Erkenntnisse zum Identitätssatz ist ein Übergehen von synthetischen Urteilen zu analytischen; ein Übergang von der Metaphysik (bzw. Physik) zur Logik. Das ist auch ganz selbstverständlich. Je höher ein Begriff, je umfassender, desto mehr analytische Urteile lassen sich aus ihm herleiten, desto weniger synthetische können mit seiner Hilfe gebildet werden; der höchste Begriff, der alles umfaßt, kann natürlich nur noch zu analytischen Urteilen gebraucht werden. Die Logik wird zur Grenze der Metaphysik. Jede Weltanschauung, indem sie zu dem Identitätssatze aufsteigt, strebt hinaus über ihre qualitative Besonderheit, über die inhaltliche Charakterisiertheit und stoffliche Bestimmtheit ihres Substrats. Das Substrat wird zum reinen Äther der Beziehungen, ein Äther, der mit dem physikalischen die Paradoxie teilt, zugleich die absolute Starrheit und die absolute Bewegung zu sein. Dieser Übergang spiegelt sich im Empirischen als das Zusammenbestehen von Abgestorbenheit und Betriebsamkeit in den sogenannten zivilisierten Zeitaltern und er hat sein Gegenstück darin, daß der ästhetische Geschmack in seiner letzten Phase zugleich die reine Form und die vollständige Auflösung der Form, die Zersetzung sich zum Wert macht. Die Skepsis endet immer als gleichzeitige Erstarrung und Zerstörung. Aber der Übergang von der Metaphysik zur Logik ist als ein Verlust der Substanz zugleich der Übergang zur Gesetzlichkeit. Wo die Substanz ganz verschwunden ist, da bedeutet auch die Identität nur eine solche der Formen, der Relationen. Und wie die Identität ihre Substanz verändert hat, so tut sie es auch mit ihrem Orte und ihrer Funktion. Sie ist jetzt plötzlich nicht mehr das Letzte (erreicht, d. h. gesetzt wird die Identität im ästhetischen Prozeß als das Letzte, ihrer Bedeutung nach ist sie das Erste, das Allleben oder noch besser das Allsein; im ethischen Prozesse ist es gerade umgekehrt: wie sich die Bedeutung aller Begriffe umkehrt, so auch die Richtung aller Prozesse, die Reihenfolge dessen, was das Erste „für uns“ und das Letzte „an sich“ ist.), das Äußerste, sondern der Anfang, der Ursprung. Der ethische Prozeß geht nicht vom Besonderen zum Allgemeinen, sondern vom Unbestimmten zum Bestimmten. Wie schon das Leben nicht nur „allgemeiner“ sondern auch „besonderer“ wurde, so geschieht dies auch mit dem geistigen Leben (und wir können je nach unserer Einstellung einmal jenes als die Ursache, dieses als die Wirkung oder dieses als den Grund, jenes als die Folge betrachten) und mit allem, was der Geist hervorbringt. Das Ideal wird nur „einerseits" immer allgemeiner, andererseits wird es immer bestimmter, dies aber bedeutet wieder, daß das Ideal in viele Ideale auseinanderfällt, sich spezialisiert.

Das allgemeine Identische an sich kann nicht existieren, diese Idee der Schönheit verwirklicht sich nicht adäquat, es wäre ein Widerspruch in sich selbst. Sie stellt sich für die eine Blickrichtung dar als Anfang, als Quell alles Lebens — und wird als unterschiedslose Fülle zum bewegungslosen Urgrund. Sie ist für die andere Blickrichtung das unerreichbare Ziel der ewig unveränderlichen Form und wird zur bloßen Funktion. Die Schönheit als Einheit der Gegensätze ist Idee, ein Jenseitiges, das nur in der gleichzeitigen, sich durchdringenden Bewegung des Herkommens und des Hingehens als Individualität im Allgemeinen sich manifestiert und so zugleich ein Abbild der Seele ist, die sich selbst in ihrem Verhältnis zum Absoluten anschaut und darstellt.

Das Streben nach zunehmender „Allgemeinheit" der Gestalt würde zu immer mehr geometrischen Gebilden führen, zuletzt zur Kugelform. Für Parmenides ist das Sein ein runder seeliger Gott, die Kugelgestalt ist die vollkommenste aller Gestalten. Das Allgemeine in der Schönheit ist jedoch niemals das Allgemeine schlechthin, sondern immer nur das Allgemeine im Verhältnis zu einem Besonderen, im Verhältnis zum absolut Allgemeinen aber selbst wieder ein Besonderes. Die Idee ist nur wirklich in bestimmten Ideen, nebeneinanderstehenden Typen; aber in einer bestimmten Welt ist der Typus das schlechthin Allgemeine und wandelt sich in ihr wiederum ab. Das besondere Allgemeine ist der Typus. Formal betrachtet ist der Typus eine Einschränkung, eine Bestimmtheit des Allgemeinen, das Spätere; material betrachtet ist er die Auswirkung einer bestimmten Qualität, das Frühere.

Innerhalb einer Gattung — der Gattung Mensch etwa — können wir die Spezifikation, obgleich sie in verschiedenen rein formalen Verhältnissen des Körperbaus sich ausdrückt, nur auf bestimmte qualitative Unterschiede zurückführen, auf Verschiedenheiten der Substanz. Der homo europaeus hat eine andere Substanz als der Ostasiate und zugleich andere Proportionen. Wo freilich das Formale das Substanzielle ist, da müssen die Verschiedenheiten aus ihm, nicht von unten, sondern von oben her abgeleitet werden.

Solange eine bestimmte Qualität für alle darunter befaßten Einzelheiten bestimmend ist, so entsteht eine zwar einseitige, aber faßbare Weltanschauung bzw. Gestalt. Der Typus ist die mittlere Stufe zwischen einer bestimmten Allgemeinheit, etwa der menschlichen — obgleich auch wiederum vom Typus des Menschen gesprochen werden kann — und der individuellen Spielart. Der Übergang von der als allgemein gesetzten Gattung zu der völlig unvergleichlichen Individualität geht durch viele Stufen; es ist jedenfalls schwer zu sagen, wo ein neuer Typ anfängt. Der vollkommen typische Vertreter einer Gattung ist zugleich ein vollendetes Individuum, das seltenste übrigens von allen, das wohl kaum jemals angetroffen wird — und das echte Individuum ist eine Art für sich. Das wahrhaft Individuelle und das wahrhaft Allgemeine lassen sich nicht trennen; was nicht völlig individualisiert ist, bis aufs letzte durchgestaltet, einheitlich, in sich abgeschlossen, das hat auch keine echte Allgemeinheit, da die echte Allgemeinheit die reine Form ist, die Verknüpfung der Teile. Umgekehrt: was nicht den Stempel eines höheren Allgemeinen trägt, das ist noch nicht durchaus individuell bestimmt. Die Idee des Individuums kann sich nur dort rein entwickeln, nur dort ganz zu sich selbst kommen, wo das freie Spiel sämtlicher ihr blutsverwandter Möglichkeiten nicht gehindert wird, wo also das Allgemeine sich in ihm durchsetzt. Nur das Gleichgewicht dieser Möglichkeiten unter sich und mit der Wirklichkeit stempelt das Individuum zum schlechthin Schönen, das menschliche zur vollendeten Persönlichkeit.

Weil eine Art, ein Typus, jeweils nur ein Mittleres ist zwischen dem Allgemeinen und dem Besonderen, so ist die Allgemeinheit eines Schönen auch immer nur eine relative; die Gattung spezifiziert sich immer weiter und auf jeder Stufe ist auch das Mittlere, das Allgemeine selbst mehr spezifiziert. Es bilden sich immer mehr Typen heraus, zuletzt ist im Prinzip jede Individualität ein Typus. Auf dieser letzten hypothetischen Stufe ist also die Vorliebe für das Besondere kein Gegensatz zur Vorliebe für das Allgemeine mehr. Der Zerfall in das Mittlere als das Einzige, das die wahre Allgemeinheit besitzt und das Einseitige, das nur mit allen andern gemeinsam zur Totalität verbunden das Allgemeine hergibt, gilt nur für die früheren Stufen, die freilich wohl historisch bisher allein verwirklicht sind. Freilich ist auch dies immer nur ein mehr oder weniger; die Allgemeinheit verwirklicht sich nicht für sich, sondern a m Besondern. Es ist ein Stadium denkbar, wo jede Persönlichkeit selbst ganz allgemein ist und doch ganz individuell, und wo sie sich mit ihrer Allgemeinheit — dem Enthaltensein aller Gattungsmöglichkeiten in ihr — die schöpferische Kraft bewahrt hätte, ein eigenes Ideal zu bilden. Die Anzahl der Persönlichkeiten und Ideale, die aus einer Gattung hervorgehen könnte, ist so groß wie die Anzahl der Möglichkeiten und ihrer dynamischen, lebendigen (nicht bloß mathematischen) Kombinationen. Von jedem Punkte im Felde der Gattung können alle ihre Möglichkeiten ausgestrahlt, in jeden Punkt alle aufgenommen werden. Von jedem Punkte der Welt aus ist das All anzuschauen und zu organisieren. Der höchste zuletzt erreichte Zustand ist dann die vollkommene Relativität (weil Einmaligkeit) des Ideals verbunden mit seiner Absolutheit als etwas strikt Allgemeinem. Denn das letzte Allgemeine, das All, das Universum muß noch darin angeschaut werden, sowohl als Weltsubstanz wie als Weltform, Allbezogenheit. Das Allgemeine ist dann an jedem Schönen als ein Faktor, der sich wandelt mit der Entwicklung des Geistes. Das Allgemeine muß sich auf jeder Stufe anders manifestieren, zuerst nackt, dann immer verhüllter oder auch erst verhüllt, dann immer nackter.

Je individueller im Verlaufe der Entwicklung eines Volkes die Einzelnen werden, desto mehr schwächt sich anscheinend die Bedeutung des Mittleren für die Schönheit ab. Oder vielmehr ist das Mittlere ein Mittleres und Normales, ein Normierendes nur für abnehmend kleine Gruppen, die sich zuletzt auf einen, jeden einzigen zusammenziehen. Je mehr die Anzahl der Exemplare zusammenschrumpft, aus deren Mittelwerten das Ideal der Schönheit angenähert oder abgewickelt werden könnte, desto reichhaltiger wird dieses Ideal. Der Einzelne, je mehr er sich aus dem Meere des Volkstums erhebt, wird ein immer zusammengesetzterer und komplizierterer Mensch. Von seinem Ideale gilt, daß es an Inhalt gewinnt, je mehr es an Umfang abnimmt. Hier bezieht sich der Umfang jedoch nur auf die Zahl der Persönlichkeiten, die es anerkennen; die Zahl der Gestalten, auf die es anwendbar ist, nimmt gleichzeitig zu. Am Anfange einer Entwicklung decken sich Umfang und Inhalt des menschlichen Schönheitsideales bei einem Volke ungefähr. Die Volksgenossen sind die schönen, wie sie auch die guten Menschen sind, die Fremden sind häßlich und schlecht. Später wird das Schöne, das Ideal zum Gattungstypus, allmählich zum Typus einer bestimmten Klasse; zuletzt vereinigt das Ideal eine Unendlichkeit von Merkmalen in sich, die sich nicht einmal mehr *an* einem Einzigen, sondern nur *in* einem Einzigen, im Geiste des Einzigen, der es aufstellt, vereinigen, außer ihm jedoch nicht. Räumlich vorgestellt beginnt die Entwicklung mit zwei sich deckenden Kreisen, deren einer sich zum Punkt verengt, während der andere gleichzeitig bis ins Unendliche sich ausdehnt. Das Ideal der vollendeten Individualität erweitert sich zum Kosmos; Schellings Kunstlehre gipfelt im Preise des Universums. Diese Identifikation des Universums mit dem Ideal der Schönheit schlägt aber sofort um (und hebt sich dadurch auf) in die Deifizierung jedes einzelnen Lebendigen als des Äquivalentes des Universums. Die universale Ästhetik wird zur Liebe zum Leben, zum Kleinsten, zu jedem winzigen Geschöpfe und Stäubchen. Dieses Einzelne wird nichtsdestoweniger geliebt nur als Brennpunkt, in dem die Strahlen des Universums sich sammeln, nur in Beziehung auf das Universum, das selbst nur die Projektion der Individualität gewesen ist. Was geliebt wird, ist das ἓν καὶ πᾶν, nicht das Eine und nicht das All für sich, sondern jedes nur in Beziehung auf das Andere, eines im andern.

Wir haben bisher zwei Hauptformen des Schönen unterschieden: die statische und die dynamische Schönheit. Der Begriff der statischen Schönheit behandelt die ruhende Gestalt als eine Welt, in die jedes seiner Elemente sich hineinfügt, zu der jedes seiner Teile paßt. So wird der Begriff des Schönen gleichsam vom Ganzen her gebildet. Es kann aber auch das Schöne nachgewiesen werden vom Einzelnen aus. Das Einzelne wird dann bezeichnet als das mit der Welt, der es zugehört, vollständig im Einklang Stehende. Hier ergibt sich der Begriff des „Geschmackvollen in" seiner engsten, oberflächlichen, populären Bedeutung. Das Geschmackvolle ist gleichsam die Umkehrung des Schönen; es ist nicht ein Ganzes als Einheit seiner mannigfaltigen Glieder, sondern ein Einzelnes als harmonisches Element eines Ganzen, eines Ganzen, das als seine Welt über ihm steht und ihm seine Gesetzlichkeit auferlegt. Ein solches Ganzes ist entweder eine besondere Gestalt, ein Mensch, ein Kunstwerk, oder auch ein bestimmtes Milieu, ein Gemach, eine Wohnung, ein Park. Das Geschmackvolle ist nicht das absolut Schöne, sondern es ist relativ schön, im Verhältnis zu einer Umwelt, die darüber entscheidet; der Geschmack im engsten Sinne ist nicht loszulösen von der Anpassung. Dieser Begriff des Geschmackvollen ist nun nicht etwa nur ein räumlicher, der eine Forderung für das Verhältnis der zugleich bestehenden Korrelate: Welt und Bestandteil aufstellt, sondern ebenso ein zeitlicher. Er verlangt nicht minder, daß alle Augenblicke, alle Bewegungen, Tätigkeiten und Handlungen des geschmackvollen Menschen sich der Einheit seines Lebens einfügen, wobei dann dieses Leben zu einem schönen wird. Ja, die Forderung „geschmackvoll" zu sein, gilt fast noch mehr für die Bewegungen, die praktische Betätigung einer Person als für ihre äußere Erscheinung. Geschmacklos ist nicht die unechte Perlenkette am Halse ihrer Trägerin — sie kann sogar einen sehr hübschen Schmuck bilden —, geschmacklos ist die Tatsache, daß diese Frau unechten Schmuck trägt. Geschmacklos ist nicht ihr Äußeres, sondern ihr Verhalten. Das Geschmacklose besteht nicht nur und nicht immer in der Herstellung oder der Duldung von etwas Unschönem. Alles Unschöne, jede Fälschung gilt von vornherein als geschmacklos. Es muß jedoch untersucht werden, ob und wieweit diese Fälschungen geschmacklos sind, weil sie unschön sind, ob und wieweit sie geschmacklos sind trotz etwa vorhandener Schönheit, wo das Geschmacklose in ihrem Gebrauche liegt. Ist zum Beispiel die künstliche Blume unter allen Umständen häßlich? Zweifellos nicht. Eine Kunstblüte ist bisweilen eine so täuschende Nachbildung ihres Originals, daß wir sie für eine echte halten. Ein Gebilde, in dem wir eine lebende Rose oder Nelke zu erkennen glauben, kann nicht häßlich sein; es muß ganz im Gegenteil als schön bezeichnet werden. Wir finden diese Nachahmung erst unerfreulich, sobald wir die Nachahmung erkannt haben. Aber kann etwas, das unmittelbar schön erscheint, unschön werden dadurch, daß wir etwas über es wissen? Würde das Wissen ein bloßes Wissen bleiben, so könnte es der Schönheit nichts anhaben, d. h. wäre die Nachahmung so vollendet, daß wir trotz unseres Wissens bei jedem Anblicken immer wieder von neuem getäuscht würden, daß wir jedesmal, wenn wir hinsähen, sagten: es kann nicht sein, es ist nicht möglich, daß dieses eine künstliche Rose ist, so würde die Nachahmung für uns schön bleiben. Aber bis zu diesem Grade kann die Täuschung wohl niemals fortgehen. Sobald wir sie als solche erkannt haben, werden wir auch aufmerksam auf gewisse äußere Unterschiede zwischen der echten und der Kunstblume, die Künstlichkeit wird nun eine unmittelbar anzusehende. Man hat gesagt, daß die Nachahmungen von Naturprodukten um so häßlicher seien, je ähnlicher sie wären. Dies ist gewiß unrichtig. Wer jemals die japanischen Kunstblumen gesehen hat, die man vor dem Kriege in einem Wiesbadener Geschäft hat kaufen können (ich habe sie nirgends anders gefunden), diese zarten Anemonen, die strotzenden Sumpfdotterblumen, der wird zugestehen müssen, daß diese absolut naturalistischen Gebilde weit schöner sind als die Wachsrosen und -lilien, die zum Totensonntage auf süddeutschen Märkten feilgeboten werden, trotzdem oder vielmehr weil sie den Naturblumen viel ähnlicher sind. Jene Anschauung ist entstanden durch das Vorurteil, daß weniger geglückte Nachahmungen auch einem weniger reinen Willen zur Nachahmung entspringen müßten, daß eine mehr künstlerische Absicht bei ihrer Herstellung maßgebend gewesen sei und daß diese Absicht sich dann in der Erscheinung der Erzeugnisse selbst ausdrücken müsse. Erzeugnisse jedoch, welche die Naturformen nur in freier Abwandlung wiederholten und zu eigenen artistischen Zwecken verwendeten, seien schöner als die wohlgelungenen Produkte einfach nachbildender Tätigkeit. So richtig dies ist — vorausgesetzt, daß man unter schön hier künstlerisch wertvoll verstehen will —, so falsch ist es, diese Situation jedesmal vorauszusetzen, wo zwischen Originalen und Nachbildungen ein erheblicher Abstand wahrzunehmen ist. Nein, wir können ruhig sagen, daß die Abbildung eines schönen Naturdinges, das natürlich immer auch ein als schön aufgefaßtes Naturding ist, mit ihrer Treue auch an Schönheit gewinne, jedenfalls gewinnen könne. Aber auf dem Punkte, wo die höchste Wahrheit erreicht wird, da geschieht etwas anderes, das uns die Freude an dem Erreichten wieder verdirbt. Die vollkommene Nachahmung eines Natürlichen ist zwar nicht häßlich, wie das allgemeine Vorurteil sagt, sondern sie ist unheimlich. (Sie hat den Sachverhalt, nicht den Reiz der Schönheit.) Versetzen wir uns in einen Wintergarten, der mit lauter künstlichen Pflanzen bestanden wäre. Schlagen wir uns dabei die Vorstellung der gewöhnlichen mit Bast umwickelten Palmenstämme, der auf Draht gezogenen Blüten aus dem Sinne und gestehen wir allen Gebilden, von denen wir umgeben sind, den höchsten Grad der Naturtreue zu. Nichts fehle ihnen zum Leben als eben das Leben selbst. Zwischen dem Laubwerk der Zweige seien künstliche Vögel angebracht, ebenso täuschend ähnlich fabriziert wie die Zweige, auf denen sie ruhen. Auf Bänken und im Moose mögen wächserne Statuen verteilt sein, so menschenähnlich, daß wir nur schwer an ihre Leblosigkeit zu glauben vermögen. Ich vermute: nicht Ekel würde die Wirkung sein, sondern Beklemmung. Ein Grauen, wie die Puppe Olympia in Hoffmanns Nachtstück sie dem Nathanael einflößt, würde von all diesen schönen, stummen Wesenlosigkeiten in uns hinübergehen. Wie aber, wenn sie nicht stumm blieben? Jener Schauer, ist er nicht hervorgerufen nur durch die Totenstille und Bewegungslosigkeit einer Umgebung, welche ihrem Ansehen nach zur reizvollsten Lebendigkeit geschickt ist? Diese Vögel, die unerachtet ihres kräftigen Gefieders und geöffneten Schnabels weder fliegen noch zwitschern, jene Blätter und Blüten, die von keinem warmen Lichtstrahl, von keinem drängenden Wachstum in ihrer Stellung verändert werden, diese Menschen, deren totenähnliche Starrheit durch kein Lächeln, kein Zucken, keinen Wimperschlag unterbrochen wird, bringen sie nicht eben dadurch den unheimlichen Eindruck zuwege, daß ihr regloses Verhalten in einem Widerspruche steht zu dem formenreichen und farbenbunten Kleide des Lebens, das sie tragen? Es ist nicht der Gegensatz des Künstlichen und des Natürlichen allein, welcher den seltsamen Effekt bedingt. Der Kontrast des Lebendigen und des Toten hat Teil daran. Vertauschen wir die Vorstellung des künstlich geschaffenen Gartens mit derjenigen eines Gartens, welcher als ein natürlich entstandener und gewachsener plötzlich erstarrt wie Dornröschens Schloß. Der Aufenthalt in diesem Garten würde genau so wirken wie der im künstlichen Garten. Man kann aber die Naturähnlichkeit steigern wollen dadurch, daß man die Bewegung hinzufügt. Ein künstlicher Wind setzt nun die Palmenwedel, die Büsche in Bewegung. Die Vögel gleiten mit Flügelschlag an unsichtbar vorgebildeten Bahnen entlang, singen und zwitschern, die Menschen wandeln umher und sprechen. Wäre dieser Garten in seinem künstlichen Leben ebenso täuschend wie die einzelne Blume in ihrer Ruhe, so könnte er ebensowenig häßlich erscheinen wie sie. Solange wir in dem Wahne befangen blieben, einen Naturgarten vor uns zu haben, solange würden wir diesen Garten auch nur soweit schön oder häßlich finden wie einen ebenso angelegten natürlichen Garten. Nun aber ist eine solche Täuschung bei dem Garten viel schwieriger zu erreichen als bei dem einzelnen Zweig oder der Blüte. Hier erwarten wir in einem kleinen Zeitabschnitte keine Veränderung und Bewegung zu sehen. Dort aber muß diese unweigerlich (ebenso wie der Laut) hinzutreten, um uns in Illusion zu versetzen. Nun ist diese Bewegung und Stimme nicht nur viel schwieriger nachzuahmen als die ruhende Gestalt, sondern es besteht auch ein qualitativer Unterschied, nicht nur ein gradueller. Was am Lebendigen als das im höheren Sinne Schöne erscheint, das ist jener Hauch der Freiheit, der es auf geheimnisvolle Weise umweht. Es ist die Tatsache, daß wir es dem Lebendigen unmittelbar ansehen, daß es zwar einerseits nach notwendigen Gesetzen, andererseits aber auch in Freiheit, in der Möglichkeit unendlicher Variation entstanden ist. Dieser äußere Charakter kann sich nur dort finden, wo die Gestalten das direkte Erzeugnis eines lebendigen Prozesses sind. Das ist nun auch in gewissem Sinne mit künstlichen Gebilden der Fall. Die Kunstblume zum Beispiel ist das Endresultat eines Prozesses, den der verfertigende Mensch mit seinen Materialien vorgenommen hat. Gewiß ist diese nachahmende Tätigkeit als solche eine unfreie;

sie ist gebunden an die Gesetze, die der herzustellenden Pflanze vorgeschrieben sind. Nun ist aber auch die Pflanze selbst diesen Gesetzen unterworfen; sie besitzt selbst einen allgemeinen Typus, von dem sie bei allen Abweichungen im Einzelnen sich doch nicht völlig entfernen kann. Wir vermögen uns jetzt einen idealen Blumenmacher vorzustellen, der nicht genötigt wäre, entweder diesen kahlen allgemeinen Typus in endloser Wiederholung zu fabrizieren, noch auch, wolle er abweichende Exemplare herstellen, für jedes derselben ein natürliches Vorbild zur Hand nehmen und dieses ängstlich, sklavisch kopieren müßte, vielmehr habe unser Verfertiger sich mit solcher hingebenden Liebe und Sorgfalt, mit so unendlicher Mühe einem jahrelangen eingehenden Studium seiner Pflanzen gewidmet, daß er den ganzen Kreis ihrer möglichen Abwandlungen, ihre vielfältigen Spielarten vollständig in seinem Kopfe trägt und mit der höchsten Freiheit in der Wahl seiner Farbtupfen, Staubbeutel, Sporen usw. vorgehen darf, ohne jemals aus dem Charakter der zu bildenden Blume herauszuschreiten, daß er zuletzt instinktiv, ohne Überlegung, das Richtige trifft. Bei solchem Verfahren muß sich die Freiheit des Schöpfers dem Geschöpfe irgendwie mitteilen und dieses wird trotz der reinsten Naturtreue doch jenen Schleier der freien Schönheit tragen, welcher diejenigen Gebilde einhüllt, die unmittelbar einem lebendigen Schöpfungsvorgange entsprossen sind. (Ganz freilich wird das Vorbild auch hier nicht erreicht werden, weil es kein künstliches Material gibt, das natürlichen Pflanzenteilen in ihrer Durchsichtigkeit, ihrem unnachahmlichen Schimmer durchaus gleicht. Diese Unmöglichkeit der Nachahmung des lebenden Materials beruht jedoch auf seiner unmerklichen dauernden Veränderung, dem Steigen der Säfte, dem Pulsieren des Blutes, der Ausdehnung und Kontraktion der Gefäße usw., also darauf, daß auch hier noch Bewegung stattfindet.) Jener Funke des Lebens aber überspringt nur im Moment; nur das was im Augenblicke nach dem Schaffensakte fertig dasteht, wird seiner teilhaftig. Alle Veränderung, die später mit dem Werke vorgeht, verläuft unabhängig von ihm. Die unbewegliche Kunstblume, die auch ein relativ Unbewegliches nachahmt, kann also die Schönheit, welche das Leben ihres Schöpfers ihr mitgeteilt hat, bewahren; der singende Vogel, die sprechende und wandelnde Statue nicht mehr. Zwischen die Minute, in welcher sie die Hand ihres Schöpfers entlassen hat und jene andere, in der wir sie gerade hören, liegt immer eine Zeitspanne, die ausgefüllt ist mit totem Dasein. Nur die Voraussetzungen der Bewegung, nicht diese selbst kann der kunstreiche Meister ins Werk setzen;

bloß in diese ergießt sich die Fülle seines Geistes, die Bewegung selbst wird nicht davon berührt. Eben hierin liegt auch der Grund, warum ein Musikautomat, ein Pianola, niemals schön spielen kann. Nur dort, wo in jedem Augenblick, bei jedem Klange des musikalischen Vortrages ein direkter Kontakt zwischen dem Spieler und dem Instrumente stattfindet, nur dort ist von Musik die Rede. Sobald es sich lediglich um ein anfängliches Einstellen, um ein zeitweiliges Regulieren handelt, ist die Kunst, die wahre Musik, entflohen. Vollständig nachahmen läßt sich also nur das ganz Leblose, aber dessen Nachahmung ist auch nicht häßlich. Kristalle aus Glas sind nur dann häßlich, wenn die Kristallerscheinung nicht erreicht ist — ganz wird auch hier die Wirklichkeit nicht eingeholt. Der Kenner versteht jede Nachahmung von Edelsteinen und Perlen von den echten zu unterscheiden. Jedoch ist es nicht zweifelhaft, daß man diesen Erzeugnissen, wenn sie hinreichend vollkommen sind, es zugestehen muß, daß sie ihren Zweck, als prächtiger Zierrat die Schönheit eines Kleides und seiner Trägerin zu erhöhen, oftmals gar wohl erfüllen. Niemand wird denn auch einem solchen Schmuck, vorausgesetzt, daß er in Fassung, Zusammensetzung, Schliff der Steine usw. geschmackvoll sei, seine Bewunderung versagen können und sein Wert wird erst in dem Augenblicke vernichtet, wo wir die Täuschung gewahr werden. Aber auch jetzt ist es natürlich nicht das Gebilde selbst, das häßlich wird, ebensowenig wie die Kunstblume, obwohl es die Schönheit des Vorbildes nicht erreicht; was abstoßend wirkt, ist nicht die Erscheinung des falschen Gebildes, sondern die Absicht, das Handeln dessen, der dadurch täuschen will. Geschmacklos ist nicht der falsche Schmuck selbst, so wie etwa ein in den Farben übel zusammengestelltes Kleid geschmacklos ist, sondern geschmacklos ist das Tragen des falschen Schmuckes. Etwas vortäuschen wollen, sich mit Kostbarkeiten schmücken wollen, die den Verhältnissen des Trägers nicht angemessen sind, ist geschmacklos. Geschmacklos ist auch nicht die Kunstblume selbst, so wie z. B. ein Seifennapf mit dem Bilde Hindenburgs, umgeben von einem Veilchenkranz, sondern geschmacklos ist es, die künstliche Blüte hinzuzu stellen, um eine frische, die häufig wieder ersetzt werden muß, zu sparen. Der Geschmack erstreckt sich nicht nur auf das Sinnliche, Anschauliche, sondern auch auf das Intellektuelle und Moralische.

Die statische Schönheit erzeugt die dynamische Schönheit, indem sie aus der eigentlichen Schönheit übergeht in die Schönheit des Geschmackvollen. Zwischen den beiden Extremen, da wir das Einzelne nur als Ganzes und nur als Teil betrachten, besteht ein kontinuierlicher Übergang, wo das Einzelne sich auf das Ganze und dieses wiederum auf jenes in zwiefacher Weise beziehen. Die dynamische Schönheit ist einmal die „objektive" Bewegung, der zeitliche Fluß, in dem das Leben als Typenbildner die Momente des Schönen nacheinander hervorbringt und wieder vernichtet, einmal die räumliche Ausbreitung des Schönen, das Nebeneinander der schönen Gestalten, die zu schönen werden erst indem sie aufeinander hinweisen oder vielmehr durch das zusammenschauende Auge des Betrachters aufeinander subjektiv bezogen werden. Diese fortwährende Beziehung eines Schönen auf ein anderes, dem es gegenübersteht, und das sich in jedem Augenblicke verwandelt aus einem Ganzen zu einem Teil, und dies auf dem Wege über den nebengeordneten Teil — in ihr liegt der Ansatzpunkt für die Dialektik des Ideals.

Der wertvolle, insbesondere der schöne Gegenstand muß ein Ideal über sich und außer sich haben, auf das er bezogen wird, und er muß zugleich das Ideal selbst in sich haben, es verkörpern. Kant sagt, es gäbe ein Ideal nur vom Menschen als einem Wesen, das seinen Zweck in sich selbst habe; zu diesem Ideal gehören nun die zwei Bestandstücke, die wir schon kennengelernt haben, die Normalidee und die Vernunftidee. Die Normalidee war uns das Gesamtbild, das sich ergibt, wenn die einzelnen Exemplare einer Gattung durchlaufen werden, aber nicht empirisch, in extenso, was unmöglich ist, sondern indem der Geist sich versenkt in die ursprüngliche Gattungseinheit und sie erfaßt als die Gesamtheit aller unendlich vielen Möglichkeiten, die in ihr zusammengefaßt sind. Die Normalidee geht hervor aus der ästhetischen Einstellung zur Natur, für die alle Mannigfaltigkeit nur die Explikation einer vor ihr liegenden Einheit ist. Die Vernunftidee dagegen war die deduktive Ableitung der Mannigfaltigkeit aus der Einheit der Idee. In der Normalidee wurde die latent vorausgesetzte Einheit im Verlaufe des Prozesses gefunden und herausgestellt. Hier liegt umgekehrt die Mannigfaltigkeit verborgen zugrunde und wird aus der von ihr produzierten Einheit jetzt wiederum abgesondert. Das Mannigfaltige war dort das unmittelbar Sinnliche, die Erfahrung, die in der Empfindung zunächst unzusammenhängend ist und deren Einheitlichkeit nur in dem dunklen Hintergrunde des Gefühls besteht. Jetzt ist das Mannigfaltige das aus der Einheit wiederum verklärt hervorgegangene und gereinigte Mannigfaltige, für die Anschauung der sogenannte ästhetische Schein. Die Normalidee ist die sich selbst aufhebende, zur Abstraktion gewordene Anschauung oder vielmehr

Sinnlichkeit, die Vernunftidee der in Anschauung übergegangene, zur Anschauung gewordene Begriff. Die Vernunftidee — wenn wir absehen von der Form, in der sie unmittelbar im Schönen auftritt und zurückgehen auf ihren Inhalt — ist der Mensch als vernünftiges Wesen, als Selbstzweck. Daß die Vernunftidee als mitwirkende Kraft bei der Erzeugung des schönen Menschen angenommen wird, das schließt die Voraussetzung ein: es ist der Geist, der sich den Körper baut, der Leib des Menschen ist nur Organ für den Geist. Aus dem abstrakten Begriffe des Geistes würde jedoch die Vorstellung der menschlichen Gestalt nicht hervorgehen. Wir können sehr wohl andere Wesen uns denken, die ebenso mit Vernunft begabt sind. Nicht nur hat die mythische Phantasie von jeher sich unsinnliche und übersinnliche Wesen ausgedacht, die mit menschlicher oder übermenschlicher Vernunft ausgestattet waren, sondern es finden auch die Gerüchte von denkenden und sprechenden Tieren noch weithin Glauben, sie bleiben nicht beschränkt auf das Märchen. Nun widerspricht jedoch die Vorstellung eines vernünftigen Tieres aller Erfahrung und dem wissenschaftlichen Denken, welches die Handlungen und psychischen Äußerungen eines Geschöpfes mit der Masse und Struktur seines Gehirnes und dadurch indirekt mit seinem ganzen Bau in kausale Verknüpfung bringt, und man darf annehmen, daß diese Verknüpfung schon instinktiv, von der Ahnung vorweggenommen werde, so daß die Unterschiede der menschlichen von der tierischen Gestalt, der Campersche Gesichtswinkel, der aufrechte Gang usw. doch schon der unmittelbaren Anschauung als wesentliche sich darstellen. Andererseits widerspricht der Begriff der Vernunftbegabung nicht dem eines Animale überhaupt, zu dem nicht nur der Mensch, sondern ebenso auch das Tier gehört, welches von dieser Seite betrachtet eine Stufe in der Entwicklung des Menschen darstellt. Die ästhetische Begriffsbildung, die den Geist als das Prinzip des Lebens ansieht, das nur allmählich alles Tiefe, das in ihm ist, auch an die Oberfläche bringt, unterscheidet das Tier nur graduell, nicht qualitativ, nicht wesentlich vom Menschen, der ja seinen Begriff oder sein Ideal auch niemals erreicht, sondern immer auf irgendeiner Stufe dahinter zurückbleibt. Dadurch wird die absolute Trennung der beiden Bestandteile des Ideales aufgehoben. Die Normalidee wird zur Stufe der Vernunftidee. Die Normalidee repräsentiert dem Einzelwesen gegenüber das Allgemeine; wir stellen uns das Allgemeine der Gattung ihren Exemplaren gegenüber vor wie das Zentrum im Verhältnisse zur Peripherie. Die Exemplare stehen in mehr oder minder großem Abstande davon. So ist die Normalidee ein Transzendentes, eine Art von Ideal, mit dem das Einzelne verglichen wird. Andererseits bilden die Mittelpunkte der verschiedenen Gattungen, der Allgemeinheitsstufen eine fortlaufende Reihe (freilich gibt es auch Arten nebeneinander), an deren Ende die Vernunftidee steht. Die Normalidee verhält sich zur Vernunftidee wie der Raum zur Zeit. Verglichen mit der Normalidee wird das Einzelne zum Repräsentanten seiner Gattung, es steht auf derselben Ebene mit ihm, die wir uns senkrecht zur Linie denken können, welche von den aufeinanderfolgenden Punkten der Vernunftidee gebildet wird. Die Normalidee wird so der Vernunftidee gegenüber andererseits zum Immanenten, während jene als sich immer weiter bewegend dem Einzelnen gegenüber dauernd transzendent bleibt. Nur als Normalidee, in der Form der Gattung, kann die Vernunftidee den niederen — also im Grunde allen — ihren Verwirklichungen gegenübertreten und nur so kann sie ihnen immanent sein.

Das nomologische Moment eines Gutes bestand darin, daß bestimmte gesetzliche Beziehungen zwischen seinen Teilen bestehen; die Forderungen also, die die Norm des Schönen an das Ding stellt, bleiben zunächst rein innerhalb seines Umfanges, beziehen sich anscheinend nicht auf sein Verhältnis zu einem Außerhalb. Der formal schöne Gegenstand muß scheinbar nur mit sich übereinstimmen, über seine Beziehungen zu andern wird noch nichts ausgesagt. Andererseits ist aber auch das formal Richtige als das Allgemeine, das Klassische bestimmt worden. Aber Gesetzmäßigkeit der Beziehungen bedeutet ja nichts anderes als Allgemeinheit der Beziehungen. Die Idee der Gattung — als umschließende Form aller Möglichkeiten des Individuums — war uns nicht das vorausgehende abstrakt Allgemeine, von dem die Wirklichkeit sich entfernt, je wirklicher sie wird, sondern sie ist umgekehrt dasjenige Allgemeine, das erst mit dem Besonderen entsteht, mit ihm zugleich wächst und sich bildet. Beide, Allgemeinheit und Besonderheit, Möglichkeitsgesamtheit und Wirklichkeit, ernähren einander wechselseitig. Die Gattungsidee ist am vollkommensten, wenn das Individuum am vollkommensten ist auf seiner höchsten Stufe, sie ist seine Aura, seine Schönheit. Scheinbar also nur wird die Idee der Gattung, mit der das Exemplar verglichen wird, von außerhalb bezogen; in Wahrheit ist die Gattung *am* Exemplar, das Allgemeine ist *am* Besonderen. Das Besondere trägt selbst in einer unaufdringlichen, für die Phantasie allein lesbaren Geheimschrift die Zeichnung des Allgemeinen in sich eingetragen, den Maßstab, an dem sein ästhetischer Wert abgelesen werden soll. Wir sind davon ausgegangen, daß das Allgemeine ein außer- oder überindividueller Maßstab sei und haben gefunden, daß er eigentlich nicht über das Individuum — in seiner Aura — hinausreicht. Wir haben diese Allgemeinheit als eine inhaltliche angesetzt, als das Leben, den Gehalt der Gattung, als abhängig von einer letzten absoluten Qualität, und es zeigt sich, daß sie sich in eine formale verwandelt, daß das Allgemeine sich zuletzt in lauter Verhältnisse und Beziehungen auflöst. Die Vernunftidee als die Idee des Geistes wird zuletzt zum Inbegriff der Beziehungen, zur Einheit in der Mannigfaltigkeit. Damit greift sie zuletzt direkt ein in jedes einzelne Schöne, bestimmt seine Gestalt. Die Vernunftidee tritt als Normalidee in das Einzelne ein oder aus ihm heraus; und so verkehrt sich das, was ganz innerhalb der Teile bleiben sollte, die kallognomische Proportionalität, in die transzendente Allgemeinheit des Gattungsmäßigen, weil und sofern diese eine Stufe des Vernünftigen ist. Diese Vertauschung von innen und außen ist wieder die Vertauschung von Teil und Ganzem, von Schönem und Geschmackvollem, von Idee und Universum, von Gegenstand und Natur in der Seele.

Das ästhetische Ideal ist das Ideal der Einheit in der Mannigfaltigkeit; eine Gestalt steht um so höher, je mehr alles an ihr von der Einheit ihrer Idee unterworfen ist. Das Zentrum soll an der Peripherie sichtbar sein, das Äußere sich auf das Innere beziehen, die Einheit des Lebens soll in sich zurückkehren. Diese Rückkehr ist um so vollkommener je höher das Lebewesen steht. Der Grad der Zentralisation bei möglichster Mannigfaltigkeit und Differenzierung der Teile ist das Prinzip, nach dem wir die Organisation der Lebewesen bewerten. Diese Einheit zeigt sich auch an der Präzision, der Straffheit und Konsequenz der Bewegungen, die sich in ihrer höchsten Form als bewußte, vom Geiste ausgehende und in ihm zusammengefaßte erweisen. Das Bewußtsein wird zur Reflektion, zur Einkehr des Geistes in sich und so erscheint der Mensch als das schönste Naturwesen. Der Begriff und der Zweck des Menschen ist der Geist. Der Geist im Konkreten, als eines mit dem Sinnlichen, mit der Natur, ist das Leben; als dieses ist er die Einheit von Ausdehnungslosigkeit und Ausdehnung, die Verneinung des Ausgedehnten, das immer wieder in den Mittelpunkt zurückgenommen wird, im Strome des Lebendigen untergeht und die Anerkennung des Ausgedehnten als einer Hervorbringung und Manifestation des Geistes. Die Schönheit ist „lebendige Gestalt“. Um im Sinnlichen das Geistige unmittelbar anzuschauen, dazu gehört neben der ethischen Einstellung und eins mit ihr die ästhetische, das Intuitive und Instinkthafte, das — selbst eine Negation des Raumes und der Zeit — die Verbreitung des Leibes in die Glieder und die zeitliche Zweiheit des Lebendigen von Mittel und Zweck beständig aufhebt, während der Verstand wie die Anschauung sie setzt und vollzieht.

Man hat die Schönheit eines Tieres setzen wollen in die möglichst genaue Übereinstimmung mit seiner Normalidee; das schöne Tier ist das gattungsgemäße. Einerseits ist dies richtig; denn im Gattungstypus, als in der zu ihm gehörigen Form der Vernunftidee liegt das Allgemeine und Notwendige seiner Struktur beschlossen. Die Gattungsidee liefert das Schema, nach dem die Teile in ihm angeordnet sind und zusammenhängen. Wenn der Bau des Tieres gegen die Gattungsidee verstößt, so werden Widersprüche in seine Erscheinung kommen, es wird als ein zwitterhaftes Geschöpf erscheinen. Aber die Gattungsidee ist eben für das Lebendige nicht die letzte Allgemeinheit, diese ist erst der Geist. Die Gattung ist nur eine Form des Geistigen unter andern; daher lassen sich auch die Gattungen noch miteinander vergleichen. Eine Gattung von Tieren ist schöner als die andere, wenn der Geist des Lebens als Beweglichkeit vollkommen die Gestalt durchdrungen und sie ganz unterworfen hat. Es sind die beweglichen, geschmeidigen Tiere, die wir schön finden (die Pferde, Katzen, Hirsche, Jagdhunde), die auch schon durch ihren zierlichen Bau sich als geeignete Werkzeuge des Bewegungstriebes ausgeben. Die Wertverschiedenheit der Gattungen ist so groß, daß ein der Gattung wenig entsprechendes Exemplar einer als schön geltenden Gattung für weit schöner gehalten wird als das vollkommenste einer ästhetisch sehr viel tieferstehenden Gattung. Wir finden alle das elendeste Pferd schöner als das wohlgeratenste Rhinozeros. Man kann allerdings jeden Vergleich der natürlichen Gattungen ebenso ablehnen wie die Antizipation des Künftigen überhaupt. Das Ideal ist nicht ohne die ethische Einstellung. Das Pferd ist überhaupt das schöne Tier schlechthin. Wenn der Mensch sein eigenes Ideal als Maßstab allem zugrunde legt, das er beurteilt, so ist, rein geistig, das menschenähnlichste Tier, der Affe, das höchste Tier. Wenn wir nun dennoch den Affen keineswegs schön finden, so kommt das daher, daß der Maßstab des Menschen im Schönen rein anschaulich verwendet wird, es liegt hierin also ein Zeichen für die Selbständigkeit des Schönen. Nicht dasjenige Tier ist das schönste, das der Innerlichkeit des Geistes, des Verstandes und des Gemütes am meisten teilhaftig ist, sondern dasjenige, das seine Äußerlichkeit, die Reinheit der Proportionen in höchstem Grade besitzt.

Zeising will als das Ideal der Proportion das Verhältnis des goldenen Schnittes gefunden haben, wobei er sich auf antike und renaissancistische Traditionen stützt. Uns interessiert nicht der goldene Schnitt als solcher. Bedeutsam aber erscheint es mir, daß Zeising diese von ihm als die ideale angesehene Proportion nächst der menschlichen Gestalt am vollkommensten in der Gestalt des Pferdes verwirklicht gefunden haben will, danach bei Hirsch, Reh, Stier, Löwe, Tiger, mehreren Spielarten der Hunde usw. (Adolf Zeising, Das Normalverhältnis der chemischen und morphologischen Proportionen.) Dies sind nun gerade die Tiere, die wir schön finden. Vielleicht ist auch die glückliche Einheit der Erscheinung, die Pferd und Reiter für unser Auge haben, weniger auf die bloße Gewohnheit, sie zusammenzusehen, zurückzuführen, als auf eine geheime Übereinstimmung ihrer Maße, ihres Baues.

Wenn die Normalidee auch den Tieren, die Vernunftidee nur dem Menschen zukommt, so bedeutet dies, daß für die Tiere das Ideal des Schönen durch den Menschen vermittelt ist. Weder ist eine absolute Deckung, eine vollständige Immanenz der Idee bei ihnen möglich, noch auch eine so vollständige Indiskrepanz wie beim Menschen. Das Tier kann nie in dem Sinne häßlich oder schlecht oder unvernünftig sein wie der Mensch. Daß das Ideal für das Tier nur ein vermitteltes ist, darin liegt nun noch weiter, daß die Schönheit des Tieres (als vorgefundene) nur eine niedrigere ist als die menschliche und daß sie in Wahrheit von ihm erzeugt ist, von ihm nur geliehen ist. Die Naturwesen — Pflanzen und Tiere — haben ihren Zweck in sich, sofern sie aufgefaßt werden als Entwicklungsphasen des Lebens, als Vorstufen des Geistes. Aber dieses „innen" des Zweckes in ihnen ist ebensogut ein Außen, der Zweck geht über sie hinaus, in den Menschen hinüber, sie sind nur seine Durchgangsstationen. Sie sind ästhetischer Gegenstand, der das Ideal schlechthin außer sich und über sich hat. Der Mensch ist ihr Maßstab und ihr Richter. Der Mensch hat seinen Zweck in sich, weil er nicht nur in der Natur steht, sondern auch außer ihr, ihr gegenüber; weil nicht nur sie ihn in sich hat und aus sich hervorbringt, sondern er ebenso sie. Das Tier und die Pflanze haben ihren Zweck in der Gesamtheit der Natur, in die sie hineinfallen, damit aber zugleich in ihrem Korrelat, dem menschlichen Geiste. Das Tier hat seinen Zweck als Teil der Natur. Die Natur bestimmt ihm seinen Zweck und ist sein Zweck. Dies ist aber dasselbe als wenn man sagt, der Geist setzt ihm seinen Zweck oder er setzt sich selbst als seinen Zweck; der Geist ist der Zweck des Lebens einmal als die übergreifende Gesamtheit, einmal als die höhere Stufe. Die Schönheit des Naturwesens ist einmal eine relative (verglichen mit der des Menschen), einmal eine korrelative. Das einzelne Naturgeschöpf ist sowohl eine Seite, ein Moment des Geistigen, als auch eine Stufe. Beides ist jedoch durchaus vertauschbar, weil der Geist nichts anderes ist als das All der Beziehungen, der Äther der Reflexion und seine höchste Stufe nur seine absolute Expansion.

Der Zweck ist für das Tier seine eigene Idee als eine Antizipation der menschlichen Idee, zu der jene im Übergange begriffen ist; andererseits bestimmt ihm die Natur seinen Zweck als das Umfassende, als die Einheit der Naturzwecke; diese Einheit ist aber auch in jenem Übergange wirksam. Die Schönheit ist von dieser Seite her nicht selbständig, sondern nur Moment in der Totalität der Natur. Alle Schönheit, die nicht vollkommen ist, alle Schönheit der Natur, ist es nur oder auch in Beziehung auf ihre Umwelt. Die Umwelt muß als das Gemäße, als das Passende erscheinen, das Lebewesen darf nicht aus ihr herausfallen, sich ihr gegenüberstellen. Die endgültige Trennung ist nur der Geist. Für den Menschen ist sie Pol, Ausschlagspunkt seiner Oszillationen. Wird aber die Entzweiung des Menschen mit der Welt endgültig, bleibt der Mensch von der Natur getrennt, dann ist es auch vorbei mit seiner Schönheit. Daß mit dem ersten Auftreten des Christentums der Geist sich aus der Welt herausgezogen hat, das hat die Schönheit der antiken Welt getötet. Soll der Mensch schön bleiben, so bedarf er ebenso wie das Tier des Hintergrundes, der seine Affirmation der Natur ausdrückt und symbolisiert. Die Beziehung des Geistes auf seine Umwelt ist einerseits die Beziehung des Urteils — weil der Mensch sich selbst zum Zwecke der Natur macht, darum bezieht er im ästhetischen Urteil das Naturwesen auf einen Zweck —, andererseits die Gestaltung, die Erzeugung.

Die romantischen Denker sahen sich vor die Aufgabe gestellt, die beiden entgegengesetzten Stellungen zur Welt, wie Kant und Goethe sie einnehmen, miteinander zu versöhnen. Wir haben die beiden Thesen, deren Vereinigung es galt, schon einmal formuliert als die Urteile: der Mensch ist ein Erzeugnis der Natur, und: die Natur ist ein Erzeugnis des Menschen. Diese beiden Gegensätze mußten, um auch nur in irgendeine Verbindung miteinander gebracht werden zu können, losgelöst werden von jenen beiden großen Vertretern und als allgemeine Richtungen des menschlichen Bewußtseins, als die großen Gegensätze und Bewegungen innerhalb des Geistes selber anerkannt werden. Als solche Gegensätze kommen sie aber auf diejenigen hinaus, die wir das Ästhetische und das Ethische genannt haben, jenes das Bewußtsein, von einem Absoluten herzukommen, von ihm nur getrieben zu sein, dieses das Wissen, das Substanzielle erst erzeugen zu müssen und das Erzeugen als eine Aufgabe vor sich zu haben. Nun hatte Kant in seiner Kritik der ästhetischen Urteilskraft versucht, den Gegensatz zwischen Natur und Freiheit durch seinen Begriff des Schönen zu versöhnen und diese Versöhnung ist sowohl von den Klassikern als auch von den Vertretern der romantischen Schule in Dichtung und Philosophie mit begeisterter Zustimmung aufgenommen worden. Sowohl Schiller und Humboldt als auch Fichte und Schelling haben daran angeknüpft und ihre Lehren weiter auszubilden versucht, während Goethe sich wenigstens sehr sympathisch davon angemutet fand. Von Anfang an nun muß sich hier das Bedenken erheben: wenn das gesamte kantische Denken, seine eigentliche Richtung und Tendenz selber einer der beiden Gegensätze darstellt, wie konnte von ihm die Synthese mit der andern angebahnt werden? Die Versöhnung, die Kant zwischen Natur und Freiheit stiftet, kann immer nur seine Natur mit seiner Freiheit versöhnen. Seine Natur aber, als ein Erzeugnis der Vernunft, ist selber auch eine Form der Freiheit. Die beiden Seiten, die versöhnt werden, sind allerdings Gegensätze innerhalb der kantischen Philosophie, wo sich dann auch das Bedürfnis nach ihrem Ausgleich erhebt. Für die Außenstehenden aber war es ein bloßes Mißverständnis, diesen Begriff des Schönen als die gesuchte Vermittlung zu feiern, ein Mißverständnis, das nur Hegel durchschaut, wenn er in der Einleitung zu seinen Vorlesungen über die Ästhetik sagt, die Versöhnung bleibe wiederum nur subjektiv. Doch aber ist Kant nicht schuldlos oder nicht verdienstlos an diesem Mißverständnis. Dem Leser der ästhetischen Urteilskraft drängt sich sehr oft die Vermutung auf, Kant habe seiner Natur plötzlich die andere Natur untergeschoben, er unterscheide selber nicht ganz streng zwischen beiden Naturen. Oder wie sollen wir es verstehen, wenn er sagt: im Genie gebe die Natur der Kunst die Regel? Ist dies noch die Natur der reinen Vernunft, die Natur, die in den Grundsätzen zustande gebracht wird, die kantische Natur? Oder ist es nicht vielmehr die Natur, die im Genie — auch der Wissenschaft die Grundsätze liefert, also die goethische Natur? Und diese Verwirrung wird gesteigert durch die enge Verbindung des Ästhetischen mit dem Teleologischen, welches einerseits die Anwendung des Schönheitsbegriffes auf die Natur ist, die zum Künstler wird, andererseits aber doch immer nur wissenschaftliche Maxime, der Seite des Subjektes angehörig bleibt. Wenn wir den Begriff des Schönen zu deutlicherer Einsicht uns bringen wollen, so müssen wir dem Sinne der Hegelschen Kritik, die Vermittlung bleibe nur subjektiv, soweit wie möglich nachgehen. Kant spricht den Begriff der Vermittlung, die das Schöne vollziehe, einmal so aus, daß der Anblick des Schönen die Erkenntniskräfte in ein einhelliges Spiel versetze, einmal so, daß die Natur im Schönen als subjektiv, d. h. für unsere Vernunft zweckmäßig zu betrachten sei und drittens so, daß die übersinnliche Idee der reflektierenden Urteilskraft nicht die eines Substrats sei (wie die Ideen der reinen und der praktischen Vernunft), sondern die Idee des Übersinnlichen als Prinzips der subjektiven Zweckmäßigkeit der Natur für unser Erkenntnisvermögen. Zweckmäßig ist die Natur im Schönen, weil sie die Erkenntniskräfte in ein einhelliges Spiel versetzt; dies aber kann sie nur, wenn die Erkenntniskräfte in den Richtungen ihrer Tätigkeit nicht divergieren oder sich kreuzen, sondern wenn sie konvergieren, d. h. wenn das Ziel für alle dasselbe ist, oder wenn die übersinnlichen Substrate der Natur und der Freiheit im Intelligibeln des Schönen zusammentreffen, wenn das Intelligible, das dem Schönen entspricht, der Vereinigungspunkt aller unserer Vermögen a priori ist. Subjektiv ist aber diese Zweckmäßigkeit, d. h.: die Übereinstimmung der übersinnlichen Substrate ist keine metaphysische Annahme, sondern methodische Hypothese, um die Harmonie von Erkenntnis und Sittlichkeit einsichtig zu machen, zu ermöglichen. Das Intelligible der Natur und das Intelligible der Freiheit sind die Grundlegungen, die die Vernunft sich gibt, um ihre Gebäude der Logik und Ethik darauf zu errichten. Aber damit verraten sich beide als reine Erzeugnisse des Geistes, als bloße Ausgeburten der Freiheit. Sie bleiben auf der einen Seite (ihr Treffpunkt ist das Unendliche der Zukunft) und der Gegensatz zwischen ihnen ist nicht derart, daß seine Überbrückung eine wahre Objektivität und damit Existenz des Schönen, wie das Leben sie verlangt[1]), begründen könnte; und so soll es denn ein objektives Prinzip des Geschmackes (als eines Beurteilungsvermögens des Schönen) nicht geben. Erst wenn man sich dazu entschließt, den Gegensatz der beiden Bewegungen im Geiste in all seiner Schärfe aufzunehmen und anzuerkennen, so ist es möglich, die Objektivität des Wertvollen überhaupt

[1]) Es gibt eine andere, wissenschaftliche, hypothetische Objektivität, die freilich aus der konsequenten Verfolgung der Kantischen Methode in der Kallognomik hervorgeht und die wir im 9. Kapitel kennenlernen werden. Hier handelt es sich um die metaphysische oder die spekulative Objektivität.

(und damit auch des Schönen) sicherzustellen. Betrachten wir den Zustand oder das Tun des Geistes in jedem Augenblicke als das Aufeinandertreffen und Sichdurchdringen der Bewegungen, die vom Anfangspunkte und vom Endpunkte aus anheben, so erscheint uns das Urteil: „die Natur erzeugt den Menschen" jeweils als der Abschluß, und nur das andere Urteil: „der Mensch erzeugt die Natur" als die Grundlegung eines Erzeugungsprozesses. In dieser Grundlegung ist uns ihr Ziel mit nicht größerer Gewißheit gegeben als in jenem Abschluß ihr Ursprung. Indem der Geist diesen Ursprung und jenes Ziel nur als die Pole seiner eigenen Bewegungen in sich begreift und aus sich heraussetzt, wird der Unterschied zwischen einer Harmonie der Erkenntniskräfte und einem Zusammentreffen ihrer übersinnlichen Substrate im Intelligibeln als der Unterschied zwischen einem Faktum und einer Hypothese beseitigt und dadurch der Mißdeutung ein Ende gemacht, das Transzendentale einmal als psychologisches Phänomen, einmal als metaphysisches Dogma zu interpretieren. Von dieser Mißdeutung ist Hegel nicht freizusprechen; sie ist es eigentlich, die ihn dazu vermocht hat, den Grenzbegriff des Ding-an-sich zu beseitigen, die übersinnlichen Substrate also fallen zu lassen und damit auch ihre Vereinigung im Intelligibeln. Wie aber erhält der ästhetische Gegenstand jetzt Objektivität? In der Doppelheit der zeitlichen Richtungen, der Diskursionen, in denen der Geist fortschreitet, konstituiert sich zugleich die Negation alles Zeitlichen, die Zeitlosigkeit, das Geltende, der Inhalt des Geistes. Wenn wir früher gesagt haben, daß das Ethische es sei, das sich als der Inhalt, als das Zeitlose präsentiere, so kann es dies doch nur, indem es sich und sein Erzeugnis dauernd abhebt von seinem Gegensatz. Das Objektive kommt nur zur Entstehung im und am Subjektiven, wie dieses an jenes gebunden ist. Das Zusammentreffen der beiden Pole des Geistigen kann nicht auf der einen Seite, nur in der Zukunft, vor sich gehen; sondern die Bewegungen können jenseits erst zusammentreffen, nachdem sie den ganzen Kosmos des Geistes umlaufen haben. Das zeitlos Geltende, das Objektive ist nur das Schweben zwischen den Gegensätzen, die Idee erhält sich als das Gleichgewicht, die coincidentia oppositorum ihrer Momente.

Indem Hegel die übersinnlichen Substrate und ihre Übereinstimmung fallen läßt, so entfällt für ihn auch die Trennung zwischen dem psychologischen ästhetischen Gegenstand und dem intelligibeln Gegenstande der intellektualen Anschauung, dem Grenzbegriffe des ästhetischen Gegenstandes oder dem ästhetischen

Ideal. Ebenso geht der ästhetische Gegenstand bei ihm über in den Gegenstand überhaupt, jedenfalls was seine Struktur anbetrifft.

Kant hat für das Ziel des Sittlichen, das als übersinnliches Substrat gedacht mit dem Substrate der Natur zusammenfallen und somit auch das Wertvolle des Schönen ausmachen würde, den Ausdruck: Sollen gebraucht. Diesen Ausdruck muß Hegel notwendig ebenso verwerfen wie jenes Substrat, das Ding-an-sich. Was Kant Sollen genannt hat, dafür findet Hegel keinen andern Ausdruck als das Wort: Sein; die Idee ist. Der Gebrauch dieses Terminus aber bereitet ihm dasselbe Schicksal der Verkennung bei der Nachwelt, dem Kant ihm gegenüber unterlegen ist. Seine Idee erscheint dadurch, daß ihr ein Sein zugeschrieben ist, ein metaphysisches Substrat zu erhalten, das dem wechselnden Leben im Empirischen, dem Werden realiter zugrunde liegt (ebenso wie jenes Ding-an-sich!). Ein bloßes Sollen ist undenkbar, sagt Hegel; schon darin, daß es ein Sollen ist, liegt, daß es auch ein Können sein müsse. Was vom Subjekt gefordert wird, muß sich an irgendetwas in ihm richten, das damit korrespondiert. So verliert das Sollen den Charakter der reinen Transzendenz und wird zum Immanenten. Die Idee ist nicht so ohnmächtig, daß sie sich nicht in der Wirklichkeit sollte durchsetzen können. Im Wirklichen steckt immer zugleich auch das Ideal. Wir haben im vorigen Kapitel gesehen, daß in der Tat das Später für den religiösen Geist kein Übergewicht über das Früher besitzt. Dies aber ist nur möglich dadurch, daß die Bewegung aus der ersten Substanz heraus, die Verwirklichung, der Trieb, ergänzt wird durch die entgegengesetzte Bewegung des Sollens. Die Transzendenz des Sollens oder des Triebes fordert eine Immanenz des Seins. Aber die bloße Immanenz der Idee ist ebenso widerspruchsvoll und fordert ihrerseits eine oder vielmehr eine zweiseitige Transzendenz; sonst würde das Empirische restlos mit der Idee zusammenfallen und das Ergebnis wäre ein reiner Substanzpantheismus. Der dynamische Pantheismus ist ein verschleierter Dualismus, weil er die Bewegung nicht erklären kann, ohne sein eines Prinzip in zwei auseinandergehen zu lassen. Das Transzendente erscheint gleichsam aus derselben Vernunft herausgeworfen und von ihr vor sich hergetrieben, die es andererseits als feststehendes, unverrückbares Jenseits vor sich (und hinter sich) hat und sich von ferne zuwinken sieht wie einen Fixstern am Himmel, und so zeigt sich das Allgemeingültige, das jenseits von Subjekt und Objekt steht, zugleich als subjektives Erzeugnis und objektives Intelligibles. Es ist demselben Empirischen von vornherein immanent, das es doch erst nach unendlichem Fortschritt erreichen soll. Es ist die alte Zweiheit in der Einheit von Wesen und Ideal, der zwiespältige Begriff eines idealen Seins, welches zwar das eigentliche Sein schon ist und dem empirischen Sein zugrunde liegt, welches aber zugleich ein Ziel für dieses Sein ist, zu dem es sich vervollkommnen soll. Die dialektische Bewegung entsteht dann daraus, daß das Empirische das Wesen zugleich ist und nicht ist. Dies ist auch die Antinomie des Ideals, ein Seiendes und zugleich Nichtseiendes zu sein, und die Dialektik des ästhetischen Gegenstandes, den ästhetischen Wert zu haben und nicht zu haben. Diese Dialektik besteht näher darin, daß der ästhetische Gegenstand, sobald die Maxime der Zweckmäßigkeit der Natur für unsere Vernunft, unter der er steht, aufhörte bloße Maxime zu sein, übergehen würde in das intelligible Objekt der intellektualen Anschauung. Wie die Persönlichkeit die Idee von sich abtrennt und sich gegenüberstellt — sie zugleich als ihre Bedingung und ihr Ziel, ihr Wesen und ihre Aufgabe begreifend —, so wird auch von dem wertvollen Gegenstande seine Idee abgetrennt als sein Ideal. Das Ideal ist der Inbegriff des Wertvollen und liegt damit dem Wertvollen zugrunde; dieses hat teil an ihm; wie könnte es sonst einen Wert besitzen? Andererseits ist das Ideal ein Außerhalb des wertvollen Gegenstandes, mit dem dieser verglichen wird, im Hinblick auf das sein Wert festgestellt wird. Der ästhetische Gegenstand besteht als solcher nur durch die Immanenz des Schönheitswertes in ihm und durch seine gleichzeitige Transzendenz als Ideal, auf das er sich bloß bezieht. Wenn der schöne Gegenstand sein Ideal erreichte, so höbe er sich als ein schöner selbst auf und würde zum Gegenstand überhaupt. Denn als schöner Gegenstand existiert er nur, solange er unterschieden ist vom Sittlichen und Theoretischen, solange er bezogen ist auf ein Sollen, solange er der ethischen Betrachtung unterworfen bleibt. Denn nur im Ethischen gibt es Unterscheidungen. Die Abhebung des Logischen, des Ethischen und des Kallognomischen ist geknüpft an die Mitwirkung der ethischen Bewegung, an die Transzendenz des Ideals. Der Geist als Begriff und Zweck des Menschen, als sein Ideal, fällt zusammen mit dem Ideal des schönen Gegenstandes, mit dem intelligibeln Gegenstand der intellektualen Anschauung. Denn dieser intelligible Gegenstand ist zugleich der Gegenstand überhaupt, d. h. in ihm ist nicht nur die Trennung aufgehoben von Gegenstand und Ideal, sondern auch die Trennung von Kallognomischem und Theoretischem und schließlich die Vielheit der Gegenstände überhaupt. Es gibt nur einen Gegenstand mehr, das All der Natur, das Universum, als Korrelat der Idee. Das Intelligible, das zugleich der Natur und der Freiheit zugrunde liegt, ist nichts anderes als die Einheit aller Momente des Geistigen. (Diese Einheit muß zwar ein Ideal bleiben, aber sie muß das Jenseits der Zeit sein, die Zeitlosigkeit, die über den Punkt der unendlichen Zukunft hinausgeht und in den Anfang zurückkehrt.)

Solange das Ästhetische gleichbedeutend war mit dem Schönen, solange war es unerlaubt, das ästhetische Erfassen als verworrene Erkenntnis zu interpretieren; dies geschieht auch noch irgendwie überall, wo es Gefühl genannt wird. Für uns, die wir das Ästhetische als eine allgemeine Richtung des Geistes und als einen Faktor im Gegenstand sowohl als im Anschaulichen, im Schönen wie in jedem andern Gut betrachten, hat es nichts Anstößiges mehr, das ästhetische als das unentwickelte, instinkthaft zusammengehaltene Dasein der Vernunft anzusehen, das freilich auf jeder, auch der höchsten Entwicklungsstufe noch bleibt und bleiben soll. Als solches ist es auch noch die Indifferenz der verschiedenen höheren „Vermögen", Erkennen und Wollen, ist es das Innewerden der Ganzheit des Lebens, das Fühlen. Aber es ist auch dem Schönen gegenüber immer darauf angewiesen, mit seinem Gegensatze sich zu verbinden, welcher hier die Anschauung ist. Im Ethischen treten die Tätigkeiten des Schauens, Wollens und Denkens auseinander und erzeugen jede für sich, das Schauen die Gestalt, das Denken den Gegenstand, das Wollen die Handlung. Alle diese Erzeugnisse sind auf ihre Weise nur Einheit in der Mannigfaltigkeit, und das ist Beziehung diskreter Teile aufeinander, das Außereinander. Das Schöne hebt sich im Ideal nicht anders auf als die Wissenschaft, insofern nämlich die reine Einheit der Widerspruch zu dem Außereinander der Anschauung ebenso ist wie zu dem Außereinander des Verstandes, der Kategorien des Denkens; das Ideal ist als Einheit die Negation (und die Setzung) des räumlichen, zeitlichen und überhaupt irgendwie ausgebreiteten (etwa als Farbe, als Melodie) Anschaulichen. Die Einheit als die über sich hinausgegangene oder in sich gegangene Mannigfaltigkeit ruft immer wieder die erste Einheit des Gefühls herbei; das Gefühl ist die Nacht, die der Geist als seine andere Seite unabtrennbar an sich hat und er ist nur Geist als der Tag, der aus dieser Nacht sich emporhebt, so wie die Welt des Lichtes vom Dunkel immer wieder verschlungen und aus ihm neu geboren wird.

Daß eine Diskrepanz von Ideal und Wirklichkeit zur Schönheit gehört (obgleich andererseits auch eine Deckung), darin liegt, daß nur das Naturwesen schön sein kann. Das Naturwesen hat den Maßstab, den Zweck, das Allgemeine der Gattung, außer sich und ist seine Beziehung darauf. Im Kunstwerk fallen Maßstab und Verwirklichung zusammen, das Kunstwerk hat seiner Idee nach nur immanente Wertkriterien, sein Zweck und seine Gattung ist in ihm. Wenn wir von einem Werke sagen, es erfülle die Forderungen seiner Gattung nicht, es sei etwa keine richtige Sonate, kein Gemälde usw., so ist einerseits diese Gattung nur eine Abstraktion, keine Vorschrift, an die das Genie sich zu binden hätte. Es ist vielmehr berechtigt, alle solche Formen immer wieder zu durchbrechen und aufzuheben. Sofern aber in diesen Formen sich wesentliche Momente des Geistigen ausgebildet haben, so ist das Werk, das ihnen nicht entspricht, eben nicht Kunstwerk, sondern nur ein naturalistisches bzw. willkürliches Produkt. Schön kann das Kunstwerk schon deswegen nicht sein, weil es nicht häßlich sein kann. Es gibt Hervorbringungen des menschlichen Gestaltungstriebes, die die Bezeichnung: Kunstwerk nur in geringem Grade verdienen; es gibt minderwertige, oberflächliche Kunsterzeugnisse; aber es gibt kein häßliches Kunstwerk. Die Zweiheit von Schönheit und Häßlichkeit besteht nur für das Naturwesen, im Grunde nur für den Menschen, in dem der Geist sein unmittelbares Dasein hat.

Hier ist von Schönheit die Rede als von der adäquaten Versinnlichung des Geistes und von Häßlichkeit als von dem absoluten Widerspruch gegen ihn. Das Kunstwerk ist ebenso über den Gegensatz von Schönheit und Häßlichkeit erhaben (daß das Häßliche in ihm Moment sei, hat man schon lange begriffen, aber ebenso ist auch das Schöne in ihm nur Moment) wie das Naturwesen darunter ist. Jenes braucht sich auf sein Ideal nicht erst äußerlich zu beziehen, weil es das Ideal in sich hat. Diesem ist die Beziehung auf sein Ideal nicht von selbst eigentümlich, nicht immanent (oder dies nur in der ästhetischen Einstellung), sondern der Geist stiftet erst diese Beziehung. Schon deswegen denken wir bei den Worten schön und häßlich an das Naturwesen, weil schön und häßlich Kategorien sind, die an jenes herangebracht werden müssen, obgleich freilich nicht willkürlich. Das Kunstwerk hat jedoch in weit höherem Grade immanente Kriterien. Insofern aber, als das Naturwesen jene Kriterien niemals restlos erfüllt, ist es freilich wie das allein Schöne so auch das niemals Schöne, und das Kunstwerk, das sein eigenes Ideal erreicht, wiederum wie das nicht mehr Schöne, so das eigentlich Schöne. Wenn nun das Naturwesen als schön betrachtet wird, so wird es jedoch zugleich nicht als Naturwesen betrachtet. Als Naturwesen würde es vollständig untergehen in der Gesamtheit der Natur, nichts anderes sein als ein Teil ihrer Gesamtwirkung, ebenso wie das Kunstwerk die Totalität aller Momente des Geistes in sich schließt und der Natur als der andere Kosmos gegenübersteht; in jedem Gebilde ist die ganze Natur. Das schöne Naturwesen ist als die Zweiheit von Ideal und Wirklichkeit, von Vorgefundenem und Erzeugtem die Zweiheit (und Einheit) von Natur und Kunst. Indem es sich zwischen ihnen bewegt, schließt es beide als seine Faktoren in sich ein, wie es sie in ihrer Reinheit ausschließt, und nur ihre Vermittlung bildet. Das Kunstwerk hingegen schließt das All des Geistes und das All der Natur zusammen, ebenso wie von der andern Seite her die Religion, es ist ihre gleichgewichtige Einheit. Und wie es als Gestalt der Gegensatz zur Natur ist, der weiteste Abstand vom Chaos und vom Element, so ist es andererseits wieder nur die Auswirkung der Natur, die auf ihrer höchsten Spitze zu ihm gelangt und in ihm sich selber entfremdet, verwandelt wird. Als diese Verwandlung ist sie Einheit und Zweiheit von Natur und Geist, während die Wirklichkeit — als die gewöhnliche nicht extrem ästhetische Natur und als Kultur, als Gesellschaft und Staat — nur eine dynamische Vermittlung bildet, welche die Extreme der reinen Natur und des reinen Geistes einerseits ausschließt und nur als Grenzen einschließt, die aber die Punkte der Religiosität und der Kunst immer passiert und sich ebenso von ihnen beiden her nach den entgegengesetzten Richtungen, Anfang und Ende, verbreitet, wie sie von diesen herkommt und sich zu ihnen zusammenschließt, in ihnen zusammenströmt. So ist die höchste Form des Wertvollen gespannt zwischen Religion und Kunst — nicht das verlorene Paradies der Vergangenheit und nicht die unendliche Aufgabe der Zukunft, die freilich immer in ihr sich durchdringen müssen, sondern absolute Gegenwart, die zugleich volle Intensität und Fülle der Natur, als auch die Wirklichkeit, die Präsenz des Geistes.

6. Kapitel.

Die Bewegung der Werte und des Geschmackes.

Die coincidentia oppositorum, die dem Wertvollen zukommt, ist nur das Widerspiel und die Objektivierung für die Dynamik der Gegensätze in der Entwicklung der Persönlichkeit und damit des Geschmackes in ihr als seiner Beziehung auf Werte. Diese Dynamik ist zunächst die der Korrelation von Idee und Universum, von Innen und Außen, die fortwährend gegeneinander ausgetauscht werden. Ebenso ist sie aber auch die Vertauschung von Augenblick und Ganzheit innerhalb der Idee. Wie in jedem Augenblicke der Geist sich bezieht auf den Anfang und das Ende des Lebens, wie er die eine seiner Bewegungen immer als Ursprung, die andere als Ziel seines Daseins objektiviert und damit erst an die Grenze seines Lebens versetzt und dann weiter über seine Grenzen hinaus ins Universum, so vereinigen sich dagegen Anfang und Ende in jedem Augenblick, wie Nordpol und Südpol des Magneten einerseits in beiden Richtungen ins Unbegrenzte weisen, andererseits an jedem, auch dem kleinsten Stückchen, das sich aus dem Magnetstabe herausschneiden läßt, noch zusammenfinden. Die Entsprechung von „Mikrokosmos“ und „Makrokosmos“ ist ebenso zeitlich zu nehmen wie räumlich und in ihr liegt nur der Doppelcharakter des Lebens ausgesprochen, die Zeit zu setzen und die Zeit aufzuheben nicht minder wie den Raum. Die Pole sind dem Augenblick sowohl transzendent, er bezieht sich in ihnen auf zwei einander entgegengesetzt liegende unendlich ferne Punkte, als auch immanent; er enthält sie beide als seine Momente. So bezieht sich der Geist — auch als Geschmack — in jedem Augenblicke auf die Pole des Ursprunges und des Zieles, des Pantheismus und des Monotheismus; er hat die Grenzen des reinen Erlebens als die Alleinheit des Fühlens und die reine Feststellung (die noch über das interesselose Wohlgefallen hinausliegt) außer sich und ist bloß das Medium, in dem sie einander durchdringen; andererseits sind die beiden Grenzen des ästhetischen und des ethischen Erlebens immer nur seine Faktoren, die ihn konstituieren und die in seinen konkreten Funktionen immer zusammenwirken.

Die Haltung der Seele dem Wertvollen gegenüber ist als die Zweiheit des Heraussetzens der Werte aus sich selbst in das Außen und ihre Aufnahme von außen, die räumliche Dynamik. So ist die Bewegung des Geschmackes einmal die Hingabe an die Werte des

Universums, die die Seele sich einverleibt, einmal das Heraussetzen der eigenen Idee, mit der sie die Welt erfüllt. Der Geschmack macht sich auf der letzten Stufe zum alleinigen Wert, nachdem er alle andern Werte vermittelt, gegeneinander ausgetauscht hat. Neben der räumlichen Dynamik kennen wir schon die Doppelheit des Herkommens von den Werten und des Hingehens zu den Werten, die Dynamik der Zeit. Die beiden Motoren, welche uns für die Einleitung des zeitlichen Wertbildungsprozesses zur Verfügung stehen, haben wir kennengelernt als Trieb und Sollen. Trieb und Sollen denken wir uns wirksam einmal innerhalb der Persönlichkeit selbst, wo sie das Verhältnis von ihrer Idee zu ihrer Wirklichkeit bestimmen. Die Idee oder das erste Absolute treibt die Persönlichkeit vorwärts, und ihr Vorwärtsschreiten, ihre Entwicklung ist zugleich Offenbaren, Gestalten des Werthaften in ihr. Die Idee oder das zweite, das letzte Absolute hat ebensowohl die Kraft, die Persönlichkeit zu sich zu ziehen und macht sich ihren (bzw. seinen) Gehalt nach und nach zu eigen. Trieb und Sollen sind jedoch nicht nur das zwiefache Verhalten von Wirklichkeit und Idee in der Persönlichkeit, ihre Gegeneinanderbewegung, sondern ebenso das Eingreifen des Jenseits in die Persönlichkeit. Das Jenseits, als das Werthafte, wird einmal das, was die Persönlichkeit hinaussendet in das Dasein, was ihr eine „Mission“ gibt, einmal das, was als letztes Ziel sie zu sich zieht. Das Jenseits wird in der Metaphysik, wo es immer religiöses Jenseits bleibt, zugleich zum ersten Beweger und zum Geliebten, das die Welt zu sich zieht, bei Aristoteles, — zum Emanationsquell und zum Rückkehrpunkt des Menschen bei Plotinus. Nicht minder jedoch, wie das Jenseits als Treibendes und als Gesolltes oder auch Gewolltes eintritt in die Seele, geht das Werthafte auch aus der Seele heraus und wird von ihr der Welt gegeben. Man kann die Werte ebensowohl auffassen als verankert in der individuellen Idee wie im Universum und sie erscheinen und verschwinden am Horizonte der Persönlichkeit, während diese selbst sich zu ihrer Idee beständig verschiebt, in einer dauernden Bewegung zu ihr oder ihr gegenüber begriffen ist. Trieb und Sollen werden so zur Beziehung des Jenseits auf das Diesseits, des Universums auf die Idee. Der Trieb ist die Beziehung des ersten Seins auf das Leben, das Sollen ebenso die Beziehung des zweiten Seins auf es.

Trieb und Sollen, eines freilich das genaue Widerspiel des andern, sind dennoch eines des andern bedürftig zu seiner Ergänzung. Keines kann ohne das andere sein, weil die Seele beide in sich faßt, weil der menschliche Geist sich selber nur als zugleich getriebener und sollender erfährt. Und wie der Trieb den Ursprung des Wertes wie des Daseins in das unendlich Entfernte des Anfangs verlegt, das Sollen den Wert als das Ziel in das unendlich Entfernte des Endes, so hält der lebendige Geist beide in der Bewegung in jedem Augenblicke zusammen und hat seinen Wert wie seine Existenz als ein Jetzt und Hier, in dem Sinne, wie das Jetzt ein Immer und Niemals, das Hier ein Überall und Nirgends ist. Er ist als ihre Einheit sowohl der wahre Ursprung wie der wahre Richter des Wertes. Der Geschmack als Vermittlung der Idee mit sich selber ist ebensowohl die Zweieinheit des Triebes und des Sollens, wie sein Gegenstand: der Wert das Hervorgebrachte und Gesollte.

Wo die Idee nur als Trieb gegeben ist, da wird sie nicht verstandesmäßig gewußt, nur instinkthaft gemeint. Wo sie ein Sollen bedeutet, dort muß sie bewußt sein, klar geschaut, begriffen. Für das Müssen des Triebes ist das Wissen überflüssig. Die ethische Entwicklung besteht nun in dem Übergang alles Gehaltes des Lebens in die Form der Form; der Unterschied zwischen dem Letzten und dem Ersten ist der, daß das Absolute zuerst das Unbewußte, Dunkle ist, zuletzt reine Bewußtheit, Klarheit. Aber das Letzte bleibt nicht in sich ruhend, sondern geht auf der andern Seite (gleichsam bei den Gegenfüßlern, hinter der Welt) immer wieder in das Erste zurück. Die einzelnen Inhalte kommen jedesmal wieder in einer höheren Einheit, als neue Synthese am östlichen Horizonte herauf, nachdem sie am westlichen untergegangen sind. Wir denken uns das Absolute des Anfangs und das Absolute des Endes im Jenseits irgendwie zusammentreffend, ineinander übergehend. Die reine Bewußtheit können wir psychologisch nicht mehr vom Unbewußten unterscheiden, weil auch Bewußtheit den Gegensatz des Unbewußten braucht, von dem sie sich abhebt, weil sie als reine nicht gedacht werden kann, sich dann selber aufhebt. Das reine „Letzte“ ist jedoch das reine Bewußtsein, der „Äther der Beziehungen“; die ethische Substanz ist der Geist. Der Geist ist das völlige Entfaltetsein, das ganz nach außen Gekommensein, die Manifestation und die Wahrheit, Selbstbewahrheitung des Lebens. Der Geist ist als das Vernünftige, zu Ende Gegangene, Vollkommene und Richtige, die Harmonie und die Ordnung, das absolute Verhältnis, der Maßstab aller Dinge, mit dem wir sie vergleichen, um ihren Wert zu bestimmen (als dieser Maßstab ist er das Sein, die Wirklichkeit im Hegelschen Sinne). Der Geist ist als das reine Bewußtsein der oberste Richter aller Dinge (reine Erkenntnis = reines Sein). Der Maßstab, mit dem die schönen Dinge und mehr noch die schönen Menschen verglichen werden sollten, hatte sich ergeben als das Ideal, und zwar als das Ideal des Menschen. Dies Ideal ist kein einzelnes fest gewordenes Bild, das unbeweglich in der Seele des Menschen ruht und mit dem er die Außendinge wie mit einem Muster vergleicht. Es ist die Totalität der Bestimmungen des Geistes selber, dessen Wesen der dialektische Übergang von einem zum andern, stete Veränderung und Tätigkeit ist. Dies Ideal lebt nur im Menschen, indem er es lebt; nur indem er seine Natur erfüllt, wird er sich ihrer bewußt, kann er sie am andern erkennen. Das Ideal, indem es zugleich das Wesen des Erkennenden und das Wesen des Erkannten ausmacht, enthält in sich die Zweiheit von Maßstab und Richter, die einmal im Menschen gesehen werden, einmal in Gott. Schon Platon setzt dem Ausspruch, daß der Mensch das Maß aller Dinge sei, den andern entgegen, die Gottheit sei das Maß aller Dinge.

Es gehört zum Sinne jedes Wertes, sich vor einem höchsten Richter ausweisen zu müssen, unabhängig davon, ob an das „Dasein“ eines solchen Richters „geglaubt“ wird oder nicht. Es gehört ferner zum Sinne jedes Wertes, mit einem höchsten Maßstabe verglichen werden zu müssen. Der höchste Richter und das schlechthinige Maß aller Dinge trägt auch den Namen Gott; Gott ist Ordner und Ordnung, das aber ist Geordnetes, da außer der Ordnung kein Sein ist für das ethische Denken. Gott als Richter erteilt den Dingen Wert (Gott ist hier eben derjenige, der den Wert erkennt und will, verursacht). Wenn der Prophet sagt, Gott habe Wohlgefallen an der Barmherzigkeit, nicht am Opfer, so ist damit gesagt, daß die Barmherzigkeit wertvoll, das Opfer wertlos sei in den Augen Gottes. In der Einheit von Maßstab und Richter liegt es, daß sich die Auffassungen nicht sondern lassen, nach denen einmal die Dinge Wert haben, weil Gott Wohlgefallen an ihnen hat, nach der ein andermal Gott Wohlgefallen an ihnen habe, weil sie Wert haben; beides ist gänzlich eines.

Der Maßstab der vollkommenen Geistigkeit im Gemessenen ist immer nur angenähert, nie vollkommen verwirklicht; jedes Wesen hat Wert, soweit es sich ihm angenähert hat, soweit es geistig ist. Mit dem Maßstabe vergleichen, das heißt jedoch vergleichen mit den andern Konkretionen des Geistigen. Nur ein göttlicher Geist trägt den Maßstab so in sich, daß die Dinge direkt mit ihm verglichen werden können und so jedes seine richtige Stelle bekommt. Für das menschliche Auge verbirgt sich der Maßstab in den Dingen, die ihn in sich haben und zugleich offenbart er sich in ihnen, sie tragen seine Form, d. i. Form überhaupt. Alle Dinge müssen also zum Vergleich herangezogen werden, wenn eines gewertet werden soll. Nur in der Gesamtheit aller Dinge hat jedes seinen bestimmten Platz, sein Platz in der Weltordnung ist sein Wert (Geist, Maßstab ist ja auch nur der Inbegriff und Träger aller Beziehungen). Wenn wir früher gesagt haben, daß intensiveres Leben zugleich ausgebreiteres, in weiteren reicheren Beziehungen stehendes Leben sei und daß alles Messen und Vergleichen der Werte auf dem Zusammenfallen dieser Eigenschaften beruhe, so sehen wir, daß das wahrhaft Wertvolle wieder beides zugleich ist, das Lebendigste und das Beziehungsreichste, daß aber die Feststellung, das Vergleichen selber der ethischen Auffassung vorbehalten bleibt. Für die ästhetische Einstellung, wo der Wertende das Substantielle sozusagen materialiter in sich trägt, ist Wert direkt, intuitiv zu erfassen. Der Wert wird damit jedesmal als ein isolierter, für sich bestehender gesehen, nicht als ein durch Vergleichung mit andern nur feststellbarer, ein relativer Wert, sondern als ein absoluter.

Wie wir immer ästhetisch und ethisch zugleich sind, wie jedes Gut ästhetischen und ethischen Wert hat, so ist auch jeder Wert zugleich relativ und absolut. Es gibt keinen Wert, der nicht absolut wäre (was nicht Wert für sich ist, ist nicht Wert), aber ebensowenig gibt es einen Wert, der nicht relativ wäre, abhängig von den andern, ihnen korrelativ, seinen Ort im Kosmos des Sinnes von ihnen empfangend. Aber Relativität des Wertes bedeutet ein Doppeltes (wie schließlich auch Absolutheit als Übereinstimmung mit dem Maßstab und Identität mit dem Alleben), Bezüglichkeit und Verhältnismäßigkeit. Bezüglichkeit, das ist Wert „für" den Wertenden, Verhältnismäßigkeit ist Wert verglichen mit anderm Gewerteten. Jenes ist die ästhetische, dieses die ethische Relativität. Wo wir ästhetisch leben, sind wir in stofflichem Austausch, in Wechselwirkung mit allem andern Lebendigen. Daß etwas Wert für uns habe, heißt dann, daß es von uns verbraucht werde, uns diene. Aber der Wert, den etwas durch seinen Dienst für uns bekommt, ist einer, der ihm nicht absolut zukommt, sondern nur durch seinen Dienst für uns. Was überhaupt Wert haben soll, muß Wert haben für ein anderes, für Jemanden. Von einem Geschöpfe, dessen Dasein für niemand etwas bedeutet, für das keiner ein Interesse hat, fragen wir wohl, wozu es überhaupt existiere, ob seinem Leben irgendeine höhere Berechtigung zukomme. Aber dieser Beziehungswert, wie er im Grunde nicht dem Dinge selbst wesentlich ist, sondern nur eine Seite an ihm, ein Moment in ihm, ist auch nicht zeitlos gültig, sondern vorübergehend. Wenn der

Dienst getan ist, ist auch der Wert vorbei. Der Wert, den wir setzen, den heben wir auch wieder auf. Wo wir ethisch werten, sind wir nicht in das Getriebe der Dinge verschlungen, sondern wir haben uns davon abgesondert, uns auf uns selbst zurückgezogen, wir stehen ihm gegenüber. Wenn wir die Dinge relativ wertvoll nennen, so meinen wir damit nicht, sie seien wertvoll für uns (denn wir stehen nicht in Austausch mit ihnen), sondern wertvoll verglichen mit andern. Das ethische Verhalten zu den Werten, das sie seinem Sinne nach als absolute erfaßt, kann sie nur als relative bestimmen. Die ästhetische Erfassung, der nur relative Werte zugänglich sind, Werte für den Erfassenden, setzt sie in ihrer Isolierung als absolute.

Beide Momente, die Relativität und die Absolutheit, müssen vorhanden sein in jedem Wertvollen; beide widersprechen einander und scheinen somit nicht miteinander bestehen zu können. Jedes allein kann aber auch nicht Wert konstituieren; was nur eines von beiden Momenten an sich trüge, wäre nicht wertvoll.

Unterscheiden wir von dem ästhetisch relativen, als dem eigentlich relativen, den ethisch relativen als den in Wahrheit absoluten Wert, so wäre ihr absoluter Wert uns, da wir Lebewesen sind, im Grunde unzugänglich. Nun aber haben wir früher festgestellt, daß der Grad seines Eigenwertes und seines Beziehungswertes bei jedem Lebendigen (und als Gut ist jedes Ding auch ein Lebendiges) gleich hoch ist. Aus dem Beziehungswerte eines Lebewesens, aus seinem Werte „für uns“ können wir also seinen Eigenwert, den Wert „an sich“ unmittelbar ablesen. Aber dieses „unmittelbar“ fordert eine Einschränkung oder vielmehr eine nähere Erklärung. Der Grad des Mittelseins eines Lebendigen war abhängig von dem Grade desjenigen Lebens, f ü r das es Mittel war (oder dieses war umgekehrt eine Funktion jenes); es war um so mehr Mittel, das heißt, es hatte einen um so höheren Wert als Mittel, je mehr dasjenige „Leben“ war, je höheres Leben dasjenige war, für das es Mittel war. Von der Lebensstufe, auf der wir selbst stehen, hängt es ab, was uns zu fördern vermag und ebenso auch die Strecke, um die es uns vorwärtsbringen kann. Hohe Werte erreichen und beeinflussen uns erst, wenn wir selbst schon ein gewisses Niveau erreicht haben und je wertvoller wir selbst sind, desto stärker wird ihr Eindruck und damit ihr Einfluß auf uns sein. Wer an der Spitze der Reihe sämtlicher Wesen stünde, wer die Idee „des Menschen“ vollkommen verwirklicht hätte, der wäre imstande und berechtigt, aus ihrer Bezüglichkeit auf ihn, die absolute Werthöhe aller Gegenstände zu bestimmen. Der

Mensch hat sein Ideal, das Unendliche und Absolute in ihm verdichtet zur Idee Gottes. Gott bestimmt und beurteilt also die Werte; er hat Wohlgefallen an der Barmherzigkeit, nicht am Opfer. Worauf beruht nun dieses Wohlgefallen? Hat die Barmherzigkeit für Gott denselben Wert wie für die Kreaturen, denen gegenüber sie geübt wird? Sicher nicht: ihnen gibt sie Brot, Kleidung, Obdach — kurz: sie erfüllt ihre Bedürfnisse. Gott aber hat keine Bedürfnisse. Soll der Wert aus der Befriedigung eines Bedürfnisses entstehen, so muß man auch Gott eines zusprechen. Das ist denn in der Tat geschehen; um einen Ausweg aus der Verlegenheit zu finden, ist man darauf verfallen, Gott das Bedürfnis des Geliebtwerdens zu vindizieren. „Fühlte Mangel, darum schuf er Geister ..." Gott soll den Wunsch haben, das Echo seiner Liebe für die Geschöpfe von ihnen zu empfangen, und soweit sie dieses göttliche Verlangen befriedigen, soweit haben sie Wert. Aber wenn wir selbst zugestehen wollten, daß den Dingen ihr Wert von dem Widerhall der göttlichen Liebe geliehen werde, — welche Förderung kann Gott aus der Befriedigung dieses Bedürfnisses erwachsen? Gott braucht nichts von außen, wie das einzelne Lebewesen es braucht. Gott ist selbst alles und vollkommen; er wird nicht m e h r durch das, was er empfängt, die unendliche Größe wird durch die Addition einer endlichen niemals vermehrt. Wenn es trotzdem etwas geben soll, das Wert hat für Gott, oder jedenfalls die Grenze, die Analogie eines Wertes, das Gott bejaht, an dem Gott Gefallen findet, so ist dieses Gefallen anderer Art als das Gefallen, das ein Lebewesen an einem solchen findet, das Wert für ihn hat. Wir können einstweilen sagen, Gott habe ein interesseloses Wohlgefallen an den Dingen, obgleich auch dies noch zu anthropomorphistisch ist. Das interesselose Wohlgefallen ist zugleich das objektive; denn weil derjenige, der dieses Wohlgefallen an einem Werte hat, ihn in keinem Sinne verbraucht, so wird er nicht durch seine subjektive Natur zu seiner Zustimmung zu ihm, überhaupt zu einer Auswahl unter den gegebenen Werten veranlaßt. Wir sind grundsätzlich objektiv, wenn wir den Dingen ein interesseloses Wohlgefallen entgegenbringen (was wir natürlich immer nur angenähert zustandebringen); das heißt, wenn wir solche Werte oder Werte in solchen Formen erfassen, die uns keinen Stoff für den Aufbau und den Lebensprozeß unserer Persönlichkeit liefern; und das interesselose Wohlgefallen ist selbst nur Annäherung der Affirmation. Die Forderung des interesselosen Wohlgefallens am Schönen, die Kant aufstellt, bedeutet eine ebenso radikale Absage an alles Pathologische wie seine Bestimmung, das ethische Handeln geschehe aus Pflicht, nicht aus Neigung. (Es ist dabei selbstverständlich, daß dieses interesselose Wohlgefallen nicht nur den von Kant gemeinten im engeren Sinne ästhetischen Werten gegenüber stattfinden kann, sondern allen gegenüber; für uns ist es ja gerade die Grenze der rein ethischen Einstellung.) Im Grunde ist nur Gott, der alles in sich enthält, der völlig abgeschlossen ist, nichts von sich abgibt und nichts empfängt, wahrhaft interesselos und objektiv. Weil Gott vollkommen ist, darum ist er auch gerecht. Nicht weil er vollkommen weise ist und vollkommen gütig und weil er alle möglichen positiven Eigenschaften in vollkommenem Maße besitzt, sondern weil er schlechthin vollkommen ist, das heißt mangellos.

Das Leben gelangt zum Werte und zum Werten nur durch seine Bedürfnisse. Aber wie schon für das Leben sich das Bedürfnis als Werterteiler unzulänglich erwiesen hat, so zeigt sich zuletzt gerade der Bedürfnislose — Gott — als der gerechte, der ideale Wertende. Über allem Werten steht als ethisches Ideal das interesselose Werten. Sobald aber dieses Ideal erreicht ist, können wir anscheinend nicht mehr von eigentlichem Werten sprechen. Denn jenes geschieht erst in dem Augenblick, in dem der Wertende alles in sich hineingezogen hat, nichts mehr außer sich, sich gegenüber vorfindet. Was wir werten sollen, das muß doch gerade außerhalb unserer sein, das darf doch nicht verflochten sein in unseren Lebensprozeß, unsere Persönlichkeit. Und so zeigt sich uns der Widerspruch, daß auf der Spitze des reinen Wertens die Voraussetzung für unser Wertenkönnen, das Vorhandensein eines Wertes für uns sich aufhebt und jenes unmöglich macht. Wenn Gott der Allumfassende sein soll, so kann es keinen „Wert" für ihn geben.

Alle Widersprüche und Paradoxien des menschlichen Verhaltens zum Wert spiegeln sich in den großen Gegensätzen der Weltanschauungen, wo wir sie gleichsam in extenso betrachten können. Diese großen Gegensätze sind die Lehren von der Transzendenz und der Immanenz Gottes in seinem Verhältnis zur Welt.

Die reine Immanenz Gottes in der Welt, der durchgeführte Substanzpantheismus erteilt der Welt im Ganzen einen unendlichen Wert; aber er vermag keine Wertverschiedenheiten zu begründen. Wenn alles Gott ist, so ist alles gleichermaßen wertvoll. Wenn Gott alles in sich begreift, so ist damit alles bejaht alles gerechtfertigt. Werten jedoch ist an die Anerkennung von Wertunterschieden gebunden. Fehlen diese so hat es keinen Sinn mehr, Gott als Richter über die Werte anzurufen. Denn erstens gibt es nichts mehr zu richten und zweitens kann Gott auch über den Wert der Welt als Ganzheit nicht richten, wenn er mit ihr zusammenfällt, weil Trennung, Gegenüber die Bedingung des Richtertums ist. Auch der Mensch kann nicht Richter sein über die Werte, wenn er sich ihnen — der Welt, in der sie wohnen — nicht gegenüberstellt. Die werterfassende Haltung, die dem Substanzpantheismus entspricht, ist das mystische Alleinheitsgefühl. Hier ist kein Austausch mehr, weil keine Zweiheit. Ich und Welt oder Ich und Wert stehen einander nicht mehr gegenüber, sondern fallen zusammen. Weder läßt sich noch sagen, die Welt habe Wert für das Ich, noch das Ich werte die Welt. Hier gibt es auch keine Unterschiede der Werte mehr, kein Höher und Tiefer; der Pantheismus ist selige Allbejahung. Diese Art des Wertfühlens ist nicht die des Geschmackes; der Geschmack hat die Aufgabe, zwischen den zwei Getrennten: Ich und Welt zu vermitteln; seine Vermittlung ist bedingt durch Unterschiede, durch eine Rangordnung der Gegenstände dieser Welt je nach ihrem Wert für das Ich. Seine Urfunktion ist die Wahl; Allverbrüderung ist „geschmacklos“.

Die Unmöglichkeit, daß Gott von der Welt eine Bereicherung, einen Zuwachs erfahre, findet aber nicht nur dann statt, wenn Gott mit der Welt identisch ist, ihr immanent, sondern ebensowohl auch dann, wenn Gott der Welt als ein absolut Jenseitiger, ein Wesensverschiedener gegenübersteht; auch in diesem Falle ist er vollkommen in sich abgeschlossen. Er ist dem Austausch mit der Welt auch hier entzogen, aller Wechselwirkung mit ihr enthoben, nicht weil er sie völlig in sich enthält, sondern weil er sie als ein Fremdes, Anderes sich gegenüber hat. Hier ist die Situation allerdings so, daß Gott Richter über die Welt sein kann; es gibt aber wiederum nichts zu richten. Wenn Gott ewig von ihr geschieden und unterschieden ist, wie kann die Welt dann überhaupt noch irgendeinen Wert enthalten? Die schlechthinige Transzendenz des Göttlichen läßt nicht nur keine Wertunterschiede entstehen, sondern entblößt die Welt überhaupt von allem Wert; die Welt ist dann das absolut Nichtige und Gott das allein Bejahungswürdige. Das Wertende enthüllt sich auf der Spitze als alleiniger Wert. Sobald wir annehmen, daß irgend etwas Gutes in der Welt sei, daß es irgendetwas gäbe, daran Gott Wohlgefallen haben kann, so müssen wir das Einwohnen eines Göttlichen in ihr annehmen. Die Liebe, die Barmherzigkeit, die Gott wohlgefällig sind, sind selber göttlich. Gott ist nicht nur Richter und Maßstab, sondern auch Ursprung und Träger alles Wertes. So kann der

Mensch Werte nur vorfinden, weil und sofern er sie erzeugt. Wie vorher von einem eigentlichen Werten nicht die Rede sein konnte, weil alles wertvoll war, so verbietet sich das Werten hier, weil nichts mehr wertvoll ist. Auch diese Welt der reinen Transzendenz ist nicht die des Geschmackes. Auch hier fehlt die Möglichkeit der Wahl so gut wie die Möglichkeit der Vermittlung. Der Geschmack schmeckt nur das, was dem Schmeckenden der Substanz nach gleich ist, ein schlechthin Anderes ist ihm unzugänglich.

Fassen wir den Gegensatz noch einmal zusammen: wo Gott der Welt als ein Jenseitiger gegenübersteht, da kann er Richter sein, da ist er objektiv, gerecht, weil er nichts gebraucht. Aber weil er nichts gebraucht, kann auch nichts mehr Wert haben für ihn; Wert ist ja nur das, was verwertet wird. Ebensowenig kann etwas Wert haben für einen Gott, der dem Universum immanent ist, der ganz mit ihm zusammenfällt. Hier fehlt Gott die Möglichkeit, sich den Werten gegenüberzustellen, ihr Richter zu sein. Außerdem gebraucht er auch hier nichts für sich, weil er schon alles in sich hat, nichts mehr hinzubekommen kann. Aber während dort alles gleichermaßen wertlos ist, getrennt vom Geist, dem Maßstab und Wertquell, so ist hier alles gleichermaßen wertvoll, weil gotterfüllt. Es ist ebenso sinnlos, Gott wertvoll zu nennen, wie es sinnlos ist, einen Wert anzunehmen, der nicht göttlich ist. Eine Wertlehre ohne den Gedanken Gottes kann für die Nationalökonomie sehr brauchbar sein, philosophisch ist sie ohne Bedeutung. Hier gibt es nur das Göttliche und das Gottlose, das Auserwählte und das Verworfene.

Die reine Immanenz und die reine Transzendenz Gottes können eine Wertlehre ebensowenig begründen wie eine Metaphysik, weil aus ihnen keine Bewegung, kein Zueinanderkommen des Jenseitigen und des Diesseitigen, des Unendlichen und des Endlichen entsteht. Wertlehre ist Metaphysik des Wertes, zu der eine Phänomenologie des Wertes immer nur Vorbereitung sein kann; dies gilt sowohl für eine materiale wie eine formale Wertlehre. Denn sobald die Form noch Wert ist, ist sie metaphysisches Prinzip, hat sie auch ihren Gegensatz, die Materie noch nicht völlig ausgestoßen, ebenso wie die materiale Wertlehre als wertunterscheidend, als stufensetzend einerseits das Moment der Form nicht völlig entbehren kann, andererseits die Niveauunterschiede des Materialen doch irgendwie als Intensitätsunterschiede einer identischen Wertmaterie, damit als weltkonstitutiv und metaphysisch begreifen muß.

Soll Gott Richter sein über die Werte der Welt, so muß er zugleich außer ihr und in ihr sein, ihr wesensverschieden und verwandt. Soll die Welt Werte enthalten, so muß sie göttlich und gottlos sein zugleich; so müssen ferner Unterschiede, Grade der Göttlichkeit in ihr angenommen werden, sie muß sich darstellen als eine Stufenfolge von Werten. Diese Stufenfolge, als das Ergebnis der Bewegung der Welt aus Gott und zu Gott, ist das eine Mal Abfall vom Göttlichen oder Emanation, das andere Mal Gottwerdung. Der dynamische Pantheismus enthält den Menschen als notwendiges Glied in sich; ohne den Menschen gäbe es nur einen Abfall der Welt von Gott; der Mensch allein kann die Rückkehr der Welt zu Gott vollziehen und bedeuten. Geht man von Gott aus, so kann die Dynamik zwischen Idee und Wirklichkeit sich nur in ihm vollziehen; man kann eine Bewegung annehmen, die von der ersten Reinheit Gottes zu seiner Selbstentfremdung geht und wieder als die zweite Reinheit in ihn zurück. Aber diese Bewegung innerhalb Gottes kann keinen Wert für ihn begründen; der Wert für den Menschen beruht nur auf der Möglichkeit, seine eigene Idee der Welt, als Universum, als Gott aufzufassen, sie beruht auf dem Vorhandensein eines Außerhalb, mit dem er sich abwechselnd identifiziert und von dem er sich unterscheidet. Der Wert ist nur für den Menschen als für einen, in den ein Äußeres, Anderes eintreten kann und der seinen Gehalt, seine Idee aus sich herauszusetzen vermag. Der Wert ist einmal jenes Aufgenommene, einmal dieses Abgeschiedene.

Daß wir nicht Gott sind, daß wir den Wert an sich nicht erfassen können, das erfordert, daß jeder Wert auch noch Reiz haben muß. Der Reiz ist die psychologische Form der Nützlichkeit. Ein Wert für Gott brauchte keinen Reiz mehr zu haben — Gott siehet das Herz an —, aber einen Wert für Gott gibt es eben nicht, und so muß jeder Wert noch Reiz haben, um ein Wert zu sein. Wo das Leben keinen Reiz mehr hat, da hat es auch keinen Wert mehr. Reiz ist die Beziehung des Wertvollen auf den Wertenden, Reiz ist die Bewegung des Wertvollen auf das Leben hin, die Antwort, die dieses von sich aus auf den Trieb und das Sollen gibt. Durch den Reiz ist der Wert vermittelt, für den Geschmack erfaßbar. Der Geschmack ergreift die Nährwerte sehr oft nicht direkt, sondern den Nährwerten sind wohlschmeckende Substanzen beigemischt, die ihn anreizen; ihre Beziehung auf den Geschmack ist ihr Reiz. Reiz ist der Wert — für das Andere und damit der aus sich herausgetretene, der „verkehrte" Wert —, das Andere des Wertes. Der Reiz war für den einen Typus von wertenden Persönlichkeiten die Form, die den Wert, den Gehalt sich selbst entfremdete; er ist die Unterbrechung der Innigkeit, der Verschmelzung; das immer wieder Auftauchen aus der Einheit gibt dieser Einheit immer erst wieder von neuem Wert. Für den andern ist der Reiz als das Lebendige, Gefühlsmäßige dasjenige, was die reine Feststellung immer begleitet, das interesselose Wohlgefallen, das doch immer noch ein Wohlgefallen ist, einen Genuß aus dem Wohlgefallen macht. Nur weil der Reiz für jede Partei „das Andere" ist, darum ist er auch das Bewegende. Es könnte zweifelhaft, ja paradox erscheinen, daß der Reiz ein wesentlicher und unentbehrlicher Bestandteil des Wertes ist. Denn in der Wirklichkeit scheinen Reiz und Wert sehr oft weit auseinander zu gehen, ja im Widerspruch miteinander zu stehen. Die pikante Speise, die den Gaumen kitzelt, ist keineswegs immer die nahrhafteste, allerdings kann keine Speise verdaut, also verwertet werden, ohne zur Absonderung des Magensaftes angeregt, gereizt zu haben. Unter den Frauen des alltäglichen Lebens, wo die Wahl im allgemeinen nicht zwischen Martha und Maria offensteht, sondern nur die Wahl zwischen Martha und Magdalena, erscheint ethisch gesehen Martha als der reizlose Wert, Magdalena als der wertlose Reiz. Es gibt Personen, denen wir einen hohen Wert zusprechen müssen, wenn wir in ihrer Abwesenheit über sie nachdenken, wenn wir uns in einem Abstande von ihnen befinden, deren Gegenwart aber nicht den geringsten Zauber für uns hat. Es gibt andere, von denen wir jedesmal gefesselt und angezogen werden, wenn wir mit ihnen zusammen sind, deren Charakter uns aber sogleich als gering und nichtig erscheint, wenn wir uns nachher auf sie besinnen. Aber eben darin, daß beide uns nicht unter allen Umständen zusagen, liegt, daß beiden etwas fehlt. Der Mensch, dessen Vorzüge wir nur feststellen ohne die geringste Wärme, etwa so wie das Eintreten einer Mondfinsternis, hat keine Bedeutung und keinen Wert für uns. Und wenn er bei allen andern Menschen nur diese Feststellung hervorriefe, nirgends eine affektive Regung, so wäre er auch überhaupt wertlos. Die pure Tüchtigkeit eines Menschen, die reine Leistung ist jedoch nur eine Abstraktion (hinter welcher doch immer noch eine Gesinnung stehen und irgendein wenn auch noch so schwaches Echo finden muß) und so ist Martha als Typus nur eine Grenze, das Symbol der reinen abstrakten Dauer (das „Werk" ist das, was dauert), der gegenüber Magdalena als das Symbol des Augenblicks, der absoluten Fülle und Gegenwart, gelten kann, die zwar ganz und gar von sich einnimmt, wenn man sie genießt, sich aber hinterher in der Reflektion als das Leere und Nichtige erweist. Für den Ästheten freilich sind Augenblick und Dirne das Wertvolle schlechthin. Wie aber Dauer und Augenblick sich zu dem Begriffe der Ewigkeit verbinden, Martha und Magdalena ihre höhere Synthese in Maria finden, dem Symbol der Ewigkeit, so verbinden sich ebenso Reiz und Wert zu einer übergreifenden Gemeinsamkeit, die nun freilich auch wiederum Wert heißt, aber jetzt ein Wert ist, der den Reiz mit einschließt, ihm nicht nur gegenübersteht, der also jetzt der wahre Wert ist.

Wie über dem Wert der Grenzbegriff der Form, der Vollkommenheit, des reinen schlichten Seins steht, so steht über dem Werten der Grenzbegriff des interesselosen Wohlgefallens, des ganz kühlen, von allen Leidenschaften und Begierden verlassenen, von allen Gefühlen entleerten, alles Lebens beraubten Wertens. Die strenge Form hat etwas Unnahbares, Unzugängliches; sie ist trotz ihrer Bedeutung oder gerade wegen ihrer nicht mehr Wert, Verwertbares, Fruchtbares im eigentlichen Sinne. Die höchste Form des Wertens ist hier das einfache Jasagen zur Welt, das schlichte Hinnehmen und Geltenlassen, die Bestätigung. Demgegenüber gibt es ein anderes Extrem des Wertens wie des Wertes. Im pantheistischen Weltgefühl lebt das Subjekt mit dem All verschmolzen. Weil dasjenige, das es umgibt, dasselbe ist wie es selbst, kein anderes ihm gegenüber, so kann man wiederum nicht sagen, daß es ein Wert für es sei. Nun erfüllt gerade diese Haltung das andere Ideal des Wertens, das der Innigkeit kann man es vielleicht nennen. Man könnte es auch das adäquate Werterfassen nennen. Wenn man verlangt, daß die Werte adäquat erfaßt werden sollen, so kann man darunter verstehen, daß die Ergriffenheit des Wertenden der Werthöhe entsprechen solle. In diesem Sinne findet ein adäquates Werten nur beim Mystiker statt. Für ihn ist wirklich Gott als absoluter Wert zugleich der einzige Quell der Lust. Für den gewöhnlichen Menschen besteht das Paradoxon, daß die Höhe eines Wertes und die Lust, die er erweckt, fast in umgekehrtem Verhältnisse zueinander stehen. Je niedriger ein Wert ist, desto lebensnäher, desto gleichartiger mit dem Animalischen, desto weniger braucht er in einen Umwandlungsprozeß einzugehen, um assimiliert zu werden, desto größer die Bequemlichkeit seiner Aufnahme. Nur wo alle diese irdischen Dinge als etwas erfahren werden, das allein dem Vordergrunde angehört, wo hinter ihnen Gott, das Absolute gesehen wird, als eine Substanz, die noch weit tiefer im Leben liegt und zu der wir kommen, wenn wir durch alle Oberfläche immer mehr in uns selbst hinabsteigen, nur wo diese rückläufige Transsubstantiation des Irdischen und Leiblichen vorgenommen wird, dort wird das ästhetische Ideal des Wertens erfüllt.

Dieses Ideal ist ebensosehr das Resultat einer Entwicklung

wie das interesselose Wohlgefallen, in der Idee der menschlichen Entwicklung gehören sie zusammen. Wenn wir eine Grube graben in den Erdboden hinein und daneben die ausgeschaufelte Erde auf einen Haufen werfen, so bildet die niedrigste Schicht dieses Hügels die zuerst hervorgegrabene Erde, die das Loch oberflächlich bedeckt hatte. Die Erde, die am tiefsten im Boden gelegen hatte, kommt auf dem Hügel obenan zu liegen, wird seine Spitze und Krönung. Ebenso verfahren wir, wenn wir das Erdreich unserer Seele aufwühlen und unsere eigene Gestalt bauen. Jede tiefere Schicht des Elementaren, zu der wir gelangen, wird als Gebildetes ein Höheres, das sich auf das früher Bearbeitete aufbaut; das Tiefste und das Höchste sind ihrem Wesen nach identisch, nur verschieden in ihrer Erscheinung. Man kann deshalb die hohe sittliche Spitze nicht aufrichten, ohne in die ästhetische Tiefe hineingegangen zu sein.

Die Grenzen des Wertens sind die Höhepunkte, zu denen das Werten strebt, die Annäherung an sie geschieht in einer Entwickelung. Diese Entwickelung besteht demnach einerseits in einer Steigerung der Innigkeit, andererseits in einer Zunahme der Interesselosigkeit. (Es ist ein Strömen zum Absoluten als dem Ziele und eine Rückwendung zum Absoluten als dem Ursprung, es ist zugleich ein Übergang von der schlichten ungebrochenen Immanenz der Idee im Leben, von der ersten Einheit zu den beiden Transzendenzen des Quelles und der Mündung, und ein Übergang von der Transzendenz des Jenseitigen in seine Immanenz, in seine Verlebendigung.) Im Verlaufe des Lebens werden beide Richtungen immer stärker, andererseits findet eine dauernde Verwandlung des „Lebens“ statt in die Gestalt, welcher anscheinend die entgegengesetzte Verwandlung des Logos in Leben die Wage hält. Bei fortschreitender Entwickelung wird (von außen gesehen) das Leben in Gestalt verwandelt, in Vernünftiges, Überschaubares, Berechenbares andererseits wird alles auch als Leben intensiver. Zuerst war beides (als Erlebnis) noch ungeschieden. Durch die Erstarkung des Rationalen, Bewußten, wird auch das Leben als solches selbst bewußt, abgehoben, geschieden von seinem Gegensatz, in seiner Eigenart gestärkt. Die Amplitude zwischen beiden wird weiter. Wohl ist das Leben „reiner“ bei den primitiven Lebewesen; es wird mehr bloß erlebt, ungespalten, reflexionslos erfahren auf den niederen Stufen des Menschentums als auf den höheren. Die Reinheit des einen Faktors, d. h. die relative Freiheit vom andern, ist jedoch nicht gleichbedeutend mit seiner Stärke, diese nimmt hier zu, wo jene schwindet. Die Verstärkung des

Lebens ist deshalb kein Widerspruch zu seiner Verwandlung (in Gestalt), weil Leben und Gestalt nur Phasen desselben Absoluten sind und nur zu begreifen als Richtungen desselben in sich, als seine gegeneinander gespannten Gegensätze. Gott ist sowohl die reine Einheit beider Gegensätze als auch ihre absolute Dualität in einer Verknüpfung, die uns unfaßlich bleibt. Der Mensch ist seiner Idee nach die dynamische Einheit des Monismus und des Dualismus. Gottes Werten erfüllt zugleich die Ideale der Gerechtigkeit und der Innigkeit, ohne teilzuhaben an dem Zwischenzustand, der Vermittlung zwischen beiden, welche das menschliche Werten auszeichnet, der spezifischen Gerechtigkeit in der Innigkeit, der Abstufung des Ergriffenseins; damit ist dieses Werten kein Werten mehr. Wir Menschen gelangen niemals zur reinen Abhebung von der Welt und zur reinen Verschmelzung mit ihr. Beides sind nur Grenzen unseres Wertens. Und indem wir zwischen den Extremen der Diesseitigkeit und der Transzendenz uns bewegen, ist unser Werten auch niemals die reine Erfüllung eines der beiden Typen. Aller Interesselosigkeit ist noch Innigkeit beigemischt — auch das reine Sein wird noch festgestellt mit dem Pathos der Wahrheitsfreude —, alle Innigkeit hegt noch Abhebung, Gegenüberstehen, Vergleichung und damit Gerechtigkeit in sich; die Gegensätze sind immer nur relativ, Stationen einer Bewegung.

Die wirkliche Individualität ist eingehüllt von einer Unendlichkeit möglicher, welche nur in der Phantasie existieren, solange diese Möglichkeiten noch unerfüllte sind. Als bloße Möglichkeiten führen die andern Persönlichkeiten in uns noch ein schemenhaftes Dasein; der wirkliche Mensch erfaßt ihre Eigenarten und zugleich die ihnen entsprechenden Werte nur in einer noch leeren Weise. Je mehr er sie von sich aus erwärmt und durchblutet hat, desto eindringlicher werden sie und ihre Welten ihre Forderungen geltend machen, desto intensivere Wertungen werden sie hervorrufen. Das Werten dessen, was an Bedürfnissen und Notwendigkeiten in den möglichen Persönlichkeiten vorgezeichnet ist, bleibt — solange diese reine Möglichkeiten sind, nicht einbezogen in die Lebendigkeit des Wirklichen — noch matt und unerlebt. Die möglichen Persönlichkeiten stehen zuerst als blasse Phantasmata um die wirkliche her und werden erst allmählich in sie hineingezogen, so wird die Objektivität in einem Prozesse der Erweiterung der Wirklichkeit um alle ihre Möglichkeiten gewonnen. Objektivität ist — als Zusammensein der Beziehungen zur Totalität der Werte und des ihnen Gegenüberstehens — erst erreichbar als eine Folge der Innigkeit, erst möglich, wenn alles Wertvolle mit dem lebendigen Gefühl, mit Leidenschaft und Pathos ergriffen ist, obwohl sie zugleich die Überwindung des Pathologischen ist. Sie kann erst gewonnen sein, nachdem die Persönlichkeit alles Mögliche in sich aufgenommen, d. h. wirklich gemacht hat, sich aber dann wieder von allem loslöst und trennt, sich allem, was sie in sich hat, wieder gegenüberstellt. Erst wer die ganze Welt in sich hat, kann alles durchlaufen und vergleichen, jedem seinen richtigen Platz anweisen. Die menschliche Objektivität, die sich erst in einer Entwickelung herstellt, ist also ungleich der göttlichen. Sie besteht nicht darin, daß er die „absolute Welt", die wirkliche Ordnung realisieren kann, sondern nur darin, daß er sich entfernen kann von seiner jetzt als absolut gesetzten Welt und sich ihr wieder nähern. Sie ist der nunmehr freiwillig erwählte Orientierungspunkt, der auch freiwillig verlassen werden kann, aber nie endgültig verlassen werden darf, soll die Persönlichkeit sich selbst, ihren Charakter nicht verlieren. Das Leben im Absoluten ist dann bewußte Oszillation zwischen dem Verharren im Eigenen und dem Schweben über dem Eigenen und dem Fremden.

Der einzige Weg, auf dem der Mensch zu einer gerechten Wertung kommen kann, ist der, sich sich selber gegenüberzustellen, sich seiner Eigentümlichkeit bewußt zu werden und durch die Erhebung über sich selbst die Sehstörungen auszugleichen, die perspektivischen Verzerrungen zu rektifizieren, die durch eine Betrachtung von einem bestimmten Punkte der Welt aus entstehen. Zu dieser Bewußtheit und Beweglichkeit führt der Weg von jedem Punkte aus; alle sind gleichwertig, wenn sie nicht festgehalten werden, sondern nur als Durchgangspunkte und Ruhestellen benutzt werden für den Weg über alle andern Punkte zur Totalität und wieder zurück in den Ausgangspunkt.

Der Geschmack beruht auf dem beständigen Ineinanderwirken beider Faktoren, des subjektiven und des objektiven Werterfassens. Er ist zwar immer das vom Zentrum herkommende, vitale und nützlichkeitsbestimmte Wählen der Dinge; aber unter dem Einfluß des objektiven Werterfassens verändert und verfeinert er sich und sucht das Förderliche im jeweils objektiv Höheren; die wirkliche Persönlichkeit ist nicht unabhängig von der Gesamtheit der möglichen in ihr. Die Objektivität oder die Variationsfähigkeit des Standpunktes für die Phantasie, welche ein Vergleichen ermöglicht, wirkt wie ein Stachel auf das einseitig veranlagte Subjekt und treibt es, indem es ihm immer neue Werte außerhalb zeigt, fortwährend dazu, seine Kapazität bis zu ihnen hin auszudehnen. Die Persönlichkeit erweitert ihre Grenzen, indem sie

sie beständig überschreitet. Darauf beruht ihre Fähigkeit, sich immer wieder sich selber gegenüberzustellen. Indem der Geschmack vergleichen lernt und das objektiv Höherstehende dem Tieferen vorzuziehen, ist seine Objektivität dennoch zunächst nur eine scheinbare. Denn das Höhere wird hier nur deshalb vorgezogen, weil die auf eine höhere Stufe emporgehobene Persönlichkeit jetzt Höheres braucht als sie früher bedurft hatte. Der Mensch wird schließlich durch jeden Wert, den er irgendwie erfaßt, in sich hineinzieht, gefördert, in seinem Leben gestärkt. Jeder aufgenommene Wert berührt, verändert, bereichert seine Substanz, ist zugleich Nutzen. Weil der Mensch ein Wesen ist, das nicht von Anfang an fertig, in sich abgeschlossen dasteht, wie Gott, sondern das sich entwickelt, so wird jeder Wert zugleich als Mittel der Steigerung benutzt. Das Wachstum, die Verwandlung geschieht nur mit Hilfe des Stoffwechsels, der Aufnahme von Wertvollem und der Abscheidung des wertlos Gewordenen. Indem die Objektivität sich so doch wieder in den Dienst des Lebens (in den Dienst des Wachstums der Persönlichkeit), der Subjektivität stellt, ist sie als Faktor des Geschmackes keine wahre endgültige Interesselosigkeit. Wird sie aber nicht als Faktor des Geschmackes, als ein zur Entwickelung der Gestaltbildung Beitragendes betrachtet, sondern trennt man sie ab von dieser ihrer Funktion, bleibt man für den Augenblick in ihr und bei ihr stehen, so ist sie doch wiederum eine Vorwegnahme jener letzten Objektivität, die erst eintritt, wo die Persönlichkeit vollkommen geworden ist. Weil diese Vollkommenheit nur ein Postulat ist, eine Idee, die als solche nie verwirklicht wird, so ist diese Antizipation im Moment die einzige Form, in der die Objektivität wirklich werden kann. Das Göttliche ist im Menschlichen nur als ausdehnungsloser Moment, während es ihm andererseits gegenüberstand als das Zeitlose dem Zeitlichen. Weil in der Oszillation das Subjektive ebenso wieder verlassen wird wie das Objektive und beide nur Momente sind, so wird nun durch den vitalen Dienst, den das Objektive der Idee, der Persönlichkeit leistet, seine Würde als Objektives, Überpersönliches nicht aufgehoben, sondern der Moment isoliert sich aus der Zeitreihe der Entwickelung und hat seine Sonderexistenz, seine Sonderbedeutung als das Überpersönliche im Persönlichen.

Die Entwicklung der Persönlichkeit — sowohl der ästhetischen wie der ethischen — vollzieht sich immer nur in der Wechselwirkung der beiden Faktoren, und diese Formen als Typen unterscheiden sich nur dadurch voneinander, daß einmal der eine Faktor, das andere Mal der andere dominiert. Nun aber gibt es Personen, und sie sind weitaus die zahlreichsten, bei denen das Dominieren des einen Faktors in ein fast vollständiges Isolieren vom andern übergeht. Dann wird entweder der entgegengesetzte Faktor völlig seiner Wirksamkeit beraubt, der Mensch wird gänzlich einseitig, oder die Wechselwirkung allein wird unterbunden, und beide bleiben getrennt. Dabei können sie sich wohl verstärken, an Kraft gewinnen, aber die Persönlichkeit entwickelt sich nicht.

Wir haben gesehen, daß das Auftauchen der Werte am ethischen Horizont einerseits begleitet ist von einem ersten vagen, noch leeren und unlebendigen Erfassen, daß aber diese leere Intention übergeht in eine erfüllte, intensive. Damit ist das Auftauchen der Werte ein Mittel zur Entwickelung der Persönlichkeit, durchaus in den Dienst des Lebens, der Idee gestellt. Nicht überall jedoch wird von diesem Mittel der Entwickelung Gebrauch gemacht; das geschieht nur dort, wo das Ethische als gestaltbildend dem Ästhetischen oder das Ästhetische als verlebendigend dem Ethischen unterworfen wird. Wo aber die Persönlichkeit eine bestimmte Wirklichkeit (bzw. gar nichts) sein will, da verstattet sie den Möglichkeiten keinen Einfluß auf ihr Werden, da unterbindet sie das Zuströmen ihrer Werte in sie. Hier kommt es also zu einer endgültigen, nicht jeweils vorläufigen Trennung zwischen leerem und erfülltem Werten. Das leere Werten ist der Gegensatz jenes interesselosen Wohlgefallens, mit dem es seiner „Kühle“ wegen leicht verwechselt werden kann. Dieses ist die Schätzung der Werte, nachdem sie ihren Nutzen gespendet haben, jene das Werten, bevor ein Nutzen, eine Förderung stattgefunden hat, ja ohne eine solche zu begründen. Dort liegen dem Werten die verklärten idealisierten Gefühle des ehemaligen Lebens zugrunde, hier nur unlebendige Pseudogefühle. Hier läßt sich kaum schon von Werten sprechen. Alles Werten ist schließlich irgendwie gegründet auf das Gefühl eines substantiellen Zusammenhanges und einer dadurch begründeten Bereicherung mit dem Gewerteten. Wenn wir die Allgemeinheit abschnüren von der Einzigkeit, die Möglichkeiten losreißen von der blutwarmen Wirklichkeit, so haben wir die Nabelschnur zerschnitten, die von jener zu dieser hinübergeht, so haben wir dieser die Quelle abgegraben, aus der sie sich speist. Wo diese innere Abspaltung einer Wirklichkeit von ihren Möglichkeiten eingetreten ist, da bleibt der Geschmack ein roher unverfeinerter Instinkt, der entweder seine eigenen Wege geht oder unterdrückt werden muß. Die Erweiterung des Wissens, die Tätigkeit der Phantasie ist nicht imstande, ihn zu bessern, wird nicht fruchtbar. Wo hingegen der Geschmack in Zusammenhang mit der ganzen Persönlichkeit bleibt, da entwickelt er sich zugleich mit ihr und nimmt auch teil an ihrer wachsenden Erweiterung oder vielmehr läßt die Persönlichkeit sich von ihm ausdehnen und in die Höhe führen.

Die beiden verschiedenen Typen, der gespaltene und der einheitliche, kommen natürlich wie alle durch Konstruktion gefundenen Typen rein nicht vor. Es ist deshalb unmöglich, den gespaltenen auszuschließen aus einer Lehre von den Erscheinungen des Geschmackes. Ebensowenig können wir irgendeine Grenze ziehen und sagen, von einem bestimmten Grade der Einheitlichkeit an rechnen wir einen Menschen zu den dem Geschmacke unterworfenen Personen, unterhalb dieser Stufe schließen wir ihn aus. Denn es gibt sicher zahllose verschiedene Grade der Erfüllung: vom bloßen leeren Wissen um den Wert (das in ganz extremen Fällen auch verschwindet) bis zur innigsten Durchdringung führt eine vielleicht kontinuierliche Stufenleiter.

Die Zwiespältigkeit im Werten kommt so häufig vor, daß es nicht schwer ist, eine konkrete Vorstellung davon zu geben. Es kann z. B. jemand sagen: ich weiß sehr wohl, daß Beethovens neunte Symphonie eine großartige Kunstschöpfung ist und der Walzer aus Puppchen völlig bedeutungslos; ich höre ihn aber trotzdem lieber. Oder: Goethes Wilhelm Meister ist freilich etwas unvergleichlich viel Wertvolleres als ein Roman von Rudolf Herzog oder Walther Bloem; aber ich habe einen größeren Genuß, wenn ich diese lese als bei jenem. Was ist nun der „Geschmack" dieser Person, Beethoven und Goethe oder Puppchen und Unterhaltungslektüre? Im allgemeinen macht man sich die Beantwortung dieser Frage allzu leicht, indem man etwa entgegnet: dieser Mensch hat ein wirkliches Verhältnis nur zu den Erzeugnissen der minderen Gattung; bloß sie gefallen ihm unmittelbar, und von selbst wäre er nie zu einer Schätzung der großen Kunstwerke gelangt. Er spricht nur deshalb achtungsvoll von ihnen, weil die andern sie so hoch bewerten; im besten Falle steht er unter einer Suggestion. Aber so einfach liegt die Sache doch nicht; es gibt tatsächlich ein originäres, echtes Erfassen von Werten, das dennoch keine lebendige Beziehung begründet, sondern gewissermaßen außerhalb des eigentlichen Lebens verläuft. Es werden Werte erfaßt, die keinen direkten Beitrag liefern zur Entwicklung, die das Gefühl nicht zwingen, das Handeln nicht beeinflussen. (Man erinnere sich an das, was vorher über die größere Lebensnähe und leichtere Assimilierbarkeit niederer Werte im Verhältnis zu den höheren gesagt worden ist.) Hierher gehört auch die Möglichkeit, dem eigenen Besserwissen zuwiderzuhandeln, das berühmte: meliora probo, deteriora sequor.

Das Ich kann dort, wo eine solche Spaltung vorliegt, entweder sich selbst auf eine der beiden Seiten stellen und die andere unterdrücken oder sie kann beide nebeneinander bestehen lassen und in der Praxis von einer zur andern schwanken, bzw. dauernd in innerer Zweiheit verharren. Die „ethische“ Isolation sucht das Instinktleben, das Naturhafte, völlig auszulöschen. Hier liegt die Wurzel des Unechten, des Cant, aber auch der Prüderie und der harmlosen Schwärmerei für „das Höhere“. Der echte Philister, für den die Literatur nur aus „unsern Klassikern“ besteht, das Angelsächsische, Altjungfernhafte, der Oberlehrer, der alles Derbe und Volkstümliche nur in antiker Verbrämung genießen kann; hierher gehören auch gewisse Ausartungen und Übersteigerungen eines ästhetischen Formalismus, für den die Musik weder Pathos noch Gehalt mehr besitzen darf, hierher gehört ein pedantisches gelehrtenhaftes Kennertum, das sich mit den Werken der Kunst und mit allem, was sonst aus dem bewegten Leben der großen Einzelnen und Völker hervorgegangen ist, in einer rein äußerlichen und dabei höchst anspruchsvollen Weise zu tun macht, das alles bloß noch abschätzen, beurteilen, einordnen, katalogisieren kann, ohne irgendwo eine persönliche Beziehung anzuknüpfen. Die ästhetische Isolation umgekehrt läßt das leer Erfaßte unbeachtet draußen und begnügt sich ganz mit dem Sinnlichen, Naturhaften und zieht sich zurück auf das ebenso geistverlassene, leere und bewußtlose tierische Genießen. Natürlich kann hier von einer Wirksamkeit des Geschmackes genau so wenig gesprochen werden wie dort. In den meisten Fällen mißlingt jedoch dem in ethischer Isolation lebenden Menschen der Versuch, „das Fleisch abzutöten“. Neben dem „Höheren“ in ihm führt dann das Sinnliche sein kräftiges, abgesondertes Dasein. Nicht nur so, daß es bisweilen wider den Willen seines Besitzers hervorbricht und sich rächt für die ihm angetane Unterdrückung, sondern so, daß ihm sein Recht ausdrücklich zugebilligt wird, das ihm eine besondere Provinz neben der andern geistigen von vornherein eingeräumt wird. Hier, in dieser Verselbständigung der beiden Faktoren des Geschmackes, liegt auch die weniger harmlose Kehrseite des Philistertums begründet, die Heuchelei. Neben der „idealen Ehe“ die gemeinste Sinnlichkeit, neben der Verehrung des „Wahren, Guten, Schönen“ das Schwelgen in rohen viehischen Genüssen, neben der strengsten Frömmigkeit und Kirchlichkeit die krasse Selbstsucht und Gewissenlosigkeit im Verdienen. Die Trennung von Theorie und

Praxis wird ausdrücklich sanktioniert, zum Losungswort gemacht. —

Von allen lebenden Wesen kann man sagen, daß sie mit jedem Schritte, den sie in das Leben hineintun, sich zugleich dem Tode nähern. Jeder Augenblick ihres Daseins ist leben, das ist sich entwickeln, erweitern, zunehmen, und ist zugleich sterben, abnehmen, schwächer werden, sich mindern. Andererseits gibt es aber auch einen Zeitpunkt, einerlei ob er mit Sicherheit feststellbar ist, wo wir sagen: jetzt wird das Lebewesen bzw. der Mensch wirklich alt. In der ersten Hälfte des Lebens scheint es, als würde das Lebewesen in immer prägnanterem Sinne lebendig; es wird kraftstrotzender, stärker, safterfüllter, blühender. Dann kommt eine kurze Spanne der Reife, der höchsten Schönheit, und schon beginnt der Abstieg vom Gipfel, es geht erst langsam, dann immer schneller dem Tale des Todes zu. Wir haben früher gesehen, daß der Staat bzw. die Nation ein Gegenbild der individuellen Idee sowohl wie des Universums darstellt, insofern als die Zweiheit der Geistestypen sich in zwei extrem verschiedenen Verhaltungsweisen zur politischen Gemeinschaft ausdrückt. Individualität und Universum bieten die gemeinsame Schwierigkeit, daß wir sie nicht von außen betrachten und beschreiben können. Der Staat ist als ein konkretes geschichtliches Gebilde ein günstigeres Demonstrationsobjekt. Freilich sind auch die Anfänge der Staatenbildung, der Entstehung von politischen Gemeinschaften, in Dunkel gehüllt. Aber die Theorien über ihre Entstehung sind doch faßlicher, greifbarer als die Theorien über die ersten Regungen der individuellen Seele und über die Weltentstehung. Zwei solcher Theorien finden wir nebeneinander: einmal wird die Entstehung des Staates abgeleitet aus der Familie, einmal aus den sogenannten „Männerbünden“ (deren gemeinsame anfängliche Indifferenz wiederum in der Horde liegt, im Clan, in der Gens). Es kommt uns nicht darauf an, ob und wieweit diese Theorien wahr sind, d. h. die Anfänge der politischen Gemeinschaften richtig beschreiben. Es kommt uns nur darauf an, daß diese beiden Theorien ihre Notwendigkeit und Berechtigung haben, insofern sie die Formen sind, unter denen der menschliche Geist seine eigenen ersten Schritte zu begreifen und darzustellen sich genötigt sieht. Die Familie als Ursprung der Volksgemeinschaft, sie bedeutet die anfängliche Indifferenz des Geistigen und des Natürlichen, des Sittlichen und des Sinnlichen, aus der sich die einzelnen Seiten erst herauslösen. Die Männerbünde dagegen — sie sind nichts anderes als die härteste Dualität der beiden schon in der primitiven menschlichen Seele bereitliegenden Mächte. Die Männerbünde, das ist das ursprünglich männliche Dasein, ist die Spannung von absoluter Freiheit (des Schweifens im Müßiggang, auf der Jagd, auf dem Kriegspfade) und absoluter Gebundenheit, die als Pflicht dem relativen Zwang entgegensteht, unter dem das weibliche Dasein in der Familie verläuft; die Spannung von absoluter Einsamkeit und absoluter Gemeinschaft — die Familie als Einheit und Beziehung verschiedener, nicht völlig gleichartiger Glieder ist nur relative Gemeinschaft — von absoluter Muße und absoluter Arbeit, das ist nämlich Arbeit in der Form des Kampfes, der unmittelbaren dringenden Selbsterhaltung, der eigentlichen, intensiven Arbeit. Alle Arbeit ist noch Kampf, Bezwingen eines Stoffes, Überwindung eines Widerstandes; aber der Kampf von Mensch zu Mensch (oder auch der Kampf mit dem wilden Tiere) ist die wahre Arbeit, die Quintessenz der Arbeit. Nur wo jede falsche Bewegung den Tod bringen kann, wird die Aufmerksamkeit angespannt, gesammelt, das Auge scharf, die Hand fest und sicher. Man kann sich die weitere Entwickelung dann vorstellen sowohl als ein immer deutlicheres, freieres Heraustreten aus der anfänglichen Einheit der Familie als auch als eine wachsende Annäherung der entgegengesetzten Faktoren des männlichen Lebens und ihre zunehmende Durchdringung. In der Familie, indem sie sich zur Sippe, zum Stamm, zur Nation erweitert, und wiederum zusammennimmt zur Ehe und engen Häuslichkeit, entsteht eine immer breitere Kluft zwischen der Innerlichkeit, dem Gefühlsleben und der Äußerlichkeit, den Formen des Rechts, der Politik, der Wirtschaft, so wie die erste Ununterschiedenheit des mystisch-magischen Denkens sich teilt in das religiöse und das wissenschaftliche Denken. Alles dies, was wir uns im Beginne noch ungeschieden und durcheinander, aneinander gebunden vorstellen müssen, wird allmählich frei, löst sich voneinander los, entwickelt sich selbständig und stellt sich zuletzt in kräftigen Gegensatz zum andern. Andererseits nähern sich die großen Gegensätze des primitiven Lebens einander und verflechten sich immer feiner. Die Arbeit beschränkt sich nicht mehr auf den Kampf bzw. die Jagd; sie verliert damit an Konzentration, sie erlaubt eine größere Lässigkeit; so kann ihr Gegensatz, die Muße, in sie eintreten, während sie als vollständige Muße durch die zunehmende Herrschaft der Arbeit beschränkt und endlich aufgehoben wird. Das sozialistische Ideal ist eine mäßige, nicht allzu anstrengende Arbeit; aber daneben eine Muße, die zur Bildung des Arbeiters, der körperlichen Ausbildung, dem Sport, oder der geistigen Ausbildung, als dem Besuche von Volkshochschulen, der Teilnahme an künstlerischen Genüssen usw. verwendet werden soll und deshalb auch keine eigentliche Muße mehr ist, sondern vielleicht mehr Anspannung und Selbstüberwindung erfordert als die eigentliche sogenannte Arbeit. Die beiden Pole nähern sich hier auf das stärkste. Genau so ergeht es den andern Formen der Duplizität. Die Gemeinschaft wird freier, läßt dem Willen der Einzelnen einen breiteren Spielraum, aber zugleich zieht sie einen immer größeren Teil seines Daseins unter ihre Botmäßigkeit und schmälert seine absolute Freiheit in eben dem Maße wie sie ihm relative Freiheit gewährt oder verschafft. Damit wird notwendigerweise auch die Möglichkeit einsam zu sein immer mehr aufgehoben. Indem die Herrschaft der Gemeinschaft zugleich umfassender und lockerer wird, bindet sie den Einzelnen innerlicher an sich und verlangt, daß er ihr immer mehr von seiner Arbeit und seinen Gemütskräften widme. Man vergleiche die Geschiedenheit des noch tierhaften Schweifens in der Natur und das ganz kreatürliche Mitleben mit ihr, da Tiere noch Freunde und Verwandte sind, und das völlig sakral Gebundene der frühen Gemeinschaft mit dem vollständigen Ineinander der Gegensätze in unserer Gesellschaft. Die Gesellschaft hat nichts mehr von der weihevollen Strenge des Geistes, sie ist ganz naturalistisch, triebhaft, fließend geworden. Dafür aber haben die Menschen auch fast gänzlich die Fähigkeit des Mitlebens mit der Natur eingebüßt, zu der nicht nur Freiheit und Muße, sondern auch Einsamkeit gehören. Wie man die Natur in die Gesellschaft trägt, so trägt man die Gesellschaft in die Natur. Die harmlose Form dieser geschmacklosen Zwitterhaftigkeit ist das massenhafte Wandern von Schülern und anderen jugendlichen Personen mit Lautenspiel und Gesang — die Natur aber will Schweigen; sie ist auch keine Dirne, die der Masse sich hinwirft, sondern eine keusche Frau, um die der Eine lange und ernsthaft werben muß, wenn er sie erwerben will. Die häßliche Form dieser modernen Verwechselung von Natur und Gesellschaft aber ist das Treiben in den Bädern, an der Seeküste und den Flußufern, wo eine einesteils noch ganz ungebildete oder auch durch Überzivilisation entartete und abgestumpfte Menge der Natur näherzukommen glaubt dadurch, daß sie in ihrem Betragen alle von der Gesellschaft geschaffenen und überlieferten Formen abstreift oder verleugnet. Natur aber kann man nicht erleben dadurch, daß man formlos wird; sondern nur in der Oszillation der Seele zwischen Gestalthaftigkeit und Gestaltlosigkeit, als Abhebung von ihrem Gegensatz offenbart sich dem Kulturmenschen die Natur. Der größte Künstler, der die Form am stärksten bejaht, wird auch vom ganz Elementaren, vom Medium der Lebendigkeit am tiefsten erschüttert. Die Wiedergeburt der antiken Form in der Renaissance bringt zugleich die Wiedergeburt oder doch die Vertiefung des Naturgefühls. Der Bauer, der in seiner Arbeit der Natur nahekommt und in seinem übrigen Leben sich allen Vorschriften ländlicher Sitte streng unterwirft, der große Herr, der in der Gesellschaft die Form tadellos beherrscht und ausübt und nur einsam auf der Jagd, im Gebirge, in die Natur eintaucht wie in ein frisches Bad, sie verbinden allein noch Natur und Gesellschaft auf eine Weise, die der gute Geschmack vorschreibt und billigt.

Die Entwickelung der individuellen Idee erscheint ebenso wie die Entwickelung der politischen Einheit als das Hervorgehen aus einer Indifferenz wie als Durchdringung zweier Gegensätze. Der jugendliche Mensch unterscheidet sich von dem älteren einmal durch die größere Ungeschiedenheit, das stärkere Durcheinanderfließen seiner Gefühle und Erlebnisse, einmal durch den schrofferen Widerspruch seines Idealismus gegen das Wirkliche, gegen die Erfahrung. Der junge Mensch ist viel härter im Verurteilen von Fehltritten, viel unerbittlicher in seinen Forderungen an die Menschen, während er zuzeiten auch all seine sittliche Rigorosität vergessen kann, dem Sünder die Freundeshand bieten, in gerührtem Überschwang des Herzens die Sehnsucht nach der Verbrüderung mit allen Menschen empfinden. Der Greis ist läßlicher gegen die menschliche Schwäche, er hat es gelernt, über vieles hinwegzusehen und das meiste zu verzeihen, er ist milder geworden. Die Milde und Freundlichkeit, die gütige Nachsicht gegen die Menschen geht jedoch nicht so weit, daß sie alle Schranken der Liebe niederreißen möchte, in den Wunsch ausklingen könnte, alle Sünder ans Herz zu nehmen und mit ihnen zu weinen. Und eben dieses Unterscheiden zwischen den Ansprüchen der Weisheit, der Besonnenheit und den Überschwenglichkeiten des Gefühls zeigt uns, daß die Annäherung der Gegensätze, die Aufnahme des Fließenden in das Starre, die Toleranz und Milderung des Ungestüms durch die Klugheit nicht die einzige Art der Entwickelung darstellt, sondern daß dieser Konvergenz der Gegensätze ebenso eine Divergenz zur Seite tritt. Jeder einzelne Augenblick im Menschenleben wird durch alle diese Bewegungen bestimmt. Der Augenblick, der der ersten Hälfte des Lebens angehört, ist wie jeder spätere die Einheit des ästhetischen und des ethischen Lebens. Beide stehen einander zuerst einerseits unvereinigt gegenüber, laufen scheinbar aneinander vorbei, bekämpfen sich oder teilen sich in ihn. Der Augenblick der Reife, der Höhepunkt ist als das Gleichgewicht der Gegenkräfte die Konzentration und Essenz der ganzen Lebensstrecke, als scheinbarer Stillstand der Zeit das Zeitlose, das Jenseits, und bringt somit in der statischen Form das zur Erscheinung, was die Lebensgesamtheit in der Weise des Dynamischen ausspricht. Umgekehrt hat der Geist auf der Höhe des Lebens auch die stärkste Konkretion, er ist zu keiner Zeit so sehr ergossen in die Erscheinung. Die vorwiegend praktische Haltung des Mannes im Gegensatze zum Träumen des Jünglings, zum Sinnen des Greises zeigt ihn ganz in die wirkliche Welt eingelebt. Der Mann ist Realist, er schätzt nur die Tat, die Leistung, die Gegenwart; er verachtet die Spiele der Hoffnung, die Gaukeleien der Erinnerung. Zu keiner Zeit seines Lebens ist der Mann auch so sehr zur Leistung befähigt, zu keiner Zeit ist seine Kraft so gesammelt zu großen Taten, vollkommenen Werken, zu keiner Zeit werden seine Werke und Taten so ganz, so rund, so durchaus das sein, was sie sein sollen; er wird sich niemals vorher und niemals nachher so restlos in ihnen ausdrücken und erschöpfen können. Denn während bis zum Höhepunkte des Lebens Prozeß und Gehalt, Leben und Geist sich einander überwiegend und in bezug auf das Ganze des Lebens genähert haben, um für einen Augenblick eine scheinbar vollständige und endgültige Verbindung einzugehen, beginnen sie jetzt auf einmal einander zu fliehen, um nie mehr völlig zueinander zu kommen. Während die Entwickelung von der Jugend bis zur Reife eine Konvergenz der Kräfte gewesen ist, werden die Bewegungen jetzt divergent, und während das mehr und mehr selbständig werdende Leben als Ganzes der Auflösung zueilt — wobei es das Materielle des Lebewesens teilweise von sich ausscheidet und der Erstarrung überläßt, gleichsam als könne es dasselbe nicht mehr bewältigen —, entfernt sich der Geist immer mehr vom Konkreten, Lebendigen, Realen, um in das Jenseits der ewigen Gehalte einzugehen. „Altern ist stufenweises Zurücktreten aus der Erscheinung," sagt Goethe einmal. Was aber für das Ganze des Lebens gilt, ist nicht ebenso auf das Einzelne anwendbar. Denn während im Ganzen gesehen der Geist sich vom Leben wieder trennt, wird seine Verbindung mit ihm im Einzelnen immer enger. Es ist geradezu, als könnten die beiden Gegensätze, nachdem sie einander einmal ganz besessen haben, sich niemals wieder verlieren. Wie zwei Menschen, nachdem jeder dem andern alles gegeben hat und alles von ihm empfangen hat, sich ruhig trennen können, da ihnen der Gehalt des andern zu einem Besitz geworden ist, den ihnen nichts mehr entreißen kann, so brauchen Geist und Leben im Ganzen nicht mehr zusammenzugehen, tun es aber im Einzelnen um so mehr. Jeder einzelne nimmt den andern auf seiner weiteren Wanderung mit sich fort, und während der Geist sich vom Leben immer mehr zurückzieht, wird doch in jedem Augenblicke selbst die Verbindung eine engere. Der Augenblick an sich ist gesättigter von Leben und Geist, wird reicher und weiser, süßer und milder. Der Gehalt des ganzen Lebens, den die Gestalt auf seinem Höhepunkte eingeschlossen und ausgedrückt hat, zieht sich jetzt in den Punkt des Lebens zurück, deren unendlich viele sich aneinanderreihen. So liegt in der Pflanze das Leben zuletzt in den vielen Samenkörnern konzentriert, die erst reifen, wenn die Pflanze schon welkt und die sich ausstreuen, wenn sie zugrunde geht. Während im Alter eines Volkes das Volk als Ganzes sich auflöst, bilden sich kleine Kreise, die seinen Gehalt, seine Kultur in sich aufgesammelt haben und auf neue Völker befruchtend wirken können. Es wird heute viel gefragt nach dem Spezifischen der Alterskunst. Man untersucht die Kunst des alten Tizian, des alten Goethe, des alten Beethoven, des alten Hokusai. Das Gemeinsame der Alterskunst, wenn man sie vergleicht mit der Kunst auf der Höhe des Lebens, scheint mir in dem Hervortreten dieser Divergenz im Ganzen, der Konvergenz im Einzelnen zu bestehen. Die Divergenz äußert sich als ein Verzicht, ein Verzicht darauf, den Gehalt ganz auszudrücken in der Gestalt, während andererseits die Kunst viel stärker im Ausdruck geworden ist. Der einzelne Strich, der Vers, der Taktteil, sie haben eine unendliche Kraft des Ausdrucks gewonnen; eine ungeheure Fülle des Erlebens, der Erfahrung ist in jedem kleinen und kleinsten Zuge verdichtet. Aber diese Züge schließen sich nicht mehr zu einer so prallen, strengen, geschlossenen Einheit zusammen wie in der mittleren Zeit. Sie fallen nicht auseinander, aber ihre Einheit liegt doch mehr über ihnen, in der Gesinnung, der Moral gleichsam, die sich in ihnen ausspricht als in ihnen. Die Kunst der Frühzeit, der Jugend, und die Kunst des Alters, beide sind symbolisch. Aber während jene ein Suchen ist, Ringen, Entwurf, ist diese nur rückweisende, rekapitulierende Andeutung, Résumé, und in der Andeutung Entsagung. Im Einzelnen ist überall die ungeheuerste Konzentration, der Geist will sich noch aussprechen und weiß doch, daß sich nichts aussprechen und ausdrücken läßt, daß jeder alle seine Geheimnisse schließlich mitnehmen muß ins Grab. Die Geschwätzigkeit des Alters und die Schweigsamkeit des Alters, beide sind nur Vorbereitung auf das große Schweigen; sie sind Protest, glühender Wunsch, alles noch zu geben, zu objektivieren, zurückzulassen, in jeder Einzelheit unerhörte Weisheit und sie sind ein

Sichfügen unter das Gesetz, das alles nur zu erraten gebietet und es unmöglich macht, ein Inneres in adäquate Äußerlichkeit überzuführen. Objektiv ist die mittlere Zeit, wie sie realistisch ist und konkret; aber das Alter weiß wieder, daß es die große, die wahrhafte Sache, die absolute Form nicht gibt, es gestattet nicht mehr das Werk, den Organismus, es wird wieder subjektiv, es spricht nur noch sich aus, rhapsodisch und in Rätseln, als ob es verschlossene Samen gäbe, die erst von selbst, in der Zukunft aufgehen könnten, wenn der Wind des Zufalls sie in günstigen Boden getragen hat. Alle diese biologischen Analogien sind jedoch nur als Bilder zu verstehen, welche die Seele wählt, um ihre inneren Erfahrungen deutlich zu machen. Sie braucht zu dieser Verdeutlichung immer auch das kosmische Geschehen in Verbindung und Wechselwirkung mit dem organischen.

Die Entwickelung des Geschmackes müssen wir uns — ebenso wie die Entwickelung der menschlichen Persönlichkeit überhaupt — vorstellen einmal als das Heraustreten der Gegensätze aus einer Indifferenz, einmal als ihr Zusammentreten zu einer Einheit. Das Wort Geschmack schien uns zunächst immer nur einen von zwei Gegensätzen zu bezeichnen, bis sich dann herausstellte, daß er auch den andern mitumfaßt, welcher dann einerseits als das Zusammentreten beider, andererseits als die Spaltung einer ursprünglichen Einheit in ihre Faktoren aufgefaßt werden kann, die aber sich aufeinander beziehen und erst miteinander, in ihrer Wechselwirkung die bestimmte Phase des Geschmackes ausmachen, die wir gerade betrachten; so erschienen sie gemeinsam als eine neue Einheit und Duplizität, und während das Leben weiterstrebt, wiederholt sich ihr Spiel. Wie die grundlegende Bestimmung des Lebens die Einheit von Ausdehnungslosigkeit und Ausdehnung war, so erwies sich der Geschmack zunächst in der Form des Instinktes als der die Ausdehnung negierende Faktor, bis sich erwies, daß er als Unterscheidungsfähigkeit, als Verstand, als Urteil und Gestaltung auch zum Gegensatz des Instinktes wurde, seinen Gegensatz in sich aufnahm oder ebenso als das Jenseits und der Ursprung seiner Gegensätze auch diesen aus sich selbst herausgesetzt hatte. Als Indifferenz war der Geschmack noch die Ungeschiedenheit von Selbsterhaltung und Selbstzerstörung, erschien aber zunächst beschränkt auf die Selbsterhaltung, und erst hinterher erwies sich die Selbstzerstörung in ihrem Gegensatze zur Selbsterhaltung doch wieder als eine Form der Selbsterhaltung oder vielmehr als eine der beiden Weisen, in denen das über Selbsterhaltung und Selbstzerstörung übergreifende Leben abläuft. Drittens haben wir die

Bewegung des Geschmackes kennengelernt als das Aussichhervorbringen des Geistigen aus der primitiven Geburtsstätte von Geist und Natur, dem individuellen Matriarchat — entsprechend der dreifachen Parallele von individueller, politischer und universaler Idee könnte man die allgemeine Indifferenz von Geist und Natur etwa als kosmisches Matriarchat bezeichnen —, als die allgemeine Form des „Ausdrucks", des einen der beiden Gegensätze, die der Geschmack auf seiner höchsten Stufe in sich enthält. Dieser Ausdruck ist wieder nur die Erhaltung des Jenseits im Diesseits, eines Jenseits, das vor dem Diesseits liegt, sein prius ist. Zu dieser Bewegung tritt nun wieder die völlig entgegengesetzte hinzu, die Manifestation des Geistes im Physischen, die Verkörperung. Der Ausdruck ist das Auseinandergehen einer ursprünglich monistisch gedachten Substanz in Materie und Geist. Der Ausdruck ist von dieser Seite gesehen die höchste Darstellung der Persönlichkeit, ihr Beisichbleiben im Heraustreten aus sich, in ihrem Übergang zum andern. Und so ist Geschmack Ausdruck. Gehen wir aber von der andern Seite an den Geschmack heran, so ist er nichts anderes als der Ausgleich einer Spannung, die Versöhnung eines Gegensatzes, hier nicht mehr von Materie und Geist, sondern von Form und Gehalt. Der allgemeinste Terminus für diese Versöhnung ist der Terminus des Symbols — übrigens ist auch das Opfer ein Symbol und jedes Symbol ein Opfer, ein Opfer der männlichen Seele, die um den Preis dieses Opfers den Frieden erkaufen möchte. Es ist sehr lehrreich zu beobachten, wie zur Zeit der Romantik die Kunsttheorie auf einmal von der Interpretation des Kunstwerkes als eines Ausgleiches (zwischen vorhandenen und anerkannten Gegensätzen) übergeht zu der Auslegung des Kunstwerkes als eines Organismus, als der Entfaltung aus einem Keime, einer Indifferenz, als Ausdruck. Es ist der Unterschied zwischen Kant und Schiller einerseits, zwischen Goethe und Schlegel andererseits, der sich hier ausspricht. Was man als das spezifisch Weibliche in Goethe immer mehr empfunden als begriffen hat, das ist eben das Pflanzenhafte, Friedliche, das trotz aller Krisen seine Entwickelung bestimmt. Es ist sein Gefühl, seine Überzeugung, daß alle Gegensätze in ihm sich aus einer ursprünglichen Geschlossenheit heraufbilden und in sie wieder zurückgehen, daß seine Persönlichkeit die Voraussetzung der Polarität mehr als ihr Ergebnis ist. In dieser Gesamttendenz von Goethes Persönlichkeit liegt ebenso seine politische Stellung begründet, die ihn das staatliche Werden als eine allmähliche Entfaltung und als ein langsames Reifen erfassen und wünschen macht, wie auch seine Parteinahme in dem berühmten Streit zwischen Cuvier und Geoffroy de Saint-Hilaire. Goethe war in der Geologie und in der Biologie ebenso gegen die Katastrophen wie in der Politik gegen die Revolutionen. Das eigentliche Motiv für Goethes Abneigung gegen die Weltgeschichte überhaupt ist wohl darin zu suchen, daß die Geschichte sich eben nicht, wie Spengler das will, nur als eine selbsttätige Entwickelung von Organismen auffassen läßt — Goethes Feinfühligkeit konnte ein so krasser Irrtum nicht unterlaufen —, sondern daß der Wille, die Gewaltsamkeit, das Gegeneinanderstehen und miteinander Ringen befeindeter, tief dualistischer Mächte eine ebenso große Rolle darin spielt, weit unter die Oberfläche hinabgreift. Der männliche Geist betrachtet jedoch nicht nur den Schauplatz der Völkergeschicke, sondern nicht minder seine Seele wie das Universum als einen Kampfplatz, auf dem Ormudz und Ahriman, Gott und Teufel ebenso wie Natur und Geist (mit denen sie nicht identisch sind) miteinander ringen. Das Schöne des Lebens und der Kunst ist hier nicht eine von selbst hervorbrechende Blüte, sondern ein Opfer, eine Unterwerfung, ein Friedensschluß, der immer nur vorübergehend sein kann. Diese Urdualität macht das „Werk" zu einem männlichen und seine Urindifferenz versagt es dem Weibe. Das große Kunstwerk erweist sich als eine wahrhafte Repräsentation des Lebens und des Alls dadurch, daß es eben beides ist: Organismus, Ausdruck und Opfer, Symbol. Gehalt und Form sind so eng verbunden, daß sie nur aus einer Wurzel hervorgegangen zu sein scheinen, daß eines das andere erzeugt haben muß, sich ohne dies nicht denken läßt. So wird das Kunstwerk zum Zeichen der jubelnden Lebensfreude und Weltbejahung und zugleich liegt es über ihm wie eine verhaltene Trauer, das Wissen von der unversöhnlichen Zweiheit, um den schneidenden Gegensatz der Mächte, die über dem menschlichen Geiste stehen, das Wissen, daß alles, was wir tun können, um sie zu verbinden und um sie *uns* zu verbinden, doch nur ein vergebliches Bemühen ist, ein Versuch, das Unmögliche zu erreichen. Neben dem Stolz schwebt über dem Kunstwerk die Entsagung; aber in der Entsagung erhält sich der Stolz, in der Wehmut das Lächeln, in der Selbstentäußerung die Rückkehr zu uns selbst. In diesem Gleichgewicht, als dieses Gleichgewicht erscheint der Geschmack auch im Kunstwerke wieder, aus dessen Tiefe es vorher verbannt worden war.

Die Idee als das intelligible Gegenbild der Individualität ist Vieleinheit, Einheit unendlich verschiedener Elemente. Jedes Element der Idee hat als solches teil an dem Wert der Idee. In der

Entwicklung der Persönlichkeit treten alle Elemente der Idee nach und nach hervor, die Idee expliziert, entfaltet sich. In der aufschauenden, vorwärtsstrebenden Einstellung geht die Entwicklung so vor sich, daß jedes Element, das sich loslöst von der vorschwebenden Idee und eingeht in den Lebensprozeß selbst, seinen Wert zunächst verliert. Es büßt den Charakter ein, Vorschwebendes, Ideal zu sein. Die Individualität hat es überwunden, hinter sich gebracht, sie kann sich ihm nur zukehren in einer Rückwendung. Das Sittliche wird immer strenger, reiner, stößt die Konkretionen immer mehr ab und setzt sie zu ästhetischen herunter.

Beim Aufblick zur Idee gehen alle Elemente, die aus der Idee ins Leben übertreten, dem Ideale selbst verloren, beim Hinuntersehen auf das Leben werden umgekehrt alle Momente, die aus der unterschiedslosen Fülle hervortreten in das Gegliederte, Ausgebreitete, Wirkliche, der Ordnung Zugängliche hinaufgenommen in die Idee. Es entsteht in der Mitte vom Augenblick aus, sich nach beiden Richtungen hin, rückwärts und vorwärts erstreckend, eine Sphäre, in der das zu Bewertende liegt, das teil hat am Wert, ohne das Gebiet des absolut Wertvollen oder des absolut Wertlosen zu überschneiden, obschon in jedem einzelnen Wertvollen sich diese Grenzen berühren, zusammenstoßen. Jedes, was hier liegt, ist zugleich aus dem Leben Heraufgenommenes und damit wertvoll Gewordenes und von der Idee Ausgestoßenes und damit wertlos Gewordenes — aber beides nur für das Ethische in uns. Für das Ästhetische in uns ist es gerade umgekehrt. Hier wird das, was aus dem Leben herausgetreten ist, von seiner Substanz verlassen (bis zu einem gewissen Grade), während das, was die Idee dem Leben übergibt, damit seiner Fülle teilhaftig wird. Hier findet die umgekehrte Bewegung statt: ein Verarmen in der Entfernung vom Mutterschoße des Lebens und eine Bereicherung dadurch, daß der Idee gleichsam immer mehr von ihrem Herrschaftsgebiet geraubt wird. Das Leben nimmt der Idee die leeren Formen aus der Hand und haucht ihnen seinen starken und heißen Atem ein. Indem wir uns gleichzeitig in beiden Richtungen fortentwickeln (das tun wir sowohl als ethische wie als ästhetische Persönlichkeit, die sich nur durch die verschiedene Betonung beider Faktoren unterscheiden), finden wir, daß die Werte fortwährend ihre Eigenart verlieren, die entgegengesetzte annehmen, einander entgegenwandern. Das Sittliche, indem es erworben wird, Besitz, wird ästhetisch, es wird Natur. Das Ästhetische als Ziel und Aufgabe gesetzt, als Kunst, wird sittlich. Alles Ästhetische verwandelt sich in Ethisches, alles Ethische in Ästhetisches. Alles Irrationale wird rational, alles Individuelle allgemein, das Innere wird Äußeres, das Lebendige Gestalt und umgekehrt. Das Geschaffene, Erreichte wandert nach vorne, als Ideal. Wir sehen in dem Werke, das von vorne gesehen (in der Annäherung, als Zukunft) nur Ausdruck war, hinterher ein Zeitloses, Absolutes, über das Individuelle Hinausreichendes. Das Resultat wird immer an sich seiender Inhalt. Es erscheint nachträglich, als sei seinetwegen gelebt worden, während andererseits in ihm das Leben nur nach sich gegriffen hatte. Immer aber bleibt die innere Haltung der Seele unverändert. Das Sittliche, trotzdem es allen Inhalt allmählich nach unten ausgießt, bleibt als solches doch oben und nur dem Aufblick vorbehalten; das Ästhetische ruht als solches immer in der Tiefe und im Hintergrund, wieviel es auch aus sich in die Gestaltung entlasse. Trotzdem der ethische Mensch die Substanz erzeugt, empfindet er doch alles Wertvolle als ein von ihm Unabhängiges, von außen, oben Gegebenes, Entgegentretendes. Der ästhetische Mensch umgekehrt, dem alles geschenkt wird, fühlt sich doch als denjenigen, der die Werte setzt, von dem sie abhängen; er ist durchaus ihr Herr, während jener sich nur als Diener betrachtet.

Soll ich etwas „verwerten" können, so muß es sich zunächst noch außerhalb meiner befinden, ich muß ihm gegenüberstehen, auf es hinblicken; denn wenn es erst in mir ist, so habe ich es schon verwertet, einverleibt, entwertet. Unter Wert bin ich im allgemeinen geneigt, mir etwas Fernes, Hohes vorzustellen, zu dem ich aufblicke, was über mir steht wie ein Stern, den man nicht begehrt, sondern an dessen Pracht man sich freut, oder zu dem man nur hingelangen möchte, demgegenüber man nur die romantischen Gefühle der Sehnsucht und der Ehrfurcht hegen kann, wenn man noch nicht auf der Höhe der Resignation angelangt ist. Jeder Wert, alles was gewertet wird, erscheint als ein Jenseitiges und Fremdes; selbst, wenn ich meine Eigenschaften und Fähigkeiten etwa bewerte, so sind sie in dieser Zuwendung zu ihnen Fremdkörper in mir, isoliert, herausgestoßen, nicht aufgelöst in das Ganze meiner Persönlichkeit. Andererseits darf das, was wir verwerten sollen, was einen Wert für uns hat, nicht dazu verurteilt sein, ewig draußen zu bleiben: es muß sich auf irgendeine Weise hineinziehen lassen, sei es auch nur mit dem Gefühl der Zugehörigkeit, mit dem Gefühl, daß es etwas für uns ist, daß es uns etwas zu geben hat. Die fremde Substanz muß unserm Leibe assimiliert werden können, um einen Wert für ihn zu haben, ebenso wie ein fremder geistiger Gehalt von unserm Geiste ergriffen und verinnert werden muß, um für ihn Wert zu haben. Aber was ich verwerte und verwende, auf das pflege ich gewissermaßen herabzusehen, es als unter mir stehend zu betrachten. Das Wertvolle ist ein Diesseits und Jenseits, ein Außen und Innen, ein Oben und Unten. Die Entwicklung in der Persönlichkeit und in der allgemeinen Kultur vollzieht sich so, daß ein Wertvolles zuerst außerhalb und „oben" gesehen wird, daß die Persönlichkeit sich bis zu ihm hinausweitet und streckt und es in sich hineinzieht. Was dann von außen zu sich Heranziehendes und von oben Beherrschendes gewesen ist, wird nun ein Innen und ein Beherrschtes; was oben war, das hat der Mensch jetzt unter sich gebracht, er steht nun darüber. Aber zugleich ist ihm jetzt ein neues Oben und Außen sichtbar geworden, das denselben Prozeß in Bewegung setzt. Das Hineingezogene aber wird im Innern der Persönlichkeit verwandelt und, sobald es überwunden ist, wieder ausgeschieden. Habe ich es in mich hereingezogen, es unter mich gebracht, so kann ich mich in einer Rückwendung ihm wieder gegenüberstellen, mich wieder von ihm lösen. Wie das Außen in das Innen hereingezogen wird, so wird umgekehrt auch das Innere herausgesetzt. Wie das Oben zu einem Unten gemacht wird, so erhebt der Geist das zunächst rein Vitale und ganz in das Leben Verschmolzene an die Oberfläche und in die Beleuchtung des Urteils. Von dem ganz Sinnlichen, das zuerst nur als ein Unmittelbares da ist, lernt der Mensch immer mehr Abstand nehmen, es objektivieren. Immer mehr Dinge gehen den Weg von der Unmittelbarkeit des Genusses oder der Vermeidung, der Abwehr, zur ruhigen Anschauung und Betrachtung. Den einfachsten Genüssen gegenüber wird schon der Primitive zum Artisten, er ist schon Feinschmecker, er vermag schon die einfachen Reize der Farben spielerisch zu verwenden. Der Übergang der vitalen Werte in axiologische ist ebenso wie der umgekehrte Übergang der axiologischen in vitale ein Fortschreiten in der geistigen Entwicklung, in der Verfeinerung des Geschmackes. Er macht gleichsam den höheren Werten immer die Bahn frei. Indem der Mensch in die ihn zuerst ganz erfüllenden und in Anspruch nehmenden Werte nicht mehr völlig versenkt ist, sondern sich von ihnen losgelöst hat, ihnen gegenüberzutreten vermag, wird sein Gefühl, seine Vitalität frei für das Höhere, das ihm früher nur als das absolute Jenseits oder als reine Möglichkeit noch fern gestanden hat. Da aber das Tiefste, vielmehr das Niedrigste, zugleich das Oberflächlichste ist, so ist die Befreiung von der bindenden Gewalt dieses Oberflächlichen zugleich ein Hinuntersteigen in immer größere Tiefen, ein Heraufholen immer verborgenerer Schätze des Lebens. Jedem einzelnen Werte gegenüber werden wir zuletzt objektiv, indem wir uns zu ihm zurückwenden, über das Bedürfen seiner hinaus sind. Das Bedürfen bleibt wohl, aber es ist nicht mehr das Zentrale in uns, das seiner bedarf, sondern ein immer mehr Peripheres. Unser Aufsteigen ist ein Zurückwenden zu immer mehr Dingen; auf der höchsten Stufe stehen wir allem gegenüber, so wie wir uns alles einverleibt haben, und trotzdem bleibt es draußen; wir haben es jetzt aus uns herausgesetzt. Die Persönlichkeit wird immer interesseloser, weil sie die Werte immer mehr sich assimiliert und sie überwindet, sie deshalb nicht mehr gebraucht; andererseits wird sie immer interessierter, weil sie immer mehr aus ihrer Isolierung hervortritt, immer weltverbundener wird. Das Fortschreiten von einer niederen Form des Genusses, der Werterfassung ist kein bloßes Fortschreiten von einem Sinnlichen zu einem Geistigen, sondern ein Fortgang von einem Sinnlichen, dem das Geistige einerseits noch völlig außerhalb steht und mit dem es andererseits doch noch eine indifferente Einheit bildet zu solchen (entweder anschaulichen oder praktischen oder theoretischen) Werten, in denen sich das Vitale und das Axiologische zwar voneinander abgehoben, in denen sie sich aber miteinander verknüpft haben, sich aufeinander beziehen, eine Einheit bilden.

Das Schöne ist für uns ebenso wie das Wahre und das Gute die Einheit des Ästhetischen und des Ethischen. Es entstehen daher die beiden Fragen, erstens: wie unterscheidet sich das Schöne von dem Wahren und dem Guten? und zweitens: steht das Schöne in engerer Beziehung zum Geschmacke als jene andern Wertgattungen, muß es in einer Untersuchung des Geschmackes vor ihnen ausgezeichnet werden? Das Schöne unterscheidet sich vom Wahren und Guten dadurch, daß es für die Anschauung, für die Sinne da ist. Sowohl das Ästhetische an ihm, das Lebendige, Fließende stellt sich dem Auge dar (bezw. anderen Sinnen) als auch die Form. Die Einheit in der Mannigfaltigkeit ist an der Gestalt eine sinnlich wahrnehmbare, wie sie im Gegenstande der Wissenschaft nur für das Denken, in der Handlung nur für das Wollen, die praktische Vernunft, vorhanden ist. Darin, daß auch das Sinnliche ein Ethisches sein kann, liegt beschlossen, daß es eine reine Sinnlichkeit geben muß. Die Reinheit im Sinnlichen ist die Loslösung vom Vitalen, das Absehen vom Nutzen der Dinge für das eigene Wohl, es ist das interesselose Wohlgefallen am Schönen, das bloße Gegenüberstehen, das Erfassen des „Sachverhaltes“ im Anschaulichen. Der Geschmack war uns als die Einheit in der Mannigfaltigkeit, als die Mannigfaltigkeit in der Einheit des Lebens der Kampf und der

Ausgleich für die verschiedenen Bewegungsrichtungen, in denen das Leben sich erhält und aufreibt, in denen es mit der Umwelt in Konflikt gerät und von ihr gefördert wird, die Korrelation von Lebewesen und Umwelt, die Vertauschbarkeit von Idee und Universum. Es ist deshalb selbstverständlich, daß er sich nicht nur im Verhältnis zum Sinnlich-Anschaulichen betätigt und kundgibt. Alle Gegensätze und Aussöhnungen, die der Geschmack umfaßt, und in sich begreift, leben ebenso im Handeln und Denken als im Schauen und machen ihr Leben aus. Wenn es dennoch so erscheint, also stehe der Geschmack in einer näheren Verbindung mit dem Sinnlichen, so läßt sich das auf drei verschiedene Gründe zurückführen. Zunächst verführt dazu die Herkunft des Wortes aus dem Schmecksinn; sodann ist die Loslösung vom bloß vitalen Verhalten sehr viel schwieriger für das Schauen als für das Denken und Handeln. Schließlich aber ist das praktische Interesse an der Reinheit des Ethischen hier sehr viel geringer. Man läßt deshalb dem ästhetischen Faktor dem Schönen gegenüber eine viel größere Freiheit als dem Wahren und Guten gegenüber, und da das Ästhetische eben wesentlich zum Geschmacke gehört, so glaubt man, er dürfe nur die Beziehung zum Schönen verwalten. Im Prinzip jedoch spielt der Geschmack auf allen Gebieten des Lebens dieselbe Rolle. Wir haben aber dennoch dem Sprachgebrauch das Zugeständnis gemacht, das Schöne als einen Bereich für den Geschmack insofern auszuzeichnen, daß wir es ausführlich behandelt und uns für das Wahre und Gute mit Andeutungen begnügt haben. Dies geschieht schon, um die Untersuchung nicht über Gebühr auszudehnen. Es bleibt jedoch noch übrig, die Beziehung des Geschmackes zu jenem einigermaßen willkürlich ausgezeichneten Bereich genauer zu bestimmen, und dies läßt sich am besten so durchführen, daß wir die Motive, die zu der falschen Auszeichnung des Sinnlichen für den Geschmack geführt haben, auf ihre Entstehung und den Grad ihrer Berechtigung hin betrachten.

Das Wort Geschmack bezeichnet ursprünglich die Gruppe jener besonderen Sinnesempfindungen, wie sie in Mensch und Tier entstehen, wenn ihre Zunge die zugeführten Nahrungsmittel betastet. In einem weiteren Sinne reden wir von Geschmack bei einer viel größeren Anzahl von Dingen. Wir sprechen von Geschmack in bezug auf das andere Geschlecht, in bezug auf Kleidung, Manieren, Ausdrucksweise, Kunstwerke, Landschaften usw. Der Geschmack in diesem zweiten erweiterten Sinne kann nun auch wieder auf Gegenstände gerichtet sein, an denen er im ersten Sinne Gefallen findet. Wir sprechen von einem guten Geschmacke in bezug auf Weine und Gerichte genau so, wie wir dies tun, wo es sich um das Gefallen an einer Wohnungseinrichtung oder an einer Gartenanlage handelt. Dann nehmen also die Dinge, die durch unsere Beziehung zu ihnen zuerst zu der Bildung des Geschmacksbegriffs geführt haben, keine Sonderstellung zwischen den andern mehr ein, sondern sie sind einfach darunter eingereiht; und der Geschmack, den wir ihnen gegenüber an den Tag legen, bedeutet dann dasselbe Verhältnis zu ihnen, welches überall stattfindet, wo der Geschmack eine Rolle spielt. Diese Behauptungen müssen aber noch gerechtfertigt werden.

Wenn man den Geschmack, wie es vielfach geschieht, als den Sinn für das Angenehme und Unangenehme, als die Auffassung bloß sinnlicher Reize ansieht, so will man gleichzeitig das Sinnlich-Angenehme als ein ganz Einfaches, Unkompliziertes und als ein bloß subjektiv Gefallendes bezeichnen, als das schlechthin Vitale. Wäre das Gefallen am Sinnlichen ein schlichtes, unzusammengesetztes Gefühl, so gäbe es im Sinnlichen, besonders auf dem Gebiete der niederen Sinne, keine Unterscheidung von einem ästhetischen (für uns kallognomischen) und einem außerästhetischen Verhalten. Nun aber läßt sich diese Doppelheit überall feststellen. Dies geschieht z. B., wenn ein Landwirt den Geruch eines Misthaufens dem Dufte eines feinen Parfüms vorzieht, weil dieser ihm die verderbte Welt der Großstadt, des Luxus, jener das Bild des fruchtbaren Landes — der unschuldigen Natur, würde ein Poet sagen — vor Augen stellt; oder wenn ein Kind sich freut an dem Kohlen- und Staubgeruch in der Nähe eines Bahnhofs, weil er ihm die Illusion einer ersehnten Eisenbahnfahrt vorspiegelt. Ja selbst bei den kulinarischen Genüssen, wo wir noch am ehesten an die Alleinherrschaft des „direkten" Faktors glauben sollten, kann der Einfluß des „assoziativen" Faktors sehr bedeutend sein. Speisen, die uns nur in unserer Kinderzeit, vielleicht nur bei einem frühverstorbenen Großmütterchen, vorgesetzt worden sind, behalten unser ganzes Leben lang oft einen unvergleichlichen Reiz für uns. Oder es kann ein verwöhnter alter Lebemann, der jede Mittagstafel mit einer Tasse erlesenen Mokkas beschließt, sich plötzlich angenehm berührt fühlen durch den Geschmack eines elenden Zichorienkaffees, weil er als junger Mensch bei seiner ersten Freundin allsonntäglich solchen Kaffee einzunehmen gewohnt war. Er kann sich dabei sogar dessen vollkommen bewußt sein, daß das Zeug eigentlich greulich geschmeckt, und kann doch ausnahmsweise einen ziemlich lebhaften Genuß daran finden. Was bedeutet nun das Assoziative für den Geschmack? Die Assoziationen sind einerseits etwas Intellektuelles. Wäre der Geschmack der reine Schönheitssinn, die Empfänglichkeit für die Eigentümlichkeit des Vorgefundenen schlechthin, ohne Rücksicht auf seine Bedeutung für das Subjekt, so wäre das Assoziative eine Verunreinigung der Wertung durch den Geschmack. Nun aber soll der Geschmack die Einheit aller Gefühle und Funktionen der Persönlichkeit sein, also das Hineinspielen des Nichtsinnlichen und des Subjektiven wäre danach berechtigt im Geschmacke. Das Nichtsinnliche, das Intellektuelle, kann also auf die Seite des Vitalen treten und es verstärken, während das Sinnliche die Rolle des rein Ethischen übernimmt. Das Sinnlich-Angenehme tritt auch als das Scheinen, der Schimmer der Oberfläche in einen scheinbaren Gegensatz zum Vitalen. Man sieht also, wie kompliziert diese Vorgänge sind. Nun unterscheidet sich von der Doppelheit des außerästhetischen und des ästhetischen Erfassens sinnlicher Werte die andere Doppelheit des subjektiven und des objektiven Erfassens. Das subjektive ästhetische Erfassen unterscheidet sich vom außerästhetischen dadurch, daß die nicht reine, die nicht ethische, also die ästhetische Komponente eine sinnliche ist. Was das sinnliche Assoziative bedeutet, läßt sich am besten an dem folgenden Beispiel illustrieren: Es sage ein Mann von einer Frau: „Sie ist schön, aber sie ist nicht mein Geschmack." Mit diesem Ausspruch kann verschiedenes gemeint sein. Er kann entweder interpretiert werden: Mein Schönheitssinn spricht wohl für diese Frau; aber meine übrige Natur lehnt sie ab. Sie entspricht nicht meinen erotischen Bedürfnissen, meinen Ansprüchen an Intelligenz, Charakter." Hier wäre das Urteil mit sogenannten außerästhetischen (für uns gerade ästhetischen) Bestandteilen durchsetzt. Es kann aber auch jener Ausspruch so gemeint sein: „Wenn ich die Frau objektiv betrachte, so muß ich zugeben, daß sie schön ist; sie ist ebenmäßig gewachsen und hat regelmäßig geschnittene Züge; aber sie befriedigt meine persönlichen Ansprüche an Schönheit nicht. Sie ist groß, ich finde kleine zierliche Frauen schöner; sie ist dunkelhaarig, mir gefällt das Blonde besser." Hier ist das Subjektive auch ein Sinnliches, keine Assoziation. Es fragt sich nun, ob der Unterschied zwischen einem subjektiven und einem objektiven Verhalten, d. h. ob die Zusammengesetztheit des Geschmackes auch den Gegenständen der niederen Sinne gegenüber stattfindet. Gibt es auch den Eßwaren und den Gerüchen gegenüber ein berechtigtes und ein unberechtigtes Werten, einen guten und einen schlechten Geschmack? Wenn von zwei Menschen — so pflegt man zu argumentieren — der eine lieber Äpfel ißt, der andere lieber Birnen, oder wenn der eine Rosenduft, der andere

Veilchenduft vorzieht, so kann man nicht sagen, daß einer von beiden einen besseren Geschmack habe als der andere. Aber — läßt sich einwenden — wenn der eine lieber Bilder von Rembrandt sieht, der andere Gemälde von Raffael, wenn einer lieber Mozart hört, der andere lieber Beethoven, kann man dann sagen, jener habe recht und dieser unrecht? Genau so wenig. Man kann verlangen, daß der Beschauer von seiner Vorliebe in der Beurteilung absehe und erkenne, daß die Werke aller dieser Künstler absolute Höhepunkte der Kunst darstellen. Etwas Entsprechendes jedoch kann man dem Apfel und der Birne gegenüber verlangen. Wer die Birne etwa lieber ißt, darf deshalb den Apfel nicht für eine minder edle Frucht halten als jene. Daß sowohl ein Rembrandt als auch ein Raffael höher stehen als eine beliebige Stümperei, das läßt sich ohne weiteres behaupten. Aber ebenso gut ist auch ein reifer Calville-Apfel schmackhafter als ein Holzäpfelchen, ein sorgfältig zubereitetes Gericht besser als eines, das die Köchin hat anbrennen lassen oder über das sie aus Versehen das ganze Salzfaß ausgeschüttet hat. Ebenso wohl stehen auch die feinkomponierten Parfüms der großen Pariser Firmen höher als der zweifelhafte Extrakt, den irgendein Dorfkaufmann zusammengebraut hat. Aber was bedeutet hier das besser oder schlechter, oder vielmehr, was bedeutet die Objektivität des Geschmackes?

Den einzelnen Elementen gegenüber kann man nicht von besserem oder schlechterem Geschmacke sprechen, weil überhaupt nicht von eigentlichem Geschmack. Das einzelne Element, die isolierte Empfindung, können wir feststellen, oder wir können in sie versinken wie etwa in das tiefe Blau des Himmels. Wenn wir ein Element, eine bestimmte Farbe etwa wählen, so sind die anderen auch irgendwie für uns da, und zwar für unser Gefühl, nicht bloß für das Wissen wie bei der Feststellung. Das einzelne Element ist Gegenstand für ein Extrem, für einen Faktor im Geschmack, nicht für den Geschmack als ganzen, in dem immer ein Hin und Her zwischen den Grenzen, ein Zusammenwirken der Faktoren stattfindet. Das Wertvolle ist Einheit der Gegensätze oder das Mittlere zwischen den Extremen, das nicht ein toter Punkt zwischen ihnen, sondern ihr Ausgleich ist. Die Tugend einer Speise ist ebenso dieses Mittlere wie die Tugend eines Menschen, der gleich weite Abstand von allen Extremen, dem Zuviel und Zuwenig, dem zuviel und zuwenig Gewürzten, Gebratenen, Gewässerten usw. Weiter muß die gute Speise die Einheit ihrer verschiedenen Geschmackskomponenten sein; es darf nicht eine derselben alle andern übertönen und auslöschen, alles Vorhandene muß sich zur Geltung bringen.

Wird eine Komponente in einem Konkretum alleinherrschend, so wird es zum Extrem und gleichbedeutend mit einem bloßen ästhetischen Element, das für den Geschmack ausscheidet. Für den Geschmack ist die Komposition. In der Komposition ist die Einheit, das Zusammenwirken und der Ausgleich sozusagen eine sinnliche Repräsentation des Vernünftigen. Daß das Leben ein Bedürfnis nach dieser Komposition besitzt, zeigt sich darin, daß ihr Fehlen durch etwas ersetzt werden kann und ersetzt werden muß: die Abwechslung. Abwechslung ergänzt und ersetzt unter Umständen die Kompliziertheit der Nahrung; wer die eine liebt, liebt auch die andere. Abwechslung und Zusammensetzung ermöglichen dem Geschmack die Beweglichkeit, die Oszillation, in der er sich wohlfühlt. Eben dadurch aber ermöglichen sie ihm auch die Objektivität. Objektivität ist Loslösung vom Gegenstand, ihm gegenübertreten, ihn von sich abhalten. Diese Loslösung und dieses Gegenübertreten findet der kultivierten und raffinierten Küche gegenüber viel eher statt als der einfachen, primitiven Kost. Der Hunger wird nicht so schnell, so unmittelbar gestillt, das Essen als ein Kosten und als ein von Bewußtsein begleiteter Vorgang geht langsamer vor sich. Die Sache wird nicht verschlungen, nicht unmittelbar einverleibt, sondern es bleibt ein Zustand des Schwebens zwischen der Identifikation mit der Sache und dem sich aus ihr Herausziehen. Wer sich mit der Zusammensetzung eines Gerichtes beschäftigt, wer es im Genusse analysiert, der intellektualisiert ihn damit gewissermaßen und er hält ihn von sich ab.

Auch die Loslösung von den Gegenständen der höheren Sinne und von allen anderen Gütern ist nur eine immer wieder von der Verschmelzung unterbrochene. Dennoch aber muß gesagt werden, daß dies Übergewicht der beiden entgegengesetzten Zustände doch ein verschiedenes ist oder jedenfalls sein kann. Bei den Gegenständen, die sich den niederen Sinnen darbieten, hat doch die Verschmelzung schließlich das Übergewicht, die Speisen werden eben aufgegessen, die Düfte eingeatmet, wie lange die Einverleibung auch durch die reine Wertung aufgeschoben, hintangehalten werden mag. Die Genüsse sind doch schließlich vitale Genüsse. Bei den Gegenständen der höheren Sinne, den Kunstwerken besonders, haben wir früher die Zweiheit des Rauschkunstwerkes und des Kunstwerkes der Betrachtung unterschieden. Es kann also auch hier das vitale, das ästhetische Moment das Übergewicht behalten; freilich ist dies ein anderes Vitales und Ästhetisches als bei den Speisen, insofern als es ein unvermitteltes, tiefes ist, zu dem nicht durch die Oberfläche der sinnlichen Betastung erst hinabgedrungen oder auch nicht hinabgedrungen wird, sondern in dem der Untergrund der vitalen Vorgänge als ein einheitlicher direkt, intuitiv ergriffen und genossen wird; entsprechend hat auch das Kunstwerk der Betrachtung sein Gegenstück in den Genüssen des Feinschmeckers. Ihrem tieferen Sinne nach fordern nichtsdestoweniger die Kunstwerke das Übergewicht der Betrachtung, des Abstandes. Das Versinken in den Zustand des Rausches behält immer etwas Naturalistisches, etwas von dem Zustande des ästhetischen Naturgenusses. Das Kunstwerk wird doch schließlich körperlich im Genusse nicht vernichtet, ebensowenig wie der Genießende sich vernichtet, was er im Naturgenusse tut, sondern es erhält sich dem Beschauer gegenüber. Es besteht hier vielleicht ein Unterschied zwischen plastischen und musikalischen Werken, insofern als die musikalischen Werke die naturalistische rauschartige Stimmung eher erzeugen und zulassen können als die plastischen. Dies mag vielleicht daher kommen, daß das Kunstwerk der Zeit die strenge punktuelle Einheit leichter entbehren kann als das Kunstwerk des Raumes und daher an die Natur, das vollkommene Auseinander und damit wieder Ineinander des Räumlichen, erinnert. Das musikalische Kunstwerk kann freilich in sich ebenso abgeschlossen sein wie das plastische, ja es kann vielleicht als die Rückkehr des Endes in den Anfang die Negativität des Lebens als Idee zur Ausdehnung noch eindrucksvoller symbolisieren. Aber es kann andererseits als unendliche Melodie — die auch das Prinzip der Indianerpoesie sein soll — auch der Natur an Formlosigkeit und Weite sich gleichstellen oder nahestellen, die die Einheit des Lebens als das πᾶν, das unbegrenzte All, dem Erleben zugänglich macht. Von dem musikalischen und dichterischen Kunstwerke als dem Kunstwerke der Zeit läßt sich auch eher sagen, daß es vernichtet wird im Genusse; wenn es vorgetragen worden ist, ist es in einem bestimmten Sinne ganz und gar eingegangen in den Genuß, obwohl es in einem andern Sinne sich zurückbehält. Ebensowenig wie die Trennung von Subjekt und Objekt sich bei den niederen Genüssen aufrechterhalten läßt, ebensowenig bleiben die einzelnen Elemente der Komposition im Genusse getrennt. Die Teile des sichtbaren Gegenstandes bilden eine Einheit, aber sie verschmelzen nicht zu einer unterschiedslosen homogenen Masse wie die Bestandteile und die Geschmackskomponenten eines Gerichtes, die Düfte, die gleichzeitig oder kurz nacheinander dargeboten werden. Im ästhetischen Naturgenusse, der eine Auflösung des Ich in das Du der Natur ist und in der gleichzeitig alle Naturkomponenten als solche zu existieren aufhören und in ein einheitliches Element übergehen, sind die Düfte und Geschmäcke, die Temperaturempfindungen, Tastempfindungen usw. vollwertige Bestandteile. Den Gegenstand kallognomischen Genießens können sie nicht aufbauen, weil sie nicht Einheit in der Mannigfaltigkeit sind, nicht Gestalt. Sobald die Einheit sich herausgestellt hat, ist es vorbei mit der Mannigfaltigkeit; in der Einheit, die nur Verschmelzung ist, können die Komponenten als solche nicht bestehen. Wo aber keine wahre Mannigfaltigkeit, da ist auch keine wahre Einheit. Die Einheit ist nur der Gegenpol der Mannigfaltigkeit, sie wird zwar auch an den Anfang gesetzt, als Quell, aus dem das Mannigfaltige kommt, aber es ist nur der Geist, der sie dorthin setzt und der sich in ihr seinen eigenen Unterscheidungen entgegensetzt. Die Kompositionen, die sich den niederen Sinnen darbieten, besitzen weder wahrhafte Einheit noch wahrhafte Vielheit; daher sind sie nicht echte Manifestationen des Geistigen, daher vermag der Geist sich in ihnen nicht auszudrücken noch zu finden. Nur das Sichtbare und Hörbare trägt den Stempel alles Lebens und damit des Geistes als des höheren Lebens, ein sich von sich Entfernendes und in sich Zurückkehrendes zu sein, ein zugleich Intensives und Extensives.

Wenn wir das Ethische als einen notwendigen Bestandteil des Schönen betrachten und wenn uns das Ethische nichts anderes ist als eine Bewegungsrichtung der Seele, der eine andere, die ästhetische, entgegenläuft, so wird auch hieraus noch einmal begreiflich, warum es ein Schönes im strengen Sinne nur für die Sinne des Auges und des Ohres geben könne. Das Auge ist der Sinn für den Raum, das Ohr der Sinn der Zeit. Nun sind Zeit und Raum die beiden Felder, in denen die Schwingungen der Seele zwischen Unausgedehntheit und Ausdehnung sich vollziehen. Das Schöne kann die Einheit von Unausgedehntheit und Ausdehnung nur als räumlich und zeitlich (bzw. raumzeitlich wie im Tanz, in der Mimik) repräsentieren. Indem aber diese Einheit nur der ethische, der kallognomische Faktor ist, der den ästhetischen fordert, so treten die Mannigfaltigkeiten der Farben und der Töne als die Konkretionen, die Bestimmtheiten und Verwirklichungen zum Künstlerischen hinzu und bilden mit den anschaulichen Formen gemeinsam Gebilde wie Harmonie und Melodie.

Die Entwicklung des Geschmackes ist kein Fortgang vom Sinnlichen zum Unsinnlichen (es ist ja überhaupt ein veraltetes Vorurteil, daß der primitive Mensch nur Neigung zum Sinnlichen habe, er ist vielmehr auf das Unsinnliche in weit höherem Grade gerichtet als der Gebildete, nur freilich ist diese Neigung teils ganz isoliert, teils verquickt mit dem Sinnlichen), sie vollzieht sich innerhalb des Sinnlichen wie analog im Gebiete des Praktischen und des Theoretischen, sie vollzieht sich innerhalb des ganzen Kulturgebietes und bildet dieses Gebiet. Die Kultur ist die Objektivierung des Geschmackes. Wie der Geschmack und wie die Persönlichkeit einmal als das Zusammentreten der Gegensätze erscheint, einmal als das Auseinandertreten aus einer Einheit, so tut dies auch die Kultur. Im Gebiete der Kultur ist ein Feld abgesteckt, das sowohl an die reine Natur als auch an das rein Geistige angrenzt, die reine Gestalt (des Schönen, der Kunst, der Wissenschaft, der Sittlichkeit). Den Ausgang bildet die gleichzeitige Indifferenz und Dualität beider Mächte, den Endpunkt ihre völlige Auseinandersetzung. Auch hier besteht der Sachverhalt, daß die Reinheit der beiden Pole zwar außerhalb des Gebietes als eines Ganzen liegt, aber in jedem zum Kulturgebiet gehörenden Konkretum als Faktor vorkommt. Das reine Naturerleben, als das ganz Sinnliche, das das Absolute und damit Geistige nur hinter sich hat, und der reine Kunstgenuß (die Sittlichkeit und Wissenschaft) die absolute Gestalt, in denen das Leben nur ein Aufgehobenes ist, sind nach beiden Seiten ein Jenseits des bloß Kulturellen, nur die Ideale, nach denen die Kultur strebt, durchdringen sich aber in allen Erscheinungen und Schöpfungen der Kultur. Beide Grenzen, sowohl der Anfang als das Ende sind ausgeschlossen aus dem eigentlichen Gebiete der Kultur, gehen darüber hinaus. Wie aber die Grenzen doch immer wieder Faktoren sind, so umschließt das Gebiet der Kultur eigentlich alles. Alles und jedes im Leben der Menschen erscheint als eine Form, eine Stufe und eine Seite der Kultur. Damit wird auch dem Geschmacke alles zugänglich, wie andererseits alles von ihm hervorgerufen und geschaffen. Betrachten wir zunächst die eigentliche Natur, die Natur als Landschaft, so haben wir im ersten Teil gesehen, daß sie Gegenstand des Geschmackes ist, insofern sie eine bestimmte Natur ist (abgesehen davon, daß das eigentliche Naturgefühl als Einheit des Humors und des Eros auch als Faktor in den Geschmack eingeht, obwohl er über ihn hinausgeht), dazu muß sie vom Geschmacke gewählt sein, von andern als möglich empfundenen sich abheben, sie ist insofern nicht bloß Natur. Denn indem sie sich abhebt, schließt sie sich zusammen, sie wird zu einer Einheit, einer Gestalt. Auf diese Weise ist der Geist in sie eingegangen, hat sie geformt. Er kann sie nur wählen und beurteilen, bestimmen, indem er sie zugleich erzeugt. Kultur als Verbindung von Natur und Geist ist auch die Verknüpfung von Vorfinden und Erzeugen.

Das rein Vorgefundene und das rein Erzeugte sind eben die Grenzen. Indem die Natur als eine bestimmte gesehen wird, tritt sie in Korrelation zum Beschauer, der sich auf sie, sie auf sich abstimmt. Sie wird Schauplatz; das ist, sie nimmt einerseits in der Auffassung, andererseits in Wirklichkeit, als Objekt der Tätigkeit, die Züge des Beschauers an. Landschaft als Einheit aufgefaßt wird Einheit einer Mannigfaltigkeit. Die Elemente der Landschaft treten heraus, werden selbständig. Ebensogut natürlich kann man sagen, die Entwicklung der Auffassung verlaufe so, daß der Geist zuerst nur Einzelheiten, Bäume, Felsen, Flüsse wahrnähme und daß diese erst zuletzt in der Gesamtheit einer Landschaft und dann im Medium der Natur untergingen. Pflanzen und Tiere treten heraus aus der Natur und treten in sie hinein. Als aus der Natur heraustretend nähern sie sich dem Menschen, sie werden zu einer höheren Stufe der Wirklichkeit als die Natur ist, Bindeglieder, die den Menschen an die Natur knüpfen, ihn ihr näherbringen. Als eintretend in die Natur lösen sie sich los vom Menschen, er verläßt ihre Gesellschaft, um sich ihnen ebenso wie der unbelebten Natur der Landschaft, nur gegenüberzustellen. Sie entwickeln sich gleichsam einerseits als selbständige Wesen, andererseits als Teile der Natur. Sie werden sowohl dynamisch, indem der Blick die Natur durchläuft, als auch statisch, indem der Blick an ihnen festhaftet, immer mehr zu schönen Wesen. Während sie aus der Natur heraustreten, werden sie menschenähnlicher, wir beginnen sie als Vorstufen des Menschen aufzufassen, der Mensch beurteilt sie nach seinem eigenen Ideal. Es scheint, als seien schon in der untermenschlichen Natur geheime Kulturtendenzen am Werk, die das Naturgeschöpf zum Menschen machen, über sich hinaustreiben wollen. Denn indem mit der Entwicklung zur besonderen abgeschlossenen Gestalt die andere Entwicklung zum Teil der Natur hin immer parallel läuft, wird das Lebewesen ebenso auf eine höhere Totalität hingewiesen. Im Menschen findet er den Abschluß beider Entwicklungsreihen. In der Natur erscheint sowohl die Einheit des Einzelnen wie die Einheit des Ganzen als das Künftige, als der Mensch, der sie in sich als eine vorausgegangene findet. Beide Einheiten werden gleichzeitig und miteinander erreicht und erweisen sich nur als eine. So werden die absolute Einzelgestalt und die absolute Totalität vollständig voneinander abhängig, sie bedingen einander, ersetzen einander, sie treten für einander ein. Die vollkommene Schönheit ist ebenso der ganze Kosmos, außer dem es nichts geben kann, wie der Gegenstand die ganze Wissenschaft, die einzelne Handlung das höchste Gut und die ganze Sittlichkeit.

Das Gegenüber der einzelnen menschlichen Gestalt und der Totalität der Natur, die beide einander enthalten, bildet für die Auffassung der Natur den Endpunkt, für die wirkliche Naturgestaltung aber den Ausgangspunkt, das Anfängliche, das er jedoch nur vorfindet, indem er (in sich) zurückblickt. Dem Vorausblick des primitiven Menschen freilich, wenn er einen hätte, müßte das freie und versöhnte Gegenübertreten von Mensch und Natur, die er noch in sich verschlungen weiß und dennoch als feindliche Gegner in ihm kämpfend, als Endpunkt der Kultur erscheinen. Beide Entwicklungen stehen ja in Wechselwirkung. Der Mensch ist der Scheitelpunkt, in dem die Strahlen sich schneiden, die von dem Körper Kultur zur Projektion Natur gehen und von dem Körper Natur zur Projektion Kultur, zur Projektion auf den Geist. Alle Linien und alle Punkte der einen Hälfte finden sich wieder auf der anderen; und je nach der Seite, auf die wir uns stellen, ist jede einmal Urbild, einmal Abbild. Unsere Kultur ist die Projektion der Natur in die geistige Welt, in die Menschenwelt, aber nur weil und insofern wir die Natur ansehen als die Ausbreitung und Vorbereitung des menschlichen Geistes. Wenn also jemand verlangt, die Kultur solle natürlich sein, so hat das nur einen Sinn, wenn die Natur zugleich geistig ist, eine ewige Ordnung hat, ein Gesetz. So hört man etwa die Mutterschaft als „die natürliche Aufgabe des Weibes“ bezeichnen. Die Aufgabe als das Sittliche darf der Natur aber nur dann unterstellt werden, wenn die Natur zugleich der Kategorie der Aufgabe unterstellt wird, d. h. aber nicht als ein jemals Gegebenes, Abgeschlossenes, ein Tatbestand, sondern als ein Unendliches, immer weiter und höher sich Entwickelndes. Nur das Zusammenwirken der beiden Urteile, von denen das eine den Menschen als ein Erzeugnis und eine Fortsetzung der Natur erklärt und von denen das andere das Wesen des Geistigen als ein Streben zur Selbstverwirklichung, als ein Stellen und Lösen von Aufgaben ausspricht (wodurch die Erzeugung der Natur Aufgabe des Geistes wird), vermag eine Verbindung von Natur und Geist, das ist Kultur, zu begründen. Sie läßt sich die Aufgaben material von der Natur geben (und erst sie *darf* es); aber sie weiß, daß dies nur dadurch möglich ist, daß sie alle Natur der Form des Geistigen unterwirft. Und diese Unterwerfung ist einmal das Hineintragen des Geistigen in die Betrachtung, die gestaltende Anschauung und Beurteilung, einmal die reale Aufprägung der Form auf das Material der Natur; beide ermöglichen und ergänzen einander. Die Veredelung eines Gewächses oder eines Tieres ist nur sinnvoll, wo diesem Wesen ein Ideal, das Streben zu einer bestimmten Form, beigelegt wird; sonst wäre alle Arbeit, die der Mensch der Natur angedeihen läßt, entweder eine Vergewaltigung, nur ein totaler Widerspruch gegen sie, und da der Mensch von der einen Seite betrachtet auch nur Natur ist, eine unfruchtbare Negation seiner selbst; alles dies finden wir in einzelnen Fällen, wo den Pferden und Hunden die Schwänze verstümmelt werden, den chinesischen Frauen die Füße. Oder aber das Naturwesen wird nicht als einzelnes bearbeitet, sondern als Teil eines Ganzen, so werden die französischen Hecken beschnitten, so werden die Zwergpflanzen für die japanischen Miniaturgärten gezüchtet. In Wirklichkeit spielen, wo die Veredelung nicht rein praktischen Zwecken dient, wie bei der Gewinnung von Edelobst, Rennpferden, Jagdhunden usw., fast immer beide Einstellungen durcheinander. Es ist deshalb im konkreten Fall oft schwierig, eine kritische Stellung dazu einzunehmen und zu entscheiden, wie weit die künstliche Nachhilfe berechtigt, kultiviert und damit geschmackvoll ist, wieweit sie von den Forderungen des guten Geschmacks abweicht. Es gäbe weder eine theoretische noch eine praktische Kulturarbeit (die ja nicht ohne einander sein können), wenn der Mensch nicht der Stimme in sich vertraute, die ihn in der der Natur wurzeln, von ihr herkommen, ihre wahre Meinung verstehen läßt und die ihn heißt, sich die Materie seines Tuns aus ihr zu nehmen; wenn er nicht gleichzeitig auf die andere Stimme hörte, die ihm befiehlt, nichts Natürliches als solches in sein Leben aufzunehmen, in sich gedeihen und wuchern zu lassen, sondern alles der bildenden Gewalt des Ethischen zu unterwerfen. Dabei muß das Vertrauen bestehen, daß beides einander nicht nur widerspricht, sondern auch entgegenkommt, denn beides ist in uns. Beides kommt aus uns, wie es in uns zusammentritt als auf dem Schauplatze eines ewigen Kampfes, so doch zugleich aus dem Schlafe der Indifferenz, der Kindheit erst hervorgehend. Die Natur veredeln, das ist das Korrelat, die Wirkung der Veredelung unser selbst. Ebenso ist es nichts anderes, das Geistige zur Natur zu machen, „die Götter auf die Erde herabzuholen“.

Die Erzeugung der Kulturtätigkeit ist nur dann ganz sie selbst, aber eben damit geht sie auch über sich hinaus und über in die Kunst, wenn sie alles Formale selbst erzeugt, von der Natur gar nichts aufnimmt als die bloße Materie. Daher ist die Komposition keine Form der Kunst, sondern gehört nur zur Kultur. Kultur ist immer eine relative Formierung, sie fängt nicht an beim Chaos, noch beim Atom — sonst schlösse sie ja auch das entgegengesetzte Urteil nicht ein: Natur ist schon Geist; und sie bringt daher auch nicht die vollendete Form zustande, sondern immer nur die Annäherung an die Vollendung, das irgendwie noch naturhaft Gebliebene, als Gestalt Fragmentarische. Wir begreifen jetzt, warum die Erzeugnisse, die der Mensch zur Ergötzung der niederen Sinne komponiert, schon mitgezählt werden dürfen zur Kultur und deshalb Gegenstände sein können für den Geschmack ohne eigentliche Schönheit zu besitzen oder gar Kunstwerke zu sein. In der Herstellung eines erlesenen Parfüms, einer geistreichen Speisenfolge verrät sich sehr wohl Kultur. Die Verständnislosigkeit ihnen gegenüber ist ein Mangel an Kultur und deshalb auch ein Mangel an Geschmack. In einem ähnlichen Sinne ist es geschmacklos, ein Holzäpfelchen einem Calville-Apfel vorzuziehen, das rein Naturhafte dem Veredelten, Kulturgeschaffenen, demjenigen, das mit der über das Natürliche hinausreichenden Form (auch Geschmack ist Form) eine Art von Geist bekommen hat, und in dem der Geist die eigentliche Meinung, das, worauf es hinaus will, zum Vorschein gebracht hat.

Die erste Form der Kulturtätigkeit ist einerseits die Veredlung von einzelnen Naturwesen, die Zucht von Pflanzen und Tieren, andererseits das Ordnen der Natur zum Schauplatz der menschlichen Tätigkeit, das Ausroden von Wäldern, Trocknen von Sümpfen, Anlegen von Straßen, Bauen von Behausungen. Es beginnt also an den entgegengesetzten Polen, des Einzelnen und des irgendwie Allgemeinen. Sie ist andererseits das Heranziehen der Natur zum Menschen, der ihr sein Gesetz auferlegt. Es ist ein Herabbeugen des Menschen zum Untermenschlichen. Gleichzeitig beginnt jedoch ein Aufbau, es geht auch in die Höhe vom Menschen aus. Die Gesellschaft, der Staat entsteht; und hier nimmt der Mensch das Natürliche, das Erdhafte hinauf in eine höhere Welt. Während dort das Ausgebreitete gleichsam konzentriert, in einen Punkt, den Menschen, gesammelt wurde, findet hier dagegen eine Entfaltung von einem Punkte, vom Menschen aus statt. Während in jener Tätigkeit ihrem letzten Sinne nach die eine Seite des Geschmacks sich auswirkte, das Wählen — denn die Bildung steht unter der Herrschaft der Wahl, sie soll die Natur dem Menschen so angemessen machen, daß er sie gebrauchen kann, daß sie ihm gefällt, er wählt sie sich als passend zu ihm und wählt sich das Passende aus ihr —, so kommt hier die andere Funktion des Geschmacks zur Geltung, die Selbstdarstellung. Die Selbstdarstellung ist Entfaltung des im Menschen Verborgenen, Heraustreten seiner Seiten aus einer Einheit, aus einem Mittelpunkt. Neben die Zusammenstellung, die Komposition (nach einem einheitlichen Gesetz) tritt jetzt die Auseinanderstellung. Das was wir die schöne Welt genannt hatten und das, was wir unter der dynamischen Schönheit verstanden hatten, ist einerseits die Entfaltung der natürlichen, in die Vergangenheit gesetzten Einheit der Abstammung, andererseits die Anordnung der getrennt vorgefundenen Glieder zu einer ästhetischen Gesamtheit, deren leitendes Gesetz die Aufgabe als vorschwebende, zu bildende Einheit ist. Alles, worin die Kultur eintritt, ist nur die Einheit und die Zweiheit von Ausdehnung und Ausdehnungslosigkeit der menschlichen Persönlichkeit; und weil diese Zweieinheit nur dynamisch zu realisieren ist, ist alle Kultur Prozeß, und zwar Entfaltungsprozeß oder Kompositionsprozeß, Zerstreuung oder Sammlung. Weil aber die Kultur nur zwischen den Grenzen von Natur und Geist bleibt und diese Grenzen nur als Faktoren, nicht als Extreme, nicht als Reinheit einschließt, so kommt es auch nicht zur wahren, zur absoluten Einheit innerhalb ihrer. Es bleibt immer nur beim Äquivalent der Einheit, bei der Harmonie. Die Teile sind aus der Einheit nicht hervorgegangen, sondern die Einheit schwebt nur über ihnen, sie ist nur suspendiert. Wie die Divergenz der entgegengesetzten Bewegungen in der Persönlichkeit ihre Bildung, das Resultat der Konvergenz immer wieder aufhebt, so ist auch die Kultur, indem sie einerseits die verstreute Materie der Natur zur Konsolidierung bringt, als gleichzeitige Divergenz immer nur wieder aufgehobene und immer wieder herzustellende Einheit. So findet die kulturelle Einheit als bloße Übereinstimmung, als „Zueinanderpassen" von Elementen ihre angemessene Erscheinungsweise in der Komposition. Die Komposition erscheint aber nicht nur im Gericht, in der gut zubereiteten Schüssel, sondern sie bleibt irgendwie an allen Unternehmungen und Veranstaltungen der Kultur haften, an der Festversammlung, nicht minder als am Konzertprogramm. Die „Vortragsfolge" hat überall noch eine fatale Ähnlichkeit mit der Speisenfolge und scheint von demselben mehr oder weniger entwickelten Feinschmeckertum gefordert zu sein. Das Kunstwerk kommt nur zu seinem vollen Recht als einzelnes, wie es ja auch seinem Gehalte nach aus der Kultur herausfällt und mit seiner Form über sie hinausragt. Wie im religiösen Kult sich Ausdruck und Symbol verbinden und wie ihre Zweieinheit den Höhepunkt ausmacht, den die Kultur eines Volkes einen Augenblick passiert (nicht anders als die des Einzelnen einen Punkt der stärksten Dualität bei stärkster Synthese durchläuft), so spitzen sich doch die Gegensätze zu auf das Zusammentreten und Auseinanderklaffen von Barbarei und Raffinement, in den sie zuletzt auch enden. In der Verfallzeit hat der Trieb sich wieder das Sollen unterworfen, die Form ist Genußmittel geworden, im Hintergrund und bei den Wenigen steht freilich die entgegengesetzte Unterwerfung. Wiederum aber ist der Verlauf ein Beginn zugleich vom Einzelnen und von der Gesamtheit, ein Aufsteigen zum Punkte voller Einheit beider in der Entgegensetzung und ein Zerfall der Gesamtheit in lauter Einzelne, die aber jetzt die Allgemeinheit so in sich haben wie in der Gesamtheit das Prinzip des Einzelnen die Oberhand gewonnen hat. In diesem letzten Stadium bedeutet der Geschmack des Einzelnen alles, der Geschmack der Gesamtheit nichts mehr. In frühen Zeiten äußert sich der Geschmack des Einzelnen als vollständige Gebundenheit an die Gesamtheit, nur sie garantiert seine Existenz. Äußerlich stehen Gesamtheit und Einzelner sich getrennt gegenüber, innerlich decken sie sich. In späten Zeiten hat der Einzelne die wahre Allgemeinheit, während die Gesellschaft nur noch Masse, ein Konglomerat von Einzelwesen ist. Sie besitzt daher nicht mehr wahre, sondern nur „komparative" Allgemeinheit des Urteils. Die wahre Allgemeinheit ist jetzt eine ganz innerliche geworden, aber kein strenges äußeres Band mehr, Umfassendheit, nicht Gleichheit. Auf der Höhe der Kultur ist sie die Spannung von äußerer und innerer Allgemeinheit, bzw. Einzelheit. Die einzelnen Personen in der Gesellschaft sind wie die Pinselstriche und die Verse der Greise. Der Einzelne hat die ganze Fülle der Wahrheit in sich eingezogen, die Gesamtheit vermag nichts mehr über ihn. Aber wie die Schweigsamkeit des Alters, die sich in konzentrierten gehaltvollen Teilen bekundet oder in ihnen verbirgt, begleitet wird von seiner Geschwätzigkeit, so werden die einzelnen gehaltvollen Persönlichkeiten in den Altersepochen der Kulturen wahrhaft erdrückt von einer Unmenge hohler und nichtiger Gestalten; in ihnen zerfällt der absterbende Organismus, dessen Leben sich in die wenigen Samenkörner zurückgezogen hat. Der Geschmack residiert dann nur noch in jenen Einzelnen; aber in ihnen hat er seine erlesenste Daseinsform gewonnen. Wie in ihnen der Gehalt des Vergangenen allein lebendig geblieben ist und sich verdichtet hat, so sind sie es auch, die allein noch ein inneres Verhältnis zur Vergangenheit haben.

Es gibt drei Worte, die das Ästhetische im Ethischen bezeichnen: Gewissen, Humanität und Pietät. Das Gewissen ist einerseits das Instinkhafte und Irrationale, das die Forderungen der Sittlichkeit nicht in der Form einsichtiger und begründeter Urteile, sondern als eine Art von Naturgefühl, das zwischen Lust und Unlust wechselt, erhebt. Das Gewissen ist andererseits die konzentrierte Erfahrung der vergangenen, aber noch nicht gestorbenen Kultur. Als Gewissen spricht zu dem Einzelnen die gesamte intensiv gewordene Allgemeinheit des Volkes, aus dem er hervorgeht. Da der spätgeborene, durch und durch gebildete und zur Reflexion gekommene Mensch das, was sein Gewissen ihm auferlegt, schließlich mit seiner rationalen Überlegung gar nicht mehr in notwendigen Zusammenhang bringen kann, so wird ihm sein Gewissen zuletzt zu einer Form der Pietät. Auch die Pietät ist eine Hineinwirkung des Ästhetischen in das Ethische; das was der Pietät widerstrebt, widerstrebt auch dem Geschmacke, der freilich nicht das einseitig Ästhetische ist, sondern eben jenes Hineinwirken. Durch die ästhetische Ablehnung ist das Sittliche zu einem nur relativ Gültigen geworden, das Sittliche ist das, was einem bestimmten Volke immer von jeher als ein solches gegolten hat. Derjenige, über den dieses Volk im Grunde keine Macht mehr hat, für den es nichts Absolutes mehr ist, setzt dieses Sittliche nun freiwillig als ein Anzuerkennendes; indem er es aber setzt, hebt er es auf, er hebt es eben auf als ein absolutes, als eines, das unabhängig von ihm, ohne seine Anerkennung da ist. Deshalb wird diese Freiheit des Setzens und Anerkennens, obschon sie auf der einen Seite die tiefste Zustimmung bedeutet, eine Zustimmung, die jede Auflehnung ihrem Wesen nach völlig ausschließt, eben weil sie frei ist — während jede absolute Zustimmung doch noch von einem Murren, einem Widerstreben und Kampf der Natur begleitet ist —, auf der anderen Seite wieder als eine Willkür betrachtet, ja als eine Art von Frivolität. Der ethische Rigorismus und Fanatismus nicht nur, sondern auch das primitive ethische Gefühl wendet sich gegen jede Anerkennung eines Sittlichen aus Pietät ebenso wie es sich in seiner höchsten Form gegen das Gewissen wenden müßte. Denn im Gewissen steckt immer noch etwas von der kantischen „Neigung“, von der Schillerschen „Natur, die sich geheiligt hat“; es ist auch noch ein Individuelles, nicht das strikt Allgemeine, und es ist in diesem freien Willen noch etwas von Willkür, von Laune, die auch „anders kann“. Mit dieser Pietät und ihrer Stellung zum Sittlichen hängt nun auch das zusammen, was wir die Humanität nennen wollen. Humanität als Ehrfurcht vor allem Menschlichen und Schonung alles Menschlichen ist nur die Frucht einer langen Erfahrung, das Produkt hoher Reife. Die Humanität ist das Erhaltenbleiben des Lebendigen im Verstandesmäßigen und Sittlichen. Der humane Mensch ist nicht einseitig, nicht starr und unduldsam, er eifert nicht gegen Schwäche und Irrtum, sondern er verzeiht sie. Er weiß, daß er alles Menschliche selbst in sich hat. Dieses Wissen ist nur das Lebendigbleiben der Erfahrungen der Jugend im Alter, der früheren in den späteren Geschlechtern. Die Pietät geht über in die Humanität, oder umgekehrt. Obwohl Humanität ursprünglich nicht diese Bedeutung gehabt hat, sondern nur das liebevolle, gütige, erkenntnisbegierige, nicht richtenwollende Verhalten zu allem Menschlichen war, so verstehen wir doch heute unter der Humanität eines Schriftstellers etwa sein inniges Verhältnis zum Vergangenen. So rühmen wir wohl die große Humanität eines Jakob Burckhardt, eines Konrad Ferdinand Meyer. Humanität ist uns das Bewußtsein und das Aufrechterhalten der Kontinuität alles Geistigen. Humanität ist das geöffnete Auge für die Werte auch des Fremden; echte Humanität ist nur möglich, wo das Eigene gesicherter Besitz geworden ist, es ist auch die Erhaltung des Besitzes, das Betonen der Traditionen in der Wissenschaft und Kunst. Alles Äußere wird immer mehr bekannt und mit Bewußtsein unterworfen. Als das nicht mehr fremde Gefürchtete und Geehrfürchtete verliert es den Charakter des Absoluten. Der Mensch schaltet damit, fühlt sich ihm gegenüber frei. Das Absolute wird immer mehr relativiert, aus seiner Isolation gelöst, in den Zusammenhang der Welt, die nun unsere innere Welt ist, versetzt. Was uns „relativ“ geworden ist, was wir reflektierend, vergleichend betrachten, das wird uns historisch oder ästhetisch. Wir stehen außerhalb seiner, können es vergleichen, abschätzen; wir leben nicht mehr in ihm, es ist nichts Absolutes mehr. Alles kommt schließlich zu dieser Phase, alle Inhalte, die Kunst, die Religion, die Moral, die Philosophie.

Dieselbe Freiheit welche die Persönlichkeit auf der letzten Stufe den Gesetzen der Moral gegenüber erworben hat, besitzt sie nun auch in der Wissenschaft, in ihrem Verhältnis zu den Gesetzen des Denkens (diese werden freilich ebenso wieder zu absoluten als frei und bewußt gewählte, als gesetzte). Auch hier ist sie nun nicht mehr rigoros, fanatisch, doktrinär, dogmatisch, sondern tolerant und weitblickend geworden. Sie begreift die Relativität, die allen Erkenntnissen notwendig zukommt, und die jetzt durch ihre Absolutheit nicht mehr beschränkt wird, sondern sie erst mitbildet. Und so gibt es eine Form der Erkenntnis, die nicht die Einseitigkeit und Primitivität der bloßen Intuition ist, sondern den strengen Weg der Wissenschaft gegangen ist und in der doch das Ästhetische einen Faktor bildet, die als Zweieinheit von Ethischem und Ästheschem zur höchsten Form des Geschmackes wird, zur Weisheit. Wie die Humanität die fließende Einheit der Tugenden und die stetige Aufhebung jeder einzelnen im Flusse des ganzen Lebens ist und damit auch die Aufhebung der einzelnen Untugenden vollbringt, zur Toleranz wird, zur Milde, so ist die Weisheit der kontinuierliche Fluß der Erkenntnisse, das Durchwandern aller einzelnen Standpunkte und ihre Aufhebung, das Schweben über allen besonderen Systemen, die sie, sofern sie einzeln sind, als Einseitigkeiten und Irrtümer begreift; aber eben indem sie sie in sich begreift, versöhnt sie sich mit der Unzulänglichkeit aller besonderen Erkenntnisse, die sie in einer höheren Zulänglichkeit vereint und wird zur Nachsicht gegen die Irrtümer des Denkens wie des Herzens. Die Philosophie als Weisheit ist die Einheit der Gegensätze — wie das Leben. Sie ist so weit davon entfernt, Wissenschaft im Sinne aller anderen Wissenschaft zu sein, daß sie vielmehr zwar einerseits das Ethos und den Eros der reinen Wissenschaft beständig urgiert, aber andererseits immer wieder die Willkür, das Konstruktive und Fiktive des nur Wissenschaftlichen hervorhebt. Sie betrachtet auch das Sittliche nur als etwas, das sie unter sich hat, dem sie humoristisch gegenübersteht: „der Mensch ist ein Herr auch des Sabbaths" und: „ihr sind viele Sünden vergeben, denn sie hat viel geliebet!" „Der Weise sündigt nicht," sagt G. I. P. I. Bolland, der Leidener Neuhegelianer. Die Weisheit kennt nicht nur den Eros, sondern auch den Humor, sie ist zugleich ästhetisch und ethisch, zugleich weihevoll und profan, ja — zynisch. Andacht und Zynismus sind nur die beiden entgegengesetzten Äußerungsweisen einer Gesinnung, der alles Empirische dem „Wesen" gegenüber als gleichwertig gilt; nur ist für jene alles gleich wertvoll, für diesen alles gleich wertlos. Es gibt jedoch einen andächtigen Zynismus, eine zynische Andacht, besonders bei Naturwissenschaftlern und Ärzten! Der Weise ist auch nicht nur theoretisch, nicht nur beschaulich, sondern ebensosehr praktisch und dem Genusse nicht unzugänglich. Die Weisheit erhebt sich, indem sie sich nach allen Richtungen der lebendigen Seele bewegt, so baut sie sich nicht auf als ein Starres — auch nicht so, daß die Starrheit und Bestimmtheit nur die Richtung betrifft, nicht das Resultat, wie die Wissenschaft es tut —, sondern so, daß sie zwischen diesen Bewegungen, in diesen Richtungen viel mehr oszilliert, sich in ihnen und über ihnen schwebend erhält. Die Weisheit ist der philosophische Geschmack, weil sie das philosophische Maß ist, das Maß, die Mäßigkeit in der Philosophie, das Maßhalten, insofern das Maßvolle nicht das Mittlere der Quantität oder der Intensität des Philosophierens bedeutet, sondern die gleichmäßige Entfernung von allen Extremen, allen Grenzen des Geistigen, das gleichzeitig ein Übergreifen über die Grenzen ist, die Ruhe des philosophischen

Gemütes, das um seine Wahnvorstellungen weiß und sich nicht von ihnen besitzen läßt. Die Unerschütterlichkeit des Weisen ist nur das über sich selbst hinausgegangene und in sich gegangene Gleichgewicht des Lebens; die Universalität, die Allbezogenheit seines Denkens ist die auf die Spitze getriebene Korrelativität des Organismus zur Umwelt, die gleichzeitig vollkommene Anpassung des Lebens an die Welt und der Welt an das Leben bedeutet.

Dritter Teil.

Der Geschmack und das Urteil.

7. Kapitel.

Erlebnis und Urteil.

Wenn wir absehen einerseits von den nichtsprachlichen Bekundungen des Gefallens, bzw. Mißfallens — dem Ergreifen oder Fortstoßen, dem Streicheln, Liebkosen, Verzehren des Gefallenden oder dem Fortlaufen, dem Sichschütteln vor dem Mißfallenden —, andererseits von den Stadien der lautlichen Äußerung, die der eigentlichen Sprache vorhergehen, so können wir als die ursprünglichsten Äußerungen des wählenden Geschmacks Ausrufe ansehen, die etwa die Form haben: wie schön, wie gut! herrlich! reizend! abscheulich! usw. Alle diese Ausrufe sagen zunächst aus, daß mir etwas gefällt oder nicht gefällt. Wiederum geht die Aussage: das gefällt mir hervor aus der Grundtatsache, daß das aussagende Lebewesen in der Umwelt Nützliches und Schädliches vorfindet. Dies gefällt mir hat erst einmal den Sinn: dies ist mir nützlich. Diese Nützlichkeit wird freilich nicht durch Reflexion gefunden, sondern durch das Gefühl unmittelbarer Zustimmung oder Ablehnung, durch die Anziehung oder Abstoßung, die das Ding der Umwelt auf das Lebewesen ausübt. Die Oszillation zwischen stärkeren und schwächeren Gefühlen der Liebe und des Hasses, der Zuneigung und Abneigung, wird jedoch von vornherein ergänzt dadurch, daß dem vitalen Verhalten zum Wert ein axiologisches immer irgendwie vorschwebt. Wie sehr auch dem primitiven Menschen das, was ihm gefällt, als das an sich Gute und Berechtigte erscheinen mag, und das Fremde und Feindliche als an sich minderwertig, so scheint doch in irgendeiner Form, wenn auch noch so schwach und verborgen, die Ahnung da zu sein, daß es noch ein anderes und höheres Maß für das Berechtigte und Unberechtigte gäbe. Die religiösen Vorschriften gebieten keineswegs immer das, was dem Menschen angenehm, bequem oder auch nur nützlich ist, sondern sie verlangen vielfach das Grausamste und Absurdeste. Aber sie werden befolgt, weil der Mensch von Anfang an ein Wissen davon in sich trägt, daß sein Wohl und Wehe nicht das Höchste ist, was als Richtschnur über seinem Dasein steht, daß er als Mensch noch strengere und erhabenere Mächte anzuerkennen habe. Weil aber dieses Höhere ein noch vollständig undurchschautes ist, und sich nur zu erkennen gibt als ein der vitalen Ordnung und Wertung fremdes Prinzip, so wird es natürlich oft gerade in dem Unverständigsten und Schädlichsten gesucht, in dem Sieg nicht nur über das eigene Wohl und Leben, sondern auch über den eigenen gesunden Verstand, der das Leben schon ganz gut einzurichten versteht. Vielleicht ist vieles, was uns in der Denkweise, in den Gebräuchen und Gottesdiensten primitiver Völker als völlig undurchsichtig, als geradezu widersinnig erscheint, nur der Ausdruck dieses dunklen Verlangens, das was mehr ist als Gut und Leib, die eigene Einsicht, der drohenden noch ganz unversöhnten Macht zu opfern. So wohnt von vornherein allem menschlichen Denken eine Gegenbewegung inne gegen alles pragmatische und pragmatistische Denken. Es wird schon von Anfang an das Wertvolle nicht nur im Nützlichen, das Wertwidrige nicht allein im Schädlichen gesehen.

Der Pragmatismus behauptet nicht nur die völlige Gleichheit des Guten und Schönen mit dem Nützlichen, sondern auch des Wahren. Für ihn fällt also das Urteil: „das gefällt mir“ zusammen nicht nur mit den Urteilen: „das ist schön“ und „das ist gut“, sondern auch mit dem Urteil: „das ist wahr“, „das ist“. Hierbei wird freilich das „mir“, dem etwas gefällt, nicht lediglich auf das einzelne Ich bezogen, sondern auf das Ich, das die Gattungserfahrung in sich gesammelt hat und repräsentiert. Nun sind zwei durchaus zutreffende Einwände gegen den Pragmatismus sehr oft erhoben worden. Man hat einmal gesagt: Nicht das Nützliche sei wahr, sondern die Erkenntnis des Wahren sei nützlich. Wer etwa einen See für ein Flachsfeld halte und hineinzugehen versuche, der erfahre am eigenen Leibe, wie notwendig es sei, den richtigen Sachverhalt überall zu kennen. Umgekehrt sei gerade für das höhere, das seelische und geistige Leben die Täuschung sehr oft günstiger und förderlicher als die Wahrheit. Die sogenannte „Lebenslüge“ sei das Fundament des menschlichen Daseins, die Wahrheit zerstöre, das Wissen sei der Tod. Nun sieht es zunächst so aus, als sei auf dem „niederen“ Gebiete, dort wo es sich um die Erhaltung und Fortpflanzung des tierischen Lebens handelt, die Erkenntnis des Wahren nur nützlich, während auf dem höheren Gebiete, für das seelische und geistige Dasein, der Wert der Wahrheit für das Leben zum mindesten zweifelhaft werde. Der Einwand, daß die Erkenntnis des Wahren nützlich sei, bzw. schädlich, nimmt zunächst das Wahre hin als ein Vorgefundenes, das ohne unser Zutun zustande komme, und nach dem unsere Erkenntnis sich zu richten habe, von dem sie ein Abbild liefern müsse, wenn sie biologisch vorteilhaft sein wolle. Das Subjekt steht hier von vornherein einem Objekt gegenüber, ist gänzlich von ihm abgetrennt. Die Behauptung des Pragmatismus nimmt freilich ebenfalls die Umwelt hin als ein objektiv Vorhandenes und hat insofern dieselben Voraussetzungen wie jener Einwand; hier aber stehen nicht die fertigen Subjekte und Objekte einander gegenüber, so daß sich die Vorstellungen jener nach diesen richten könnten, sondern was gegeben ist, ist eine Einheit oder besser eine Verschmolzenheit von Individuum und Umwelt, aus deren Wechselwirkungen (wenn wir diesen Ausdruck hier antizipieren dürfen) die Wahrheit entsteht. Die Umwelt bewirkt eine Vorstellung im Lebewesen als in einem ihrer Glieder; diese Vorstellung ist aber nichts von der Umwelt und ihrer Wirkung Verschiedenes, sondern nur eine Reaktion, die mit anderen Reaktionen, den motorischen, den assimilatorischen usw. völlig auf einer Stufe steht. Die Wahrheit ist hier nur das zweckmäßige Ineinandergreifen zweier noch nicht wahrhaft getrennter Teile eines Ganzen. Die Zweckmäßigkeit dieses Ineinandergreifens kann erst verloren gehen und muß verloren gehen, wenn diese Teile gegeneinander selbständig geworden sind, und so muß in der Tat auf einer höheren Stufe der Entwicklung der Begriff der Wahrheit hier einen anderen Sinn bekommen. In der ersten ursprünglichen Einheit von Lebewesen und Umwelt kann man im Grunde weder von einer Wahrheit noch von einer Erkenntnis sprechen. Die primitivste rein vitale Erkenntnis ist eine Erkenntnis unterhalb der Erkenntnis; sie ist ein Chaos von Eindrücken, Empfindungen, denen das Lebewesen hilflos überantwortet ist, denen gegenüber es sich gänzlich passiv verhält. Jede Art von Reaktion auf die Eindrücke ist schon eine Art von Selbstbehauptung den Eindrücken gegenüber, eine Sicherung gegen ihre Fluchtartigkeit und Verwirrtheit. Die Reize werden nur mit Auswahl und nach den Bedürfnissen des Lebewesens hereingelassen; das Aufnehmen ist zugleich Anordnung und Umwandlung, Subjektivierung. Die einfachste Art, die Empfindungen zu ordnen, auf die Reize zu reagieren, ist jedoch rein praktisch, sie ist reflektorisch. Die Flucht ist die primitivste Form der Erkenntnis: da ist Gefahr, das Fressen die ursprünglichste Form des Bewußtseins: dies ist ein Nahrungsmittel.

Eine Art des Pragmatismus, wie sie etwa Simmel vertreten hat, behauptet: „Wenn das Huhn den Habicht flieht, der in den Hühnerhof geflogen ist, dem Futternapf zueilt, der hineingestellt worden ist, so ist sein Verhalten jedesmal nicht ein Prüfstein einer davon abgetrennten vorausgegangenen richtigen Erkenntnis, sondern es ist seine Erkenntnis selber." So kann jedes Lebewesen nicht nur eine andere Erkenntnis, sondern auch eine andere richtige Erkenntnis, also eine andere Wahrheit haben, eben weil Wahrheit nichts anderes ist als die Aufforderung zu einem bestimmten der Organisation angemessenen Handeln. Daß wir Menschen unter Wahrheit etwas Allgemeingültiges verstehen, das beruht auf einer Allgemeinheit, d. h. Gleichheit unserer Organisation und damit unserer Reaktionen. Dagegen läßt sich einwenden, daß wir selbst, wenn wir an uns allen gleiche Handlungen beobachten würden. niemals feststellen könnten, ob es Reaktionen auf dieselben Reize sind, wenn wir diese Reize nicht unabhängig von jenen Reaktionen zu erkennen vermöchten. Vielleicht sind wir nur scheinbar gleich organisiert und antworten auf dieselben Reize ganz verschieden, auf verschiedene Reize aber gleich, d. h. mit gleichen Handlungen?

Jedoch liegt die Sache schon bei den Tieren nicht so einfach, wie sie auf den ersten Blick erscheint. Das Herannahen eines Feindes braucht nicht immer durch Flucht beantwortet zu werden, sondern es kann einen Angriff hervorrufen. Nun ist es richtig, daß der Instinkt des Kampfes so unmittelbar ist wie der Instinkt der Furcht. Wer aber die Tiere beobachtet, der weiß, daß Kampflust und Furcht sehr oft miteinander in Konflikt geraten, daß das Tier sich größeren Feinden gegenüber für die Flucht geradezu entscheidet, kleineren gegenüber für den Angriff, bisweilen sogar deutlich schwankt, was es zu tun habe. Es ist also zunächst einmal unrichtig, die Reaktion eines Lebewesens als etwas ganz Einheitliches und Geschlossenes anzusehen. Derselbe Sachverhalt, das Herannahen einer Gefahr, kann in einem Tiere sowohl den Instinkt der Flucht wie den des Kampfes aufrufen. So also sind Empfindung und Reaktion keineswegs derart untrennbar miteinander verbunden, wie gewisse Vertreter des Pragmatismus es hinstellen. Und indem das Tier auf denselben Sachverhalt mit zwei ganz verschiedenen Regungen antwortet, müssen wir annehmen, daß dieser Sachverhalt in einer von seiner Reaktion irgendwie abgelösten Weise für es vorhanden ist, einer Weise, die unserer theoretischen Erkenntnis entspricht. Wir müssen annehmen, daß in dem Tiere etwas vorgeht, was wir in der Analogie mit unserem Denken und in unsere Sprache übertragen etwa als den folgenden Gedankengang darstellen können: „Dort ist ein Feind; ich hasse ihn, aber ich fürchte ihn zugleich. Ich möchte ihn wohl töten, aber wenn ich ihn angreife, so ziehe ich vielleicht den kürzeren und er tötet mich, was soll ich also tun?" Ein Mensch würde natürlich den Wunsch anzugreifen nicht nur mit seinem Haß begründen, sondern auch mit der praktischen Überlegung, daß die Flucht nur für den Augenblick rette, die Überwindung des Gegners ein für allemal.

Wenn wir soeben die verschiedene Reaktion eines Tieres auf einen Sachverhalt betrachtet haben, so können wir auch die verschiedenen Reaktionen mehrerer Tiere auf einen Sachverhalt untersuchen. Wenn ein Herr zu seinen Hunden tritt, der den einen Hund zu streicheln, den anderen mit Fußtritten zu behandeln gewöhnt ist, so werden beide sein Herannahen gewiß durchaus verschieden aufnehmen. Der eine Hund begrüßt den Freund, der andere entzieht sich dem Feinde oder empfängt ihn mit bösem Knurren, Bellen und Beißen. Trotz dieser Verschiedenheit des Verhaltens besteht eine Identität insofern, als beide Hunde ihr Betragen demselben Sachverhalte angepaßt haben, dem Herannahen des Herrn. Die Loslösung dieses identischen Sachverhaltes aus der feindlichen bzw. freundlichen Antwortbewegung würde für uns Erkenntnis bedeuten. Nun ist es natürlich fraglich, ob und wieweit für die Tiere eine solche Loslösung besteht und erst recht, ob und inwieweit der aus dem Gesamterlebnis losgelöste theoretische Faktor, das in beiden Erfahrungen übereinstimmende Element, sich bis zu dem Grade herausgehoben hätte, daß es transportabel, mitteilbar wäre.

Sobald wir aber einen ähnlichen Vorgang, der unter Menschen sich abspielt, ins Auge fassen, wird die Möglichkeit der Ablösung sofort unbezweifelbar. Es mögen zwei Männer in der Kriegszeit das Herannahen eines feindlichen Flugzeuges bemerken. Der eine ist ängstlich und sucht so schnell wie möglich den schützenden Keller auf, der andere ist neugierig und stürzt auf das Dach, um die Operationen des Fliegers zu beobachten. Trotz ihres völlig verschiedenen Verhaltens reagieren nicht nur beide auf denselben Vorgang, sondern sie sind sich darüber auch absolut klar, haben sich auch darüber verständigt. Ehe sich jeder an seinen Posten begab, haben sie einander noch rasch das Wort „Flieger" zurufen können. In diesem Worte, in dieser Mitteilung liegt die Anerkennung eines objektiven, gegen unser Wohl und Wehe gleichgültigen und über ihm stehenden Sachverhaltes; indem aus dem Komplex des interessanten bzw. bedrohlichen Eindruckes dieses selbständige, für alle Menschen gleichermaßen gültige und von ihnen unabhängige Moment herausgehoben wird, wird zugegeben, daß in der beobachteten Erscheinung noch etwas mehr liegt und daß an ihr noch etwas anderes von Belang ist, als daß sie uns Angenehmes oder Unangenehmes bringen könne. Hier ist der Punkt, an dem sich alles Erkenntnismäßige vom „emotionalen“ Denken unterscheidet. Hier ist der psychologische Ursprung des Urteils. Der Ausruf „Regen!“, „Flieger!“ usw. hat die Bedeutung eines Urteils, sobald in ihm noch etwas anderes gemeint ist als die bloße Warnung vor Gefahr, die Aufforderung, Freude zu teilen oder dgl. an Gleichgesinnte, die gleichen Bedürfnisse und praktischen Lebensnotwendigkeiten Teilende. Nun hat vielleicht bis zur höchsten Stufe hinauf jedes Urteil noch diese Nebenbedeutung des Praktischen oder mindestens des Vitalen. Jede Mitteilung soll in dem Hörenden irgendeine gefühlsmäßige Reaktion hervorrufen, selbst die Preisgabe einer wissenschaftlichen Entdeckung erwartet und fordert noch Teilnahme und Mitgefühl. Andererseits jedoch liegt in jedem, auch dem einfachsten und unwissenschaftlichsten Urteil schon das Hinausgehen über die praktische und subjektive Sphäre und der Hinweis auf die theoretische und allgemeine Welt.

Wenn wir die Grundvoraussetzung des Pragmatismus, die Wirklichkeit der Umwelt gelten lassen — und wir dürfen die Umwelt als wirklich annehmen, soweit wir uns selbst als wirklich nehmen, als eine Vorwegnahme unser selbst und der Umwelt, deren Wahrheit sich erst in unserer Rückwendung erweist — so können wir unser anfängliches Verhältnis zur Umwelt uns deutlich machen unter dem Bilde einer Raupe, die als solche ganz andere Beziehungen zu ihrer Umgebung unterhält als sie nach ihrer Metamorphose, in ihrem späteren Dasein haben wird. In dem niederen, bloß praktischen Leben befinden wir uns gleichsam in dem Stadium der Raupe, wo wir zwar mit der Wirklichkeit in Berührung sind und uns frei in ihr bewegen, aber doch nur mit einer engen Wirklichkeit und mit der durch geringe Bedürfnisse vorgezeichneten beschränkten Freiheit. Dann aber gibt es eine Zeit, wo die Raupe sich in der Puppe verbirgt, abgeschieden ist von der Außenwelt, ganz in sich versunken und nur von ihren eigenen Kraftvorräten zehrend. Erst ganz zuletzt, wenn sie ihre Entwicklung vollendet hat, durchbricht sie die Abschnürung und kommt wieder hervor. Dann aber ist die Beschränkung ihres früheren Daseins aufgehoben und sie schwebt in voller Freiheit als Schmetterling über den

Dingen, sich niederlassend, verweilend und sich wieder erhebend, wo es sie gelüstet.

So gibt es auch für unsere Seele eine Zeit, wo sie ganz in das praktische Leben, in die beschränkte Wirklichkeit versenkt ist; dann aber kommt sie zur Ruhe und Einkehr in sich; die Bilder, die die Außenwelt ihr eingeprägt hat, werden verinnert und verwandelt. Wenn aber die Verwandlung vollzogen ist, dann kann sie mit dem nun ihr eigen gewordenen Vorrat wieder an die Oberfläche treten. Sie verkehrt wieder mit der Welt, aber die Welt beschränkt sie nicht mehr, sondern ist nur der Raum, in dem sie sich selbständig bewegt.

Wenn wir diesen ganzen Sachverhalt jedoch als eine einheitliche Entwicklung darstellen, wenn wir davon sprechen, daß uns gleichsam im „Raupenstadium" ein vorsubjektives Verhältnis zum Objektiven beschieden sei, so haben wir nur die beiden Momente, die zusammentreten müssen, um Erkenntnis zu bilden, gewaltsam isoliert. Die reine Passivität den Reizen der Umwelt gegenüber besteht nicht wirklich, sondern sie wird nur nachträglich intellektualisiert und hypostasiert in der Theorie der Skepsis. Das was die Skepsis Erkenntnis nennt, das gibt es nirgends gesondert, sondern es existiert immer nur in Wechselwirkung mit jenem andern Vorgang der Subjektivierung, der Verinnerung aller Eindrücke, der Anähnlichung an das aufnehmende Wesen. Und weil Erkenntnis nur in diesem Zusammenwirken zustandekommt, so verfällt die Skepsis, anstatt Erkenntnis als aus beiden Faktoren gebildet darzustellen, in den Fehler, bald den einen, bald den anderen abgesondert der Erkenntnis unterzuschieben und sie bald unter dem Bilde völliger Passivität und Hingabe an den wechselnden äußeren Reiz zu beschreiben, woraus der Sensualismus und zuletzt die Verzweiflung an allem Wissen entsteht, bald unter dem Bilde gewaltsamer Anthropomorphisierung und gänzlich willkürlichen Schaltens mit den Begriffen.

In Wahrheit wirken also in jeder Erkenntnis die beiden Faktoren der Rezeptivität und der Spontaneität zusammen. Für die theoretische Entwicklung (von der einen Seite betrachtet) überwiegt zuerst die Rezeptivität, dann verarbeitet das Subjekt die Eindrücke, indem es ihnen seine eigene organische Gestalt gibt, und zuletzt verzichtet es wieder auf diese Subjektivierung und faßt den Entschluß, das Objektive, bloß Daseiende in seiner eigenen Weise bestehen zu lassen und der Herrschaft über es zu entsagen. Dieser Entschluß jedoch ist ihm nur möglich, weil das Objektive, die Welt, seine eigengesetzliche Wirksamkeit tatsächlich niemals unterbrochen hat, sondern von Anfang an das treibende Pathos gewesen ist. Es ist gleichsam wie eine kluge Mutter, die sich sagt: ich lasse die Kinder nur ein Weilchen allein und ihrem eigenen Sinne folgen, zuletzt kommen sie doch von selbst zu mir zurück. Umgekehrt verläuft die praktische Entwicklung. Sie geht aus vom Subjekt, vom Vitalen, vom Unterschied zwischen dem Nützlichen und Schädlichen. Sie geht über sich hinaus, indem sie sich in sich entzweit, sich selbst gegenüberstellt, das Theoretische, die Erkenntnis als notwendige Durchgangsstufe benutzt und zuletzt unterwirft sie doch wieder alles Erworbene, auch die theoretische Erkenntnis der eigenen vitalen Wertung. Sie ist also wertend, pragmatisch, doch aber bedeutet Erkenntnis in ihr nicht nur wieder das Pragmatische, sondern gerade das Andere, das sie aus sich erzeugen muß, um daraus wieder zu sich zu kommen. Für sie ist Erkenntnis freilich nur eine Durchgangsstufe, hat nur praktischen Wert. Aber damit ist sie selber noch nichts Praktisches; sondern in ihrem Auftreten sowohl als in ihrem Charakter bringt sie die Doppelheit alles Seelischen zur Darstellung. Erkenntnis, wenn auch zuletzt benutzt für das Praktische und wenn auch Erkenntnis des Praktischen, ist damit selber doch nicht wieder Praxis (darum ist es für Schopenhauer und Bergson auch unmöglich, zu zeigen, die der Wille den Intellekt aus sich hervorbringt), sondern eben das Theoretische, das vom Standpunkte des Pragmatischen (des Ästhetikers) aus das Praktische immer unterbricht, um es möglich zu machen; für den entgegengesetzten Standpunkt ist das Praktische, das „Leben“, nur die Form, durch die das Theoretische hindurchgehen muß, um zu sich selber zu kommen. Beide brauchen das entgegengesetzte Prinzip, um in Bewegung zu geraten, ihr Wesen zu erfüllen. Der bloße Substanzpantheismus und Monismus erweist sich nicht nur für das Universum, sondern auch als Prinzip der einzelnen Persönlichkeit als unzureichend. Auch die Idee des Einzelnen, nicht nur die Idee des Kosmos muß sich in sich selbst entzweien, sich von sich abkehren, um sich wieder zu finden. Aber dies zu sich selber kommen ist nicht ein endgültiges wieder in sich ruhen, sondern immer nur ein in jeder Entzweiung bei sich sein, ein sich aus sich und in sich wieder herstellen. Die Ausdrücke theoretisch und praktisch sind hier natürlich wieder einseitig und damit irreführend angewendet. Praktisch ist nicht nur das vitale, an sich noch besinnungslose Tun, das Motorische, sondern ebenso das ethische, das autonome Handeln; auch das wissenschaftliche Denken ist ein praktisches, oder vielmehr ist das Denken auch praktisch, obwohl es nicht nur dies ist. Theoretisch ist nicht nur die Empfindung, der unendlich kleine Anfang des Bewußtseins, sondern auch oder erst eigentlich die contemplatio, die Schau der reinen Gestalten im unräumlichen Raum. So verhalten sich einerseits Pragmatismus und Sensualismus wie Praxis und Theorie, unbeschadet dessen, daß beide ästhetisch, vital, also in übergeordneter Bedeutung praktisch sind. So verhalten sich andererseits die erzeugende Logik Hermann Cohens zur Logik des Geltens von Emil Lask wie Praxis und Theorie, dessenungeachtet, daß beide ethisch, also in unserem bisherigen Sinne theoretisch sind. Aber dadurch, daß sich jeder der Begriffe entgegengesetzt interpretieren läßt, ist dies auch dem ganzen Wege des Erkennens gegenüber möglich. Für die ästhetische Einstellung war das Theoretische der Weg der Welt durch das Subjekt, das Praktische der Weg des Subjekts durch die Welt; das Theoretische das Ausgehen von der Empfindung und die Rückkehr in sie, denn dies ist die eine Seite der Erkenntnis. Für die ethische Einstellung ist das Theoretische der Wissenschaft gerade auch ein Erzeugtes und damit Praktisches; aber zwischen die Erzeugungsakte eingeschaltet ist die Empfindung, die Erfahrung, das Schauen, als Mittel der Konstruktion. Jeder Prozeß kehrt einerseits in sich zurück und geht andererseits in seinen Gegensatz über. Es gehört zum Wesen des Geistigen, daß jeder einzelne Punkt, obgleich an eine Stelle des Gebietes gewiesen, doch wiederum das ganze Gebiet in sich befaßt. Er bezieht sich auf jede andere Stelle und enthält sie so idealiter in sich (im Geistigen „ist“ eben alles nur idealiter) und kann damit vertauscht werden.

Als die einfachste und ursprünglichste Form, in welcher das Geschmackserlebnis sprachlich sich kundzugeben pflegt, hat sich uns der Satz gezeigt: dies ist schön, gut, jenes ist häßlich, schlecht. Aber dieser Ausspruch hatte die Eigentümlichkeit, etwas ganz anderes zu sagen, als er eigentlich meint (eine Eigentümlichkeit, die im Grunde allerdings jeder Aussage zukommt). Der Ausspruch „meint“ etwas Objektives zu sagen, er meint, daß sein Inhalt sich auf ein vom Erlebnis abgelöstes Objekt beziehe und eine vom erlebenden Subjekt unabhängige Geltung besitze. In Wahrheit jedoch sagt der Ausspruch: dies ist schön — solange er noch ganz primitiv und undifferenziert ist —, nichts anderes als: es gefällt mir. Zwischen dem eigentlichen Geschmacksurteil und seinem Ausdruck besteht eine merkwürdige Diskrepanz. Wäre das Urteil nur die Aussprache dessen, was wirklich erlebnismäßig zugrunde liegt, so müßte das primitive Urteil lauten: dies gefällt mir, und das gebildete: dies ist gut, schön. Tatsächlich ist es jedoch umgekehrt. Das erste Urteil hat die anmaßende Form: dies ist gut, schön, das zweite die bescheidenere: dies gefällt mir. Zuerst befindet sich das Bewußtsein in der Täuschung, daß das, was ihm gefalle, auch das an sich Wertvolle sei, oder es macht vielmehr noch gar nicht die Trennung von einem Gefallenden und einem an sich Wertvollen. Das Gefallende (und dies ist zunächst im allgemeinen das vital Förderliche, mindestens Eindrucksvolle) wird naiv und reflexionslos als das Wertvolle angesehen (abgesehen von jener totalen Umkehrung, die im Religiösen, im Tabu nebenher läuft). Wenn die Trennung eingetreten ist, so entsteht leicht die Verzweiflung an der Möglichkeit des objektiv richtigen Urteils und die Form: das ist gut, schön, wird nicht mehr gewagt, obwohl tatsächlich hier ein höherer Gehalt von Objektivität vorliegt als im ersten Falle und — vorausgesetzt, daß die Persönlichkeit einheitlich ist, nicht gespalten —, das Gefallen jetzt auch in höherem Maße ein „gut" verbürgt als vorher.

Es gibt zwei entgegengesetzte Theorien über die Entstehung der Erfahrung. Die Theorie, die ausgeht vom Dasein, vom Gegebensein der Objekte, gibt dem Subjekte dennoch für den Anfang nur subjektive Vorstellungen, von denen aus es sich den Weg zu den Objekten erst bahnen muß. (Vgl. Ernst Cassirer: Substanzbegriff und Funktionsbegriff, S. 369, und für das folgende Zitat S. 385.) Umgekehrt betont Helmholtz, „daß das Wissen um die Objekte dem Wissen um die Empfindungen vorangeht und es an Klarheit und Schärfe bei weitem übertrifft". Die Erkenntnistheorie, der es darum zu tun ist, die Entstehung der wahrhaft wissenschaftlichen Erfahrung, der Wissenschaft, darzulegen, hat das Recht und die Pflicht, jenen ersten Weg abzulehnen, da er nicht zu ihrem Ziele hinführt, und die zweite Theorie als die berechtigte, jener an Wert unendlich überlegene aufzustellen und anzunehmen. Wir aber, die wir nicht in erster Linie das Zustandekommen der Wissenschaft, auch nicht der Kallognomik oder der Kunstwissenschaft begreiflich machen wollen, sondern nur das Verfahren beschreiben, das der Geschmack anzuwenden pflegt, uns ist eine solche Wahl versagt, und wir müssen versuchen, beide Wege der geistigen Entwicklung zu schildern, ganz gleichgültig dagegen, ob der eine in die Sackgasse des Skeptizismus führt — auch der Skeptizismus ist ja eine Weise des geistigen Verhaltens —, der andere auf das fruchtbare Feld der Wissenschaft. Wir müssen also annehmen, daß es zwei Entstehungswege der Erfahrung gibt, oder vielmehr, daß das Denken die zwiefache Richtung einschlägt: die Richtung vom Subjektiven zum Objektiven und die entgegengesetzte Richtung vom Objektiven zum Subjektiven. „An sich" nämlich ist das Subjektive der Ausgang des Erkennens, „für sich" oder für es sind dem Subjekte zuerst die Objekte gegeben. Das Subjekt „weiß" zunächst nur um die Objekte, auf die alle seine Aussagen gerichtet sind; es weiß um diese Objekte jedoch einstweilen nur in der Form der Subjektivität. Es selbst glaubt, objektive Urteile, Urteile über Objekte zu fällen; wir jedoch, die wir ihm zuschauen, wir wissen, daß seine Aussagen nur unmittelbare Kundgebungen noch ganz subjektiver und ungegenständlicher Erlebnisse sind. Der primitive Mensch spricht: dies ist schön und wir wissen, daß er in Wirklichkeit nur sagt: dies gefällt mir. Soll der Weg, den das Denken zurücklegt, ein doppelter sein, so muß auch das Ziel sich als ein zwiefaches erweisen, und es tut dies allerdings. Das Denken, das ausgeht vom Gegebensein der Dinge, von der absoluten Substanz der Welt, endet damit, diese Substanz zu zerstören, es findet sich zuletzt im Leeren. Das Denken, das sich seinen Gegenstand erst geben will, hat sein Ziel erreicht, wenn es diese Konstruktion vollbracht hat, wenn es das Einzelne, das Wirkliche, die Individualität erzeugt hat. Das ästhetische Denken, das die Objekte zu haben meint, sieht diese Objekte sich zuletzt entschwinden, und wie es „an sich" oder „für uns" mit der Subjektivität begonnen hat, so wird das Subjektive schließlich für es, es wird zum einzigen Objekt, das es vor sich hat. Alle Wirklichkeit löst sich auf in eine psychologische, bewußtseinsimmanente phänomenalistische Masse von Vorstellungen. Die Form des ursprünglichen Wissens entwickelt sich sozusagen für sich allein, oder sie zieht den Inhalt in sich hinein, überwindet ihn. Was dagegen „wissenschaftlich" gewesen ist schon am primitiven Denken, die Richtung auf Objekte, das streift die erste Form, die Subjektivität, allmählich ab, oder vielmehr trägt hier das Objektive den Sieg davon über das Subjektive. Das Denken wird in der Wissenschaft zu einem ganz Objektiven. Jener erste Ausspruch: dies ist schön (gut) verliert im Fortgang des ästhetischen Denkens immer mehr seine anfängliche Sicherheit; die Subjektivität alles Gefallens kommt der reifenden Persönlichkeit immer mehr zum Bewußtsein. Sie wird stets mehr durchdrungen von der Überzeugung, daß alles Gefallen nur einerseits auf der Organisation des „zweibeinigen ungefiederten Tieres" beruht, nicht auf einer bestimmten Beschaffenheit der Dinge, die ihnen unabhängig von dem Verhalten jenes Tieres zu ihnen zukäme, daß andererseits auch diese Organisation nichts Unveränderliches und an sich Bestehendes sei, sondern ein von Individuum zu Individuum, von Augenblick zu Augenblick

Wechselndes, und daß die Aussprüche des Geschmacks ebenso unbeständig und wesenlos sein müssen wie das, woraus sie hervorgehen. An die Stelle des ersten mit unbedingter Gewißheit ausgesprochenen: dies ist schön, tritt jetzt das ganz bescheidene: dies gefällt mir (jetzt, hier!). Die Formulierung: dies gefällt mir, kann erst auftreten, wo die Reflexion auf das Ich und das Erlebnis sich eingestellt hat, wo das Subjektive, das erst nur das Element war, in dem der Geist sich bewegt hat, zum Gegenstand geworden ist, dem er sich gegenüberstellt. Der intentionale Faktor, der Inhalt, aber hat inzwischen ebenfalls eine Entwicklung durchgemacht. Während die Sicherheit der Form vom: das ist schön, zur Unsicherheit: das gefällt mir sich wandelt, geht die Inadäquatheit des bloßen Meinens der Objekte über in die Adäquatheit ihres Setzens und Erzeugens. Der tatsächliche Gehalt des Beginnes, das wirkliche Gefallen hat sich herausgearbeitet zu einem Wissen um das Gefallende. Wie das äußere (die Form): es ist schön sich auswechselt mit der Form: es gefällt mir, so vertauscht sich der Inhalt (der innere Bestandteil): es gefällt gegen das innere: es ist schön, gegen die wirkliche Feststellung der Schönheit, die Feststellung der wirklichen Schönheit.

Wir müssen eine Bewegung des Geschmacksurteils annehmen von dem Urteil: das gefällt mir (fälschlich ausgedrückt: es ist gut) über das Urteil: es ist gut zu dem Urteil: es ist, neben dem sich ein anderes Urteil: es gefällt mir (dennoch!) erhebt und behauptet. Das Werturteil ist ursprünglicher als das echte Sachurteil (der Ausdruck der isolierten Eindrücke im primitiven Zustand ist nur scheinbar ein Sachurteil, eine kundgegebene Antizipation der Empfindung, in Wirklichkeit immer nur enthalten im emotionalen Urteil); „es schneit" ist bei Kindern der Ausdruck eines freudigen Erlebnisses. Schon die erste Aussage (jede Aussage als Kundgabe eines Urteils) hat die beiden Momente des „Seins" (des Sachverhaltseins, der Erkenntnis) und des Erlebtseins in sich. Das Urteil setzt immer schon eine Reflexion voraus, eine innere Zweiheit und Versöhnung. Im Urteil wird das Erlebnishafte dem Tatsächlichen untergeordnet, das Tatsächliche aus dem Bestande des Ganzen ausgesondert und allein herausgestellt (I c h finde d a s schön). Im Werten selbst ist Erlebnis und Erlebtes zunächst noch eines. Allmählich lösen sich beide voneinander ab; das Erlebte wird zum reinen Tatbestand, zum Inhalte eines Urteils objektiviert, und ebenso richtet sich die Reflexion zuletzt auf das Erlebnis selbst, es ebenfalls von sich abrückend und zum Gegenstande machend. Es wird reines Korrelat des Erlebten, und je weiter die Entwicklung vorgeschritten ist, je bestimmter und entsprechender hebt es sich ab. Eine Spur der Verschmolzenheit von Sein und Erlebnis bleibt in jedem Werturteil (vielleicht in jedem Urteil, das man als wahr, wissenschaftlich, fruchtbar, wertvoll bezeichnet). Erst im reinen Sachurteil findet die Loslösung statt. Diese Einbettung des Erlebnismäßigen in das Seinshafte ist vielleicht einer der Gründe dafür, daß jedes ästhetische Urteil (oder vielmehr jede ästhetische Wertung) auf „Einfühlung" zurückgeführt werden soll. Aber das Gefühlsmäßige und Subjektive wird nicht erst in den Gegenstand hineingefühlt, sondern es ist immer mit dem Gegenstande, welcher bis zur obersten Grenze immer noch a u c h ein ästhetischer ist (ein ästhetischer Gegenstand ist aber ein Lebewesen), zugleich mitgegeben.

Die Aussagen: gut, schön, wahr haben immer noch den Nebensinn des gut, schön, wahr für mich, worunter sich das für mich Förderliche, das Fruchtbare verbirgt (fruchtbar kann sein: für die Wissenschaft, für die Sache; aber die Wissenschaft als Ganzes, als System, als Kosmos ist immer auch m e i n e Sache, meine Lebensmöglichkeit — und Notwendigkeit). Das: ist gut liegt immer im Raum zwischen dem ersten: das gefällt mir und dem Urteil: das ist. Wenn das: gut für mich ganz verschwindet, so verschwindet auch das: gut. Gut geht an der oberen Grenze in richtig, in seiend über. Das wissenschaftliche Urteil bewegt sich immer nahe der oberen Grenze (im Idealfall auf ihr), es bestimmt nur Sachverhalt, Sein, unabhängig von seinem Wert, dem gut oder schlecht für mich. Das Gute ist ein Ineinander von gut für mich und existierend, vernünftig. Es gibt kein an sich Gutes, das als solches existierte. Das „Gute" ist an der oberen Grenze, wo es als Gutes, als Gut, sich selbst aufhebt, die reine Existenz, das Eingewurzeltsein im Reich der Beziehungen, es ist nur absolute Relativität, wie es früher in seiner Erlebnishaftigkeit relative Absolutheit war. Gott sah, daß es gut war, das heißt nur noch: seiend, existenzfähig, richtig.

Die Wahrheit als Sachverhalt, als: „es ist", tritt in zwei verschiedenen Formen auf, als formales Urteil, als „vérité de raison" und als Feststellung einer einzelnen Tatsache, als Konstatierung des Faktums, als vérité de fait. Nun sieht es freilich so aus, als sei die vérité de fait, die Wahrheit des einzelnen Faktums, nichts anderes als das zum Bewußtsein, ins Bewußtsein erhobene hic et nunc, die sinnliche Empfindung, wie wir sie vorher kennengelernt haben als die Einsicht: „das Blaue ist ein See". In der Erkenntnis oder vielmehr in der Setzung des Faktums liegt hingegen noch vielmehr, als sich aus dem bloßen Denkfortschritt vom hic et nunc aus begreiflich machen ließe und sie erfordert das Eingreifen eines ganz anderen Prozesses. Wir können sie aber dennoch auch von dieser Seite betrachten als eine Stufe des vom „Leben" ausgehenden Denkens. Die einzelne Wahrheit ist auch vital gesehen nur der Anfang der Erkenntnis, die Empfindung scheint in ihr das Erkennen zu antizipieren; sie ist jedoch Anfang für das Denken nur in der nachträglichen Umkehr. Als reine Feststellung, als Feststellung der Wirklichkeit tritt sie erst auf zugleich mit der formalen Wahrheit, dem Denkgesetz, als dessen andere Seite sie sich darstellt; beide sind einander zugeordnet, korrelativ und eines nicht ohne das andere, eines immer nur die Veräußerung, bzw. Verinnerung (je nach dem Standpunkte) des anderen. Bis zur höchsten Stufe ist die Erfahrung ein Ineinander von formalen und materialen Bestandteilen, von Verstand und Gefühl, die sich zuletzt jedoch trennen, indem sie sich inniger als jemals vereinigen. Wie in allen geistigen Bewegungen die Gegensätze zuletzt im ganzen divergierten, im einzelnen konvergierten, so ist es auch im Denken. Das Faktum, die bloße Beschreibung und Feststellung, die eine Seite des wissenschaftlichen Ideals, ist die letzte Divergenz des Denkens, bei der das scheinbar zerstreute Einzelne aber die formale Einheit in sich hat und damit jedes andere Einzelne, sich darauf beziehend, es setzend. Das Denken kann das Einzelne freilassen, sobald dieses zum Ganzen geworden ist.

Jene obere Grenze, an der das: es ist ganz Herr geworden ist über das: es ist wahr, wertvoll, besteht auch für das Verhalten dem Schönen und Guten gegenüber. Auch das Schöne und Sittliche wird zum bloßen Sachverhalt, zum einfach Existierenden und auch hier besteht auf der oberen Grenze die Zweiheit der reinen Gesetzmäßigkeit, des abstrakt Formalen und des schlichten Faktischen. Auch das ästhetische Gefallen geht über einerseits in die Aufstellung eines Ideals und andererseits in die absolute Anerkennung des Daseienden, den „Respekt vor den Tatsachen", von dem Bonaparte spricht. (Als Praktiker hat der Politiker die ästhetische Grundeinstellung!) Wenn es unreif ist, das Universum zu verneinen, so ist es ebenso unreif, ein Faktum darin zu verneinen; das Universum ist ja nichts anderes als das Ganze, der Inbegriff der ineinandergreifenden Tatsachen. Deshalb ist auch die einfache Hinnahme des Tatsächlichen ein Zeugnis höchster Reife, die Liebe Spinozas zu Gott ist ebenso das Hinnehmen der Tatsachen als die Ausübung des reinen geistigen Tuns. Aber trotz des Ineinanders von formalen und materialen Bestandteilen des auf der höchsten Stufe Anerkannten findet doch eine Trennung statt in der Beschäftigung mit beiden Bestandteilen und in ihrer Schätzung. Der Theoretiker, der Ästhetiker, bemüht sich überall um die Herausarbeitung der kallognomischen Gesetze, die Beschreibung der reinen Kunstgestalten (bzw. der schönen Naturgestalten), des Ideals. Der Künstler geht zuletzt dazu über, die Dinge in ihrer Mannigfaltigkeit stehen und bestehen zu lassen, er verzichtet auf das Ideal. Der scharfsinnigste wissenschaftliche Künstler, Lionardo da Vinci, nimmt auch als anschauender Mensch die Dinge so an, wie er sie sieht, ohne Wertunterschiede in ihnen anzuerkennen, und damit im Grunde ohne das, was wir eigentlich Wert nennen und was an Niveauunterschiede geknüpft ist. Die Abneigung der Künstler gegen die mehr oder weniger abstrakte Ästhetik beruht überhaupt nicht darauf, daß der Künstler sich nicht auch in der Form des Gedankens seine künstlerischen Überzeugungen begründen will, sondern darauf, daß es einmal zwei verschiedene Arten solchen Begründens gibt, die wir noch kennen lernen werden und daß andererseits der Künstler instinktiv weiß, daß das Ideal nur einen Sinn hat in Beziehung auf die Produktivität; seine Produktivität aber hat er im Gebiete seiner Tätigkeit, nicht im Felde der Theorie. Wer das Ideal anschaulich in die Gestalt der Monna Lisa konzentriert hat, für den darf es sich in der Reflexion auseinanderlegen in die Unendlichkeit der Lebensgestalten. Wo die Produktivität hinstrebt auf die „statische Schönheit" (die Konzentration des anschaulich Wertvollen in eine ruhende Gestalt), da zieht sich die Rezeptivität zurück auf die „dynamische Schönheit", die Hingabe an das Schöne als an das tausendfältig gebrochene, zurückgeworfene, immer anders und neu gefärbte und gespiegelte Licht. Die statische Schönheit (mit ihrem Seitenstück des theoretischen Ideals) als Produktivität ist ebenso der Abschluß des ethischen Prozesses wie die dynamische Schönheit, das Leben, der Abschluß des ästhetischen. Das anfängliche Urteil: „es ist schön", das eine Wahl, eine Auszeichnung bedeutet, wird einmal zur Skepsis aufgelöst, da alles gleich schön erscheint, die keine Unterschiede mehr kennt zwischen wertvoll und wertlos, andererseits tritt an die Stelle des „Schönfindens" das Erzeugen des Schönen, als einer Einheit. Wie dort die Einheit die Voraussetzung ist, so ist es hier die Mannigfaltigkeit. Beides geschieht jedoch nur „an sich", das ist für den Zuschauer, für die Reflexion. Für sich, soweit es selbst das weiß, schlägt das Bewußtsein in beiden Fällen gerade den umgekehrten Weg ein, es kommt dort zur Aufstellung des einen identischen Ideals, zur Abstraktion der reinen, formalen Logik, hier zur Vielfältigkeit der konstruierten Gegenstände. Und diese verschlungenen Wege sind wieder nichts anderes als der oben beschriebene zwiefache Übergang des Theoretischen durch das Praktische zum Theoretischen und umgekehrt.

In einer Untersuchung des ästhetisch-kallognomischen Urteils: das ist gut, bleibt das Tatsächliche, das Seinshafte nur die eine Seite, freilich die Seite, auf die das Urteil im Urteil begründet ist. Aber wir müssen fragen, wie wird das Urteil: das gefällt mir zum Urteil: das ist gut, schön? Das Urteil unterscheidet sich von der Aussage, der einfachen Kundgebung überhaupt dadurch, daß es sich immer selbst begründet. Es geht durch das unmittelbar Erlebte bloß hindurch, hinunter in seinen Grund. Die Kundgebung (das ursprüngliche Urteil des hic et nunc: „heiß!") ist einerseits immer wahr, insofern als sie mit dem Sachverhalte oder vielmehr mit ihrem empfindungsmäßigen Gegenstück immer übereinstimmt, ihm entspricht. Sie ist andererseits niemals wahr, weil sie nicht bezogen ist auf die Idee der Wahrheit, kein Wahrheitskriterium enthält, nicht nachprüfbar ist, das völlig Isolierte. Das Hinabgehen in den Grund der Kundgabe ist nichts anderes als die Herstellung eines Wahrheitskriteriums, das ist einer Beziehung des isolierten Inhalts auf andere Inhalte. Durch die Begründung wird die Aussage zum Urteil, und so gibt es kein echtes Wahrnehmungsurteil (des hic et nunc), das nicht über sich hinausginge und so auch kein echtes Urteil: es gefällt mir. Sobald das: es gefällt mir zum Urteil wird, erstrebt und enthält es auch zugleich die Begründung des Gefallens. Die Aussage des hic et nunc wird zum Urteil des Faktums dadurch, daß das empfindungsmäßig Gegebene aus seiner Verschmelzung mit der Empfindungsgesamtheit und seiner gleichzeitigen Isolation von der Welt herausgenommen und zu einem einerseits auf anderes Bezogenen, andererseits von ihm Abgehobenen gemacht wird. Das hic et nunc wird Faktum dadurch, daß es einer Totalität der Erfahrungen eingegliedert wird, in ihr seine Stelle erhält, und daß es aus dem unablässigen Wechsel der Eindrücke ausgesondert und zu einem für den Verstand Bleibenden mit sich Identischen erhoben wird. Das Urteil bezieht sich durch das Einmalige, Erlebte hindurch auf die Totalität des Erlebens und des Erlebten überhaupt und setzt in sie den Grund des einmalig Erlebten. Das Erlebte gilt nur, hat nur ein Recht, insofern es bezogen ist auf alles andere und insofern der Geist sich in ihm eine Existenz gegeben hat. Indem der Geist das Einmalige und das Einzelne setzt, setzt er sich in ihm und es in sich. Es in sich, das heißt er bezieht es auf das Andere, das Andere sowohl als das Andere des Objekts — das Subjekt, als auch auf andere Objekte;

dies aber ist dasselbe, weil die Beziehung der Objekte aufeinander nur in ihm und durch ihn vor sich geht. Sie sind im Geiste nur Verknüpfung, nur Totalität und sind es nur dort. Daß das Einzelne, das Einmalige mit sich identisch ist, das ist nur, daß der Geist sich in es hineingetan hat oder es in sich. Die Begründung besteht darin, das Geistige zu setzen in das Einzelne, der logische Grund des Einzelnen ist seine Verankerung in der Allheit des Geistes.

Das Werturteil ist oder vollzieht jedenfalls die Verwandlung des als nützlich und dann als gut Gefühlten in das als gut Erkannte. Der Grund des Gefallens bzw. Mißfallens wird erkannt entweder in einer allgemeinen Gesetzmäßigkeit des Gegenstandes oder in seiner Angemessenheit zur eigenen besonderen Organisation. Jene Erkenntnis wird vollzogen in dem Urteil: es ist gut, diese in dem Urteil: es gefällt mir dennoch; „dennoch" zunächst einmal nämlich, ohne daß eine allgemeine Normgemäßheit des Gegenstandes besteht, ohne daß es objektiv gültigen Wert hat oder jedenfalls ohne daß ein solcher Wert den Grad meines Gefallens begründete. Dieses letzte Urteil ist natürlich nur möglich, wo auch das andere Urteil: es ist gut gefällt werden kann, d. h. wo die volle Einsicht in das Normgemäße, das objektiv Richtige, besteht. Es ist ein Hinwegsehen und Sichhinwegsetzen über die eigene der reinen Allgemeinheit und Gesetzmäßigkeit notwendigerweise auch unangemessene Subjektivität, ein Friedenmachen mit ihr. Es ist das Setzen der Subjektivität, das zugleich — indem es weiß, daß es seine eigene Subjektivität nur setzt, ohne daß sie deshalb absolute Berechtigung, Berechtigung sub specie aeternitatis besäße — auch wieder ein Aufheben, ein Suspendieren der Subjektivität ist; es ist das Urteil des Humors. Der Humorlose will sein Ich, seine Eigentümlichkeit ebenso wie die Eigentümlichkeit der anderen und der Dinge ganz in das Allgemeine auflösen. Trotz des Wissens um das Allgemeine und trotz des Ernstnehmens des Allgemeinen sich dennoch seinen „Geschmack" wahren, seine Partikularität, seine Launen, Bizarrerien, Unberechenbarkeiten, das ist der Humor des Geschmackes; dieser Geschmack ist ein sich selber transzendierender, welcher das Gegenteil seiner selbst in sich aufgenommen hat. Neben dem Humor aber steht der Eros, neben dem Prinzip der Divergenz, des Kontrastes, die Tendenz zur Konvergenz, zur Vereinheitlichung, neben der Herablassung aus dem Unendlichen zum Endlichen, vom Allgemeinen zum Einzelnen der Aufschwung des Endlichen zum Unendlichen, die Beziehung des Einzelnen auf das Allgemeine.

Für die pragmatische, das ist: die ästhetische Einstellung, war das Urteil des hic et nunc, die Feststellung der einzelnen Empfindung, der Anfang des Erkenntnisprozesses und das ganz formale Urteil, der Satz der Identität, das Letzte. Für die ethische Einstellung ist umgekehrt das Formale des Denkens, die Identität, die bloße Voraussetzung, die conditio sine qua non und das Bestimmte, Einzelne das Ende, die Aufgabe, das Ziel des Erkennens. So hat jede der Parteien ihren Gegensatz jetzt wieder in sich und setzt ihn aus sich heraus. Wie das ästhetische Denken auseinandergeht in das „reine", das ist das abstrakte Denken und das Denken der Tatsachen (das gehobene hic et nunc), so konvergieren im ethischen Denken die formale und die materiale Tendenz im Erzeugen des Gegenstandes. Diese entgegengesetzten Denkbewegungen spiegeln nur die entgegengesetzten Bewegungen des Lebens, das sich entfaltet und das sich zusammennimmt. In der Divergenz beider Richtungen sind das Individuelle und das Allgemeine Gegensätze, und da das Vitale immer bleibt, so bleibt auch ihr Widerstreit. In der Konvergenz des Formalen und des Materialen aber konvergieren gleichzeitig die Gegensätze des Individuellen und des Allgemeinen und so gibt es zuletzt auch eine Einheit, ein Ineinander der Parteien; das: „dennoch" der Subjektivität bleibt kein Feind der Gesetzlichkeit. Die Stellungnahme des Geschmacks geht einmal aus von dem ganz subjektiven und vitalen Gefallen an den Dingen (ihrem Begehren); sie erhebt sich zur Rechtfertigung dieses Gefallens, indem sie das Gefallende als ein objektiv Richtiges, Gesetzmäßiges aufweist (also das Vitale negiert, sich umkehrt) und sie kehrt in sich zurück dadurch, daß sie als den letzten Grund des Gefallens doch wieder die Eigentümlichkeit erkennt und anerkennt, nun nicht mehr als Subjektivität, als Einseitigkeit, sondern als Individualität, als Persönlichkeit, als die Tendenz des Einzelnen zur Allheit, des Endlichen zum Unendlichen.

Wenn nun als die letzte Form des Geschmacksurteils das Urteil aufgestellt worden ist: dies gefällt mir dennoch, so bezieht sich das „dennoch" nur einerseits auf die Willkür, die Subjektivität, die erhalten bleibt im Allgemeinen und trotz seiner. Andererseits soll darin auch wieder nicht gesagt werden: es gefällt mir, obgleich das Gefallen nicht gerechtfertigt ist durch die gesetzmäßige axiologische Struktur des Gefallenden; sondern: es gefällt mir dennoch drückt ebenso aus, daß hier trotz und in der Individualität des Gefallens, des Subjekts und des Objekts des Gefallens, die Gesetzmäßigkeit doch erhalten bleibt als das, was das Ziel auch des Subjektiven ist, was immer in ihm und über ihm sich behauptet. Diese Entwicklung des Geschmacks zur Übereinstimmung von

Individualität und Allgemeinheit kann aber nur dadurch vor sich gehen, daß sich die der Divergenz, der Zerstreuung entgegengesetzte Bewegung vollzieht: die Entwicklung von der Empfindung durch das Gefallen zur Feststellung des Faktums — auch die eigene Subjektivität ist ein Faktum und bedarf der Erzeugung und Setzung.

Wir haben im fünften Kapitel gesehen, daß zur Wahrheit eines Urteils ein Doppeltes gehöre, einmal die Übereinstimmung mit etwas, das außerhalb der Logik liegt, das man Empfindung, Erfahrung, Beobachtung, Intuition, Wirklichkeit, Leben oder wie immer benennen mag. Es mußten also zwei Faktoren vorhanden sein, um ein Urteil zu einem wahren zu machen. Jetzt sehen wir, daß das Verhältnis dieser Faktoren nicht überall dasselbe ist, daß sie sowohl divergieren als auch konvergieren können mit dem Fortschreiten der Entwicklung. Die Wahrheit des Urteils ist das Ergebnis seiner Struktur, diese Struktur jedoch ein Produkt seiner Entwicklung. Dasjenige, was sich als ein Urteil ausweist, ist nicht von vornherein vorhanden, sondern ein Gebilde, das erst sehr langsam entsteht. (Zu einem eigentlichen Urteil im strengen, wissenschaftlichen Sinne kommt es nur dort, wo die konvergierende Entwicklung die divergierende überwiegt, jene die Melodie, diese nur Begleitung ist; aber da wir hier nicht nur das wissenschaftliche Denken im Auge haben, müssen wir das andere Urteil als gleichberechtigt daneben gelten lassen.) Vielleicht liegt die Sache sogar so, daß das, was man im strengen und strikten Sinne ein Urteil nennen könnte, überhaupt psychologisch gar nicht existiert, sondern entweder und einerseits ein Ideal ist, dem unsere Denktätigkeit mit ihren Gebilden sich anzunähern sucht und das wir auf sie nur anwenden, in ihnen als immanente Tendenz aufsuchen oder andererseits ein Erzeugnis, das existiert als das Ineinanderwirken und Ineinanderspielen aller jener Tätigkeiten, das nur in diesem Ensemble besteht.

In unsern bisherigen Betrachtungen ist etwas sehr Eigentümliches geschehen. Die beiden Bewegungen der Seele, die ästhetische oder vitale, die ethische oder die axiologische, wissenschaftliche, standen einander gegenüber wie das Kommen vom Anfang und das Kommen vom Ende her, wie Beziehung auf den Ursprung und auf das Ziel des ganzen Lebens. Andererseits sollten beide in der männlichen Entwicklung sogleich am Anfange einander gegenüberstehen und allmählich sich nähern, während in der weiblichen beide ursprünglich indifferent sind, um sich immermehr zu trennen. Schließlich entstehen aus diesem Zusammentreffen von Konvergenz und Divergenz noch wieder kompliziertere Bewegungen: die Überschneidung einer Entwicklung, welche aus Dualismus zu Monismus des Geistes führt mit der entgegengesetzten. Es wird also das, was zunächst nur einen Sinn hatte als Beziehung der Seele auf die Zeit — nämlich auf Vergangenheit und Zukunft —, sofort zu einer gleichsam räumlichen Anordnung. Vergangenheit und Zukunft stehen einander in der Seele als sich bekämpfende oder versöhnende Mächte gegenüber. Dies ist aber so zu verstehen, daß alles, was wir Vergangenheit und Zukunft genannt haben, nur etwas ist, das wir in jedem Moment in der Seele vorfinden, nicht etwas, das wir aus dem Ganzen des Lebens ableiten und dann auf den Moment übertragen. Der Augenblick — das Jetzt — ist die einzige Realität, wie er freilich als das ganze Unausgedehnte zugleich das schlechthin Irreale ist. Der Augenblick verhält sich somit gleich indifferent und gleich erzeugend gegen jede Form der Ausdehnung, gegen Raum und Zeit, und nur als im Augenblick zugleich gesetzte und aufgehobene — wobei der Augenblick die Resultante ihrer Bewegungen wird — können wir in einer Lehre vom Geiste, zu der die Lehre vom Geschmack gehört, von Raum, Zeit und Bewegung sprechen. Im Augenblick aber werden sie als Daten der Bewegung vertauschbar.

Wir haben bisher immer und überall, in unserer ganzen Arbeit, versucht, das Ganze des Lebens aus seinem Moment, dem Querschnitte, zu ermitteln; und nur so ist alles über Entwicklung und Bewegung Vorgebrachte für die jetzt erworbene Einsicht aufzufassen. Wir haben zu zeigen uns bemüht, wie das Ganze erscheint, uns sich darstellt als die Transzendenz des Momentes im Geiste. Es bleibt uns jedoch nun übrig, umgekehrt den Moment aus dem Ganzen abzuleiten. Ein solcher Moment ist das Urteil, das Urteil ist gewissermaßen sogar allein (abgesehen vom Schlusse, zu dem es sich bestimmt und neben der sittlichen Handlung, der künstlerischen Gestalt) der vollständige Moment des geistigen Daseins, es ist dasjenige, was punktuell die Ausdehnung in sich faßt und repräsentiert; ein Erlebnis, das nicht zum Urteil geworden ist, bzw. zur Handlung, zum Kunstwerk, bleibt in sich unvollständig. Die Struktur des Urteils, nicht als eines selbständigen Sinngebildes, sondern als eines geistigen Erzeugnisses, ist nur zu verstehen, wenn man es auffaßt als einen Querschnitt durch die geistige Entwicklung, und wenn man in ihm all die Verbindungsfäden zeigt, die von den Endpunkten an beiden Seiten des Querschnittes zueinander laufen und in ihm eine Einheit bilden. Andererseits ist wie gesagt dieses „zwischen den beiden Enden“, diese ganze Entwicklung, nur die Ausdehnung des im Querschnitt zusammengedrängten Bildes zu einer zeitlichen Ausbreitung, die Ausführung der Intentionen, die im Moment gegeben sind. Kennten wir die Ganzheit des Lebens, den Lebenslauf, so könnten wir den Querschnitt danach bestimmen; wäre uns der Querschnitt gegeben, so ließe sich daraus das Ganze konstruieren. Nun aber ist das Wesen des Geistes derart, daß uns das Ganze zwar im Moment gegeben ist — das Ganze ist die Entfaltung des Momentes, der aus sich die Strecken noch vorwärts und rückwärts entsendet und das Ganze als Äußeres ist es nur per analogiam, das fremde, von außen gesehene Lebewesen — andererseits ist uns dieses Momentane aber nur als Querschnitt eines Ganzen, als die Beziehung auf ein Ganzes gegeben. Deshalb sind wir auf die Analogie immer wieder angewiesen; ohne den Blick auf das Ganze hätten wir keine Züge, um den Moment zu deuten und zu gestalten, er „ist" nur als Moment eines Ganzen.

Die Deutungen, die wir am Ganzen des Lebens selber vornehmen, entstammen nur diesem Verhältnisse des Momentes zum Ganzen. Die Tatsache, daß uns das Ganze im Momente gegeben ist, daß der Moment das Ganze sozusagen von sich ausstrahlt, aus sich heraussetzt, enthält den Hinweis auf die Divergenz der Bewegungen. Der Moment wird zur Einheit, aus der die Gegensätze heraustreten und indem das Ganze zu einer fortlaufenden Kette solcher Momente gemacht wird, entsteht die Idee des sich entfaltenden Keimes für das Seelische. Umgekehrt erfahren wir den Moment als die Begegnung und den Kampfplatz der Gegensätze in uns, hinter denen die Allheit eines ausgebreiteten Lebens bzw. Kosmos sich verbirgt. Der Moment wird zur Vereinigung der Gegensätze und die Reihe der Momente — der Moment enthält, insofern das Ganze in ihm gegeben ist, auch zugleich die Aufforderung diese Reihe zu bilden — zur fortlaufenden Entwicklung als einer zunehmenden Durchdringung der Gegensätze. Es liegt daher die Aufgabe vor, einmal das Urteil zu beschreiben, als einen Moment des Ganzen, in dem zugleich die doppelte Beziehung auf das Ganze erscheint, einmal als einen Punkt der doppelten Reihe, zu dem das Ganze wird, wenn die Intentionen des Moments an ihm ausgeführt werden, und schließlich die Verbindung beider Bewegungen zu zeigen, d. h. die verschiedenen Stellen, die der Punkt einnimmt, selbst nur als Verschiedenheiten der Kombinationen von Bewegungen zu erweisen, die alle aus ihm selbst hervorgehen. Damit werden natürlich diese Verschiedenheiten, obgleich sie für die Wirklichkeit, für den Standpunkt der Ausbreitung, ihre Bedeutung haben, dennoch nur zu unwesentlichen, sobald der Sinn der Sache selbst in Frage kommt. Wir müssen also einerseits freilich das Dasein des Geschmacks nur in der Entwicklung und als Entwicklung betrachten, und zwar als Entwicklung in der doppelten Richtung, die wir früher festgestellt haben. Weil aber diese beiden Richtungen entgegengesetzt sind, so heben sie sich schließlich auf, jeder Augenblick ist dem andern gleichwertig und kann als vollgültiger Repräsentant des Ganzen genommen werden. Dennoch ist jeder Augenblick anders als die anderen.

Jeder Moment ist die Einheit aller Gegensätze, jeder ist es jedoch in anderer Weise. Der Querschnitt, der Moment, hat das Streben zum Ende und den Trieb vom Anfang her, er hat die Tendenz zur Einheit und die fortschreitende Annäherung an die Auflösung selber in sich, so ist er selber die Einheit aller Gegensätze, selber das Ganze. Andererseits schiebt er dieses Ganze an das Ende, auf das er hinweist. Der Moment ist das an sich Transzendierende, er wird zu seinem eigenen Ideal. Einmal hat der Moment die Tendenz auf die Zukunft als seinen Faktor in sich, einmal muß er selber als Ganzes m i t diesem Faktor in die Zukunft projiziert werden. Die Zukunft als ein erst Inneres wird zu einem Äußeren, das Räumliche wird zum Zeitlichen, wie das Zeitliche als Räumliches schon da war.

Es erscheint als ein Widerspruch, daß „das Ganze" einmal die Gesamtheit der Querschnitte, einmal den Querschnitt selber, einmal die obere Grenze, das letzte Ziel bedeuten soll, wie es in anderer Form oder vielmehr ohne Form schon die untere Grenze gewesen war. Dies erscheint jedoch nur deshalb so, weil wir uns von den räumlichen Vorstellungen auch für das geistige Dasein, das Dasein des Geistes, nicht losmachen können. Aber so sehr Raum und Zeit Kategorien des Geistes sind, so sehr greift er auch über sie hinaus und widerspricht ihnen, hebt sie wieder auf. Er negiert sie durch seine absolute Einheit und Kontinuität. Auch der letzte Augenblick ist noch selbst ein Augenblick, ein Querschnitt, obwohl alle früheren in ihm ebenso enthalten sind, wie er selbst in ihnen antizipiert war. Der Geist negiert nicht minder den Raum, er hebt den Ort, an dem er sich gerade befindet, ebenso wieder auf, wie er ihn setzt, ihn zum Orte erst macht. Jedes Konkrete, jede Bestimmtheit ist einerseits Mittelpunkt, Gegenwart, andererseits Grenze, ein Äußerstes. Das Kunstwerk ist so zugleich Wirklichkeit und Ideal. Im ethischen Prozeß hat sich das Vitale ganz unvermerkt in das Axiologische verwandelt, es wird vom Ethischen immermehr aufgesogen, bis zuletzt „alles" ethisch ist. Das Ethische ist als

Wissenschaft, als Kunst, als Sittlichkeit eine Ganzheit geworden, die alle anderen Ganzheiten ausschließt, indem sie sie einschließt, sie repräsentiert, sich auf sie bezieht. (Es ist dies wieder die Divergenz des Lebens verbunden mit der Konvergenz der einzelnen Produktionen; indem jenes sich atomisiert, schließen sich diese zu einer idealiter alles umfassenden Totalität zusammen.) Das Ganze, von dem die Wissenschaft umfaßt wird, ist auch wieder in jedem ihrer Punkte, ihrer Urteile enthalten, wie jede Wissenschaft ihrerseits die anderen enthält und zugleich in ihnen enthalten ist. Die Euklidische Geometrie z. B. ist eingeschlossen in die Metageometrie, ist ihr Spezialfall, andererseits sind die Metageometrien wieder Spezialfälle der Euklidischen. Der Geist ist überall im Zentrum, auch an der Peripherie und hebt überhaupt die Trennung in Zentrum und Peripherie ebenso wieder auf wie er es ist, der sie setzt und hervorbringt.

Es waren drei Paare von entgegengesetzten Bewegungen des Denkens, die sich im Urteil spiegeln sollten, weil sie an seinem Zustandekommen beteiligt sind. Der erste Gegensatz ist der des Herkommens vom Anfange und des Hinstrebens zum Ende, das zum Ziehenden wird. Der Moment ist hier nicht herausgehoben, sondern in die Kontinuität der Bewegung eingebettet und erhält seine Existenz als ein Punkt der beiden entgegengesetzten kontinuierlichen Strömungen, die in ihm gegeneinander branden oder ihn durchfluten. Der Punkt wird durch diesen Zusammenstoß einerseits zu einer Aufhebung der Ausbreitung, zu einer Negation des Realen; er wird zum gültigen, zum Wert, als konkreter Erscheinung des Zeitlosen, Idealen. Andererseits bejaht er die Ausdehnung eben durch seine Beziehung auf Anfang und Ende, er wird dadurch zur Strecke, aber zur unendlich kleinen Strecke, zum Infinitesimalrealen. Diese Zweiheit der Bedeutungen, welche der Punkt als Kreuzung der beiden Bewegungen hat, die Setzung, die Position der Strecke, der Ausdehnung, und die Aufhebung, die Negation, geht über in die Zweiheit des Heraussetzens der Extreme aus dem Mittelpunkt, der Zeitstrecke aus dem Moment, und umgekehrt des Zusammentretens von Ursprung und Ziel zum Moment, die Konzentration des Ausgedehnten, „Wirklichen“, zum Unausgedehnten, „Geltenden“, das sich in diesem Zusammentreten, als dieses Zusammentreten, nicht sowohl konstituiert als im Konstituieren sich erhält, schwebt, suspendiert ist. Drittens erwies sich die Doppelheit der Beziehung des Momentes auf die Strecke als gleichzeitige Konvergenz der vom Anfang herkommenden und der vom Ende hervorgerufenen Bewegungen, die sich gleichsam in jedem folgenden

Moment inniger durchdringen und andererseits die zunehmende Divergenz der Bewegungen, die von Augenblick zu Augenblick wachsende Spannung der Gegensätze. Jedes der drei Bewegungspaare findet sich wieder als eine charakteristische Eigentümlichkeit des Urteils. Das Heraussetzen einer Strecke aus einem Punkte und umgekehrt die Kontraktion eines Ausgedehnten in einen Punkt ist ein Vorgang, der vielen mathematischen Operationen zugrunde liegt, zunächst allen denen, die man unter dem Namen der Reziprozität und Dualität zusammenfassen kann. Diese Dualität besteht auch für das Urteil, das ebenfalls als ein Übergang vom Punkt zur Strecke angesehen werden kann, als auch als Übergang von der Strecke zum Punkt. Die Zweiheit von Konvergenz und Divergenz spiegelt sich so im Urteil, daß jedes Urteil eine Einheit von Entzweiung und Vereinheitlichung ist; diese Einheit wird sich aber für den vitalen Typus als eine Einheit von Analyse und Induktion erweisen, für den axiologischen Typus als Einheit von Deduktion und Synthese. Die dritte fundamentale Zweieinheit des Vitalen und des Axiologischen selber wird zuletzt sich so geltend machen, daß jedes Urteil sich als ein Schluß erweist, dessen beide Prämissen die entgegengesetzten Bewegungen darstellen.

Insofern jedes Urteil als ein Moment des Lebens angesehen wird und die Faktoren in sich haben muß, die dem Momente zukommen, so müssen die Urteile alle die gleiche Struktur besitzen. Aber da sie einerseits Momente, d. h. Querschnitte an verschiedenen Stellen des Ganzen sind, andererseits diese Ganzen zwei verschiedene Typen aufweisen oder vielmehr das Leben von entgegengesetzten Seiten darstellen (es läßt sich zeigen, daß dies „einerseits“ mit dem „andererseits“, „Stufe“ mit „Seite“ des Lebens in der Idee des Lebens wie Zeit und Raum vertauschbar ist), so muß der Sinn der Urteile je nach dem Überwiegen des einen oder des anderen Typus (bzw. der Nähe des ersten oder des letzten Zeitpunktes) ein ganz verschiedener sein. Die Bewegungen des Geistes, die sich im Urteil nachweisen lassen, finden sich in jedem Urteil gleichmäßig vor; aber sie bedeuten in den zwei verschiedenen Kardinalfällen etwas völlig anderes.

Es gibt zwei Methoden, um den Gehalt eines Individuellen, eines Lebewesens, einer Persönlichkeit, eines Kunstwerkes auszusprechen: es ist einmal die Versenkung in es und die Übertragung des Besonderen an ihm in allgemeine Begriffe. Das Individuelle strahlt dann die Aussageformen, die Kategorien, unter die wir es stellen, von sich aus gleichsam wie die Amöbe die Pseudopodien. Nur das Besondere ist und das Allgemeine, das Aussagbare entsteht durch Abstraktion aus dem Besonderen. Andererseits aber müssen wir ein Allgemeines und Aussagbares zum Anfang nehmen, dem wir das Besondere und Einzelne unterstellen, eine Weltordnung, in die wir es von vornherein hineinsetzen. Aber beide Methoden müssen immer ineinander greifen und einander ergänzen. Hätten wir die allgemeinen Einteilungsmöglichkeiten der Dinge nicht irgendwie präsent, so würden wir das Erlebnis eines Besonderen niemals in die Sprache übertragen können. Fehlte uns die Anschauung des Besonderen, so könnten wir aus den allgemeinen Kategorien nur Konstruktionen, Kombinationen und Divisionen zustande bringen, niemals das Konkretissimum.

Das ästhetische Erleben ist zwar ein Erleben von Einzelnem, aber dieses Einzelne ist ein solches nur für uns und an sich. Für sich, d. h. für das Bewußtsein des Erlebenden ist es auf dieser Stufe eben gar nicht das Einzelne, sondern das All, das Ganze des überhaupt ins Bewußtsein tretenden Gehaltes. Das erlebende Gemüt ist eines mit dem erlebten Gegenstand; dieser Gegenstand ist jedoch entweder das Ganze der Welt jenes Gemütes oder eine einzelne Individualität ihrer Welt, die für die Dauer der Versenkung in sie eben die Rolle der Welt spielt, allein für das Gemüt da ist. Das ästhetische Erlebnis ist als solches unaussagbar. Der Mensch als ganzer, rein erlebender, von allen Beziehungen losgelöster und in alles Sein verschlungener steht dem ganzen in sich abgeschlossen mit der Außenwelt nicht verknüpften, aber in sie eingebetteten Gegenstande gegenüber, der als solcher kein Gegenstand genannt werden kann. In beiden, im Erlebenden und im Erlebten, die für die Betrachtung auseinanderfallen, nicht für das Erlebnis, ist eine Unendlichkeit von Elementen in substantielle Einheit zusammengezogen, und jede Aussage über Erlebnis oder Gegenstand zerreißt diese Einheit. Schon der einfache Ausruf: „Wie schön!" löst den Bestandteil der Schönheit aus dem zweifellos noch viele andere in sich enthaltenden Komplex des Gegenstandes heraus und isoliert einen Faktor des Erlebens, seinen Genuß, seine Schönheitsfreude, sowie es aus dem einheitlichen Verbundensein von Subjekt und Objekt, aus dem kontinuierlichen Strome, der von einem zum andern geht, eine einzige Beziehung emporhebt. Wenn man ausgeht von den traditionellen Urteilstheorien, die sich mehr oder weniger aus der aristotelischen, das ist einer ästhetischen Logik entwickelt haben, so bezeichnet überall das Prädikat eine Eigenschaft, eine Tätigkeit oder einen Zustand des Subjekts und damit nur eine einzige Vorstellung aus der Gesamtheit der Vorstellungen, die das Subjekt des Satzes, in dem sich das Urteil aus spricht, in sich schließt und aus sich herausstellen kann. „Die Rose ist rot", die Rose ist aber nicht nur rot, sie ist auch duftend, eben aufgeblüht oder dem Verwelken nahe; sie ist Blüte eines niedrigen Busches oder eines hohen Stockes, usw. Um zu der Aussage der Röte zu kommen, müssen wir das Bild der Rose, das als ein Einfaches vor uns steht, zerlegen. Das ästhetische Erleben, selbst ein Jenseits von Synthese und Analyse, hat immer die Neigung, in Synthese und Analyse auseinanderzugehen. Das einheitliche Erleben hält sich so nicht lange Zeit auf seiner Höhe; seine Komponenten streben immer nach Selbständigkeit. Im Geschmack steckt auch die Tendenz zur Analyse: die Zunge löst das Nahrungsmittel in seine Bestandteile auf, das Ohr den Orchestervortrag. Es ist diese analysierende Tätigkeit des Geschmacks, die überhaupt ein ästhetisches Urteil ermöglicht, wie das Urteil, das Rationale immer auch eine Auflösung des Lebens ist. Das eigentliche ästhetische Erleben geht nicht unmittelbar in ein Urteil über: es muß erst in sich selber erweicht und zerspalten werden, ehe ein Urteil erfolgen kann. Das Urteil ist deshalb nicht der Ausdruck des ganzen ästhetischen Erlebens, sondern zunächst und scheinbar nur eines seiner Bestandteile, der Analyse. In Anbetracht dessen, daß das ästhetische Erleben selber die Tendenz zum Zerfall in sich hat, können wir die Analyse auch statt als einen Faktor als eine Phase dieses Erlebens betrachten, als ihre letzte Phase vor dem Urteil, als Zwischenzustand zwischen ästhetischem und Urteilsakt. Das ästhetische Urteil ist eine Intention auf ein Urteil in seinem eigentlichen Verlaufe, in seinen ersten Phasen aber noch emotionales Denken. Der Ruf „Feuer!", solange er noch ein Ausdruck des Schreckens, keine Feststellung eines Sachverhaltes ist, entspricht dem Ausrufe: „wie schön!" Freilich ist die Kundgabe und damit das theoretische Element, das sich Loslösen vom Erlebnisinhalt, das sich seiner Bewußtwerden und sich Einstellen in die geistige Gemeinschaft immer darin mitgemeint. Das emotionale Denken ist ein Akt der gestaltenden Tätigkeit des Menschen, welche überall darin besteht, das Innerliche, den Gehalt, das Unausgedehnte in das Ausgedehnte, in Raum und Zeit zu überführen, (und indem sie dem Ausgedehnten Ordnung, Rhythmus, Einheitlichkeit gibt, die Ausdehnung zugleich wieder in sich hinein zu nehmen, negativ zu setzen, zu idealisieren; hierin zeigt sich die Mitwirkung des entgegengesetzten Faktors). Das emotionale, das vitale Geschmacksurteil bringt also ein Unausgedehntes zur Ausdehnung. Es hebt aus seiner ursprünglichen Indifferenz, einem Einheitlichen, die einzelnen Momente hervor; es analysiert. Die anfängliche Intuition, das dem Instinkt Gegebene löst sich auf in seine Bestandteile und wird in einem unendlichen Prozeß entwickelt. Die ästhetische Bewegung als das Getriebenwerden vom Anfang her ist das Ausgehen vom Einzelnen, vom Individuum. Im Prozeß des ästhetischen Urteils wird der Gegenstand zunächst als „gegeben" hingenommen und in seine Faktoren zerlegt. Der Prozeß endigt damit, daß der Gegenstand (der Begriff, das Lebewesen, der ästhetische Gegenstand ist immer Lebewesen) aufgelöst ist oder wird — denn der Prozeß kommt nie zu Ende — in eine Unendlichkeit von abstrakten Bestimmungen. Das Abstrakte ist die Entfremdung und der Abfall, der Sündenfall des ästhetischen Prozesses. Wer die Welt als „gegeben" hinnimmt, kommt immer zum Sensualismus, zum Empirismus und Nominalismus. Die Abstraktionstheorie ist die Verzweiflung des ästhetischen Geistes. Daran ändert auch die Tatsache nichts, daß der Gegenstand nun künstlich, synthetisch wieder hergestellt werden soll. Analyse und Synthese sind nur verschiedene Formen, in die der ganze Inhalt des konkreten Erlebens hineingehen soll. Die Form der Einheitlichkeit ist wesentlicher, nicht zufälliger Bestandteil des Schönheitserlebnisses, wie jedes andern. Das Rationale ist ebenso das Erstarrte, das Schema, wie der Zerfall, die Zerfällung. Sie muß daher ebenfalls eingehen in das Urteil, wenn der ganze Inhalt der dahinterstehenden Erfahrung an die Oberfläche gebracht werden soll. Nun aber ist noch die Frage, was diese Synthese sei, die im ästhetischen Prozeß die Analyse ergänzt, mit ihr oszilliert und das ursprüngliche Einzelne, Ganze, in irgendeiner Weise wieder zusammenbringt. Der ästhetische Prozeß, der ausgeht vom vorgefundenen Einzelnen, das er zerlegt, kommt nicht dadurch wieder zu einem Ganzen zurück, daß er die zerlegten Stücke des Einzelnen wieder zusammenlegte. Er muß dazu noch einen anderen Weg einschlagen, er bedient sich der Methode der Induktion. Das Ganze, das zustande gebracht wird, ist ein nicht aus vielen Teilen, sondern aus vielen — möglichst aus allen — Einzelnen abgeleitetes Allgemeines. In dem Urteil: die Rose ist rot oder die Rose ist schön, sind einerseits Schönheit und Röte abgeleitet aus der Rose. Andererseits jedoch sind die Begriffe Röte und Schönheit (es sind eigentlich keine Begriffe, jenes ist eine Vorstellung, dieses eine Idee, und sie fungieren hier als Kategorien der Rose als des Gegenstandes), gewonnen durch die Betrachtung und Zerlegung vieler roter bzw. schöner Dinge. Der Allgemeinbegriff der Rose entsteht durch die Abstraktion aus allen Rosen, nicht durch Wiederzusammenfügen der aus der einzelnen Rose abgeleiteten Merkmale.

Analyse und Synthese oder Divergenz und Konvergenz im Urteil sind nur die ersten oberflächlichen Formen, in welchen sich die tiefer liegenden wesentlichen Bewegungen des Gegeneinanderrückens von Moment und Ganzem verbergen, sie sind nichts anderes. Denn welchen Erfolg hat das analysierende Verfahren des Urteilsaktes für das Urteil selber? Zunächst können über einen vorliegenden Gegenstand alle möglichen Urteile gefällt werden. Die Landschaft ist stimmungsvoll, ernst, düster, großzügig, in dunklen Farben gehalten, usw. Aber diese Heraushebung einzelner Faktoren des Gegenstandes erlaubt uns über den Gegenstand selber hinauszugehen. Ernst, Düsterkeit, Großzügigkeit sind Bestimmungen, welche nicht nur dieser Landschaft zukommen, sondern auch vielen andern und zu diesen andern werden wir nun hingeführt. Die Elemente, in welche wir den Einzelgegenstand zerlegen, sind Brücken, die hinüber zu allen anderen Gegenständen geschlagen sind. Die Analyse gewährt uns die Möglichkeit des Vergleichens. Solange der Gegenstand als Einheit, als in sich abgeschlossen, als Individuum erfahren wird, solange kann er nicht mit einem anderen verglichen werden. Zum Vergleichen zweier Objekte gehört die Möglichkeit ihrer Beziehung auf ein tertium comparationis. Dies tertium comparationis ist etwas, das ihnen gemeinsam inhäriert und das deshalb zu einem Oberbegriffe für beide gemacht werden kann. Für alles Urteilen gilt das, was in der Mathematik das Dualitätsprinzip genannt wird. In der projektiven Geometrie ist eine der Grundlagen die Vertauschbarkeit der Definitionen (freilich auch die der Sätze, mit denen wir es hier nicht zu tun haben): Man kann eine Gerade definieren durch zwei Punkte, die sie verbindet, und umgekehrt den Punkt als Schnittpunkt zweier Geraden. Nun kann jede einzelne Eigenschaft des Dinges zur Grundlage eines Begriffes gemacht werden, zur Bildung einer Idealkonstruktion anleiten. Dann verhält sich dieser Begriff zu den Gegenständen, in denen die Eigenschaft sich findet, welche zu seiner Aufstellung geführt hat, wie die Linie, die durch ihre Punkte definiert ist, während das Ding als Träger seiner Eigenschaften der Punkt ist, der durch die sich in ihm schneidenden Geraden bestimmt wird. Jedes konkrete Urteil vollbringt zugleich eine zwiefache Handlung: es entwickelt aus dem Einzelnen, das ihm vorgelegt ist, eine allgemeine Beziehung, und es unterwirft das Einzelne einem Allgemeinen. Jedes Urteil bestimmt zugleich eine Grade als Verbindung zweier Punkte und einen Punkt als Verbindung zweier Geraden. (Es ließe sich auch die Reziprozität von Punkt und Strahlenbüschel, bzw. Strahlenbündel, von Pol und

Polare zur Verdeutlichung benutzen; doch kommt es hierauf gar nicht an. Was nötig ist, ist nur die Einsicht, daß an dieser Stelle eine der wichtigsten Verbindungen zwischen dem mathematischen und dem allgemeinen Denken besteht: dies aber ist die Vertauschbarkeit eines Ausgedehnten mit einem Punkte.)

Es muß hier wieder hervorgehoben und nachgewiesen werden, daß den ästhetischen und den ethischen Urteilen bei gleicher Struktur ein verschiedener Sinn innewohnt. Die Reziprozität von Punkt und Gerade (bzw. Gerade und Ebene, Punkt und Ebene, usw.), die jedes Urteil besitzt, ist im „vitalen“ Urteil die organische Einheit von Individuum und Umwelt oder noch primitiver die Verschmolzenheit von Tropfen und Meer. Das vitale Urteil hat das Individuum zum Pol, die Welt zur Polare. Das was als Analogie oder Antizipation des Gegenstandes dem Gefühl gegeben ist, ist einerseits Individuum und Umwelt, Einzelwesen im All. Einmal ist das Einzelne das allein Wirkliche (im metaphysischen Sinne) und es ist psychologisch Ausgangspunkt, Ursprung für alle Kategorien, die nur Abstraktionen sind. Einmal wieder ist das Meer, das Pantheistische, das lebendig Allgemeine, der metaphysische Ursprung und Quell des Einzelnen, das All ist substantiell im Einzelnen vorausgesetzt. Die Dinge gehen aus der Allheit realiter hervor, aber die einzelnen Eigenschaften, die sich aussagen lassen, entnehmen wir dem Dinge auf dem Wege der Abstraktion. Wir gewinnen die Kategorien durch die Auflösung des konkreten, von vornherein als gegeben angesehenen Dinges, das sich in Eigenschaften und Wirkungen allerdings auch realiter entfaltet. Einmal ist der Punkt nur das gegebene vorgefundene Individuum, und die Linien sind die allgemeinen Bestimmungen, die aus ihm abstrahiert werden. Hinwiederum sind die Linien die künstlichen synthetischen Ober- und Gattungsbegriffe, denen die Einzeldinge wieder untergeordnet werden. Wir kommen zu den Dingen durch fortschreitende Analyse der Einzeldinge. Weil aber das Meer die substantielle Einheit aller Einzeldinge ist, so wird durch die Synthese das Meer wieder hergestellt oder vielmehr ein Spiegelbild des Meeres. Die nachherige durch Induktion erlangte Synthese ist die weiteste Entfernung vom Anfang des Meeres, aber doch sein Abbild. Die vitale Urteilsbildung geht aus von der Empfindung, aber sie verwandelt sich unter der Hand in Analyse und Synthese; sie ist einerseits und ursprünglich Metaphysik; aber sie wird Sensualismus, Empirismus und ist immer im Begriff, in Skeptizismus überzuschlagen. Alles was sie sagt, ist einerseits metaphysisch gemeint, auf ein an sich Seiendes, vom urteilenden Subjekt

Unabhängiges bezogen; es ist aber andererseits der reine psychologische Prozeß, der automatisch sich vollziehende Vorstellungsablauf. Der psychologische Prozeß, der vom vitalen Denken ausgeht, endigt unwiderstehlich und unweigerlich bei der alleinigen Anerkennung des Einzelnen und bei der Skepsis dem Allgemeinen gegenüber. Den höchsten Grad der Erkenntnis des Einzelnen, verbunden mit der Skepsis allen Maßstäben gegenüber, und alles dies auf der Grundlage des Vorfindens der Welt, des Gegebenseins der Dinge, hat vielleicht, wie gesagt, von allen Menschen, die uns bekannt geworden sind, in Dingen der Schönheit Lionardo da Vinci besessen. Er ist auch ganz bis ans Ende des „interesselosen Wohlgefallens" gegangen, zu dem das vitale Verhalten sich am Ende umkehrt. Marie Herzfeld: „Leonardo da Vinci, der Denker und Forscher" führt aus „seiner wahren Beichte, dem Trattato della pittura", die Worte an: „Wahrhaftig, die große Liebe wird aus der großen Erkenntnis des Gegenstandes geboren, den du liebst, und wenn du ihn nicht kennst, wirst du ihn wenig oder gar nicht lieben können; und liebst du ihn nur um des Guten willen, das du dir von ihm erwartest, und nicht wegen der Summe seiner Tugend, so tust du wie der Hund, der den Schweif bewegt und mit Festlichkeit sich aufrichtet zu dem, so ihm einen Knochen zu geben vermöchte; aber kennte er die Tugend solchen Mannes, er liebte ihn weit mehr, wenn solche Kraft in seinem Bereiche läge."

Wie das ästhetische Urteil (d. h. das Urteil als Produkt eines ästhetisch gefärbten, aus einer ästhetischen Einstellung und Haltung herkommenden Denkens) die Vielheit der Bestimmungen aus der Einheit des Gegebenen abstrahiert, so erzeugt das ethische Urteil aus dem Chaos, dem „Mannigfaltigen" — das aber Mannigfaltigkeit nur antizipierend genannt werden darf — der Empfindung die Einheit des Gegenstandes, des Begriffes, der Idee. Die „Synthese", die im Urteil vorkommen sollte, ist das Zusammenschießen aller Strahlen zur Einheit, die Erzeugung der Einheit. Die Analyse aus dem „Gegebenen" wird hier vertreten durch die Ableitung aus dem Gesetzten, durch die Deduktion. Der Gegenstand ist etwa allgemein bestimmt als etwas, dem irgendeine Farbe, irgendein Grad von Glätte, irgendein spezifisches Gewicht, ein Wärmeleitvermögen usw. zukommen. Der einzelne Gegenstand wird diesem Allgemeinen untergeordnet dadurch, daß die verschiedenen Konstanten, die ihm in jeder der durch jene Eigenschaften angegebenen Reihen zukommen, bestimmt werden. (Vgl. Cassirer, Substanzbegriff und Funktionsbegriff, a. a. S. S. 29, 196.) Die Synthese, die der Gegenstand zu seiner Vollendung braucht, ist die Verknüpfung jener verschiedenen Reihen in ihm, der einzelne Gegenstand ist ein Repräsentant des allgemeinen Gegenstandes wie die Synthese des ästhetischen Prozesses den Gattungsbegriff als ein Artefakt des Einzelnen zustande brachte. Hier ist das Einzelne, die Individualität jetzt das Letzte, seine Erzeugung die Aufgabe der allgemeinen Bestimmungen, zunächst der Kategorien. So wird der Punkt zum Schnittpunkte der Linien, der Allgemeinheiten, die hervorgehen aus dem sich bestimmenden noch unbestimmten Einzelnen, dem x des Gegenstandes.

Wie das Individuum überhaupt, so kann man auch das Kunstwerk in ganz verschiedener Weise auffassen und beurteilen; entsprechend meinen die Geschmacksurteile etwas ganz Verschiedenes, wenn sie anscheinend dasselbe aussagen. Das Individuum und im Besonderen das Kunstwerk war für den Einen der Ursprung und Aussender aller ästhetischen Gesetzlichkeiten und Wertkategorien, die es erfüllt. Man kann aber auch umgekehrt eine allgemeine Eigenschaft des Objektes, die abgeleitet worden ist aus dem Begriff, der Idee des Gegenstandes, zum Ausgangspunkt machen, auf den das Ding bezogen wird. Man leitet nicht die Eigenschaft der klaren Linienführung etwa aus dem vorliegenden Gemälde ab, in dem man sie erschaut hat. Sondern aus dem Begriff des Gemäldes — der natürlich die Anschauung von Gemälden zur Voraussetzung hat — leitet man die Klarheit der Linienführung ab als eine mehr oder weniger notwendige Bedingung für etwas, das man ein Gemälde nennen soll, und dann untersucht man, ob in dem vorliegenden Dinge diese Forderung erfüllt ist. Hier besteht von vornherein ein Inbegriff solcher Gesetzlichkeiten, und Kunstwerk wird das genannt, was diese Gesetzlichkeiten (alle, mehrere, eine) erfüllt. Dort ist das Kunstwerk zunächst Punkt, der die Linie definiert, hier der Punkt, der durch die Linie definiert wird. Weil aber jener Punkt einen anderen Punkt neben sich forderte, der erst mit ihm zusammen jene Linie bestimmte — weil also das Kunstwerk den in ihm verschlossenen Gehalt an allgemeinen Bestimmungen dem Bewußtsein erst hergab, wenn und sofern es zu andern Kunstwerken vergleichend in Beziehung gebracht wurde, so war schon der erste Schritt aus dem einfach vitalen Verhalten heraus ein Übergang in das einerseits entgegengesetzte Verhalten, das andererseits doch nur ein Durchgang durch seinen Gegensatz ist. Umgekehrt sind die Linien, welche die Punkte der einzelnen Kunstwerke als ihre Schnittpunkte zur Definition bringen sollen, ihrerseits dem Äther der Beziehungen entnommen, der zwar einmal als der unendlich ausgebreitete Raum erscheinen kann, aber wiederum auch diese Unendlichkeit aufhebt, sich zur entgegengesetzten Unendlichkeit des Punktes konzentriert und als solcher zur reinen Einheit, zur Idee wird und der Vielheit der Strahlen gegenüber als Aussender, Erzeugungsquell und Inbegriff fungiert. Mithin verkehrt sich ebenso wieder der Prozeß der Einheitsbildung zum Vorgang der Ableitung aus der Einheit, wobei jene Einheit einerseits oder fälschlich die Aufbewahrung des Lebenspunktes durch den ethischen Prozeß hindurch bedeutet, andererseits aber oder in Wahrheit das Leben als Idee oder als Geist herausholt aus dem Jenseits oder der Nacht der Gestalt, wo beide Seiten sich berühren, ineinander übergehen müssen. Ebenso hinwiederum, wie das Einzelne (bzw. das Einheitliche) als Anfangs- und Endpunkt des Denkens gefaßt werden kann, während die Ausbreitung, die Sphäre der Strahlen, die vermittelnde Schicht bildet, so kann umgekehrt die Vielheit der Einzeldinge oder die Vielheit der Momente des Einzeldinges als Aussendung von Strahlen aufgefaßt werden, die sich vereinigen und sich dann wieder trennen als die Merkmale des Begriffes oder auch als die Summe seiner Unterbegriffe. Die Begriffsbildung ist hier so etwas wie eine Zentralprojektion. Der Begriff ist der Scheitelpunkt, in dem sich alle Strahlen treffen, die von den Punkten des Objektes (des als eine Mannigfaltigkeit erscheinenden Objektes) ausgesendet werden und die sich wieder zerstreuen, um auf der andern Seite das Bild des Objektes hervorbringen. Das dem Urteil zugrunde Liegende kann sowohl jener Gegenstand sein wie dieses Bild. Einmal ist das Objekt Aussender aller Strahlen, einmal ihre Zerstreuung. Diese zweite Vielheit ist ebenso reichhaltig wie die erste. Jedem Anfangspunkt einer Geraden auf der Seite der Realität entspricht ein Endpunkt im Gebiete des Bildes; aber was Urbild ist, was Abbild, das ist in beiden Fällen, die wir nun schon kennen, ein anderes.

Das Denken ist ebenso wie das Leben einerseits die Ausbreitung eines kleinen Anfangskernes über eine Zeitstrecke und ein Stück des Raumes, andererseits die Konzentration des ausgedehnten Leibes in einen kleinen Kern, einen Punkt, die Rückkehr in den Anfang, das immer erneute sich selbst Hervorbringen. Schon im Leben sind diese beiden Prozesse nicht so getrennt, daß in der ersten Hälfte nur der eine Prozeß, der Prozeß der Ausbreitung, vor sich ginge, und in der zweiten Hälfte nur eine Zusammenfassung der Kräfte und Stoffe. Schon das Leben ist in jedem Augenblicke eine Durchdringung und Kreuzung beider Vorgänge, und noch vielmehr das Denken. Die Entfaltung des Denkinhaltes ist in jedem Augenblicke zugleich eine Zurücknahme, das Denken ist immer gleichzeitig Sonderung und Vereinheitlichung. In jedem Augenblicke geht aller Stoff, den die Anschauung geliefert und der Verstand zersetzt hat, zurück in den unendlich kleinen Punkt, in die Intensität des Gefühls, aus der es immer wieder, aber immer als ein anderer entlassen wird. Insofern das Denken immer wieder in die Einheit zurückkehrt, ist jeder Schritt in ihm als ein Schluß anzusehen, als die Vermittlung der zweiten Einheit mit der ersten. Freilich darf nur einerseits von einer zweiten und einer ersten Einheit gesprochen werden; denn andererseits bleibt die Einheit dieselbe, ebenso wie die Vielheit, und das Denken macht sich nur abwechselnd — abwechselnd für die psychologisch-empirische Betrachtung — damit zu tun. Es ist immer derselbe gemeinte Inhalt, der in einer nie abschließenden Reihe von kontinuierlichen gegensätzlichen Urteilspaaren bestimmt wird. Die Kontinuität ist nichts anderes als die unendliche Bestimmbarkeit des Identischen und die Unendlichkeit nur der Prozeß seiner Bestimmung. Insofern aber als die Kontinuität sich verkehrt zum Moment, gehört es zum Wesen des Momentes, des Punktes der Lebenslinie, unzeitlich, zeitlos zu sein. Die Geltung, das Zeitlose, kommt nur dem Punkte zu. Das Zeitlose ist aber gültig nur, sofern es die Totalität des Geistes in sich umschließt, sofern es in sich geschlossene Ganzheit ist, sonst ist es ein leeres Nichts. Dieses geschlossene Ganze aber ist es logisch als Schluß, ethisch (im engeren Sinne des Ethischen) als Handlung und kallognomisch als Gestalt. Der Schluß kehrt im Unterbegriff durch den Mittelbegriff zum Oberbegriff zurück, setzt sich mit ihm in eines. Die Handlung ihrerseits bringt in dem Abschluß, in der Ausführung, das Motiv hervor und schließt sich mit dem wollenden Ich in ihr zusammen. Die Gestalt verbindet als musikalische oder poetische Ende und Anfang, als anschauliche Zentrum und Peripherie.

Der Schluß als Sinn und Tendenz des Momentes ist auch das Ziel des Urteils. Ein Schluß ist es jedoch nur durch die Tatsache, daß das Ganze des Denkens in ihm enthalten ist und darin in sich zurückkehrt. Der Schluß ist nicht gebunden an die Aufeinanderfolge von drei Sätzen, sondern er ist das, was sich konstituiert in der Gegeneinanderbewegung von zwei Obersätzen, zwei entgegengesetzten Urteilen. Wir haben gefunden, daß in dem Urteil: das ist schön, die beiden Urteile: dies gefällt mir und: dies ist (gesetzmäßig, richtig) stecken. Die beiden Obersätze des Schlusses sind nichts anderes als die Gegenbewegung des vitalen und des axiologischen Lebens, des emotionalen und des wissenschaftlichen

Denkens. Man kann auch wiederum sagen, in den beiden Obersätzen verbirgt sich die Zweiheit des Vorfindens und Erzeugens, deren Einheit der Schluß ist. Nehmen wir das gewöhnliche Schulbeispiel vor: alle Menschen sind sterblich, usw. Hier steckt in dem Obersatze: alle Menschen sind sterblich, das Element der Erzeugung, denn es handelt sich um den Begriff des Menschen. Im Untersatze: Gaius ist ein Mensch, ist leicht das Element des Vorfindens aufzuweisen. Gaius wird eben vorgefunden als ein Mensch. Daß Gaius ein Mensch ist, diese Aussage stammt aus der Erfahrung, ist kein Ergebnis einer Deduktion. Nur dadurch, daß man zugibt, es stamme eine der beiden propositiones aus der Erfahrung, aus dem, was man Intuition, Erleben oder wie immer nennen mag, und die andere sei Erzeugung, entgeht man dem bekannten Einwande gegen den Schluß überhaupt, daß der Obersatz den Schlußsatz voraussetze. Im Gebiete des Geschmacksurteils muß das Urteil sich ganz entsprechend als eine Durchdringung der beiden Bewegungen zeigen, also als ein Schluß. Die Schönheit ergibt sich in einem Schlusse. Die Feindschaft, die sich gegen den ästhetischen Schluß überall erhebt, beruht auf der Verkennung dessen, daß der Obersatz nicht aus der Erfahrung stammt. Man schließt etwa: ein Bild, dessen Farben zueinander passen, ist schön, auf diesem Bilde passen die Farben zusammen, also ist es schön. Dann wird gefragt: woher wissen wir, daß ein Gegenstand schön ist, der diese und jene Forderungen befriedigt? Wir müssen uns berufen auf unsere Voraussetzung, daß der Obersatz das erzeugende Prinzip vertritt. Wir stellen die Idee bzw. den Begriff eines schönen Wesens auf, wir erzeugen den Begriff des Schönen als eines so und so beschaffenen und vergleichen damit dasjenige, was uns instinktmäßig gefällt. Das Ergebnis ist die Gültigkeit oder Nichtgültigkeit dieses Komplexes von erzeugtem Begriff und vorgefundenem gefühlsmäßig Gewertetem. Denn auch das Erzeugte wird beeinflußt, beständig umgeformt durch das Vorgefundene, ebenso wie das Gefühl durch die Erkenntnis. In beiden Elementen konstituiert sich das ästhetische Urteil als ein geltendes. Die Einheit des Erzeugten und des Vorgefundenen ist das, worin sich das Letzte mit dem Ersten wieder zusammenschließt. Man wendet ferner ein gegen den ästhetischen Schluß: was läßt sich damit anfangen? Das Urteil hat nicht die Stellung zu den Dingen aufzurichten, sondern die Wissenschaft von ihnen und von der Stellung. Die Erkenntnis der Schönheit aus Gründen dient nur zur Kontrolle und Kritik unseres Gefühls, zur Nachprüfung, nicht zur Erzeugung desselben. Ebensowenig wie die Logik die Wissenschaft, so hat die Ästhetik (die Kallognomik) die Kunst zu erzeugen oder ihr Vorschriften zu machen. Sie setzt sie vielmehr voraus und stützt sich auf sie.

Wenn wir zunächst irgendwelche Urteile des Geschmacks aufgreifen und näher ansehen, so finden wir Schlüsse von der folgenden Form etwa: in ein Zimmer, dessen Wände und Möbel diese ganz bestimmte Farbe tragen, passen nur Gegenstände einer ganz bestimmten anderen Farbe; dieser Gegenstand hat die verlangte Farbe, also paßt er in das Zimmer. Hier ist die Schönheit zwar nicht direkt ausgesprochen, aber sie steckt in dem Passen. Ein Gegenstand paßt in ein Zimmer, das heißt: Gegenstand und Zimmer bilden ein schönes Ganzes. Dann gibt es auch auf dem Gebiete, auf dem der Geschmack sich bewegt, reine Erkenntnisschlüsse, z. B.: Möbel, die eine Reihe ganz bestimmter charakteristischer Eigentümlichkeiten haben, sind von Boule gefertigt. Nun hat dieser Sessel alle erforderlichen Merkmale, also stammt er von Boule. In Wirklichkeit wird ein solcher Schluß nicht ganz so verlaufen. Die Charakteristika, welche die Hand eines bestimmten Meisters verraten, sind nicht als eine endliche Anzahl von unter sich verschiedenen, bestimmten Diskretis anzuführen, sondern sie gehen ineinander über, bilden ein unendliches unerschöpfliches Ganzes, einen individuellen Stil. Die Intuition, der Blick, welcher diese einzeln nicht abgrenzbaren Merkmale am vorliegenden Gegenstande entdeckt, ist auch schon wirksam in der Aufstellung der Forderung des Obersatzes. Überhaupt müssen beide propositiones, als Urteile, jede schon die Zweiheit in sich tragen, welche andererseits sich erst aus ihrer Zusammenstellung und Zusammenwirkung ergibt. Ein Einzelnes kann sich auf ein Einzelnes außerhalb nur beziehen, wenn es das, was außer ihm ist, wenigstens der Potenz nach schon in sich gesetzt hat.

Eine besondere Schwierigkeit, ästhetische Schlüsse richtig zu erforschen, entsteht durch die uns schon bekannte Tatsache, daß es zwei verschiedene geistige Typen gibt, deren Urteile sich ebenso wie ihre Handlungen und Werke — zwar oft nicht in ihrer Erscheinung, wohl aber in ihrer Bedeutung — als diametrale Gegensätze gegenüberstehen. Diese Zweiheit macht sich auch in den Schlüssen geltend, und zwar zunächst und vor allem in der Aufstellung des Obersatzes. Wir haben soeben das Schema des Geschmacksurteils, sofern es sich auf die Kunst bezog, folgendermaßen entworfen: das Kunstwerk (einer bestimmten Art) hat diese und jene Merkmale; dieser Gegenstand hat die Merkmale, also ist er ein Kunstwerk (der bestimmten Art). Dies ist aber nur der Schluß des ethisch-wissenschaftlichen Typus. Der ästhetische sentimentale Typus geht ganz anders vor. Nicht die formalen Eigenschaften machen einen Gegenstand hier zum Kunstwerk; für die psychologische Ästhetik — die Ästhetik des ästhetischen Typus — hat das Kunstwerk als solches nicht eine bestimmte objektive Beschaffenheit, nicht bestimmte Merkmale, sondern eine bestimmte Wirkung. Der Schluß gestaltet sich dann so: was auf eine bestimmte Weise wirkt, ist ein Kunstwerk (bzw. ist schön, ist ein Wert bestimmter Art, oder dgl.). Nun wirkt dieser Gegenstand so, also ist er ein Kunstwerk. Aus dieser Form des Schlusses sieht man sofort die ganze Unfähigkeit der Psychologie, eine Wissenschaft von Objekten (nicht von Subjekten) zustande zu bringen. Ein Schluß von der Wirkung auf die Ursache ist als solcher nicht eindeutig. In Wahrheit ist diese Form des Schlusses, diese scheinbare Wissenschaftlichkeit der psychologischen Ästhetik auch nur die Verschleierung eines völlig unwissenschaftlichen Vorgehens: es ist das unwissentliche Zugeständnis der ästhetischen Direktionslosigkeit. Der Obersatz des normativ-ästhetischen, des kallognomischen Schlusses ist eine Deduktion; aus dem Begriffe des Schönen werden seine Merkmale deduziert, hier kann also eine wirkliche Unterordnung des Einzelnen unter das Allgemeine stattfinden. Der Obersatz des psychologisch-ästhetischen Schlusses ist eine Induktion. Man hat gefunden, daß schöne Dinge auf viele, alle Subjekte so und so wirken. Aus dem Begriffe eines schönen Gegenstandes an sich läßt sich nicht eine bestimmte Wirkung auf irgendwelche Subjekte deduzieren; dazu müßte erst der Begriff dieses Subjektes und der Beziehungen zwischen diesem Subjekt und jenem Objekt hinzukommen. Nun aber gibt es natürlich nicht den Begriff eines schönen Gegenstandes an sich, sondern es ist die Beziehung der Schönheit auf den menschlichen Geist immer mitgesetzt. Die Erfahrung des Gefallens, die Induktion, muß hinzukommen, damit der Begriff des Schönen aufgestellt werden könne. Ja wir haben in der Dialektik des Ideals gesehen, daß der Begriff des Schönen eben nichts anderes ist als der Begriff eines Anschaulichen, das in und trotz seiner Anschaulichkeit den Geist befriedigt, den Geist wie er sich in der Sinnlichkeit ergeht und betätigt. Es hat sich der Begriff eines schönen Gegenstandes an sich als ein Widerspruch aufgehoben, und es sind nur Begriffe von Arten (Gattungen) schöner Gegenstände übriggeblieben. So sehr nun einerseits diese Arten als Deduktionen aus dem Begriffe des Geistes anzusehen sind, so sehr sind sie doch andererseits induktiv aus der Erfahrung von den Betätigungsweisen und Manifestationen des Geistigen hervorgegangen. Da aber diese Betätigung des Geistigen immer nur eine in der (menschlichen) Psyche ist und da der Begriff des Schönen insofern in einer notwendigen Beziehung zum Psychischen steht, so entsteht hieraus nachträglich eine Rechtfertigung des psychologischen Schlusses, welcher allerdings nicht allein stehen darf, ebensowenig wie die Induktion überhaupt. Existiert jener unzerreißbare Zusammenhang zwischen dem Begriffe des Schönen und dem menschlichen Seelenleben, so muß die Wirkung eines schönen Gegenstandes auch eine ganz bestimmte sein, und das Zufällige und Zweideutige darin wird ein nur Untergeordnetes. Der Obersatz selbst erweist sich als das Ineinander einer psychologischen und einer normativen Aussage, als ihr Gleichgewicht. Dies kann aber nicht anders sein, wenn er ein Urteil sein soll, da jedes Urteil diese Doppelheit besitzt. Der Obersatz wird selbst zum Schlusse. Ganz dasselbe geschieht mit dem Untersatz. Der Untersatz des normativen Schlusses lautete: dies hat jene Merkmale, der Untersatz des psychologischen Schlusses hieß: dies hat jene Wirkung. Wenn bestimmte Merkmale eine bestimmte Wirkung notwendig hervorbringen, so ist das Urteil des Untersatzes gleichzeitig die Kundgabe einer Wirkung und die Aussage der beobachteten Merkmale, die jene Wirkung begründen. Der Schlußsatz: dies ist ein Kunstwerk sagt ebenso eine bestimmte Beschaffenheit aus wie eine bestimmte Wirkung. Immerhin läßt sich jeder der drei Sätze und damit der ganze Schluß anders interpretieren, je nachdem ob er psychologisch gemeint ist oder normativ. Was bei dem einen das Hauptmotiv ist, ist bei dem andern jedesmal das Nebenmotiv. Der psychologische Schluß, als die Selbstentfremdung, die Selbstentäußerung des Lebens ist in erster Linie ausbreitend [1]), erklärend; er ist somit theoretisch, insofern er aus der Empfindung herkommt, als aus einem allgemeinen, einheitlichen Element, daß er seinen Weg durch das Momentane, Einmalige, Isolierte nimmt und in die Erkenntnis ausmündet. Andererseits hat dieser Erkenntnisprozeß die praktische Bedeutung, daß er als Beherrschung der Welt das Erkannte dem Leben wieder unterordnen will; er kehrt in sich zurück, indem er in seine Ursachen hinabsteigt. Der normative Schluß ist theoretisch, insofern er „nur“ Erkenntnis will, aber praktisch, insofern er erzeugend ist, produktiv. Der Begriff des Geistes, den er hervorbringt, ist selbständig, nicht dem Leben als Mittel untergeordnet; aber die Erfahrung des Untersatzes ist das Mittel, das Leben ihm unterzuordnen durch die Beziehung

[1]) Weil der ästhetische Schluß, wenn er allein steht, „falsch“ ist, darum löst er auf, weil der normative in einem Sinne richtig ist, darum baut er auf; jener stößt das Faktische aus, dieser den Wert als Wert für das Leben.

auf das Ganze, auf die Wissenschaft als Totalität. Der normative Schluß betrachtet die Erfahrung des Untersatzes auf ihren Wert für die Erkenntnis, der psychologische Schluß hat es zuletzt abgesehen auf den Wert der Erkenntnis, der Wahrheit für das Leben; dies wird erst ganz begreiflich, wenn sich erwiesen hat, daß jener nur hypothetische, dieser dagegen dogmatische Geltung beansprucht.

Das Schöne haben wir kennengelernt einmal als einen Sachverhalt, einmal als ein Wertvolles. Als Sachverhalt war das Schöne die formale Vollendung, die reine Gestalthaftigkeit, die kein Leben in sich hatte und die daher zum Leben auch nicht mehr oder noch nicht sprechen konnte. Als Wert war das Schöne die Aufnahme des Lebens in die Form, bzw. die Steigerung und Selbstentäußerung des Lebens zur Form, die Einheit des sich Widersprechenden. Diese Doppelheit von Wert und Sachverhalt tritt in der Wahrheit noch deutlicher hervor als in der Schönheit. Gegen die verbreitete Theorie, daß Wahrheit ein Wert sei, läßt sich zunächst einwenden, es gehöre zum Wesen des Wertes, ein mehr oder weniger Wert zu sein, Gradabstufungen zu haben. Wir sagen wohl, ein Bild sei schöner als das andere, obgleich beide schön seien. Aber können wir auch sagen, ein Urteil sei wahrer als das andere, obwohl beide wahr sind? Gilt von einem Urteil nicht, daß es entweder wahr oder falsch sei, ohne Vermittlung? Dies ist durchaus zuzugeben, wo Wahrheit einen Sachverhalt bedeutet, eine Existenz, ein Bestehen. Es läßt sich jedoch auch von einem mehr oder weniger wahr sprechen, wo wir ein Urteil nicht isoliert betrachten, sondern im Zusammenhang mit einem wissenschaftlichen System, einer Weltanschauung. Einem Urteile, das an einer höheren Stelle des Systems steht, mehr Erkenntnisse in sich befaßt und erschließt, können wir eine höhere Wahrheit zusprechen als einem Urteile, das nur einen kleinen Kreis von Erscheinungen nebensächlicher Art ausspricht. Hier fungiert die Wahrheit als ein Wert. Allerdings setzt auch jede einzelne Wahrheit, wenn sie das ist, wofür sie sich ausgibt, das Ganze des Systems voraus, zu dem sie gehört, also schließlich das Ganze der Wissenschaft überhaupt. Das heißt, das Urteil bekommt seinen Wert erst in der Beziehung und durch die Beziehung auf das Ganze. Das Ganze ist der Geist, als denkender Geist die Wissenschaft. Die Wissenschaft ist einerseits das Ganze, die Totalität aller Momente, andererseits der letzte Moment, der letzte Querschnitt, je nachdem, ob wir das Ganze als räumliche oder als zeitliche Ausbreitung betrachten. So ist der Sachverhalt einmal die Grenze des Denkens, einmal das Ganze, sein Inhalt.

Das Urteil hat also Wert nur in seiner Beziehung zum Ganzen, zu anderen Urteilen, isoliert ist es wertlos. Dies Ganze ist freilich nicht immer erst das Ganze überhaupt, sondern schon ein bestimmtes Ganzes, eine besondere Wissenschaft. Das Urteil z. B.: „Cäsar hat an dem Tage seiner Ermordung ein Kleid von dieser oder jener bestimmten Farbe getragen“ ist in dieser Form, als Feststellung einer Tatsache der politischen Geschichte, völlig bedeutungslos; es erhält erst Wert etwa in einer Geschichte des Farbensinnes oder der Färbetechnik, also in Beziehung auf einen Zweig der Wissenschaft, auf ein besonderes Ganzes von Urteilen, das nun allerdings einen Teil der Wissenschaft wiederum bildet und so seinen Wert selbst erst vom Ganzen überhaupt erhält. Das Urteil als „wahr oder falsch“, als Sachverhalt, bedeutet zunächst die Übereinstimmung mit einem Gegebenen. Wäre es jedoch möglich, das isolierte Erlebnis in die Form des Urteils zu kleiden, gäbe es ein wirkliches Urteil des „hic et nunc“, so wäre dieses Urteil das eigentlich wahre Urteil. Denn jede Beziehung eines isolierten Elementes auf etwas anderes verändert es schon, greift ein in seine Struktur, so wie wir Steine behauen müssen, um sie in ein Bauwerk einfügen, ein Bauwerk aus ihnen errichten zu können. Dadurch also, daß ein Urteil Wert bekommt, im wissenschaftlichen Sinne, dadurch verliert es zugleich an Wert im Lebenssinne. Der Mensch kann freilich auch das Erlebte nur nützen, wenn es den Umweg über irgendeine Form der Wissenschaft genommen hat; dies ist aber nur ein Zeichen für die Gebrochenheit seines Lebens, aus der andererseits die Möglichkeit des Urteils erst hervorgeht. Das Urteil des hic et nunc (soweit es dieses „gibt“) ist einerseits das Herausgehen aus der ersten Verschmolzenheit, welche den ästhetischen Wert „an sich“, die Seligkeit darstellte. Dieser Wert wird jedoch erst zum Werte „für“ und erhält dadurch die Funktion des Wertes, daß er in seinen Gegensatz überging, aus sich heraus in sein anderes eintrat. Die Lebenseinheit geht mit dem Aussprechen des hic et nunc so aus sich heraus, aber insofern wir die Kundgabe der isolierten Empfindung noch als die untere Grenze auffassen, an der „eigentlich“ noch keine Abtrennung vom Leben stattgefunden hat, so müssen wir ihren Wert noch dem Lebenswerte, dem in sich verschlossenen Werte des Gefühls, zurechnen, das sich nur „äußert“, aber noch nicht wirkt, nur herkommt von, aber noch nicht hingeht zu und damit noch nicht eigentlich Wert ist. Die reine „Wirkung“ des Erlebnisses, der nur aus sich herausgehende Ausruf hat als solcher noch keinen Wert für das Leben, ist nur Begleiterscheinung, Abspaltung, Veräußerung. Wert hat nur, was in eine Wechselwirkung eintrat, was auf diese Weise wieder in das Leben zurücktrat, aus dem es gekommen war. Diesem ganz isolierten Ausrufe, der im „hic et nunc“ noch steckt, steht nun das rein analytische Urteil gegenüber, die bloße Tautologie, das Extrem des Formalen, das ganz veräußerlichte, zur Äußerlichkeit gewordene Leben. Die Wahrheit war einmal Übereinstimmung mit einem Äußeren (Empfindung), einmal die reine Identiät, das analytische Urteil, wie ebenso die Schönheit. Es scheint, daß die bloße Erkenntnis des Seienden im rein Praktischen (in der völligen Passivität) in dem einfachen Chaos der Eindrücke, in der reinen Eindruckshaftigkeit — also noch weit unterhalb der Aussage: dies ist ein See — noch keinen Wert hat für das menschliche Leben wie die höchste Form (hier war die reine Identität das Letzte, die Spitze) keinen Wert mehr. Wert hat das Wissen nur, solange und soweit es die Struktur der Persönlichkeit sowohl als ihren Inhalt besitzt. Nun sind jene beiden Urteile diejenigen, die man als die ganz wahren Urteile bezeichnen müßte (sofern man sie überhaupt noch als Urteile bezeichnet, aber die Grenze ist ja immer auch das Ideal). Sie stehen an den Grenzen, an denen Form und Leben ganz auseinandergetreten zu sein scheinen, und liegen selbst jenseits der Grenze, sind wertlos. Unzweifelhaft wahre Urteile können wir nur aufstellen über das hic et nunc einerseits (hier haben wir das Kriterium der „Übereinstimmung“) als Tautologien, als rein analytische Sätze andererseits (hier ist das Kriterium der formalen Richtigkeit erfüllt), wobei die Sätze über das hic et nunc auch immer noch so weit von der Wahrheit sich entfernen, als sie über das unbewußte, instinkthafte Leben sich erheben, eine Erhebung, die notwendig ist, um sie auch nur zu Sätzen zu machen. Gerade diese Urteile, die entweder nur die Kenntnis eines isolierten Augenblickes und einer vereinzelten Stelle vermitteln als auch die Urteile, die nur das in einen Begriff bereits Hineingelegte wieder entwickeln, sind nun die allerunfruchtbarsten. Die ganz wahren Urteile sind nutzlos.

Wenn also dennoch nach Wahrheit gestrebt wird, so müßte entweder eine Selbsttäuschung vorliegen, oder es gäbe noch ein anderes Verlangen als das nach dem Förderlichen, nach Selbsterhaltung. Aber es ist überhaupt eine unbewiesene Voraussetzung aller pragmatischen Thesen, daß Selbsterhaltung das Einzige sei, wonach das Leben tendiere. Wir haben gefunden, daß es daneben ein Verlangen nach Selbstvernichtung gibt. Hinter diesem Verlangen können wir wieder den Selbsterhaltungstrieb einer höheren Individualität, der Gattung, erblicken. Wir können aber auch die Annahme zugrunde legen, daß die Selbsterhaltung des Geistes das Zugrundegehen aller Wesen fordere, und daß sich im Triebe nach der Wahrheit dieser Drang zur Selbstauslöschung verberge; der Einzelne mag sich dessen bewußt werden, daß seine Existenz ein Widerspruch gegen das Absolute ist und sich nicht verträgt mit dem Bestehen der Idee. Das Streben nach der reinen Wahrheit ist ein Streben nach etwas, das für das Leben keinen Wert hat, sondern für etwas, dem das Leben weichen muß. Das Leben kann ebenso in den Dienst der Wahrheit gestellt werden wie die Wahrheit in den Dienst des Lebens. Insofern die Wahrheit nutzlos ist für das Leben, insofern hat sie auch keinen Wert. Wert hat alles Reine nur, wenn es seine Reinheit verliert, wenn es sich mit seinem Gegenteil verbindet, aus einer Grenze zum Faktor wird, zum Moment. Das Streben nach dem Wahren als nach einem Wertvollen ist das Streben nach einem Gebilde, das aus Wahrem und Unwahrem besteht, wo jedoch das Wahre das Unwahre nicht nur setzt, sondern aufhebt. So verlangt der Geist, indem er nach der Wahrheit verlangt, gerade auch nach der Aufhebung des Lebens, und andererseits ist der Wunsch nach dem Untergehen in der Wahrheit nicht der Wunsch nach einem endgültigen Untergang, sondern nach einem Tode, aus dem das Leben sich immer wieder herstellt.

Wie der Tod als Grenze, als Aufhebung des Lebens und zugleich als notwendiges Moment des Lebens erscheint, so wird die Wahrheit des reinen Sachverhaltes, die reine Wahrheit, zur Grenze und zum Moment der Wertwahrheit oder des Wahrheitswertes. Die Wertwahrheit, die fungierende, auf das Leben bezogene Wahrheit ist selbst behaftet mit dem Widerspruch, mit der Entzweiung des Lebens, mit der Unwahrheit. Die Wahrheit als Grenze des Lebens ist das, wodurch das Leben Wert bekommt. Aber die Wahrheit ihrerseits erhält erst Wert in der Beziehung auf das Leben, in der Verbindung mit dem Leben, als Einheit von Empfindung und Form. Bei dieser Einheit wird beides verunreinigt, die Empfindung vergewaltigt, das Urteil dem Irrtum geöffnet. Wie jedoch für den ästhetischen Prozeß die obere Grenze zuerst die Form gewesen war, dann aber, als die Zeit den Raum in sich aufgenommen hatte, die Divergenz, das Auseinandertreten von Form und Empfindung, so ist jetzt im ethischen Prozesse, im Prozesse der Wissenschaft, einmal und zunächst das Leben, dann aber die Einheit, die Konvergenz von Leben und Form das Ziel, das Letzte. Dort war die gleichzeitige Erfüllung der beiden Wahrheitskriterien, die Übereinstimmung mit der Empfindung und mit dem abstrakten Identitätssatz ein Widerspruch — im Leben heben sie einander auf, das Leben ist Wechsel, Zerstörung, Auflösung und hat daher das Ideal nur als „dynamisches" —. Im Einzelnen, im bestimmten Gegenstande der Wissenschaft, der Kunst, des sittlichen Handelns verbinden sie sich. Die Wissenschaft entfernt sich vom Leben im Einzelnen (in den abstrakten Merkmalen, die dem Dinge anhaften und die sich zu wissenschaftlichen Kategorien wandeln) und nähert sich ihm im Ganzen. Sie hält es fest nur als Ganzes, als Totalität, als System, als Individualität. Im Ganzen, in dem Streben nach der Totalität, verbirgt sich immer noch das Leben, freilich das Leben „von der anderen Seite". Das Ganze ist uns niemals als ein klar Überschaubares gegeben; es ist uns freilich wissenschaftlich aufgegeben: sein Inhalt soll klar und gegliedert in der Wissenschaft erscheinen. Sein „wie" untersteht der Wissenschaft. „Daß" aber das Ganze, die Totalität (die Individualität) als letzte Aufgabe der Wissenschaft sich darstellt, das ist nur durch den dauernden sich immer wieder erneuernden Kontakt mit dem Leben zu verstehen und als dieser Kontakt. Erst dadurch, daß das Leben so von der andern Seite wieder in die Wissenschaft hereintritt, dadurch ist es zu verstehen, daß die Wissenschaft den Urteilen einen Wert geben kann. Wo das Urteil nur einen Sachverhalt bezeichnete, da waren alle wahren Urteile gleich wertvoll. Wo das Urteil zugleich eine Stelle im System angab, da war der Wert um so größer, je höher seine Stelle im System war. Weil das Leben hier das Letzte (das Leben als Geist, als Leben, das sich aufgehoben und sich wieder hergestellt hat, das außer sich und in sich gegangen ist) ist, daher ist jetzt auch das Urteil um so wertvoller, je lebensnäher es ist. Das Leben ist hier ein anderes, es erscheint in jeder Phase als ein konstruiertes, gesetztes, erzeugtes, aber in dieser Konstruktion, die niemals vollendet ist, ist doch das „wahre" Leben intendiert, das Leben als das unendliche, nie abgeschlossene. Die Beziehung auf das Leben verdoppelt sich. Einmal ist die Wissenschaft ein Reich für sich, das mit dem Leben außerhalb jedoch in Wechselwirkung, in einem Verhältnis gegenseitiger Befruchtung und Förderung steht und in diesem Verhältnis seinen Wert vollbringt. Einmal aber bezieht sich das Denken in der Wissenschaft nun so auf das Leben, daß sie es zu einem gedachten macht. Wenn wir vorher gesagt haben, daß durch die Beziehung auf das Leben das Moment des Widerspruchs, der Spaltung, in die Wahrheit, in die Wissenschaft hineingerät, so kommt diese Behauptung erst jetzt zu einer Erfüllung; indem das Leben zum Inhalt oder besser zum Gegenstand des Denkens wird, muß dieses seine Widersprüche in sich aufnehmen.

Die Beziehung der Wahrheit auf das Leben bleibt nur in der

niederen Region ein bloßer Nutzen, ein rein äußerliches Verhältnis. In den höheren Schichten des Denkens (und sie sind in den niederen immer schon gemeint, vorweggenommen, nur noch nicht gesetzt) wird sie zu einer inneren Beziehung insofern, als der Dienst, den das Denken dem Leben zu leisten hat — der nämlich nur mehr darin besteht, es zum Bewußtsein über sich selbst zu bringen — sich nun ergänzt in dem Dienst, den das Leben dem Denken zu leisten hat, ihm seinen Gegenstand und seine Aufgabe zu liefern.

Das Leben hat sich diesem Dienste zu opfern, aber in diesem Opfer, in dieser Preisgabe ersteht das Leben selber — als ein verwandeltes und nunmehr triumphierendes. Der Gegenstand der Wissenschaft ist ja auch nicht das rein Erzeugte, nicht reiner Gegenstand, sondern er hat das Leben noch in sich als Empfindung, Wirklichkeit, Gesetztes und Vorausgesetztes, rudimentär und repräsentativ. Diese Beziehung auf das Leben macht erst die Wahrheit der Wissenschaft zum Wert; denn in dieser Berücksichtigung des „objektiven" vergegenständlichten Lebens, im Keime der Empfindung, wird zugleich der subjektive Anspruch des Lebewesens an die Wissenschaft befriedigt, ihm s e i n e Welt zu erleuchten, ihm durch das Dunkel und Dickicht seines Daseins zu helfen. Die „Fruchtbarkeit" eines Urteils kann somit in dem doppelten Sinne des höheren und des niederen Denkens seine Wahrheit bestätigen. Im höheren Sinne ist die Fruchtbarkeit eines Urteils die höhere Stelle im System der Wissenschaft, im „Ganzen"; es können von ihm aus weitere Überblicke gewonnen, tiefere Einsichten in das Leben erlangt werden. Diese tiefere Einsicht ist zugleich eine größere Förderung dort, wo die Umkehr vollzogen ist (und sie ist in allem Denken in irgendeiner Weise vollzogen oder wenigstens begonnen), wo das Leben selbst zu einem Leben in der Wissenschaft und für die Wissenschaft geworden ist. Das Leben hat sich umgesetzt in die Beziehung zum Ganzen — es ist mit sich selber nur noch vermittelt identisch — und innere und äußere Beziehung sind jetzt vertauschbar.

So gehört allerdings die „Fruchtbarkeit", d. h. die Beziehung auf das Leben zum Begriffe der Wahrheit, obgleich und gerade indem er in den Begriff der Wahrheit die Unwahrheit aufnimmt. Die Wahrheit ist fruchtbar — als Unwahrheit, die Wahrheit ist Unwahrheit — als Fruchtbarkeit. Und somit wäre es wahr, daß nur die Täuschung, der Irrtum, wertvoll ist für das Leben, daß die Lüge zu seinem Fundamente nötig sei? Ja und nein; es ist nicht die Unwahrheit als solche, die dem Leben förderlich ist, sondern nur die Unwahrheit der Wahrheit. Die Wahrheit muß aus sich herausgehen, zu ihrem eigenen Gegensatz werden, um Wert zu bekommen; sie muß sich verkehren, sonst kann das Leben nichts mit ihr beginnen. Aber die verkehrte Wahrheit ist immer noch die verkehrte Wahrheit; sie ist nicht ein einfaches ins Blaue hineinträumen. Die bloße Spielerei und Schwelgerei des Träumens und Bildens kann für das Leben keinen Wert haben, ihm keinen Wert erteilen. Die Beziehung der Wahrheit wird erst zu einer wahren Beziehung, wenn sie eine zweiseitige ist. Die Wahrheit muß nicht nur auf das Leben, sondern das Leben muß auch auf die Wahrheit bezogen werden, und erst in dieser wechselseitigen Beziehung, als diese wechselseitige Beziehung entsteht der Wert der Wahrheit, der wahre Wert. (Es konnte erst in der Untersuchung des Urteils, des Denkens, also erst in diesem dritten Teile ganz deutlich werden — obgleich es früher schon mehrfach angedeutet worden ist —, daß der Wert im Denken und für das Denken zur Beziehung wird, daß er aus einem „Substanzbegriff" übergeht in einen „Funktionsbegriff"; sobald wir aber den Wert in die Beziehung setzen, sind wir endgültig aus der ästhetischen in die ethische Einstellung übergegangen.) Das Leben erhält seinen Wert erst in der Beziehung auf die Wahrheit — in der sich das Leben selbst verkehrt und als bloßes Leben aufhebt. So ist das Denken, wie frei es auch sei und wie autonom es auch erzeuge, dennoch gebunden und streng bestimmt in seiner Richtung. Diese Richtung ist immer die Richtung auf das Ganze, in dem sich jedoch wieder das Leben verbirgt und so wird das Denken, indem es vorwärtsstrebt an einen Punkt, von dem es umkehren kann und alles frühere in sich aufnehmen, zur Umkehr, zur Reflexion. Wie das Leben sich verkehrt, so verkehrt sich auch die Wahrheit. War die Wahrheit erst etwas, das sich vom Leben entfernt hat, so nähert sie sich jetzt dem Leben wieder, nimmt es in sich auf. Die Wahrheit wird nicht mehr am Leben gemessen, sondern das Leben an der Wahrheit, der Wissenschaft, die freilich das Leben als verwandeltes wieder erstrebt. Der Wert nimmt hier nicht mehr ab bei der Entfernung vom ursprünglichen Leben, sondern er nimmt zu im Laufe der Entwicklung. Es ist jetzt aber nicht mehr der Wert für das Leben, sondern der Wert für die Wissenschaft (also Wert für das Leben nur als ein anderes). Der Wert als Maßstab und Quell geht über vom Leben auf die Wissenschaft (die Kunst, das sittliche Handeln, den Staat); an die Stelle des biologischen Wertes tritt der Wert für die selbstherrlichen Gebilde des Geistes, für den Geist. Wie das Geistige der Inbegriff der Relationen ist, so geht auch der Wert über auf die Relationen. Wie früher alles nur gewertet wurde in Beziehung auf das Leben, so jetzt nur in Beziehung auf diese Güter, bzw. ihre Ideale. Wie der Wert des Urteils abhängt von seiner Bedeutung für die Wissenschaft, wie die Wissenschaft dem einzelnen Urteil seine Wahrheit erteilt, wie aber wissenschaftlich nicht mehr nach der Wahrheit der Wissenschaft überhaupt gefragt werden kann, so kann auch wissenschaftlich nicht mehr nach dem Werte der Wissenschaft, der Sittlichkeit, der Kunst gefragt werden, sondern nur nach dem Werte für sie und innerhalb ihrer. Was aber der Wissenschaft hier versagt ist, das ist dem Geschmack geboten. Wenn der Geschmack über Gegenstände der Kunst, sittliche Handlungen, wissenschaftliche Aussprüche urteilt, so ist sein Urteil einerseits selber ein wissenschaftliches, er urteilt über das Einzelne innerhalb seines Gebietes, indem er es mit seinem Ideal vergleicht, sich vergewissert, ob es die besonderen Forderungen desselben erfüllt. Zugleich aber urteilt der Geschmack damit immer auch über die Kunst, die Wissenschaft selber, nicht explizite freilich, nur implizite, insofern als er seine Objekte auch zugleich dem Richterspruch des Lebens unterwirft. Ebenso wie die Wahrheit eines Urteils sowohl darin besteht, daß es einen Sachverhalt trifft, als auch darin, daß es sich auf einen Wert bezieht, den es einerseits aussagt, andererseits erzeugt, so ist das Urteil — nicht nur das Urteil des vor- und außerwissenschaftlichen Denkens, sondern auch das Urteil der Wissenschaft — immer auch ein Werturteil, ein Urteil, in dem der Wahrheitswert des Geurteilten bestimmt wird. Jedes wissenschaftliche Urteil ist nicht nur wahr oder falsch, sondern es nimmt auf der Leiter der Wahrheiten irgendeine Stufe ein, und diese Stufe wird im Urteile zugleich mit angegeben, gesetzt. Jedes Gesetz ist nicht nur für sich zutreffend oder nicht zutreffend, kein Begriff ist isoliert gültig, sondern in jedem Gesetz und in jedem Begriff wird zugleich eine Stelle im System der Wissenschaft ausgezeichnet, auf der es steht und damit die Weite seines Anwendungsgebietes, sein Wert beurteilt. Jedes Urteil ist außerdem noch Beurteilung (wie jede Beurteilung selbstverständlich ein Urteil sein muß, einen Sachverhalt treffen). Einerseits ist also die Beurteilung des Urteils in jedem Urteile mitgesetzt, enthalten, jedes Urteil ist eine Selbstbeurteilung; andererseits gibt es aber auch für das Wissenschaftliche eine besondere Beurteilung, in der seine Beziehung zum Leben außerhalb und innerhalb ausgesprochen, es selbst mit seinem Maßstabe, mit dem Maßstabe des Lebens verglichen wird.

Die Beurteilung aller seiner Inhalte und Hervorbringungen

durch das Leben, durch den Geschmack, erstreckt sich nicht minder auf die Wissenschaft als auf die Sittlichkeit und die Kunst. Der Geist erweist seine formale Macht einmal so, daß er die Anschauung zur Kunst erhebt, das Denken zur Wissenschaft, das Tun zum sittlichen Handeln. Er kann nun hierüber wieder eine Stufe hinausgehen, indem es das Denken anwendet auf alle drei Gebiete und die höheren oder reinen Wissenschaften der Logik, Ethik und Kallognomik errichtet, die schon weit abstrakter sind als jene Tätigkeiten (andererseits allerdings auch wieder bestimmter) und auf ihrer höchsten Spitze der Form nach identisch werden, in den logischen Grundsatz der Identität zusammengehen, wie der ästhetische Gegenstand als Ideal überging in „den Gegenstand überhaupt“, andererseits in ihren Gegenständen absolut auseinandertreten. (Entsprechend kann der Geist auf eine freilich minder durchsichtige Weise die Inhalte der Wissenschaft und der Sittlichkeit in eine anschauliche, künstlerische Form bringen oder die Tendenz der wissenschaftlichen Forschung, des künstlerischen Bildens, zum einzigen Gehalte des sittlichen Handelns erheben, in sie die Identität sowie auch die konkrete Bestimmtheit seiner sittlichen Person setzen.) Wie die Logik (und die Erkenntnistheorie) sich auf die Wissenschaft richtet, so richtet sich die Kallognomik auf die Kunst, die Ethik auf die sittliche Handlung. Diese sind bereits Umgestaltungen der Natur, Erzeugnisse des menschlichen Geistes. Der Gegenstand der wissenschaftlichen Ästhetik (denn diese ist das, was wir Kallognomik nennen) ist also weder die Natur noch die Kunstwissenschaft. Wer sich in der Ästhetik unmittelbar auf die Natur, auf das ästhetische Erlebnis bezieht, der kommt zur Metaphysik. Daß Kant dies getan hat, ist der eigentliche Grund für die Aussage, daß in der Kunst die Natur dem Genie die Regel gäbe, es ist der Grund dafür, daß alle metaphysischen Ausdeutungen seiner Philosophie sich stützen konnten und gestützt haben auf die Kritik der Urteilskraft. Es ist jedoch andererseits ebenso verkehrt, die Kallognomik auf die Kunstwissenschaft zu beziehen. Wer dies tut, wer glaubt, das Medium einer Wissenschaft zwischen die künstlerischen Gestaltungen und die wissenschaftliche Ästhetik einschieben zu dürfen, der nimmt seinerseits die Kunstprodukte für Naturdinge und verkennt, daß ihr Dasein kein reales ist wie das der Natur, sondern ebenso ein ideales wie das der Wissenschaft, des wissenschaftlichen Gegenstandes, aber auch nicht etwa ein übergeordnetes. Die Kunst ist einerseits nicht minder unmittelbar gerichtet auf das gefühlsmäßig Gegebene, das Erlebnis, wie die Wissenschaft auf die Empfindung und Wahrnehmung. Das sittliche Handeln und die Naturerkenntnis sind ihr Fundament nicht in einem höheren Grade als sie selbst auch zur Grundlage des sittlichen Handelns, der Erkenntnis werden kann — in einer ästhetischen Einstellung nämlich, die das Leben und den Geist als einheitlich nimmt und die Aufhellung des Ineinandergreifens aller seiner Funktionen und Kräfte zum Ziele hat. Für diese Einheit und als diese Einheit des Geistigen kann auch immer eines für die andern eintreten, das Schöne zum Symbol des Sittlichen werden. Als eine solche unmittelbare Verarbeitung des Erlebnisses ist die Kunst jedoch nicht weniger ein autonomes Erzeugnis des Geistes als die Wissenschaft, nicht weniger vernünftig. Die Kallognomik kann deshalb rein logisch, rational begründend verfahren, weil das, was sie erfaßt, schon ein in sich völlig Logisches ist. Sie braucht das Logische nur in eine andere Sprache zu übertragen. Der Kunstgegenstand ist ein System von Relationen nicht minder als der Gegenstand der Wissenschaft. Nur daß diese Relationen, in denen die Elemente des kallognomischen Gegenstandes sich verbinden oder vielmehr erst entstehen, eben andere sind als die des wissenschaftlichen Gegenstandes. Es kann und soll hier nicht der Versuch gemacht werden, eine wissenschaftliche Ästhetik, das ist eine Kallognomik, zustande zu bringen. Nur hinweisen können wir hier darauf, daß ein solcher Ausbau die Fortsetzung dessen sein müßte, was im fünften Kapitel begonnen ist, wo die Parallele gezogen wurde zwischen dem Satze von der Einheit in der Mannigfaltigkeit und den logischen Grundsätzen. Wie auf diese die Logik, so müßte auf jenen die weitere Kallognomik errichtet werden. Die Untersuchung des Geschmackes ist noch nicht die eigentliche Wissenschaft vom Schönen, wieviel darüber auch gesagt worden ist. Sie gibt das Schöne nur in Beziehung auf das Leben, nicht an sich.

Die Urteile, in denen Ethik, Logik und Kallognomik sich entfalten und welche das Vitale, das Ästhetische, nur noch als einen verschwindenden Rest — als die Idee der Totalität oder als das Einzelne — enthalten, bilden die obere Grenze für alles Urteilen, sie sind gleichsam die reinen Urteile — und sind als solche enthalten in allen Urteilen, die nach ihnen „streben". De facto, psychologisch, sind alle Urteile Beurteilungen, die reine Wissenschaft ist nur das Ideal, auf das wir sie beziehen.

Die Empfindung ist als die Affektion des Lebewesens die Antizipation der objektiven Erkenntnis. Diese kann aber erst aus jener entstehen oder sie kann jene zu dieser erst machen, wenn die Subjektivität, die ihrem Wesen nach erzeugend ist, auswählend und gestaltend eingegriffen hat. Hier wird das „Geschmacksurteil“ als seligierend und anordnend zum Vehikel des Erkenntnisurteils. Es ist also nicht nur das Urteil Bestandteil der Beurteilung, sondern die Beurteilung greift nicht minder ein in das erkennende wissenschaftliche Denken. Jedes wird Grenze und Moment des andern, und dies Ineinandergreifen macht erst das Leben des Geistes aus, zu dem der Geschmack gehört.

Die Aussage des Geschmackes wird zum Urteil durch die Begründung der Aussage, die Verankerung der Subjektivität in einer objektiven Gesetzmäßigkeit. Umgekehrt wird das Urteil, die erkennende Feststellung zum Geschmacksurteil oder ist noch Geschmacksurteil, Beurteilung, durch den vitalen, subjektiven Faktor, der immer in ihm bleibt (wenn auch zuletzt nur als Repräsentation) und dessen Überwindung zwar seine Aufgabe ist; die Lösung dieser Aufgabe würde es jedoch selbst aufheben. Eine Untersuchung von Geschmack und Urteil hat also einerseits den Urteilsfaktor, das wissenschaftliche, erkennende Moment der Beurteilung, herauszulösen und aufzuzeigen, andererseits den Faktor des Geschmackes, der Beurteilung, im wissenschaftlichen, erkennenden Denken. Wie das rein Formale in allem Leben steckt, das ja von vornherein sich nach einer der drei Richtungen jeweils spezifiziert, so steckt das Urteil auch in jedem reflektierenden, verstandesmäßigen Verhalten des Lebens, es schwebt ihm vor. Das Urteil ist sozusagen die obere Grenze des Beurteilens, des Werturteils, andererseits aber — indem es als obere Grenze, als Ziel des Strebens, von Anfang an in ihm wirksam ist — ebenso wiederum Faktor der Beurteilung. Die Beurteilung ist insofern das Reichere, Übergreifende, und dies entspricht ihrer Stellung als des zur Sprache gewordenen Lebens. Die Beurteilung ist somit einerseits immer auch ein Urteil, andererseits noch anderes als ein Urteil, unmittelbare Kundgabe des Gefühls. Um das Geschmacksurteil zu verstehen, müssen wir das Urteil verstehen, aber wir dürfen dabei nicht die doppelte Rolle des Urteils im Geschmacksurteil vergessen, daß es seine „obere“ Grenze ist (die als „untere Grenze“ den unartikulierten Laut, die einfache Gefühlsäußerung sich gegenüber hat) und daß es andererseits nur mit dieser Gefühlsäußerung zusammen das Geschmacksurteil aufbaut, mit ihr zum Geschmacksurteile zusammenwirkt. Einerseits hat jedes Geschmacksurteil das Vitale, Gefühlsmäßige zur Grundlage und setzt doch das urteilende, begründende Denken voraus; andererseits unterscheiden sich die verschiedenen Geschmacksurteile durch die Rolle, welche die beiden Faktoren darin spielen; in jeder Phase der

Entwicklung ist ihre Verschlingung eine andere und engere; in jedem Typus ist ihre Funktion und ihr Resultat ein anderes, der Gegensatz des andern.

---

8. Kapitel.

Die Funktion des Geschmacksurteils.

Das Geschmacksurteil hat die Funktion, die Regungen des Geschmacks, die Wertungen zu begründen, sie auf ihren Grund zurückzuführen. Es gibt aber zwei verschiedene Weisen der Begründung: Erklärung und Rechtfertigung. Beide wirken einerseits im wahren Geschmacksurteil zusammen, beide haben andererseits verschiedene Werturteile und verschiedene Theorien dieser Urteile hervorgebracht. Das erklärende Urteil will die Erscheinungen, die ihm in der Außenwelt vorkommen, zurückführen auf ihre Ursachen; ihm sind die Erlebnisse des Geschmacks Wirkungen, die von realen Objekten im Subjekt hervorgerufen werden. Das rechtfertigende Urteil bezieht den Geschmack auf den Zweck, das wertvolle Objekt (im besonderen das Kunstwerk) zu produzieren und indem es dies tut, erzeugt es zugleich den Begriff des wertvollen Gegenstandes, den Begriff des Schönen, des Kunstwerkes. Wie eine Regung des Geschmacks, ein Erlebnis des Gefallens oder Mißfallens, erklärt ist, wenn sie sich als die psychische Wirkung einer realen Ursache ergeben hat, so ist sie gerechtfertigt, sobald in ihr ein zur Erzeugung des Wertgegenstandes notwendiges Moment aufgewiesen ist, ein Moment, das als solches nicht alleinsteht, sondern in Korrelation mit allen andern Momenten, die jenen Gegenstand konstituieren; das Werturteil rechtfertigt den Geschmack, wenn es in Beziehung steht zu allen andern wahren Geschmacksurteilen, wenn es zum System derjenigen Urteile gehört, in denen und aus denen sein Gegenstand besteht — besteht als ein sich aufhebender. Es ergibt sich hier dieselbe Umkehrung, die uns schon früher in der Entstehung der Erfahrung begegnet ist. Dort sahen wir, daß die Theorie, die von Objekten, von der Annahme einer absoluten Realität ausgeht, damit endet, nur das Subjektive noch als Inhalt zu haben, daß andererseits die Wissenschaft, die mit der Form der Subjektivität begann, zur echten Objektivität gelangte. Jetzt erfahren wir, daß die Ästhetik, die vom realen Dasein des Schönen ausgeht, d. h. vom realen Dasein der schönen Natur (vom Dasein der Kunst geht ja auch die kallognomische Wissenschaft aus, aber die Kunst hat als solche kein reales, sondern nur ein ideales Dasein) allmählich gezwungen wird, die wirklichen Güter, die in der Seele das Gefallen erzeugen, preiszugeben und sich schließlich auf die letzte scheinbare Realität, die Realität des Seelischen, die Realität des Gefallens selbst zurückziehen. Und entsprechend zeigt es sich, daß eine Theorie, die nichts voraussetzt als den Begriff des zu erzeugenden Wertgegenstandes, welche die Möglichkeit des Wertgegenstandes, im besonderen des Kunstwertes in einem produktiven „Vermögen", im Geiste — also scheinbar ganz subjektiv — aufzuweisen sucht, zuletzt die Wirklichkeit und die Objektivität des Wertgegenstandes begründet. Das Wirkliche der Subjekte und Objekte des ästhetischen Prozesses verkehrt sich in die Wirklichkeit der Wirkung. Die kallognomische Voraussetzung eines funktionellen Verhältnisses, einer Beziehung zwischen erzeugendem Subjekt und erzeugtem oder zu erzeugendem Objekt entwickelt aus sich die Objektivität der Beziehungsglieder als korrelativer Begriffe.

Die erklärende Begründung des Geschmacksurteils (oder das erklärende Geschmacksurteil) „es ist schön" versucht den Nachweis, daß das Objekt „wirklich" schön sei, zunächst durch eine Betrachtung des Objektes zu liefern. Die Schönheit des Objektes bestand einmal — wie der Wert überhaupt — darin, daß das Objekt durchdrungen war von Leben, andererseits darin, daß bestimmte formale Gesetze in ihm erfüllt sind (die je nach seiner Art sich modifizieren, ebenso wie seine Substanz in ihrer Qualität wechselt), schließlich darin, daß beide Forderungen zugleich befriedigt sind. In unseren früheren Betrachtungen erschien die Einheit dieser beiden Gegensätze als die höchste Stufe, die erreicht werden konnte; es hatte sich aber gezeigt, daß diese Synthese keine einfache mehr war. Das Leben, indem es zur Form hinausgeht, hat selbst schon die beiden Gegensätze an sich; ebenso nimmt die Form, indem sie zur gleichzeitigen absoluten Flüssigkeit der Beziehungen und zur vollständig konkreten Bestimmtheit des Gegenstandes wird, zuletzt das Leben in sich auf oder bringt es aus sich hervor. Jetzt gehen wir wieder zu einer höheren Synthese hinauf, indem wir diese Zweieinheit des Wertvollen, bei der die Gegensätze selbst schon den Gegensatz an sich hatten, noch einmal wieder als eine Einseitigkeit begreifen, welche allerdings wieder nur die frühere Einseitigkeit ist, allein auf einer höheren Stufe. Die Einheit von Leben und Gestalt, wo Leben schon selbst die Form von sich ausgeschieden und in sich einbegriffen hatte, und von Form, wo Form das Leben erzeugt und der andern Partei ebenso zugeschoben wie in sich behalten hatte (so daß man nicht mehr sagen konnte, ob „Leben" noch das erste Leben war, das jetzt nur die Form mitumfaßt, ob „Form" noch die erste Form, nur zur Einheit von Form und Leben gesteigert oder ob jetzt „Leben" die Zweiheit beziehungsweise Einheit aus den Lebensbestandteilen der Form und des Lebens, die „Form" die Zweieinheit aus den Formbestandteilen der Form und des Lebens, zugleich Veräußerung des ersten und Anheben des zweiten Lebens), wird jetzt noch einmal damit beauftragt, die Rolle des Lebens zu spielen [1]). Wo die Tendenz des Urteils die erklärende ist, das Urteil gerichtet auf die Aufhellung eines wirklichen absolut gegebenen Lebens- und Sachbestandes, da wird jene so komplizierte Struktur der Schönheit (bzw. des Wertes) wieder zu einer einseitig in der Beschaffenheit vorgefundener Objekte beruhenden Gegebenheit, zu ihrem wirklichen „Wesen". Die Schönheit, der Wert der Güter ist etwas, das ihnen einwohnt und anhängt wie die Eigenschaften dem Dinge. Der Ausgang von der Wirklichkeit der Dinge sieht den Wert in ihren Eigenschaften; weil aber diese Eigenschaften nur die Inhärenzen einer Substanz sind, so liegt der wahre Wert in der Substanz. Zwischen dem Wesen des Dinges und seinen Qualitäten besteht kein zufälliger, sondern ein notwendiger Zusammenhang. Die Qualitäten gehen aus dem Wesen hervor, in ihnen zeigt es sich, wie es ist. Durch seine Eigenschaften wirkt das Ding auf die Seele. Wie nun in den Eigenschaften sich die Substanz des Dinges erhält, so erhält sie sich auch in ihren Wirkungen. Die Wirkung ist von derselben Substanz wie das Ding. Die Substanz beider ist zuletzt nur das zugrunde liegende Dritte: das Leben, die Intensität; es ist dies ihr Wesen. Das Wesen des Dinges ist nur realisierbar als sein Inneres — das auch zugleich unser Inneres ist — als Intensität. Das Wesen — als Intensität, subjektiv, psychologisch — scheint unmittelbar auszusprechen. Doch ist dieses Aussprechen nur seine eigene Antizipation, es bringt es nur zum Schrei der Lust, zum Stöhnen der Unlust, in dem das Lebewesen sich von der Last der unmittelbaren Einheit befreit. Das Wesen ist uns wesentlich nie selbstgegeben, insofern es als Wesen, als Beisichsein oder Insichsein nur wirkt, solange es auch zugleich und ebenso in uns ist, uns ganz ausfüllt und ergreift. Das Wesen ist es nur als diese Einheit und Verschmelzung. Sobald wir es betrachten, ins Auge fassen, aussprechen wollen, müssen wir uns von ihm trennen, und damit ist es uns entglitten. Das was wir aus-

[1]) Dieser Satz darf nicht übersehen werden; er liefert eigentlich erst den Schlüssel zu der in der ganzen Untersuchung befolgten Methode.

sprechen, ist nur seine Wirkung auf uns, das ihm selbst Fremde und Äußerliche. Jedoch ist diese unmittelbare Äußerung, das Außersichgehen der Intensität, der Wesenhaftigkeit, zwar durch den Wert in der Form der Fülle, der Substanz, des Erlebnisses, der Lust motiviert, selbst aber noch keine Motivation des Wertes. Soll aber das Ergriffenwerden vom Werte zum Urteil gelangen, im Urteil sich aussprechen und in sich zurückkehren, so muß die Entäußerung noch weiter gehen als nur bis zum unmittelbaren Ausbruch, sie muß herausgehen aus der Isolation des Wesens und des Ausdrucks, sie muß übergehen dazu, das Wesen in Beziehungen zu setzen und die Aussage zur Aussage von Beziehungen zu machen. Die Beziehungen sind einerseits solche der Wesen untereinander, denn in demselben Augenblicke, wo das Wesen sich von uns trennt, trennt es sich auch von andern Wesen, sie sind ferner Beziehungen zwischen uns und dem Dinge — die Sonderung in Ursache und Wirkung —, sie sind drittens Beziehungen der Aussagen untereinander, das Urteil als Relation und als Vergleich. Wie die Substanz, die Fülle, die Intensität, sich äußert an der Oberfläche des Dinges, als seine Form, so besteht auch das Wesen nur in der Gestalt, zu der es von der Umwelt einerseits gepreßt worden ist, mit der es andererseits in sie eingreift. Das Wesen des Dinges erweist sich objektiv als der Inbegriff seiner Beziehungen, und wie das Wesen nur faßbar und aussagbar ist als Beziehung, so werden die Eigenschaften des Dinges, die erst von ihm ausgesendet worden waren und nur von ihm her bestimmbar, als in seinem Wesen begründet, verwandelt in Wirkungen auf das Subjekt. Die Eigenschaften sind ferner immer schon etwas Formales, verglichen mit der Substantialität des Wesens; sie sind bestimmte abgegrenzte Äußerungen, die sich messen lassen, sie sind feststellbar nur durch den Vergleich der Dinge untereinander; dabei sind sie denkbar und aufstellbar nur in Hinsicht auf ein Lebewesen, das sie wahrnimmt, ein Subjekt, das sie denkt.

Das erklärende Werturteil hatte sich uns ergeben als die conclusio eines psychologischen Schlusses, dessen Obersatz lautete: was diese bestimmte Wirkung auf mich hat, ist ein Gut (Kunstwerk), dessen Untersatz hieß: dieses hat jene Wirkung auf mich; das erklärende Werturteil ist demnach der Schluß: also ist es ein Gut oder ausführlicher und ohne das Schema: dies ist ein Gut, weil es jene Wirkung auf mich hat und weil Dinge, die so auf mich wirken, Güter sind. Es kann hier jedoch nicht nur der Obersatz, sondern auch der Untersatz unausgesprochen bleiben, und die psychologischen Voraussetzungen wären immer nur mitzudenken in allen Geschmacksurteilen, hinter denen die ästhetische Weltanschauung angenommen werden muß. Das erklärende Werturteil hat demnach die beiden früher aufgestellten Bedingungen des Werturteils, der Beurteilung, erfüllt; es besitzt die beiden Bestandteile der Tatsache (als das „hic et nunc“ des Geschmacks im Untersatz) und der Werterfülltheit (in der propositio major) und beide Bestandteile haben eine innere Verbindung, hier das Verhältnis von Ursache und Wirkung. Das erklärende Werturteil sagt etwas als wertvoll aus, weil es die Ursache einer bestimmten Wirkung ist, die sich als die Wirkung wertvoller Objekte in der Erfahrung ergeben hatte. Die Hauptbedeutung des erklärenden Werturteils ist also wie die Bedeutung jedes Werturteils die, den vom Geschmacke gemeinten Gegenstand als wertvoll zu erweisen. Der Erweis soll hier durch den Nachweis einer Kausalbeziehung geliefert werden. Es ist aber sogleich einzusehen, daß erstens ein solcher Nachweis hier streng niemals geführt werden kann, daß zweitens, wenn er geführt werden könnte, er doch nicht zulänglich wäre zur Begründung der Wertaussage. Der Wert würde dadurch nicht objektiv, sondern er bliebe ebenso nur vorausgesetzt wie die Substanz. Die Unmöglichkeit des Nachweises der Kausalbeziehung ist jedoch mit seiner Unzulänglichkeit als Wertbegründung fest verknüpft, eine bedingt die andere. Wir können von einer Kausalbeziehung zunächst nur sprechen, wo wir die Umwandlung oder den Übergang einer Energie zahlenmäßig verfolgen. Wenn ein meßbares Bewegungsquantum am selben Gegenstande abgelöst wird von einem meßbaren Wärmequantum und ihre Zahlen die bekannten Verhältnisse der Äquivalenz aufweisen, so kann man, unter der Voraussetzung der metaphysischen Weltanschauung, die Bewegung als die Ursache der Wärme bezeichnen. Dieses Zahlverhältnis wird bei jedem unter gleichen Umständen ausgeführten Versuch dasselbe bleiben, und es genügt ein einziger Versuch, um es zu ermitteln. Zwischen dem Wertobjekt und der Psyche des Wertenden kann zwar ein Energieaustausch hypothetisch angesetzt werden. Die „psychische Energie“ ist jedoch niemals direkt meßbar, sondern dies sind nur ihre physischen Begleiterscheinungen. Diese hängen jedoch mit den physischen Ursachen der psychischen Erregungen nicht ebenso einfach zusammen wie die Wirkungen der Temperaturerhöhung mit der vorausgegangenen Reibung. Die individuellen Konstanten, die in jenem Falle mit in die Rechnung einbegriffen werden müssen, sind nicht nur viel komplizierter, sondern auch von anderer Art. Allerdings spielen diese individuellen Konstanten zwar nicht als solche der

Versuchsobjekte, sondern als solche der Versuchssubjekte auch in der Naturwissenschaft ihre Rolle, ja gerade ihr Auftreten hier hat eigentlich Anlaß gegeben zur experimentellen Psychologie und insofern das Psychische auch in die Physik eingreift, ist auch die Objektivität des physischen Gegenstandes nicht unabhängig von der Funktion, die es ausübt. Diese Funktion erweist sich nicht nur in der Variation, sondern vielmehr schon in den Voraussetzungen des Experimentes. Auf eine hier nicht näher zu beschreibende Weise ist auch die Gegebenheit des physischen Objektes nur Voraussetzung und einem Beweise nicht zugänglich. Nun ist einerseits die Bestimmung psychischer Erregungen an ihren physischen Äußerungen eine Aufgabe der Wissenschaft, von der wir nicht wissen können, — ebenso wie bei allen derartigen Aufgaben — bis zu welchem Grade und bis zu welcher Vollendung sie noch gelöst werden kann. Andererseits ist aber die Aufstellung des psychologischen Obersatzes der Ästhetik immer angewiesen auf eine Induktion. Die Wirkung des Wertobjektes auf das wertempfängliche Subjekt ist nicht aus nur einem einzigen Experiment endgültig zu bestimmen, soll aus ihr die Objektivität des Wertes abgeleitet werden; sondern sie wird bekannt aus einer unendlich großen Reihe von Erfahrungen. Kunstwerke haben immer und immer wieder diese bestimmte Wirkung ausgeübt; also ist man dazu gekommen, ein Objekt, das dieselbe Wirkung ausübt, wiederum ein Kunstwerk zu nennen. Selbstverständlich ist diese Induktion nur möglich durch das Eingreifen einer passenden Deduktion; denn man mußte, um die Wirkung von Kunstwerken feststellen zu können, auch vorher wissen, was ein Kunstwerk sei. (Daß in den Naturwissenschaften Induktion und Deduktion eine ähnliche Rolle spielen und wieweit sie sich dennoch unterscheiden von der Ästhetik, geht uns hier nichts an.) Doch ist hier der Begriff des Kunstwerkes in erster Linie dadurch gewonnen, daß man die Gegenstände, die bestimmte Wirkungen ausübten, miteinander verglich und ihre gemeinsamen Merkmale heraussuchte. Wie wir die Eigentümlichkeit eines Gegenstandes nicht erkennen und bestimmen können, ohne es mit andern zu vergleichen, so können wir auch die Eigentümlichkeit und den Wertgrad eines Gutes nicht feststellen, ohne seine Gleichheiten und Verschiedenheiten mit andern zu untersuchen.

Die zu vergleichenden Eigenschaften, die Merkmale, werden gewonnen einerseits als wirkende Kräfte, als Beziehungen zum Subjekt, andererseits als Wesensäußerungen des wirklichen Dinges; sie sind selbst substantiell und wirksam. Sie sind einerseits verschiedene Formen, in denen die Substanz des Dinges die Substanz der Seele beeinflußt, andererseits Grade, Intensitätsunterschiede solcher Beeinflussung selbst. Der Begriff des Wertdinges war der Begriff eines Etwas, das bestimmte Merkmale hat. Diese Merkmale sind aber nur Formen und Mengen der Energie. Nun besteht die Bestimmung des Wertes für ein Gut nicht nur in der Feststellung: es wirkt, es hat Wert, und in der Erklärung dieser Tatsache, sondern ebenso in der Untersuchung: wie stark wirkt es, wieviel Wert besitzt es? Der Maßstab des Wertes, mit dem das Einzelne verglichen, an dem es gemessen wird, ist das absolute Quantum des Wertes, die unendliche Intensität selbst. Und wie das Ding sich zerlegt in seine Eigenschaften, so verteilt sich die Energie in Wirkungsarten. Die Eigenschaften werden selber zu Maßstäben. Der Wert wird gemessen an dem Mehr oder Weniger, in dem eine bestimmte Eigenschaft (etwa eine leuchtende Farbe, ein sanfter Ton) in dem Gegenstande enthalten ist. Nun aber zeigt es sich wieder, daß diese Betrachtung in sich widerspruchsvoll ist; die Eigenschaften waren isoliert nicht wertvoll (das Element war nur die untere Grenze für den Geschmack), sondern erst in ihrer Verbindung mit andern. Erst eine Verbindung bestimmter Eigenschaften, deren Zusammenhang und Ineinandergreifen Gesetzen unterliegt, kann einen Wert hervorbringen. Eine solche Verbindung von Eigenschaften hat nun wieder eine besondere Wirkung, aber diese Wirkung ist jetzt nicht mehr ein bloßer Übergang der Substanz, eine Form der Energie, sondern sie ist als Wirkung eines Formalen zugleich Verwandlung des Wertes aus Materie in Form, aus Wirkung auf das Subjekt in Gesetzmäßigkeit des Objektes. Der materiale Wert hebt sich selbst auf in der Begründung und dies ist nur selbstverständlich, da die Begründung hier an sich einen Widerspruch bildet zu dem, was darin begründet werden soll. Die Begründung besteht im Vergleichen, im Messen von Quantitäten; das aber, was dadurch gemessen werden soll, ist das seiner Natur nach Unmeßbare, die reine Intensität.

Der ästhetische Prozeß als der Prozeß, der künstlerisch, psychologisch Ausdruck war — Herausgehen des Lebens aus sich, Ausbreitung und Auflösung —, war zugleich metaphysisch — und in einem gewissen Sinne von Wissenschaft also „wissenschaftlich" — das Hineingehen vom Leben, von der Oberfläche der Erscheinungen aus in die „Ursachen" des Lebens, das Hinabgehen in seinen Grund. Als solches war das Endresultat gleichzeitig die absolute Äußerlichkeit, die reine Extensität und die absolute Innerlichkeit, die Identität; die identische Substanz des Systems war, wie wir im fünften Kapitel gesehen haben, zugeich die Ursubstanz, die Substanz der Welt, des Seins, des Lebens. Diese, die „an sich“ das Erste sein soll, aus der heraus das Leben sich entwickelt, wird in dem oben beschriebenen Prozeß nur gewonnen und herausgestellt als das absolute Gegenteil ihrer selbst; gewußt kann sie nur werden in der Form des ganz Äußerlichen, der bloßen Materie. (Die materiale Substanz, die Materie, ist nur einerseits die sich selbst äußerlich gewordene Substanz des Lebens — das Äquivalent des Abstraktionsprozesses —, andererseits der Gegenpol, den die geistige Substanz sich entgegensetzt und den sie an den Anfang nur „versetzt“.) Die Urteile des vitalen Denkens „meinen“ immer mehr das Innerste des Lebens zu erreichen, aber während sie dies „meinen“, entfernen sie sich in Wirklichkeit immer mehr davon, werden immer mehr analytische, formale, identische Urteile.

Wenn die Urteile psychologisch und metaphysisch immer unabhängiger werden von der Lebenssubstanz, welche hier für den Augenblick, das heißt im Gegensatz zur Identität, als die ewig wechselnde, sich selbst überall ungleiche gedacht wird, so wird das in den Urteilen Gemeinte selbst immer mehr der Identität sich annähern, es wird immer mehr zu einem Quantum der überall zugrunde liegenden reinen Substanz. Das zu Beurteilende wird also immer mehr, je höher es im Prozesse der Verarbeitung gebracht wird, zu einem Vergleichbaren, zu einem Quantum. Nun haben wir ausdrücklich die Voraussetzung gemacht, daß die Lebenssubstanz, die Fülle, der letzten Identität gegenüber als der Wechsel, das Unterschiedene, in sich Verschiedene, erscheint. Diese Inhomogeneität ist jedoch schon das Resultat eines Wechselvorganges von Verschmelzung und Abhebung, gehört also selbst schon einer höheren Stufe an, einer Stufe freilich, die schon erreicht ist, wo die wirkliche Besinnung beginnt. Für diese Stufe oder auf dieser Stufe stellt sich jedoch dem rückwärts gewendeten Blick die ursprüngliche Substanz als das ganz Ununterschiedene, Verschmolzene dar. Ihre Identität unterscheidet sich von der Homogeneität des geistigen Äthers eben dadurch, daß sie *noch* keine Struktur hat, daß niemals ein Punkt aus ihr herausgehoben wird und herausgehoben werden kann (sonst würde sie sofort aus sich heraustreten), daß sie noch ganz Insichsein und Beisichsein ist — wo das „sich“, das, bei dem etwas ist, natürlich nicht unterschieden ist von dem etwas, das bei „sich“ ist—; die andere letzte Substanz dagegen ist nichts als die Totalität aller Beziehungen, und ihre Homogeneität besteht nur darin, daß ihre Unterschiede alle ebenso wieder aufgehoben sind, wie sie dort noch gar nicht vorhanden waren, daß jeder Punkt mit allen andern in Korrespondenz steht, daß ihre Absolutheit eins ist mit absoluter Relativität. Die Totalität dieser Beziehungen kann ebenfalls nur gewonnen und herausgestellt werden in einem unendlichen Prozeß. Die Wechselwirkung der Monaden ist nicht nur Kraft, sondern auch Bewußtsein, Vorstellung, und wenn der Gegenstand zur Totalität der Beziehungen sich erheben will, so darf er nicht stehen bleiben auf der niederen Stufe der physikalischen Beeinflussung, des chemischen Stoffwechsels, des vitalen Mitlebens, sondern er muß aufsteigen zum Reflex aller dieser Wechselwirkung, zum Selbstbewußtsein, zum Geist, zur Person. Erst die Person ist das Ziel und die Aufgabe des Gegenstandes und somit des Urteils. Die Person setzt sich im Urteil, als Urteil (wie in der Handlung, im Werk); die wahre Innerlichkeit ist die geistige Individualität, die Persönlichkeit. Jene erste Substanz ist daher nur an sich die Intensität, welche die Extensität als Tendenz ihrer Entwickelung besitzt, während die letztere die vollständige Extensität ist, in welcher gleichwohl eine neue Intensität sich erzeugt hat, die Intensität der Persönlichkeit. Der geistige Prozeß besteht eben darin, die Intensität aus sich herauszuführen, zur Extensität zu veräußern und umgekehrt das Extensive, indem er seine Isoliertheit aufhebt und Beziehungen darin anknüpft, in die Intensität der „Einheit in der Mannigfaltigkeit" überzuführen.

So läuft dem ganzen Entwickelungsvorgang von der Intensität zur Extensität der andere parallel oder entgegen, in dem die Extensität sich allmählich aufhebt in die Intensität der Einheit. Es ist allerdings richtig, daß der primitive Mensch in einer Art von Verschmelzung mit der Umwelt lebt, daß er sich aus ihr nicht wahrhaft herausheben, nichts aus ihr herausheben kann, wie der kultivierte dies tut. Aber ebensowohl kann man sagen, daß für ihn alle Dinge isoliert sind, einzeln, ohne Verknüpfung und Verbindung. Eben das macht ihn so hilflos ihnen gegenüber. Der Beginn der Verknüpfung ist nun wiederum der Vergleich dieser einzelnen Dinge untereinander, das Zählen, das Messen. Der Vergleich spielt also eine doppelte Rolle: einmal ist er die Veräußerung, das Außersichgehen einer Lebensbewegung, die anhebt in der dumpfen Intensität und die sich nur durch das Aussichherausgehen zu befriedigen und Luft zu schaffen vermag. Der Geist befreit so das in sich Gebundene, Substantielle. Andererseits ist aber das Vergleichen das Anheben und Vollbringen einer idealisierenden verinnerlichenden Tätigkeit, die in dem von Natur einander Äußerlichen eine höhere und wahrhafte Einheit stiftet, die Einheit der

Vernunft. Das Vergleichen abstrahiert von den Unterschieden nicht nur so, daß die Gleichheit übrigbleibt, sondern es erzeugt erst selbst diese Gleichheit. Der Geist ist nicht allein das Extensive, sondern die Idealität des Extensiven, welches zwar in seiner Veräußerlichung in ihm zu Ende geht, dessen Veräußerung er aber ebenso aufhebt. Das Vergleichen ist also nicht nur ein Hilfsmittel, um jene Intensität des Wertes, der als solcher das Leben ist, auf einen mitteilbaren Ausdruck zu bringen, sondern es ist nicht minder der Prozeß, der den Wert des Objekts, den Reichtum seiner Beziehungen erst herzustellen hat. Ebenso wie in der Begründung die Intensität in Extensität übergeht, so verwandelt sich darin auch die Extensität in Intensität. Die rechtfertigende Begründung setzt das Ding in den Geist oder den Geist in das Ding, sie macht es dadurch zu einem immer reicheren, immer erfüllteren. Begründen heißt für den Geist aus der unmittelbaren Identität des Seins und Erlebens herausgehen und sich abheben vom Seienden; der Wert wird in das Wesen gesetzt. Das Wesen ist erst in der Tiefe des Seienden, aus der es herausgehoben wird in der Begründung. Das Wesen der Seele stellt sich jetzt dem Wesen des Gegenstandes gegenüber wie vorher das Sein der Seele eines war mit dem Wesen des Gegenstandes — und sein Gegensatz. Das Wesen ist einmal noch die verschlossene Tiefe, im Gegensatz zur Oberfläche, das was Gewalt hat. Andererseits ist das Wesen schon das Herausgehobene, dem Sein Gegenübergestellte, es ist nicht mehr das was ausgesprochen werden kann nur in der Verkehrung als das rein Quantitative, sondern das was eine Besonderheit hat, eine Qualität, was in sich unterschieden ist. Das Sein schreitet im Wesen fort zur qualitativen Besonderung. Das Wesen ist jetzt vermittelt, nicht mehr nur unvermittelt, vermittelt durch den Vergleich, der immer ein Mehr oder Weniger oder ein Anderes aussagt. Vermittelt gegeben ist uns etwas, was durch das Mittel eines andern hindurch gegeben ist. Dies andere ist ein Maßstab oder ein anderes Ding oder vielmehr, wie wir schon in der Einleitung gesehen haben, sowohl das eine als auch das andere. Diese Vermittelung zeigt sich in der Form des rechtfertigenden Urteils so, daß es ebenfalls zum Schlusse wird, indem das Wesen des Obersatzes durch das Sein des Untersatzes mit sich selbst vermittelt, zum Begriffe wird.

Das ethische oder wissenschaftliche Geschmacksurteil hatte sich uns ergeben als die conclusio eines Schlusses von der Form: was diese bestimmte Beschaffenheit hat, ist ein Gut (Kunstwerk), dieses hat diese Beschaffenheit, also ist es ein Gut (Kunstwerk).

Das Urteil lautet also: dieses ist ein Gut, weil es jene Beschaffenheit hat und weil Gegenstände von solcher Beschaffenheit Güter sind. Auch hier kann die Begründung im Ausdruck fortgelassen werden und braucht nur mitgemeint zu sein, wir müssen sie im wissenschaftlichen Urteil (und dieses ist das eigentliche Urteil) immer voraussetzen. Das Gefallen an einem Objekt rechtfertigt sich darin, daß es diejenige Beschaffenheit besitzt, die wir als konstitutiv für den Begriff des Wertvollen aufgestellt haben. Auch hier sind die beiden Faktoren des Geschmacksurteils vorhanden, die Festsetzung eines Wertes und die Feststellung einer Tatsache (in der explizierten Form bildet jene den Obersatz, diese den Untersatz). Die Beziehung des Faktums auf den Wert ist hier jedoch nicht die der Wirkung auf die Ursache. Nicht weil das Ding eine bestimmte Beschaffenheit hat, übt es die Wirkung aus, die wir dem Wertvollen zuerkennen; sondern dadurch, daß es eine bestimmte Struktur besitzt, übt es die Funktion des Wertes. Diese Funktion ist jedoch nichts anderes als jene Struktur. Was der Obersatz als den Begriff eines Wertdinges aufstellt, das ist eben der Begriff eines Gegenstandes, der als Wert fungieren kann. Die Funktion des Wertes ist jedoch die Beziehung auf das Leben, nicht die niedere Beziehung des Nutzens, sondern die höhere Beziehung geistiger Fruchtbarkeit. Diese äußere Beziehung (die doch noch eine innere ist, weil sie „in der Wissenschaft", „in der Kunst" bleibt, die äußere bedarf des Gefühls, des Glaubens, wie wir gezeigt haben und noch zeigen werden) konnte der Gegensatz nur haben, wenn er sich innerlich auf das Leben bezog; das Leben ist hier — das heißt in der Wissenschaft und in der Kunst wie nicht minder in der sittlichen Handlung — zur Totalität und zum System geworden. Die Beziehung des Gegenstandes auf das Leben ist innerhalb des Gegenstandes seine Beziehung auf das Ganze; der Gegenstand wird zum Ganzen, zum System. Die Bedingung der Wertfunktion erzeugt die systematische Struktur; nur was diese Struktur hat, kann als Wert fungieren, die äußere und die innere Beziehung sind vertauschbar, wo das Äußere jetzt das Ganze der Kunst, der Wissenschaft ist, für die das Einzelne Wert hat. Der Wert für das Leben erfordert immer noch das Hinzutreten des Gefühls, doch vermag dieses nur sich einzufinden unter jenen Bedingungen, jedenfalls hängt daran die Rechtmäßigkeit seines sich Einfindens. Der Gegenstand, sei es der wissenschaftliche Gegenstand, die sittliche Handlung oder das Kunstwerk, kann nur Wert haben, weil und sofern er das Leben in seiner Weise in sich aufgenommen hat. Der Obersatz erzeugt den Begriff des

Gutes als den eines Systemes verschiedener Momente und die Anwendung dieses Begriffes auf das Einzelne ist in gewissem Sinne Deduktion. Es muß sich etwa wie der Kreis aus dem Begriffe des Kegelschnittes, so die Sonate aus dem Begriffe des musikalischen Kunstwerkes herleiten lassen. Wieweit dieses möglich ist und wieweit die Anwendung auf das wirkliche Einzelne — das ja nicht eine Sonate ist, sondern diese bestimmte Sonate — reicht, das wird uns später noch beschäftigen. Aber es ist jetzt schon klar, daß die Induktion, die Erfahrung, in diesen Prozeß ebenso eingreifen muß wie vorher die Deduktion in die Induktion des psychologischen Schlusses.

Weiter ist die Anwendung des im Obersatze erzeugten Begriffes auf das Einzelne die Forderung an dieses Einzelne, daß es diesem Begriffe einerseits gleiche, andererseits aus ihm sich ableiten lasse. Das Einzelne, das als Wert ausgezeichnet werden soll, ist sowohl Moment einer Totalität, als auch selbst eine Totalität. Es hat die eigentümliche Beziehung zum Ganzen, daß es das Ganze in sich enthält, repräsentiert, und daß es selbst ein Teil des Ganzen ist, dieses Ganze mit bilden hilft. Nur durch die Beziehung auf jedes andere Moment wird das Einzelne zu einem lebendigen Gliede des Systems, und diese Beziehung macht es gleichzeitig selber zum System, in dem alles andere idealiter gesetzt ist. Daß das System im Einzelnen sich abbildet, das ist der Grund dafür, daß das Einzelne beitragen kann zum System, und andererseits: nur weil und sofern es dazu beitragen kann, ist es ein Abbild des Systems. In dieser gegenseitigen Begründung liegen vielleicht auch die Schwierigkeiten des platonischen Begriffes der μέθεξις, der Teilhabe (das Einzelne bezieht sich durch die Vermittelung des Systems auf alle Ideen, die so als Momente in ihm gesetzt sind); hierin liegt auch der Schlüssel zum Individualitätsbegriff des Platonikers Schleiermacher (für uns freilich entsteht die Individualität erst an einer späteren Stelle). Die Forderungen, die an das Exemplar gestellt werden dadurch, daß es seinem Gattungsideal — oder Begriff entsprechen soll, bestehen darin, daß es die Totalität seiner Gattung, das ist die Totalität einer bestimmten Art und Stufe, besitze. Jede Kategorie, die den Gattungsbegriff aufbaut, ist eine Beziehung, in die das Exemplar hineingestellt wird. Ein Einzelnes, ein Exemplar rechtfertigen, seinen Wert begründen, das heißt: es messen an seiner Gattung; aber diese Gattung ist einmal Konstruktion, einmal ein Inbegriff der unter die Gattung fallenden Exemplare. Das Einzelne wird deduktiv abgeleitet aus der Gattung, und diese induktiv aus den Einzelnen. Bestimmen, wieweit ein Exemplar mit seiner Gattung, ein Ding mit seinem Ideal übereinstimmt, das ist die gleichzeitige Beantwortung der beiden Fragen: wieweit ist es selbst abzuleiten aus dem Ideal, und: wieweit ist das Ideal aus ihm abzuleiten? Hier muß das Exemplar mit allen andern Exemplaren seiner Gattung zusammengenommen werden. Das Ideal ist aus ihm um so besser abzuleiten, je mehr es selbst aus dem Ideale abgeleitet werden kann, je mehr nämlich es selber eine Totalität ist, die Totalität der Gattung, und je mehr es sich mit allen andern zu ihrer Totalität ergänzt.

Das Geschmacksurteil: es gefällt mir ethisch begründen heißt: zeigen, daß das Gefallende ein Recht habe zu gefallen, daß es wertvoll sei. Es muß dazu sowohl selbst ein Ganzes sein als auch Teil eines Ganzen. Während das erklärende Geschmacksurteil seinen Gegenstand, den Wert, ableitete daraus, daß es die Substanz des Wertvollen besitze, eine Substanz, die in Eigenschaften und Wirkungen zutage trat und die durch den Vergleich des Objektes mit andern in bezug auf seine Qualitäten, die zuletzt nur Quantitäten der Substanz sind, ermittelt wurde, erweist das rechtfertigende Geschmacksurteil den Gegenstand als wertvoll, indem es diese doppelte Beziehung auf den Begriff des Wertgegenstandes aus ihm feststellt — und herstellt. Der Gegenstand wird eingeordnet in das System der Wertgegenstände, in den geistigen Kosmos und darin, daß diese Einordnung sich durchführen läßt, erweist sich der systematische Charakter des Gegenstandes. In das Ganze der schönen Welt paßt nur, was selbst schön ist, sowie nur das, was die Struktur des Gegenstandes in sich hat, in das Ganze der Wissenschaft hineingehört. Auch zur rechtfertigenden Beurteilung des Schönen gehört die Beziehung auf das Andere, auf das, was außer dem Gegenstande liegt, aber diese Aufweisung ist nur möglich, sofern das Außen auch in ihm liegt. So gehen das Schöne und das Geschmackvolle auch ineinander über. Die einzelne Gestalt war schön, insofern sie selber ein Ganzes war, geschmackvoll, soweit sie einem Ganzen angehörte. Dies Ganze aber ist die Idee des Schönen, und die Unterwerfung unter sie bedeutet für das Einzelne sowohl die Zugehörigkeit zu ihrem Reiche als die Herrschaft ihrer Macht in ihm selbst. Wie das einzelne Schöne mit der schönen Welt, so ist der Gegenstand, der sich im Urteil konstituiert, vertauschbar mit der Wissenschaft überhaupt, und jedes einzelne Urteil setzt die ganze Wissenschaft ebenso voraus und enthält sie in sich, wie die Wissenschaft alle Urteile voraussetzt und in sich enthalten muß, wenn sie abgeschlossen sein will.

Zudem ist die Beziehung auch methodisch von ganz anderer Art als beim erklärenden Urteil. Das ästhetische Urteil bedient sich des Vergleiches des einen Dinges mit einem andern, ihm ist das Außenliegende das Mittel, um zu dem Dinge, von dem es „ausgegangen" ist, wieder zurückzukehren und an es heranzukommen — freilich hebt sich dieser Prozeß auch selbst wieder auf. Der Vergleich des erklärenden Urteils ist immer die Messung der zu vergleichenden Dinge an einem tertium comparationis, dieses tertium ist entweder eine Eigenschaft oder ein Inbegriff von Eigenschaften, die „natürliche" Gattung, ein durch Abstraktion entstandener Begriff. Der Vergleich ist immer entweder eine Subsumption oder eine Subordination, ein äußerliches Verfahren, das auf der räumlichen Natur unserer Vorstellungen beruht. Die Beziehung, die das rechtfertigende Urteil zwischen dem Einzelnen und dem Ganzen stiftet (ein Ganzes, zu dem alle, also auch die andern Einzelnen gehören), muß gleichzeitig die Zuweisung des Einzelnen an seine bestimmte Stelle vollbringen, als auch die Aufweisung des Ganzen in ihm. Es tut dies dadurch, daß es eine gesetzmäßige Verknüpfung aufstellt, kraft deren das Einzelne sich in das Ganze einfügt und es zugleich der Idee nach in sich enthält, eine gesetzmäßige Verknüpfung aller Einzelnen, in welcher die Anweisung und der Weg zur Bildung des Ganzen gelegen ist. Es entsteht hier das, was Cassirer in „Substanzbegriff und Funktionsbegriff" mit dem Namen Reihenbegriff auszeichnet und was uns später noch näher beschäftigen wird. Kraft der so aufgestellten und hergestellten Gesetzmäßigkeit „vergleicht" sich das Einzelne mit dem Ganzen, es gleicht sich mit ihm aus, so daß es nichts mehr sich entgegen, außer sich, hat. Der wissenschaftliche Vergleich ist ein wahrer Vergleich, ein Friedensschluß des Geistes mit dem Dinge, das er in sich aufnimmt, in das er sich setzt und durch das hindurch er sich auch mit den andern Dingen ausgleicht, die in ihrer Totalität, als Totalität, zuletzt nichts anderes sind als der Geist selbst.

Die doppelte Bedeutung des Messens[1]) ist wieder zu verstehen aus der dynamischen Struktur des Geistes oder aus der Struktur

[1]) Wenn gewisse Vertreter einer aristokratisierenden Modephilosophie beim Rechnen sogleich ans Geldverdienen denken und jede Zahl ihnen nur eine verächtliche Summe Geldes repräsentiert, wenn ihnen das Wort: Messen nur das Bild eines Krämers mit der Elle in der Hand vor die Augen bringt, so liegt das nur an ihrer kleinbürgerlich befangenen Phantasie. Der unbefangene Geist jugendlicher Völker hat das Maß stets als etwas Göttliches und Heiliges angesehen. So war es bei den Ägyptern und den Chinesen, den Babyloniern und

der geistigen Dynamik. Die Bewegung, die herkommt vom Leben, von der Intensität, fängt an beim Konkreten und endigt in der Abstraktion. Aber dies Anfangen und dies Endigen sind nicht bloß Anfangen und Endigen. Intensität und Extensität, Konkretes und Abstraktes, Fülle und Leere stehen nicht einfach als erstes und letztes Glied einer zeitlichen Reihe da, die durch Mittelglieder verbunden und getrennt sind und in deren Verlieren und Gewinnen der ästhetische Prozeß besteht, sondern sie stehen gleich am Anfang nebeneinander, und das Eine geht in das Andere über, indem es unmittelbar in es umschlägt. Das Zusammenwirken jener zeitlichen „Entwickelung" und dieses räumlichen Nebeneinander ist die Zweieinheit von Konvergenz und Divergenz der ästhetischen Geistigkeit. Denn diese „anfängliche", also „räumliche" Zweiheit von Intensität und Extensität, die im Messen und Vergleichen aufeinander zukommen und deren Abstand sich vermindert, entspricht dem, was wir im 7. Kapitel die anfängliche primitive Dualität genannt haben und was zur Konvergenz fortschreitet. Aber diese Dualität entsteht andererseits erst als ein Gesetztes, wenn wir die ursprüngliche Einheit von Intensität und Stärke, von Kraft, zerschlagen. Erst von der unmittelbaren Einheit mit der Intensität verlassen und als Extensität betrachtet wird die Stärke zum Grade, zum Mehr oder Weniger, zum Quantum. Einerseits sind Intensität und Quantität zunächst noch ganz ungeschieden. Die Wirkung ist immer eine Quantität der Wirkung. Der rohe Mensch ist nur für den starken Eindruck empfänglich, und wie die Wirkung sich zwar nur nach der Stärke des Eindrucks richtet, nicht nach der Qualität, so steht sie doch als ein Willkürliches und Inkommensurables neben ihr und der Maßstab der Schätzung ist das ganz niedrige: „mehr". Andererseits ist die Quantität die Äußerlichkeit, zu der sich die Intensität entwickelt und in die sie umschlägt. Die wirkliche Wertvergleichung des Primitiven wird geleitet von der Vorliebe für die starken Eindrücke, die großen Massen, die Qualität als solche wird erst später geschätzt. Sprachlich dagegen spielt die Quantität der Eindrücke im Vergleichen anfänglich noch eine unbedeutende Rolle. Osthoff (Vom Supplektivwesen der germanischen Sprachen, Heidelberg

---

den Persern, den Indern (die rita!), und auch das philosophische Denken besitzt lange Zeit hindurch die gleiche Ehrfurcht; das zeigt der Begriff der Dike, des Logos bei Heraklit und den von ihm beeinflußten Denkern der stoischen und nachstoischen Zeit, das liegt in der Zahl des Pythagoras und Plato; noch für Kepler bringen die Gesetze, nach denen die Gestirne sich bewegen, die Harmonia Mundi zustande.

1899) weist nach, daß dort, wo den Formen der Steigerung verschiedene Wurzeln zugrunde liegen, die betreffenden Bildungen einer älteren Schicht der Sprache angehören, wo die individualisierende Tendenz die Herrschaft hatte über die generalisierende. Für den frühen Menschen waren die verschiedenen Eindrücke nicht erfaßbar und ausdrückbar als Grade, als Abstufungen eines und desselben Wesenhaften. Er hatte zunächst für jeden ein anderes Wort und mußte die Beziehung des Übertreffens erst durch besondere Ausdrücke hinzubringen; ebenso hatte er für Dinge, die für unsere wissenschaftliche Kenntnis derselben Gattung angehören, ganz verschiedene Termini. Die quantitative Betrachtung und Ausdrucksweise verdrängt die qualitative individualisierende immer mehr, und insofern trennt sie die Quantität von der Intensität, die als Wesen dem Sein gegenüber immer schon oder noch qualitativ ist. Intensität und Quantität trennen sich und werden doch immer feiner aufeinander abgestimmt.

Der ethische Prozeß nimmt seinen Anfang im Abstrakten und endigt mit dem ganz Konkreten, er geht wissenschaftlich vom Sein zum Begriff, zum System. Auch hier unterscheiden wir eine anfängliche Dualität, die in sich den Keim der Konvergenz birgt und eine anfängliche Indifferenz, die zur Divergenz herausgeht. Die anfängliche Dualität ist die des reinen Punktes und des reinen Außereinander, des Raumes, oder auch von Ich und Welt; in ihrem Gegenüberstehen ist schon die Korrelation als ein Motiv des Prozesses (der ein Prozeß des Sollens ist, nicht des Wachstums, des Triebes) der Konvergenz gegeben. Aber insofern Ich und die Welt, der Punkt und der Raum noch ganz abstrakt sind, noch ganz befangen in dem ärmlichen Ursprung der bloßen Realität, der Potenz einer Wechselwirkung, sind sie konkret betrachtet nur ein unendlich Kleines, nur ein Anheben und hierin noch fast indifferent gegeneinander. Sie müssen auseinandertreten, sich gegenseitig bestimmen und sich trennen, indem ihre Beziehungen enger und reicher werden. Das Ineinander von Ich und Welt wird zum Auseinander; das Ich setzt die Welt aus sich heraus, indem es sie in sich einnimmt. Während der ästhetische Prozeß von einem Maximum der Intensität, der Substanz, seinen Ausgang nimmt und zu einem Minimum übergeht, beginnt der ethische Prozeß bei dem Minimum, um das Maximum zu erreichen, herzustellen. Das Ende, das Ziel des ganzen Vorganges ist hier die Substanz, und so muß sich die Tendenz auf die Substanz auch von vornherein wirksam erweisen, ebenso wie dort überall hervortreten muß, daß die Bewegung vom Anfang ausgeht, daß der Anfang das Wichtigere, Treibende dabei ist. Es gilt auch für den Geschmack, daß er sich verfeinert, bildet, erhält, in der Entfernung von sich und in der Rückkehr zu sich. Das Ende, die Substanz ist wirksam in der Konvergenz der Gegensätze oder vielmehr der Korrelate, insofern die wachsende Verschlingung von Ich und Welt den Gehalt, den Wert, erst herstellt. Das Äußere wird erst zur Substanz des Wirklichen, zum wahrhaft Wirklichen, es erhält erst Existenz, wenn es durch das Ich hindurchgegangen, zur Form geworden ist. Das Ich hingegen wird erst gehaltvoll, wenn es das Außen in sich aufgenommen hat. Die Substanz, die hergestellt werden soll, beginnt mit dem unendlichkleinen Punkt (denn die Beziehung von Ich und Welt ist ja nur ein Anheben, ein Ursprung) und erweitert sich, entläßt beide aus sich, jedes um das andere bereichert, das Ich um die Welt, die Welt um das Ich.

Diese Zweiheit des Denkens, der Fortgang vom Konkreten zum Abstrakten, das Verlieren der Substanz und der Fortschritt andererseits vom Abstrakten zum Konkreten, die Erzeugung der Substanz, ihr Gewinn, läßt sich auch in der Entwickelung der Sprachen aufzeigen, am besten bei der Begriffsbildung. Die Theorie der Abstraktion, d. h. die Theorie, welche die Begriffe entstehen läßt dadurch, daß von den einzelnen Vorstellungen und ihren Bestimmtheiten immer mehr abgesehen werde und nur das allein einer besonderen Gruppe Gemeinsame zurückbleibe, nimmt die Dinge als gegebene, vorgefundene, hin und erweist sich damit als eine Beschreibung des ästhetischen Denkprozesses und der mit ihm verbundenen Sprachentwickelung. Die entgegengesetzte Auffassung weist darauf hin, daß die Merkmale der Dinge, die ihnen abstrahiert werden, nicht als gegeben anzusehen sind, sondern erst vom Denken gesetzt werden, daß das Denken die Gruppen erst bilde, aus denen es diese Merkmale ableiten könne. Bevor Begriffe verglichen und Gattungen eingeteilt werden können, bevor eine Subsumption überhaupt möglich ist, ist es notwendig, daß gewisse Inhalte als bestimmte hervorgehoben sind. Es ist ein Akt der Setzung im Mannigfaltigen erforderlich, der gleichzeitig ein Akt der Unterscheidung ist. Aus der Tatsache, daß Begriffsbildung auf dem Gegeneinanderwirken von zwei geistigen Prozessen beruht, deren einer das Vorfinden von einheitlichen Dingen und das Herauslösen von Merkmalen aus ihnen ist, deren anderer darin besteht, eine ausgebreitete homogene Masse erst abzuteilen, Unterschiede darin zu setzen, das Unterschiedene aufeinander zu beziehen und dadurch erst wahrhafte Bestimmung darin zu treffen, aus dieser Tatsache geht auch die weitere Tatsache hervor, daß es zwei Arten von Vergleichen geben müsse. Die beiden einander durchdringenden Vorgänge der Begriffsbildung sind ja im Grunde nichts anderes als Vorgänge des Vergleichens, der Herstellung von Gleichungen zwischen Dingen, beziehungsweise Gegenständen.

Vergleich ist in gewissem Sinne Feststellung von Gleichheit. Wo nun die Substanz von vornherein gegeben ist, da muß auch dasjenige, was in den Dingen gleich ist, von vornherein gegeben sein. Wo hingegen die Substanz das Letzte ist, das erst hergestellt werden soll, wo der Gegenstand erst selbst erzeugt wird, da kann auch die Gleichheit, die Identität, selbst nur ein zu erzeugendes sein. Wo der Gegenstand zuletzt nur ein System von Relationen ist, da verwandelt sich die Gleichheit aus der Gleichheit zweier Dinge in die Gleichheit zweier Relationen, der Vergleich selber ist nur ein Vergleich, eine Beziehung von Beziehungen. Wo eine gleiche Materie den gleichen Merkmalen zugrunde liegt, da besteht das Vergleichen in einer Abschätzung der Quantitäten der verglichenen Dinge. Das Wertvergleichen ist hier das Vergleichen von Dingen im Hinblick darauf, welches von ihnen mehr Wert habe als das andere. Jede Qualität wird dort, wo der Wert in der Lebensmaterie besteht, aufgelöst in eine größere oder geringere Quantität dieser Materie. Das Vergleichen ist als Vergleichen der Substanz zugleich ein Außersichgehen, ein Umschlagen in den Gegensatz, eine μετάβασις εἴς ἄλλο γένος. Die Substanz, die Fülle, als das ganz Ungegliederte hat keinen Maßstab, sie muß sich immer an ihrem Gegensatz messen. Das Vergleichen ist das Herausgehen aus einem Gegebenen, ganz in sich Abgeschlossenen zu einem andern Gegebenen, ebenso in sich Verschlossenen. Und dieser Übergang von einer Intensität zur andern ist zugleich ein Durchgang durch die absolute Extensität, er macht die Bezogenen zum Extensiven, zu ihrem Gegensatz. Hier ist der Maßstab des Vergleichens der Gegensatz alles Maßstabsmäßigen, die reine Fülle und Intensität. Wo aber der Maßstab nicht die Lebendigkeit des Anfanges ist (die zum Maßstab nur wird in ihrer Verkehrung), sondern die Allbezogenheit des Endes, da muß auch das Vergleichen einen ganz anderen Sinn haben. Messen ist eigentlich: Einheit setzen in das Verschiedene und Verschiedenes entstehen lassen aus dem Gleichen. Mit dem bloßen Nebeneinander von Intensität und Extensität, von Qualität und Quantität läßt sich noch nichts anfangen; sie fallen für die Vernunft auseinander, und dies wird sich zeigen als die wachsende Inkommensurabilität der intensiven und der extensiven Reihen, die im Vergleichen entstehen und die wir alsbald kennenlernen werden. In das wahrhaft Verschiedene kann keine Einheit gesetzt werden, denn das wahrhaft Verschiedene wird als solches ja erst gesetzt. Das Verschiedene muß erst als Gleiches erkannt, zum Gleichen gemacht werden, um gemessen werden zu können. Das Vergleichen ist hier nur die Herstellung der Einheit in der Mannigfaltigkeit, die Ordnung des Chaos. Das Gleiche ist jedoch nicht die Substanz, nicht das metaphysische Sein des Anıangs, sondern es ist die Einheit der Vernunft; eine Einheit, deren Punkte nicht unterschiedslos zusammenfallen — das Absolute ist hier nicht die Nacht, darin alle Kühe schwarz sind, wie Hegel sagt —, sondern deren Einheit nur darin besteht, daß jeder Punkt auf jeden andern sich bezieht, ihm äquivalent ist, indem er sich bestimmt von ihm unterscheidet. Das Vergleichen ist demnach nicht die Feststellung einer substantiellen und überhaupt nicht einer absoluten Gleichheit oder Intensität, sondern nur die Stiftung einer Beziehung zwischen den bezogenen Gliedern, die als solche nicht schon vorgefunden, sondern durch die Beziehung erst erzeugt werden, erzeugt als bezogene bzw. als gleiche. Die Verknüpfung ist jetzt das Primäre, die neue Qualität. Wie vorher die bezogenen Dinge primär waren und der Vergleich seine Stütze hatte in ihrer substantiellen Gleichheit, so ist jetzt die Beziehung, der ausstrahlende Punkt der Vernunft, das Prius, und erzeugt erst die Bezogenen. Dort waren die bezogenen Dinge die Hauptsache, hier ist es die Beziehung selber — im wirklichen Denken greift natürlich immer beides ineinander.

Während die übliche Ansicht das Vergleichen erst eintreten läßt, wo das, was verglichen werden soll, in gleiche Stücke zerschlagen ist und das Vergleichen ein Abzählen ist, auf welchem Haufen mehr solcher Stücke beisammenliegen, besteht das Vergleichen jetzt darin, die Stücke nicht abzuzählen, sondern als Elemente auf immer mehr Weisen miteinander zu verknüpfen, immer andere Gesetze der Verknüpfung zu finden, immer mehr Reihen zu bilden und dadurch immer mehr Verschiedenheiten, immer neue Qualitäten entstehen zu lassen. Wie dort die sinnlichen Eigenschaften der Dinge, in denen sich ihre Substanz offenbart, durch die sie wirkt, so sind hier die verschiedenen Verknüpfungen der Elemente die Kategorien der Beurteilung. Die Maßstäbe zur Beurteilung eines musikalischen Werkes sind hier nicht mehr das bloß Angenehme des Tones, sondern die Gesetze der Harmonie, des Kontrapunktes. Das Gemälde wird nicht mehr daraufhin geprüft, ob seine Farben als solche angenehm sind, sondern es sind komplizierte Vorschriften des Kolorits, Regeln der Linienführung, der Tonbehandlung, nach denen die Beurteilung sich richtet.

Der Begriff ist jetzt nicht mehr ein Inbegriff oder gar eine Summe von Merkmalen, die sich in der Erfahrung zusammengefunden haben, sondern eine gesetzmäßige Beziehung zwischen diesen Merkmalen, der „Grund" ihrer Zusammengehörigkeit. Vergleichen ist nicht mehr das Mehr oder Minder, die Quantität einer Qualität (die zuletzt immer eine Modifikation der absoluten Substanz bedeutet) feststellen, sondern eine bestimmte gesetzliche Beziehung stiften. Wert wird hier nicht vorgefunden als etwas dem Dinge Einwohnendes, sondern er wird in es gesetzt dadurch, daß das Ding bezogen wird auf anderes, daß es eine Stelle erhält im Kosmos des Sinnes: seine Stelle gibt seinen Wert an und macht ihn aus. Die Höhe der Stelle ist gleich dem Reichtum der Beziehungen, die es hat. Der Wert ist hier nicht ein bloßes Mehr oder Weniger, sondern ein Höher oder Tiefer, je nach der Stelle, nach der Umfassendheit der Beziehungen, die an den Dingen und von ihnen zu andern hergestellt sind. Aber diese Beziehungen sind natürlich nicht ganz willkürlich, sondern vorgeschrieben durch die Natur des Dinges, die als das Ganze oder das Individuelle, so sehr sie erzeugt wird, doch auch immer wieder aus dem Brunnen des Gefühls herausgeholt werden muß. Wo der Wert eine Substanz ist, eine Materie, die den wertvollen Gegenstand erfüllt, da bedeutet das Höher und Niedriger der Werte nur das größere oder geringere Quantum der Wertsubstanz, die sie in sich haben. Wo der Wert in der Form besteht, da läßt er sich zurückführen auf den Reichtum der Beziehungen, in denen der Gegenstand zu allen andern steht. Form ist schließlich Beziehung auf das andere, sich von ihm abheben, anders sein als es und außer ihm sein. Je mehr das Ding sich herausgelöst hat aus dem Anfangstadium gleichzeitiger Verschmelzung und Isolation, je mehr es allen andern Gegenständen gegenüber seinen Standpunkt und sich bestimmt hat, desto geformter ist es; die absolute Gestalt erreicht erst das zu allen andern, zum All in Beziehung getretene geistige Wesen. Der Maßstab (wenn wir diesen Ausdruck hier analogisierend annehmen wollen) des ästhetischen Wertes ist die Intensität des Genusses, das Leben, das vom Objekt ausstrahlt, mit dem das Subjekt erfüllt wird, die innere Wirkung. Rein innere Wirkungen aber sind nicht vergleichbar, oder wo sie es doch sind, da geschieht ihr Vergleich auf dem Umwege über die Extensität. Wir können freilich ein sehr starkes Erlebnis von einem sehr schwachen unmittelbar unterscheiden; aber wir haben nicht ohne weiteres die Möglichkeit, die Stärke eines Eindrucks zu dem „Lebensvorrat", der Wirkungsfähigkeit, in Beziehung zu setzen. Zunächst hängt die Wirkung eines Objektes ganz oder fast ganz von unserer Stimmung, Einstellung, Bereitschaft ab. Einmal bleiben wir den großartigsten Kunstwerken gegenüber völlig kalt, haben von der herrlichsten Musikaufführung etwa nicht den mindesten Eindruck; ein andermal kann uns der geringste Zug eines Antlitzes, die einfachste Schönheit eines Glases, das Profil einer Vase, bis zu Tränen rühren. Sodann ist die Intensität des Eindruckes individuell allzu verschieden; jeder von uns reagiert auf ganz andere Eindrücke stark beziehungsweise schwach, und auf gleiche Eindrücke reagieren wir alle verschieden.

Werte lassen sich niemals allein nach der Intensität ihrer Wirkung abschätzen, obgleich diese Intensität bei jeder Abschätzung mitbestimmend und berücksichtigt bleiben muß. Einmal wird diese Abschätzung reguliert, indem wir die Bewertungen verschiedener Personen zu verschiedenen Zeiten vergleichen. Es ist dies ein Vorgang, der gleichsam von selbst eintritt und in dem das ästhetische Erleben sich veräußert. Wie die Wärme eines Körpers gemessen wird an seiner Ausdehnung, so wird die seelische Wärme eines Gutes gemessen an seiner Fähigkeit, dauernd und allgemein (in räumlicher und zeitlicher Ausdehnung) zu wirken, einen großen Vorrat von Wärme abgeben zu können. Aber auf diese Weise wird schließlich der consensus gentium zum Kriterium des Wertes. Andererseits ist freilich die Überführung des Qualitativen in das Quantitative für jeden Wertvergleich — und jede Wertung ist auch ein Vergleich — unvermeidlich. Wer bessere Leistungen vollbringt als ein anderer, kann nicht nur anderes, sondern auch mehr, er kann die geringeren Leistungen des andern erzielen und außerdem noch andere, die jener nicht aufweisen kann. Das Höhergewertete hat die Eigenschaften des Niedrigen und noch andere dazu. Dies gilt natürlich nicht für jeden einzelnen Fall, wohl aber im allgemeinen. Das Lebewesen verhält sich physikalisch wie ein toter Körper, d. h. es hat die Eigenschaften der Ausdehnung, der Schwere usw., aber es hat noch mehr Eigenschaften. Und so verhält sich der Mensch dem Tiere, der Erwachsene dem Kinde, der Gebildete dem Ungebildeten, der Kulturmensch dem Kinde gegenüber. Schon Sokrates sagt bei Platon, daß der Mensch freilich im Einzelnen hinter manchen Tieren zurückbliebe, aber allen überlegen sei durch die Vereinigung aller ihrer Fähigkeiten. Die niederen und allen gemeinsamen Eigenschaften bleiben dem höheren Wesen dann so, daß sie in seinen Eigenschaften aufgehoben sind, in der Vernichtung erhalten, bewahrt. Und ebenso wie die größere Anzahl der Eigenschaften, so kann auch die größere Summe der Wirkungen zur Grundlage der Wertmessung gemacht werden — beide sind ja im Wesen eines. Lamprecht (Americana. Reiseeindrücke, Betrachtungen, geschichtliche Gesamtansicht, S. 96) sucht auf empirische Weise einen richtigen Maßstab der Abschätzung für die Werte der Kultur zu gewinnen: „Ein Maßstab von solcher Erfahrungsweite ist in dem Satze gegeben, daß dasjenige Volk in der Menschheitsentwicklung am meisten wirkt, von dessen Schöpfungen möglichst viele möglichst intensiv und möglichst lange Zeit fortleben,“ S. 97: „Je geistiger, je mehr von den spezifischen Bedingungen ihres Werdens loslösbar eine menschliche Errungenschaft erscheint, um so mehr hat sie Aussicht, fortzuwirken hinaus über Ort und Zeit ihres Entstehens.“ Die Erscheinungen des Wirtschaftslebens sind „grundsätzlich am wenigsten auf eine fremde menschliche Gemeinschaft übertragbar ..., denn sie haften am Boden, sind abhängig von Klima und geographischer Lage ...“, sie sind auch beim Wandern nur verändert mitzunehmen. Zugleich ist die soziale Schichtung schwer übertragbar, leichter der Staat, das Recht, am leichtesten: Kunst, Literatur, Religion. S. 98: „Auf Grund der soeben gemachten Beobachtungen kann man nun in jeder Kultur, sei sie vergangen oder noch blühend, die Elemente ausscheiden und in steigender oder abfallender Skala anordnen, von denen sich sagen läßt, sie seien, weil mehr oder minder übertragsfähig, von mehr oder minder universalgeschichtlicher, kosmopolitischer, menschlich allgemeiner Bedeutung. Und damit ist ein rein empirischer Maßstab zur Beurteilung irgendeiner menschlichen Gemeinschaft auf ihren menschlichen Wert überhaupt gewonnen.“ Auch dieser empirische Maßstab fängt bei der quantitativen Messung nur an und führt unvermerkt zu qualitativen Unterschieden als zu grundlegenden Wertkriterien hinüber. Diese allmähliche Umkehrung treffen wir überall an, wo wir, rein empirisch anfangend, im Sinne Lamprechts die vorgefundenen Werte in Skalen anordnen wollen. Die Messung des Inneren durch äußere Begleiterscheinungen ist etwas in sich Unvernünftiges und kann nur praktische Bedeutung beanspruchen. Es entstehen dabei zwei Reihen, eine, in welcher die Wesenheiten, die Intensitäten, zu stehen kommen, eine für die Extensitäten, die Maßverhältnisse, und diese beiden Reihen stehen keineswegs in einem leicht übersichtlichen Verhältnis zueinander.

Es besteht zwischen den Gliedern der eigentlich intensiven Reihe und den zugeordneten der extensiven von Hause aus eine anscheinend unüberwindliche Inkommensurabilität, das heißt: es läßt sich kein vernünftiger Zusammenhang aufzeigen zwischen einem beliebigen Gliede der einen Reihe und dem entsprechenden Gliede der andern. Nur das Verhältnis zweier oder mehrerer Glieder der einen steht in einem solchen Verhältnis zu dem Verhältnisse der entsprechenden Glieder der andern Reihe. Dieser Sachverhalt liegt jedoch nicht nur vor, wo wir innere Vorgänge durch äußere ebenso messen wie das Weber-Fechnersche Gesetz es tut, sondern überall da, wo zwei Reihen einander zugeordnet werden, von denen es die eine mit Intensitäten, Erlebnissen, die andere mit geistigen Gebilden, Zahlen, Massen und dgl. zu tun hat. Eine solche Inkommensurabilität besteht z. B. zwischen Verbrechen und Strafe, Ware und Preis, den in der Praxis entstandenen Beurteilungen oder Werturteilen. Es läßt sich kaum jemals ein vernünftiger Zusammenhang denken zwischen einem bestimmten Verbrechen und einer bestimmten Strafe. Warum wird ein Diebstahl unter diesen und jenen Umständen mit einer festgesetzten Anzahl Tage Haft bestraft? Ein solcher Zusammenhang hat zwar ursprünglich bestanden und er besteht noch, soweit in der Strafe das Prinzip der Vergeltung tätig ist und angenommen wird. „Woran einer gesündigt hat, daran soll er bestraft werden!" Je mehr aber der eigentliche Gedanke des Rechtes durchdringt, desto mehr durchschneidet er das Band, das noch zwischen Verbrechen und Strafe selbst bestand, und reduziert den Zusammenhang beider auf das Verhältnis der Reihenglieder. Einen Richter, der ein geringes Vergehen hart ahndet (nach der gefühlsmäßigen und statistischen Schätzung), einen andern, der ein schweres Verbrechen gering bestraft, nennen wir weder gerecht noch ungerecht (weder vernünftig noch unvernünftig). Jenen nennen wir streng, diesen milde. Von Gerechtigkeit sprechen wir erst dort, wo das Verhältnis der von einem Richter auferlegten Bußen uns dem Verhältnisse der Missetaten zu entsprechen scheint, von Ungerechtigkeit, wo wir dieses Entsprechen vermissen, wo eine schwerere Untat mit einer leichteren Strafe belegt ist als eine leichtere. Eine ähnliche Unmeßbarkeit besteht zwischen dem Wert und dem Preis der Ware. An sich ist es oft, besonders dort, wo die Ware keinen materiellen, sondern einen ideellen Wert hat, unmöglich, zwischen einer bestimmten Ware und einer bestimmten Geldsumme eine Verbindung zu finden. Die historische Entwickelung geht auch hier von einer Gleichheit aus, die Ware wandelt sich allmählich zum Gelde. Muscheln, Vieh, Metallstücke machen diesen Übergang durch wie dort die Rache zur Strafe wurde. Wie der historische Ursprung der Rechtshandlung die Rache ist (wie andererseits die religiöse Buße, Sühne, Reinigung), so ist der historische

Ausgangspunkt des Handelns der Tausch. Was gegen die Ware gegeben wurde, war eine andere Ware, die für den Verkäufer der ersten Ware ungefähr einen ebenso großen praktischen Nutzen oder gefühlsmäßigen Wert haben mußte wie seine Ware für den Käufer, ganz genau so wie die Rache für den Rächenden eine Entlastung bringen mußte, die als Gewichtsverminderung dem Gewichte der Kränkung das Gleichgewicht hielt. Aber diese erste gefühlsmäßige Schätzung war unsicher, roh, ganz subjektiv. Das Bedürfnis nach Unabhängigkeit von den Schwankungen des subjektiven Gefühles machte sich geltend, und gleichzeitig bildeten sich Mittelwerte aus den gewöhnlichen Schätzungen heraus. Man setzte einmal bestimmte Strafen fest für bestimmte Vergehen, einmal bestimmte Preise für bestimmte Waren. An und für sich war es unmöglich, die Intensität des Lebens, in welcher zugleich die Schwere des Vergehens wie der Wert der Ware wurzelt, zu messen. Um diese Messung vollbringen zu können, mußte man die Intensität in Beziehung setzen zu den durch Gewohnheit bekannt gewordenen Begleiterscheinungen. Diese aber können auch nur eine ungefähre und irrationale Zusammengehörigkeit begründen, es bleibt immer bei einer vagen und willkürlichen Zusammengehörigkeit. Das wirklich Rationale ist nicht in der Verbindung von Gliedern zweier Reihen zu suchen, sondern in den Relationen, die zwischen den Gliedern derselben Reihe jeweils stattfinden. Diese Relationen übertragen sich von der extensiven auf die intensive Reihe, sie machen ihre Glieder meßbar, während sie zunächst und direkt unmeßbar gewesen waren. Durch den Umweg über das ganz Äußerliche, an dem der Geist seine verinnerlichende Arbeit, seine beziehende Tätigkeit beginnt und ausführt, wird das Intensive zur Messung gebracht. Das Leben greift in seiner Hilflosigkeit, das Innere des Verbrechens zu vergleichen, nach dem ganz Äußeren der Strafe (wie in der Psychophysik die Wissenschaft sich der Messung der Reize und der Wirkungen bedient; es vermag aber selbst keine wahrhafte Verbindung zwischen beiden herzustellen, sondern diese Verbindung bringt erst der Geist hinzu als die Relation, als Maß.

Es liegt im Prinzip des Rechtes, zwar einerseits die Materie der Strafe von der Materie des Vergehens möglichst zu entfernen, die Strafe selbst nicht mehr als einen Ausbruch des unmittelbaren Lebens zu erhalten, das sich in sich nur wiederherstellen will, sondern der Strafe die Substanz des Rechtes zu erteilen. Dies kann sie aber nur dadurch, daß sie der Strafe ihr richtiges M a ß gibt; die Strafe ist vernünftig, wenn sie gerecht ist, wenn ihre

Beziehung zu allen andern Strafen im geschlossenen Staatssystem ein Gegenstück ist zu dem Verhältnisse, in dem das Vergehen das Leben des dem Staatssystem zugrunde liegenden Volkskörpers gekränkt hat. Das Staatssystem ist ebenso, das heißt in eben dem — einseitigen — Sinne, die zur Vernunft erhobene Volkseinheit wie das wissenschaftliche System oder der wissenschaftliche Gegenstand das zur Vernunft gebrachte Ding der Wahrnehmung, der Empfindung oder auch das zur Vernunft gebrachte Empfindende selbst. Der Staat ist deshalb ganz wie dieser Gegenstand ein System von Urteilen und die vernünftige Strafe, das Strafmaß, ist ein solches Urteil, eine solche Beziehung des einzelnen Rechtsfalles auf das Ganze des Rechtes oder den Staat und eine Einordnung jenes in dieses Ganze. Die Strafbemessung, das richterliche Urteil ist das Urteil κατ' ἐξοχήν. Wie der Gegenstand der Wissenschaft jedoch danach strebt, das Einzelne der Erfahrung, des Lebens, in möglichster Vollständigkeit zu erreichen, so bemüht sich ebenso das System der Rechtsurteile, an das Leben seines Volkes heranzukommen, hinabzusteigen in die individuellen Verhältnisse und Situationen, immer mehr das Konkrete und Besondere zu konstruieren. Auch hier ist die identische Behandlung aller Fälle, die alleinige Berücksichtigung des rein Quantitativen, wieder nur Ausgangspunkt; das Ziel ist auch hier die Bestimmtheit, die Qualität, die Besonderheit. In beiden Fällen besteht die Anpassung an das Leben, die Individualisierung und Konkretisierung, nur darin, daß die quantitativen Verhältnisse der lebendigen Situationen und Dinge immer mehr erreicht werden in den Verhältnissen der Strafen und Preise. Die Reihen selbst werden immer besser aufeinander abgestimmt, aber nur als Reihen, als Verknüpfungen ihrer Glieder. Ihrer eigenen Substanz nach entfernen sich beide wie gesagt immer weiter voneinander. Es erscheint uns immer sinnloser, einen Menschen einzusperren, weil er Hühner gestohlen oder sogar ein Kind mißhandelt hat, wir haben das Gefühl, daß diese Dinge auf andere Weise ausgeglichen werden müßten. Es wird hier davon abgesehen, daß unter Umständen das Einsperren einen Verbrecher zeitweilig oder lebenslänglich an der Begehung neuer Verbrechen hindern kann. Die Strafe als Vorbeugung, als Verhütung, hat im eigentlichen Begriffe des Rechtes keine Stelle, nur die Sühne; jene hat nur praktische Bedeutung, und für die Praxis sind selbstverständlich derartige Strafen nicht zu entbehren. Und ebenso sinnlos oder noch sinnloser als die Ahndung eines besonderen Verbrechens durch die besondere darauf gesetzte Strafe erscheint es, einem Menschen etwa die Mittel zu einem guten Mittagessen zu verschaffen, weil er ein Lied gedichtet hat. Je höher und geistiger die Güter werden, desto weniger läßt sich eine Beziehung stiften zwischen ihrem Wert und ihrem Preise, und je mehr die Verbrechen eher in seelischen und geistigen Kränkungen als in materiellen Schädigungen der Opfer bestehen, desto weniger werden sie durch das Gericht erfaßbar, obgleich das Recht sich bemüht, auch an sie heranzukommen, indem es z. B. auch das geistige Eigentum schützt durch Patent- und Autorenrecht, indem es die Veröffentlichung von Bildnissen ohne Einwilligung der durch sie dargestellten Personen verbietet, indem es Beleidigung und Verleumdung verfolgt.

Wir hatten die Quelle des Wertes früher in der Wechselwirkung gefunden; auf ihr beruht der Tauschhandel nicht minder wie die Rache. Was bei der Wechselwirkung gewechselt wird, ist Leben, das jedoch in einer andern Form gegeben wie empfangen wird. Ebenso ist im Tauschhandel das Nützliche zurückführbar auf einen Vorrat an Leben, ebenso wie die Rache, indem sie das verletzte Gleichgewicht des Lebens wieder herstellt und dem Rächer eine Lust verschafft bzw. eine Unlust fortschafft, auf das Leben zurückführbar ist. Aber das Leben wird jedesmal in einer andern Form, in einer andern Qualität übermittelt. Wir bezahlen ein Ding nach dem Nutzen, den es für uns hat, nach dem Genuß, den es uns verschafft. Wir machen den Preis damit zum Äquivalent des Lebens. Preis hat nur das, was ein Äquivalent hat; das aber hat nur ein solches, das sich als ein pures Quantum betrachten läßt, das gar keine Qualität, keine Besonderheit mehr besitzt. Was einem andern völlig gleich sein kann, ist rein quantitativ, es gibt Gleiches nur als Größe. Was Wert haben soll, muß eine Qualität haben und so hätte das, was einen Preis hat, eben deshalb keinen Wert. Kant hat dem Preise die Würde gegenübergestellt und hervorgehoben, daß beide einander ausschließen. Andererseits macht gerade der Preis den Gegenstand zum wertvollen, indem er ihn zu einem gegen andere austauschbaren und dadurch auf sie bezogenen macht. Die unverkäufliche Ware ist isoliert und unfruchtbar. Als eine solche Abstraktion des Quantitativen wird das Leben zur bloßen Materie, es verkehrt sich in seinen äußersten Gegensatz, es wird aus einem Innerlichen, Intensiven zum schlechthin Äußeren, Konkreten, Wirklichen. Das Wirkliche ist jedoch als das ganz außer sich Gegangene immer das ganz Unwirkliche, Abstrakte. Als das ganz Wirkliche wird das Leben, die Substanz, zur Materie, als das ganz Unwirkliche wird sie zum Gelde. Ganz gleich, also ganz meßbar, durcheinander ersetzbar, gegeneinander austauschbar können nur Geldsummen sein (oder Quanta der reinen Materie — ebenso wirtschaftlich reine Waren, die es nicht gibt, die ganz unwirklich sind), weil diese ganz ohne Selbstwert sind, ganz unsubstantiell, nur einen Nominalwert haben — das reine Geld ist Papiergeld — einen Wert nur durch Übereinkunft, Festsetzung bekommen. Alles sonst Wertvolle ist nur annähernd schätzbar, hat immer noch etwas, das sich nicht schätzen läßt, es ist nicht nur ein Quantum Leben, sondern es hat eine Qualität, eine Form, eine Besonderheit, ein Wie. Einen Preis, d. h. ein wahres Äquivalent hat nur das Geld, das doch wieder keinen Preis hat, sondern der Preis, das Mittel der Bewertung nur ist, wie andererseits das Leben als Intensität und Homogeneität, Quantität. Solange die reine Intensität in sich bleibt, nicht aus sich heraustritt, sich nicht abhebt, kann sie nicht Wert sein, als Wert nicht erlebbar werden. Ist sie aber aus sich herausgetreten, so verwandelt sie sich unausbleiblich und unvermeidlich in die reine Quantität, in die absolute Äußerlichkeit. Die Bewegung zu dieser Äußerlichkeit ist nun einerseits ein Heraustreten aus sich selbst, andererseits ein Eingreifen des Geistigen; der Geist tritt zu dem Intensiven, indem er es unmittelbar durch sein Hinzutreten in die reine Äußerlichkeit verwandelt, seine für ihn auseinanderfallenden Punkte in Beziehung setzt und eine neuere höhere Innerlichkeit in ihm stiftet. So macht er es zu einer Intensität, welche dem Begreifen standhält und nicht mehr bei der Berührung in Staub auseinanderfällt wie der Kapitän des Hauffschen Gespensterschiffes bei der Berührung mit der Erde. Diese in den Geist aufgehobene Extensität wird zur Qualität, welche als ihr Anderes die Quantität immer an sich hat.

Das Forum des Gerichtes, vor dem die Schätzungen, die Urteile der Waren ausgeführt werden — auch die Bezahlung ist eine Art von Urteil, das eigentliche Werturteil —, ist der Markt. Der Markt unterscheidet sich vom Gerichtshofe durch den geringeren Grad, die niedrigere Weise, auf die sich die Vernunft, das Absolute des Geistes darin geltend macht und manifestiert. Der Preis bleibt anscheinend immer vollkommen abhängig von der Relativität des Bedarfes, von dem bekannten Verhältnisse von Angebot und Nachfrage, wie sich freilich auch die Strafe nach dem Unheil richtet, welches das Vergehen gerade in diesem Augenblick, an dieser Stelle anrichtet. Aber sie ist doch bezogen auf das Recht als ein Absolutes. Was wir hier als absolut setzen können, das ist zuletzt nur das Geld selbst — soweit es realisiert ist. Nur das reine Geld, das Geld, das überall angenommen wird, immer mit sich identisch bleibt, weil es selbst keine Spur mehr von Ware an sich hat — gar keine „Valuta“, das ist zuletzt das absolut Wertvolle, vom Markt und seinen Bedürfnissen Unabhängige. Durch die Verwandlung der Güter in Waren werden sie selbst zum bloßen Gelde, denn Ware ist nur das, was ein bestimmtes Quantum hat, gegen ein anderes Quantum ausgetauscht werden kann; Ware ist nur Quantum. Auch die Weltwirtschaft ist gedacht als ein geschlossenes System, in dem jedes Einzelne seine Stelle hat, d. h. seinen Preis, der Preis des Einzelnen wird auf das Ganze bezogen und auf die Dauer, er wird unabhängig gemacht von der Stelle, an der er gerade in das System eintritt. Durch diese Einordnung in das Ganze eines Wirtschaftssystems erscheint das Gut völlig reduziert auf ein Materielles, aber es scheint nur so. Indem ich das von mir geschätzte Gut, mein Eigentum hingebe für ein mir noch fremdes, dessen ich freilich bedarf, verwandle ich mein Eigentum, das Seelische, in Ware, in ein Äußerliches. Aber das, was ich zurückerhalte, bleibt nicht ebenso äußerlich. Das reine Geld verliert mit dem Charakter der Ware, welcher immerhin noch etwas von der Qualität des Gutes anhaftete, zugleich den Charakter des Materiellen. Als Wechsel, als Anweisung wird es zu einer bloßen Verpflichtung. Das reine Geld ist zuletzt nur der reine Wille zur Realisation eines Wertes, der nur mit seiner Größe und seiner Bestimmung angegeben ist. Er wird in dem Augenblick, in dem er ganz äußerlich, ganz materiell wird, zu einem Inneren, zu einem Ideellen. So steht das Geld an der Grenze, wo das Leben schon, der Geist noch ganz äußerlich ist; als Ware ist es eine niedere Manifestation des Lebens, als Wechsel eine ebensolche des Geistes. Es wird zur Anweisung auf eine Arbeit, die im geschlossenen Wirtschaftssystem, und zwar an einer bestimmten Stelle, zu einer bestimmten Zeit, in einer bestimmten Form zu leisten ist. Das Wirtschaftssystem macht ebenso wie das Staatssystem und das wissenschaftliche System den Umweg vom ersten Substantiellen durch das leere, zugleich Materielle und Formale der Vermittlung zur zweiten Substantialität des Besonderen, Konkreten und es teilt mit beiden die Eigenart, seiner Idee nach immer zukünftig zu sein. Das „Geldurteil“ besitzt also mit dem Strafurteil die gemeinsame Eigentümlichkeit, das eigentlich Bewertete, das Verbrechen, die Ware, zu „veräußern!“ und das Mittel der Beurteilung, die Strafe, den Preis zu verinnern. Verbrechen und Strafe, Ware und Preis tauschen ihre „Werte“ gegeneinander aus. Und so geht es auch dem Urteil der Wissenschaft, dem Urteil der Kunst usw., der „Wert“, das ist die Wahrheit, geht im Prozesse des wissenschaftlichen Denkens vom Dinge über auf das Urteil, im Kunstwerk vom Modell auf die Darstellung; aber insofern der Gegenstand ein System von Urteilen ist, ist zuletzt der Gegenstand das Wahre, die ideelle Existenz des Kunstwerkes ist der Existenz des Gegenstandes vollständig entsprechend, sie geht in der philosophischen Wissenschaft vom Kunstwerk, in der Kallognomik, vollständig über in ein System von Urteilen.

Die einfachste und populärste Methode, um sich darüber Rechenschaft zu geben, welchen Wertgegenstand von zweien oder mehreren man am höchsten schätzt — dort, wo die Überlegung, für welchen man den höchsten Preis bezahlen würde, versagt, — ist die Frage, welchen man zuerst retten würde, wenn alle sich in gleicher Gefahr befänden und ein rasches Zugreifen möglicherweise nur einen von ihnen schützen würde. In einer phänomenologischen Vorlesung über Ethik ist einmal die Frage aufgeworfen worden: wenn in dem Kabinett einer Gemäldegalerie Feuer ausbräche und ein Besucher sähe sich vor die Wahl gestellt, entweder ein außerordentlich wertvolles Bild hinauszutragen oder einen vom Rauch betäubten und zu eigener Flucht unfähigen alten Galeriediener, wofür müßte der Besucher sich entscheiden, wenn er sittlich handeln wollte? Es liegt hier die von Husserl einmal ausgesprochene Voraussetzung zugrunde, das sittliche Handeln bestehe in der Realisierung bzw. Erhaltung des jeweils höchsten Wertes, eine Voraussetzung, die wir noch prüfen, für den Augenblick aber ungeprüft hinnehmen werden. Kann man nun den Wert eines Menschen mit dem Werte eines Kunstwerkes vergleichen? Die Antwort des Ästheten (in unserm Sinne, also des ästhetisch, vital, pragmatisch eingestellten Menschen) scheint sein zu müssen: der lebendige Mensch ist in jedem Falle wertvoller als das tote Kunstwerk. Wenn aber das Lebendige in jedem Falle wertvoller ist als das Tote, dann wäre nicht nur der Galeriediener, sondern auch eine Ratte wertvoller als das Kunstwerk, von dem die Rede war, und falls die sittlichste Tat in der Rettung des wertvollsten Gegenstandes besteht, wäre die Rettung der Ratte sittliche Pflicht. Wenn ferner das Leben nur als solches dem Kunstwerk als einem Toten gegenübergestellt wird, so wird damit zwischen beiden ein totaler Schnitt gemacht, so besteht gar keine Berührung mehr zwischen dem Leben und dem Kunstwerk, das Kunstwerk wird nicht mehr als ein lebensvolles Gebilde erfaßt, es besitzt gar keine Intensität mehr, und — da nur das Leben Wert hat — so ist es unter allen Umständen vollkommen wertlos, man kann also gar nicht mehr davon sprechen, daß es wertloser sei als ein Lebewesen. Die Alternative: lebendig oder tot nimmt uns aber weiterhin die Möglichkeit, auch Lebewesen als solche zu vergleichen. Auf der einen Seite ist es unmöglich, Menschen etwa höher zu stellen als Tiere, auf der andern Seite ein Kunstwerk höher als ein anderes — ein Vergleich zweier absolut, unendlich wertvoller Objekte ist ebenso sinnlos wie ein Vergleich mehrerer absolut wertloser Gegenstände untereinander. Es ist nicht vernünftiger zu sagen, der Galeriediener sei wertvoller als das Kunstwerk, denn der Galeriediener sei wertvoller als die Ratte. Wer das Leben als den absoluten Wert anerkennt, für den ist das geringste Lebewesen unendlich wertvoll, und er kann keinen Unterschied mehr machen zwischen einem Menschen und einer Ratte. Für ihn gibt es weder Wertunterschiede noch die psychologische Möglichkeit des Vergleichens. Einerseits ist für ihn das Leben — als erlebtes, realisiertes Leben — so betäubend und berauschend, daß aus seinem Erlebnis heraus kein Weg zu einer vergleichenden Einstellung führt. Andererseits wird in der nachherigen Reflexion das Leben zu einer bloßen Tatsache, nach deren Vorhandensein oder Nichtvorhandensein die Dinge bewertet werden. Die Bewertung nach der Intensität kann erst erfolgen, wenn diese Intensität in eine Verbindung eingetreten ist mit der Extensität dergestalt, daß im Erfassen, im Realisieren der Fülle doch die Extensität in der Form des Grades, als eine Analogie des Quantums, erfaßt wird, und daß — indem die Intensität des Lebendigen zwar zum Grade veräußert wird — doch andererseits auch am zunächst äußerlich Erscheinenden, am nicht unmittelbar Lebendigen die Intensität gespürt wird, es nicht mehr als reine Extensität betrachtet wird. Erst hierdurch verliert das Leben den Charakter des Entweder-Oder; es wird zu einer Substanz, die allen Wertdingen zugrunde liegt, in allen erfaßt wird, und die andererseits auch in den eigentlichen Lebewesen nicht mehr als reine Betäubung, als Lähmung des Urteils auftritt, sondern schon hier den Faktor der vergleichenden Auffassung, die Vorform und den Ansatzpunkt des Werturteils in sich enthält.

Ohne weiteres erscheint es übrigens ganz sinnlos, verschiedene Gegenstände einer wertenden Vergleichung zu unterwerfen, etwa ein beliebiges Gedicht mit einem beliebigen Gemälde vergleichen zu wollen. Für den ästhetisch Eingestellten wird etwa eine Ordnung aufgestellt je nach dem Grade der „Brechung“, den die Lebensfülle durch die verschiedenen Kunstformen erlitte. Es könnte gesagt werden: die poetische Form ist abstrakter, lebensferner, weniger unmittelbar als die plastische Form. Deshalb stehen die Werke der Plastik höher als die Werke der Poesie. (Für Hegel gilt bekanntlich die umgekehrte Anordnung, weil der beherrschende

Gesichtspunkt der Geist ist, nicht das Leben; hier steht die bildende Kunst als die primitivere unter der Dichtkunst.) Es kann also eine Rangordnung getroffen werden, die den Gedichten überhaupt einen höheren Platz anweist als den Gemälden (vorausgesetzt, daß nur das Faktum richtig ist, daß nämlich wirklich eine Kunst primitiver ist als die andere). Wenn aber eine solche Rangordnung nun einmal zugrunde gelegt ist und anerkannt wird, so ist es immer noch fraglich, ob sie von den Wertverschiedenheiten innerhalb der einzelnen Gattungen, denen die Theorie ihren Platz angewiesen hat, durchbrochen werden kann. Das heißt: wenn ein Gedicht überhaupt wertvoller ist als ein Gemälde (als Kunstwerk höher steht), ist dann auch das schlechteste Gedicht schöner als das beste Gemälde oder kann der hohe Rang, den das Gemälde in seiner Gattung hat, ihm das Übergewicht geben über ein Gedicht, wenn dieses einen sehr niedrigen Rang hat in seiner Gattung? — Wo wieder berücksichtigt werden muß, daß die Gattungen wieder Untergattungen, Arten haben, und daß es noch ganz andere Einteilungen der Kunstwerke geben kann als die nach Kunstarten, etwa Einteilungen in heitere und ernste, in weltliche und religiöse Kunstwerke, z. B., Einteilungen, die auch wieder zu Ausgangspunkten für Wertungen werden, bei denen Werke, die früher zusammengehörten, jetzt auseinanderkommen, Werke, die ehemals nichts miteinander zu tun hatten, in ein und dieselbe Gruppe gesetzt werden. Selbst wenn ein gutes Gemälde ein minderwertiges Gedicht übertreffen könnte, wie läßt sich überhaupt feststellen, daß ein Gemälde als solches besser ist wie ein Gedicht in seiner Art? Wären die Gattungen etwas absolut Trennendes, so ließe sich hier niemals eine Entscheidung treffen, vorausgesetzt, daß wir nur einen Standpunkt der Betrachtung festhalten. Denn jede Möglichkeit des Vergleichens hebt die Absolutheit der Trennung auf. Sagen wir: dieses Gemälde macht mir einen stärkeren Eindruck als jenes Gedicht, bewegt mich tiefer, erschüttert mich mehr, deshalb ist es besser, so haben wir uns sofort auf einen Standpunkt gestellt, der uns das Recht der Trennung der Güter in wertverschiedene Gattungen raubt. Ist die Fülle, die Intensität des Lebens der Maßstab, den wir anlegen, und kann diese Fülle in einem Gedicht größer sein als in einem Gemälde, so scheint es doch sinnlos, die Malerei überhaupt der Poesie vorzuziehen. Nur dann, so sieht es wenigstens aus, wenn die Poesie überhaupt nicht imstande wäre, einen ebenso intensiven Eindruck zu übermitteln wie die Malerei, nur dann hätten wir das Recht, von einem ästhetischen Standpunkt aus die Malerei der Poesie vorauszusetzen.

Nun könnten wir freilich sagen: jedes Werk muß als Ausdruck eines bestimmten Lebens, einer besonderen Persönlichkeit genommen werden, und erst relativ zu ihr werden die Wertungen der Werkgattungen vorgenommen, während andererseits jene Persönlichkeiten selber auch einer Wertung unterliegen, so daß das endgültige Ergebnis die Resultierende beider ist. Wo das Leben von Anfang an intensiver und stärker gewesen ist, da kann auch in der weiteren Entfernung, bei einer durchgeführteren Gestaltung noch eine reichere Fülle gerettet und bewahrt sein als bei einem schwächeren Leben in größerer Nähe. Dann wird dieses schwächere Leben schon in seinem Ursprung als ein Abstand vom Zentrum des Lebens gedacht. Obgleich also im allgemeinen die Plastik die Poesie an Wert übertrifft, so kann dennoch im Einzelfalle — bei einem genialeren Schöpfer nämlich — das poetische Werk unendlich viel höher stehen als ein plastisches. Nur wo einerseits die Intensität der Schöpfer gleich stark ist und wo andererseits der Prozeß des Überganges der Intensität in die Gestalt gleich ungehindert und vollständig (bzw. gehindert und unvollständig) von statten gegangen ist, dort stehen die Produkte als solche (d. h. jedes in seiner Art) gleich hoch und lassen sich vergleichen, und dort kann und muß (für diese Einstellung!) die Priorität der Plastik über die Poesie konstatiert werden. Es ist jedoch unmittelbar einzusehen, daß sich für die Praxis diese Betrachtung nicht fruchtbar erweisen kann. Denn wie sollte die Intensität des Schöpfers festgestellt werden anders als aus seinem Werke? Es käme hier ganz auf den abstrakten Schluß hinaus: wenn zwischen einem plastischen Werke und einem dichterischen ein Unterschied der Intensität in einer bestimmten Richtung und in einem bestimmten Grade besteht, so muß die Intensität ihres Erzeugers als gleich groß angesehen werden. Denn der Intensitätsüberschuß, den dieses plastische Werk vor diesem dichterischen besitzt, entspricht genau dem Intensitätsverlust, den das Leben auf dem Wege von der Plastik zur Poesie erleidet oder jedenfalls auf dem Wege von dem Punkte, an dem die plastische Formung eintreten muß zu dem Punkte, an dem die dichterische eintritt[1]). Wo die Bewertung nach der Intensität

[1]) Wir brauchen uns anscheinend diesen Weg nicht als eine einfache Linie vorzustellen, auf der das Leben zuerst durch die Plastik hindurchgehen müßte, um zur Poesie zu gelangen; sondern wir können es uns ja als eine konzentrisch sich ausbreitende Welle veranschaulichen, bei der in einer bestimmten Entfernung an einem Punkte die Plastik sich einstellt und in einer größeren Etfernnung auf einem andern Strahle die Dichtung. Dann dürften wir freilich nicht annehmen, daß die Lage dieser Punkte — auch abgesehn von

erfolgt, dort widerspricht schon die Kontinuität des Wertes als eines sich ständig verdünnenden Substrats der strengen Einteilung in Gattungen, während andererseits für das Exemplar die Möglichkeit: zurückbleiben hinter der induktiv oder statistisch festgesetzten Intensität der Gattung, die ja im Grunde immer nur eine Fiktion ist, von der man nicht weiß, ob man sie als Mittelwert ansetzen soll oder als Grenze (aber dies wäre ja sinnlos, da die über sich hinausgegangene Gattung, wenn die Gattung nur einen Grad der Intensität bedeuten soll, sogleich den Übergang in die folgende Gattung nehmen müßte) eine solche Abteilung vollends illusorisch macht. Die Werk- und Kunstgattungen werden so zu verschiedenen Stationen auf dem Wege einer kontinuierlich fortschreitenden Selbstentfremdung und Veräußerung des Lebens, und die einzelnen Werke, indem sie nicht auf dem Punkte der Erstarrung stehen bleiben, den ihre Gattung ihnen genau vorschreibt, sondern irgendwie dazwischen bleiben, vollenden oder bestätigen erst diese Kontinuität. Indem die Zurückführung aller Werte auf eine gleichmäßig allen zugrunde liegende und gradweise abgestufte Wertmaterie die Vergleichbarkeit der Werte einerseits ermöglicht und zu ihrer Voraussetzung gehört, macht sie sie andererseits unmöglich, weil sie die Unterschiede, die sie setzt, sogleich wieder aufhebt und zu fließenden herabsetzt. Die Wertgattungen, auf Wertquanta reduziert, die nur Mittelwerte sind, um welche die realen Objekte bloß schwanken, gehen ineinander über und lassen sich nicht so weit getrennt erhalten, wie für ihre Vergleichung notwendig wäre. Wenn ein poetisches Werk lebendiger sein kann als ein plastisches — obgleich und unter der Voraussetzung, daß es als solches unlebendiger sein müßte —, und wenn dann seine größere Lebendigkeit zurückgeführt werden soll auf die größere Intensität seines Schöpfers im Verhältnisse zur Intensität des Plastikers, so zeigt sich die ganze Sinnlosigkeit dieser Betrachtung in dem Augenblicke, wo wir die ursprüngliche Intensität als unendlich annehmen, was wir ja eigentlich von vornherein tun müssen, sobald wir also nicht mehr empirisch dichtende und bildhauende

---

ihrem Abstande vom Mittelpunkte — ganz zufällig gegeneinander sei, und wir wären genötigt, die besondere Beziehung dieser Punkte zu einem zweiten neuen Wertkriterium zu nehmen, das zu dem des Abstandes hinzukäme. Bei dem Bilde der Linie würden wir zu der Annahme gelangen, daß das Leben immer erst das Stadium der Plastik passieren müßte um zu dem Stadium der Poesie zu gelangen. Diese Annahme wäre jedenfalls eine konsequentere Durchführung unseres Standpunktes, daß die Nähe zum Leben, die Intensität, der einzige Maßstab für die Wertbeurteilung ist.

Personen im Auge haben, sondern die Idee des dichtenden und bildenden Ingeniums selber. Für den Vergleich der realen Kunstwerke darf wohl der Genialitätsunterschied ihrer Hersteller herangezogen werden, aber ganz unabhängig von den Gattungen, denen sie angehören, für jene gibt es Stufen der Lebendigkeit, aber nicht für diese. Der Größe des Unendlichen gegenüber verlieren die Unterschiede endlicher Strecken ihre Wahrheit, und das seiner Meinung nach am weitesten Entfernte ist dem unendlich fernen Punkte des Anfangs ebenso nah wie der erste Punkt. In der Tat sehen wir denn auch, daß diejenige Kunst, die den größten wissenschaftlichen Apparat besitzt und deren Gestalt der mathematischen Gesetzmäßigkeit am meisten zugänglich ist, die Musik, zugleich den intensivsten, wirkungsvollsten Eindruck macht, die stärkste und unmittelbarste Offenbarung des Lebens vollbringt. Das Aussichherausgehen des Lebens ist zugleich ein immer tieferes Insichhineingehen und macht so schon von dieser Seite aus die Einteilung in wertverschiedene Gattungen (wenn wir den Wert einmal als den Ursprung, einmal als das Ziel des Lebens betrachten) als ein Endgültiges unmöglich. Die Erfahrung zeigt entsprechend, daß bei den Primitiven schon alle Kunstarten vertreten sind. Das Vergleichen der verschiedenen Wertgegenstände, so notwendig es für die Bewertung überhaupt ist, muß doch auf ganz andere Weise vonstatten gehen. Es darf nicht allein die Konstatierung der größeren oder geringeren Intensität sein, die immer dem Gefühle überlassen bleibt; das Gefühl aber ist unfähig zu vergleichen und isoliert die Dinge, trotzdem es sie verschmilzt (so können ja auch nur die isolierten von den Gattungen unabhängigen Dinge auf die Intensität bezogen werden). Statt dieses Abmessens der Intensitäten gehört zum Vergleichen der Gattungen — sofern es überhaupt möglich ist — eine Beziehung auf den Begriff des Geistes, eine Verknüpfung mit der Gesamtheit der Gattungen.

Die Vergleichbarkeit der Wertgegenstände beruht einerseits auf der Voraussetzung, daß der Wert überall auf eine gleiche Substanz zurückführbar sei, daß die Unterschiede nicht zum Werte selbst gehören, daß die vergleichende Messung von ihnen absehen darf. Aber das, was einerseits das allein wahrhaft Vergleichbare, weil Gleiche ist, ist andererseits wieder das Unvergleichbare, eben weil es nur als das in sich Ununterschiedene erlebt, weil es eben als ununterschieden nur erlebt wird, nicht der Messung zugänglich ist. Die immergleiche Grundlage des Messens greift uns in sich ein und macht uns unfähig, sie zu messen. Wo jedoch der Wert nicht eine Substanz ist, welche die wertvollen Dinge erfüllt, sondern eine Form, die sie tragen, da ist die Voraussetzung der wertenden Tätigkeit, des Messens: der Abstand, vorhanden. Die Werterfassung ist nicht mehr Ergriffenwerden von einer Wirkung, sondern Feststellung von objektiven Beschaffenheiten der Gegenstände. Andererseits ist jetzt jedoch einerseits das Wertvolle selber dem Verglichenwerden unzugänglich. Die Form ist einmal die anschauliche der Gestalt, die der sittlichen Auffassung unterworfene der Handlung, einmal die verstandesmäßige des Urteils und Begriffs. Die anschauliche Form zerfällt wiederum in die räumliche und zeitliche Form, und je weiter das Formale die Materie der Empfindung ergriffen und bearbeitet hat, in immer mehr und immer weitere Unterarten. Es gehört zum Wesen des Ethischen, Unterschiede zu setzen und anzuerkennen. Das eine Gebiet ist nur, sofern das andere ist und verschwindet mit diesem zugleich. Andererseits ist eben diese Korrelativität der Gebiete auch wieder ihre Einheit. Dies äußert sich nun in der Tätigkeit des Vergleichens so, daß Gegenstände, die verschiedenen Gattungen angehören, ebensowohl verglichen wie auch nicht verglichen werden können und müssen, dieses zwiefache Verhalten ihrem Sinne nach fordern. Insofern die plastische Form der Statue nur ist, was sie ist, nur ihre Bedeutung behält, solange sie etwas der musikalischen Form der Sonate völlig Heterogenes bleibt, verbietet sich der Vergleich einer Statue und einer Sonate überhaupt (es bleibt bei der jedesmaligen Messung an der Gattung). Insofern jedoch die plastische Form und die musikalische Form beide Formen des Geistigen überhaupt sind, so können und müssen sie wiederum verglichen werden, ist dieser Vergleich eine Aufgabe des Werturteils.

Probleme lösen heißt sie auf andere bereits gelöste zurückführen; echte endgültige Lösungen scheint es nur dort geben zu können, wo keine eigenschaftlichen Differenzen solche Rückführung verhindern, im Gebiete des rein Quantitativen. Unter der Zugrundelegung einer durchgehenden Qualität, wie sie in den metaphysischen Systemen vorgenommen wird, bleibt für alle Dinge in einem System nur der quantitative Unterschied übrig, der Grad, in dem sie die Urqualität verkörpern. Jedes Ding, jede Gestalt der Welt, ist nur ein Mehr oder Weniger eines Absoluten. Aus der Verschiedenheit der Ursubstanzen der metaphysischen Systeme erklärt sich die materiale Verschiedenheit in allen Einzelheiten verschiedener Systeme, aus der Gleichheit ihres Verfahrens ihre strukturelle Übereinstimmung. Was vergleichbar ist an Gegenständen, die verschiedenen Systemen angehören, sind immer nur die Beziehungen, die Stufen. Nun gilt dies nicht nur für Systeme, die gleiche Gestalt und verschiedene Materie haben, wie die metaphysischen Systeme, die aus verschiedenen Weltanschauungen hervorgehen, sondern auch für die ganz andersartigen Systeme, welche die gleiche Materie eines Weltgefühls in verschiedenen Formen verarbeiten, Systeme, die anscheinend nur durch den Begriff des betreffenden Wertgegenstandes selbst gebildet werden, wie etwa die Systeme der Musik und der Malerei. Aber diese Verschiedenheit ist nur eine der Anschauungsrichtung und hebt sich mit dem Wechsel der Richtung wieder auf. Für die Metaphysik sind diese Kunstgattungen selbst nur Formen der allem zugrunde liegenden Weltsubstanz, und für die reine Theorie sind alle Systeme nur Variationen des Satzes von der Einheit in der Mannigfaltigkeit. Wie aber die verschiedenen metaphysischen Systeme zuletzt zur Identität streben und wie die Substanz in ihnen ihre Qualität schließlich verliert, so verlieren die Formen, die in ihnen auftreten, ebenfalls ihre Wirklichkeit, ihr Dasein. Blieben die „wirklichen" Formen (die natürlichen vorgefundenen Gattungen der Dinge) erhalten, so bliebe auch die hieraus entstehende Unmöglichkeit des Vergleichens erhalten, die Formen blieben getrennt. Aber die „wirklichen" Formen müssen aufgelöst werden in die Substanz, zurückgeführt auf ein ihnen zugrunde liegendes Substrat, das sich zuletzt selber aufhebt, aus der Materie zum Äther wird, und schließlich zu einem System von Gleichungen; dies ist ihr Schicksal. An ihre Stelle müssen die erzeugten, die gesetzten Formen treten; die Begriffe der Gattungen gehen nicht mehr aus der Empfindung hervor, sondern werden zu Postulaten und Hypothesen des Denkens. Wie die Empfindung überhaupt isoliert, so sind die natürlichen vorgefunden Gattungen zunächst unvergleichlich, und sie werden erst vergleichbar in ihrer Zerstörung, beim Übergange in die Substanz. Entsprechend fanden wir in der Sprache zuerst eine individualisierende, der Möglichkeit des Vergleichens noch ungünstige Tendenz, die zugleich mit der Quantifizierung der Dinge in eine generalisierende überging, ebenso verlor die Strafe an Individualisiertheit, je mehr sie den Charakter der Vergeltung verlor und in die gleichmäßige Aufhebung einer bloßen Rechtsverletzung überging, so wie das Gut, je mehr es bei der Annahme des Tauschhandels die abstrakte Qualität der Ware annahm, immer mehr verallgemeinert wurde zum Äquivalent einer Geldsumme. Aber in allen diesen Fällen brachte die immer feinere Abstimmung des ursprünglich identischen Geistigen eine neue Konkretisierung und Individualisierung hervor. Auch die erzeugten Gattungen erhalten eine Unvergleichbarkeit. Die natürliche Gattung ist der Inbegriff der sinnlichen Merkmale, der im Prozesse der Induktion erworben ist und als Wertmaßstab das Normale bedeutet, die Normalidee Kants. Mit dieser Normalidee verbindet sich die Vernunftidee, in die jene sich verwandelt, indem sie sich als ihre „Stufe“ entpuppt, die aus dem Begriffe des Geistes deduziert, zugleich ein Schema für die künstlerische Gestaltung (nach der sich die künstlerische Tätigkeit natürlich nicht etwa bewußt richtet) und die wissenschaftliche Betrachtung liefert. Diese ist nur das kallognomische Seitenstück des wissenschaftlichen konstruktiven Begriffes. Die Gattung als Grundlage und Begriff einer Kunstart ist nur die bestimmte Form der Verknüpfung, welche die zu erzeugenden Elemente in ihr annehmen. Wie die natürliche Gattung ein Letztes ist, eine Verkehrung des Lebens zu seiner Abstraktion, so ist die Kunstgattung ein Erstes, eine bloße Voraussetzung des Kunstwerkes. Während für die natürlichen Gattungen: Kristalle, Pflanzen, Tiere, das Gattungsideal der echte Maßstab ist, mit dem sie verglichen werden, das Maximum, das sie ihrer Natur nach nicht erreichen können, von dessen Gnaden sie jedoch im Reiche des Geistigen allein leben, so wird umgekehrt die künstlerische Gattung ihren Repräsentanten gegenüber zu einem Minimum, das sie übertreffen müssen, um Kunstwerke zu heißen, das nur auf ihre Kosten existiert. Für das Natürliche ist die Form das Ziel, das Ende, in dem es außer sich gerät, in ein anderes übergeht; für das Geistige ist das rein Formale nur der Anfang, die conditio sine qua non, die Basis, auf der es seine wahrhafte Substanz erst gewinnt und erzeugt.

Das Vergleichen eines Exemplars mit seiner Gattung hat also einen verschiedenen Sinn, je nachdem ob es sich um die natürliche Gattung handelt oder um eine künstlerische Gattung. Für diese künstlerischen Gattungen sind die Formen, in denen der Geist sich manifestiert, untereinander völlig verschieden und daher sind Dinge, in denen er auf solche verschiedenen Weisen verkörpert ist, nicht unmittelbar miteinander vergleichbar. Weil es aber derselbe Geist ist, der sich in allen diesen Formen ausspricht, weil die wissenschaftlichen Systeme, in welchen diese Formen dargestellt werden, die Logik, Ethik, Kallognomik, in ihrer Struktur übereinstimmen, ja schließlich identisch sind, so können die Gegenstände, sofern in ihnen dies überall gleiche System des Geistes steckt, doch wieder verglichen werden. Sie werden nicht ohne weiteres als verschiedene Einzelgegenstände verglichen, sondern als mehr oder weniger vollkommene Repräsentanten ihrer Systeme, des Systems, durch die Vermittlung des in ihnen allen erscheinenden identischen Geistes. Dieser Geist ist jedoch nichts anderes als die reine Produktivität; Gattungen können nur soweit ethisch-wissenschaftlich verglichen werden, als sie verschiedene Stufen der Produktivität darstellen. (Die „Ungebrochenheit“, welche den ästhetischen Maßstab ausmachte, ist umgekehrt nichts anderes als die unmittelbare Gegebenheit durch das Leben, hier ist der Tanz, die Mimik, als direktester Ausdruck auch die vollkommenste Kunst; als solche wird sie in der Epoche der Romantik vielfach bezeichnet, so in der Ästhetik Trahndorffs, in den Briefen der Rahel Varnhagen.) In den höheren Kunstgattungen werden die kleinsten Elemente schon erzeugt — das Wort, danach die Tonverbindungen; je „niedriger“ eine Kunst steht, desto zusammengesetzter sind die vorgefundenen, aus der Natur aufgenommenen Elemente. So wäre hier die Kunst des Tanzes, des Schauspiels eine niedrigere Kunst, weil die Personen der Tanzenden, ihre Leiber, als ganze vorausgesetzt werden. Die Gattungen bilden selber die verschiedenen Stufen, in denen die Idee des Geistes sich fortschreitend entwickelt, und als solche machen sie eine Reihe aus, deren Glieder ihrem Werte nach verglichen werden können. Man kann also nicht nur ein Gemälde mit einem Liede vergleichen, indem man sagt, jenes ist als Gemälde besser denn dieses als Lied, d. h.: jenes steht dem Ideal seiner Gattung näher — weil aber dieses Ideal für das Kunstwerk nur ein Minimum ist, so bedeutet die Erfüllung des Ideals dennoch noch nichts —; sondern man kann auch untersuchen, ob die eine künstlerische Form überhaupt das Wesen des Geistigen reiner und ausgebildeter zur Schau trägt als die anderen. Wenn dieses der Fall ist, so müssen gleich gut ausgeprägte Exemplare der einen Gattung über bzw. unter der anderen Gattung stehen. Etwas ist um so mehr Kunst, je mehr es Einheit in der Mannigfaltigkeit ist, oder je vollständiger es produziert ist — darin liegt eine Wertverschiedenheit gleichzeitig bestehender Gattungen — und je größer die Mannigfaltigkeit, die in die Einheit aufgenommen ist — und hier gibt es etwas wie eine Entwicklung der Kunst —, je mehr es ein immer weiter sich ausdehnendes Ausgebreitetes in die Beziehung zu einem Punkte, in einen Punkt aufhebt. Unvergleich sind daher die Gegenstände, weil die Punkte, in welche aufgehoben wird, selber dem Außereinander angehören, weil diese Ausdehnung und die Möglichkeit ihrer Aufhebung auf dem Außereinander der Punkte beruht, weil die echten Gattungen einander zwar fordern, aber ebenso ausschließen. Die Werke aus verschiedenen Gattungen sind vergleichbar als Formen überhaupt, sofern sie Form sind, aber unvergleichlich als bestimmte Formen. Die Gattungen setzen und fordern einander und jede besteht nur in ihrer gleichzeitigen Trennung von den andern und Ergänzung mit ihnen zu einer Totalität des Menschlichen überhaupt. Jede Gattung ist einerseits Moment des Geistigen, eine Seite, die die anderen neben sich und außer sich setzt und insofern nicht (realiter) in sich hat; andererseits trägt sie jene Totalität doch selbst wieder an sich — sie ist nach oben hin, zu dem Ideal des Geistes gewendet, einseitig, nach unten hin, ihren Exemplaren zugewendet, allseitig. Die Gattungen sind vergleichbar als eigene Totalitäten, als Stufen des Geistes, unvergleichbar als Momente, als Seiten des Geistes.

In der Wirklichkeit des Geistes kommt der Begriff in verschiedenen Formen vor (anschaulich, handelnd, denkend und in weiteren Unterarten), aber der denkende handelnde Mensch als einheitlicher, als Individualität und Universum, ist kein Begriff, der ein System bilden kann, nur eine Richtung, eine Idee; seine Einheit wird erfahren, nicht gedacht und nicht geschaut. Es ist daher auch nicht möglich, einen umfassenden Begriff des Menschen, des Geistigen überhaupt, in der Wissenschaft selber aufzustellen, es kann Wissenschaft immer nur von einer bestimmten Form, einem bestimmten System geben, nur unter der Voraussetzung und Zugrundelegung einer bestimmten geistigen Funktion. Es gibt eine Logik, Ethik, Kallognomik, aber keine strenge Wissenschaft von Kultur. Dies geht hinunter bis in die einzelnen Formen innerhalb jener großen Hauptformen, unter anderm der Kunst. Es läßt sich nicht rein wissenschaftlich untersuchen, wie groß etwa der Beitrag ist, den die Musik überhaupt zur Idee des Geistes liefert, inwiefern die Musik die übrigen geistigen Funktionen zur Gesamtheit des Geistes ergänzt. Die Musik ist als solche der ganze Geist. Die verschiedenen Gebiete können wir vielleicht als die Modi des Geistes bezeichnen. Insofern aber die Einseitigkeit jeder Form berücksichtigt wird und jede Form betrachtet als die andern ergänzend, so wird aus der reinen Wissenschaft übergegangen zur Spekulation. Zwar hatten wir schon im Gebiete des Ethischen eine Überwindung der Einseitigkeit gefunden, insofern als die Totalität des Gegenstandes zugleich eine Beziehung auf alle Momente des Geistes überhaupt, also auch „außerhalb" des Gegenstandes bedeutete (eben dies war seine μέθεξις an der Idee). Im Gegenstand werden aber alle Momente nur als einzelne sich allerdings aufeinander beziehende Elemente gedacht; in der Individualität und in der Universalität des Geistes jedoch als Ganzheiten, als individuell-universale Möglichkeiten, als organische und damit auch irrationale Wesen, Persönlichkeiten. Solange die Gattungen noch nebeneinander gedacht werden als Seiten, in denen sich der Begriff des Geistes auseinanderlegt und die sich wieder zu ihm ergänzen, solange haben wir die Gattungen noch abstrakt gefaßt; und insofern die Werke nur ihre Repräsentanten sind, bleiben sie tote Systeme, gehen nicht über zur wahren Individualität. Die Korrespondenz der Teile eines Systems mit den entsprechenden Elementen außerhalb ist zwar wissenschaftlich einerseits die reine Konstruktion des inneren und äußeren Kosmos, andererseits bloße Korrelation selbständig existierender (wenn auch nur in der Korrelation existierender) Bezugsglieder. In „Wirklichkeit“ (und für das spekulative Denken gilt die Wirklichkeit!) entsteht diese als Korrelation auffaßbare Verbindung nur durch eine Dynamik, in welcher beide Parteien, das Innen und das Außen, wechselseitig auseinander hervorgehen. Die wahre Individulität erzeugt die Totalität nicht nur, sondern findet sie ebenso in sich vor, weil sie die Totalität nicht als Totalität isolierter Elemente in sich begreift, sondern als eine Totalität fruchtbarer Individualitäten selber. So hatten wir im zweiten Kapitel das Dasein der wirklichen Individualität abhängig gemacht von dem Dasein der möglichen in ihr. Die Fähigkeit, alle möglichen Individuen in sich zu erzeugen, beruht einerseits auf der Anschauung anderer Möglichkeiten, des Universums, andererseits auf dem Innehaben aller Individualitäten in der eigenen Individualität. Dieses Innehaben ist nicht durch die reine Erzeugung, nicht durch den Willen hervorzubringen, sondern die fremden Individualitäten müssen angeboren, sie müssen verwandt sein. Die Phantasie ist frei und schöpferisch in dem Sinne, daß sie nicht sklavisch abhängig ist von den Objekten, die ihr in der Wirklichkeit geboten werden (das Universum ist kein Objekt der Anschauung), obschon die Anschauung der Objekte sie leitet und anregt. Eine mindestens ebenso starke Bindung empfängt sie aus der Herkunft dessen, der phantasiert. Je weiter man den Ursprung der Individualität zurückversetzt, je größer der Kreis der Individualitäten ist, der aus ihm sich ableiten läßt, um so weiter wird das Feld, auf dem die Phantasie sich ergehen kann. Aber die Anlage zu diesen fremden Persönlichkeiten in uns, die bloße Verwandtschaft, genügt nicht. Wir müssen sie alle der Reihe nach (oder doch als Universum) in uns erzeugen, ihre Standpunkte durchlaufen, sie gesetzt und in uns aufgehoben haben. So beruht überall die Individualität auf der Anlage, einem irrationalen Keim des Individuellen, andererseits auf einer erzeugenden Tätigkeit. Damit erweist sich auch die rein ethische Betrachtung der Kunstwerke, die sie als Stufen der Produktivität bewertet, als ebenso einseitig und unzulänglich wie die ästhetische Betrachtung, welche die Kunstwerke nur als Grade und Mengen der Intensität ansieht; und so geht auch die ethische Betrachtung von selbst über sich hinaus. Indem der Vergleich der Gattungen hinüberführte zu einem Vergleich der Exemplare, verwandelten sich diese Exemplare unausbleiblich in Individuen (sonst hätten wir die Gattungen direkt vergleichen können, nicht erst durch die Vermittlung der Repräsentanten), die das Moment der Unvergleichlichkeit in sich haben und nun doch wieder in einer höheren Ebene verglichen werden wollen, und so finden wir uns ganz von selber in ein neues Element des Denkens, in das Medium des Spekulativen, versetzt. Die besondere Wesensart und Geltung des spekulativen Denkens wird uns noch im neunten Kapitel beschäftigen; sein charakteristisches Merkmal ist, daß das Sein, welches im dogmatischen Denken naiv angenommen, im skeptischen Denken ebenso naiv geleugnet wird, darin gesetzt wird, eine eigentümlich geartete und begründete Geltung erhält, aber nur im Gegensatz zur hypothetischen Geltung der Wissenschaft, im schwebenden Gleichgewicht zu ihr, in Einheit mit ihr; beide bilden die Momente des Spekulativen. Wir hatten früher gesagt, daß das ethische Werturteil den Wert eines Gegenstandes feststellt nur im Hinblick auf sein System — seinen Gattungsbegriff; das ästhetische dagegen beurteilt das System selber, seinen Wert für das Leben. Das spekulative als die Einheit des ethischen und des ästhetischen Urteils muß zugleich das Verhältnis des Exemplars zur Gattung und das Verhältnis der Gattung zum Leben feststellen. Betrachten wir die Gattungen als sich ergänzend zur Idee des individuellen (nicht nur zusammengesetzten) Geistes, so betrachten wir sie spekulativ, weil wir in der Idee des individuellen und universalen Geistes ein Übergeordnetes aufstellen, aus dem bestimmten System heraustreten, jedes System selber auf ein Ganzes beziehen — auf ein Universum, das seinen Gegenpol in der Individualität des Kunstwerkes besitzt. Das spekulative Denken kann so Operationen vornehmen, die dem wissenschaftlichen als solchem versagt sind, freilich nicht ohne Mitwirkung der Wissenschaft. Demnach kann ein Vergleich der verschiedenen gleichstufigen Formen, in denen der Geist sich ausdrückt, der Modi, vorgenommen werden; der Geschmack wird immer eine oder die andere vorziehen, und es wird auf der höchsten Stufe dieses Vorziehen so wenig ein wissenschaftliches wie ein unwissenschaftliches Vorziehen sein, sondern eben ein spekulatives — es geht hervor aus einer zum Bewußtsein erhobenen Individualität, und das Bewertete wird eingestellt in das ihr zugehörige Universum, es geht hervor aus einer Weltanschauung. Unter rational Gleichwertigem läßt sich nicht rational mehr wählen. Wenn wir die natürlichen Gattungen als Seiten und Stufen der sich entwickelnden Idee setzen, so geht diese Setzung, obgleich sie wieder aufgehoben wird, doch aus einer bestimmten Weltanschauung hervor. Eine Weltanschauung, eine spekulative Weltbetrachtung ist jedoch wie eine Einheit des Ästhetischen und des Ethischen, so zugleich eine Einheit von theoretischem und praktischem Verhalten, wo das Praktische freilich in die Form der Betrachtung übergeführt, ebenso wie das Theoretische zur Praxis, zur Stellungnahme geworden ist, wo also jedes die Momente des anderen selbst an sich hat.

Wir haben das Wort: „Gattung" in zwiefacher Bedeutung gebraucht, einmal für die natürliche Gattung, einmal für die wissenschaftlich-künstlerische. Der Begriff der Gattung war dort entstanden aus der Wahrnehmung von natürlich zusammenhängenden, verwandten Lebewesen, obgleich selbstverständlich erst die wissenschaftliche Verarbeitung diesen Begriff wirklich herausbringen kann. Die andere Bedeutung der Gattung war diejenige einer Gesamtheit von Gegenständen, die nicht durch ihre materiale und natürliche Beschaffenheit zusammengehören, sondern nur durch ihren formalen Charakter, die eine bestimmte vom Geiste geprägte Form an sich tragen. Hierher gehört etwa die Gattung der Kegelschnitte, die Gattung des musikalischen Kunstwerkes. Aber wir können die Dinge und besonders die Wertdinge noch auf andere Weisen einteilen und müssen die durch solche Einteilung entstehenden Gruppen dann in Ermangelung eines anderen passenden Wortes wiederum Gattungen nennen. Die Kunstwerke zum Beispiel können nicht nur eingeteilt werden in musikalische, poetische usw., sondern auch in ernste und heitere, leichte, schwere, erhabene, liebliche, anmutige, reizende, naive, sentimentale u. dgl. Wichtiger aber sind Einteilungen wie antike und moderne, klassische, romantische, gotische und barocke, oder etwa deutsche, japanische und französische. Das Charakteristische an diesen Einteilungen ist zunächst die größere Willkür und Unsicherheit im Vergleich mit den früheren Einteilungen. Zwar sind auch dort die Grenzen nicht immer ganz scharf zu ziehen. Bei manchen Lebewesen fragt es sich, ob sie in die eine oder die andere Gattung gehören, wie wir manchen künstlerischen Hervorbringungen gegenüber im Zweifel sind, ob wir sie dieser oder jener Gruppe zurechnen sollen. In manchen der letzten Unterscheidungen ist die Zugehörigkeit eines

Gegenstandes zu dieser oder jener Gruppe etwas rein Tatsächliches, besonders dort, wo nach der Entstehungsepoche oder dem Entstehungsorte unterschieden wird; hier kann daher unsere Unsicherheit über die Zugehörigkeit eines Dinges nur auf Unwissenheit beruhen. Anders verhält es sich dort, wo die Zuordnung nach stilistischen (oder stimmungshaften) Kriterien erfolgt. Der Stil eines Werkes, obgleich einerseits nur an seiner Form oder als seine Form erscheinend, steht doch in enger und notwendiger Beziehung zu seiner inhaltlichen Bedeutung oder vielmehr zu seinem Gehalt. In dem Stil ihrer Erzeugnisse geben sich das Lebensgefühl und die Weltanschauung eines Zeitalters, eines Volkes, einer Persönlichkeit, einen Ausdruck. Die Gattung als der Inbegriff einer Gesamtheit von Gegenständen, die eine besondere Lebensauffassung offenbaren, steht als solche in einer ganz anderen Beziehung zu dem Persönlichen und dem Praktischen in uns. In der Einleitung war „unsere Gattung“ gleichbedeutend mit unserer Welt, unserer Persönlichkeit gebraucht worden, und unsere Beziehung zu ihr war eine vorwiegend praktische genannt worden, eine, die sich im Tun, im Sein und Wirken äußert, aber auch einen Faktor des Urteils bildet.

Das Praktische im Urteil hatte sich auf unserm damaligen Standpunkt erwiesen als die Bevorzugung einer Gattung von Gegenständen, die höher gewertet werden, als es ihrer objektiven Beschaffenheit zukommt. Der Gattung stellt sich der Mensch gewissermaßen praktisch gegenüber, dem Exemplar theoretisch. Praktisch ist die Entscheidung für eine bestimmte Gattung. Es handelt sich natürlich nicht eigentlich um eine Entscheidung, da die Wahl nirgends freisteht (nur für die unechte Persönlichkeit, die sich in eine außerzentrale Möglichkeit fest und dauernd einnistet), sondern nur die eigene Gattung angenommen, ausgebildet, bewußt gemacht werden kann. Die Beurteilung aller Wertgegenstände wird dann davon abhängen, ob sie in der eigenen Welt vorhanden sind oder nicht, und wenn die eigene Welt in ihrer größten Ausdehnung erst alles umfaßt, welchen Platz sie darin einnehmen. Die Gattung, die bestimmte Art, ästhetisch zu erleben, stellt den Anspruch an die Person, von ihr absolut, inhaltlich bejaht, zu der ihren gemacht, als ihre Welt anerkannt zu werden. Hier gibt es also ein absolutes Ja und ein absolutes Nein; ein Ja, wenn die Gattung die wirkliche, die richtige ist, ein Nein, wo sie eine fremde ist. Dies Ja und dies Nein bleibt trotz des Überganges zur Objektivität in der Weltanschauung, im spekulativen Denken erhalten und verbietet den Übergang von einer zur andern, trotzdem dieser Übergang, dieser Vergleich immer wieder gefordert wird und jene absolute Trennung ergänzt. Die vergleichende Tätigkeit, welche die Aussagen des Geschmackes (ja, nein besser, schlechter) begründet, wird immer in der Schwebe erhalten durch die Gegenbewegung, welche die Vergleichung aufhebt. Die Vergleichung der Wirkungen, welche die Intensitätsgrade messen soll, und die Vergleichung der formalen Einheitlichkeit (in welcher sich der Gehalt der geistigen Welt ausdrückt) wird unterbrochen, unterstützt, aufgehoben und verstärkt von dem direkten Erfassen der Intensität und dem rein geistigen Schauen, welches das mittelbare Vergleichen zuletzt wieder auf eine höhere Stufe der Unmittelbarkeit erhebt.

Die Begründung und Rechtfertigung eines Urteils besteht in dem Nachweis, daß das im Urteil Behauptete sich „wirklich" so verhalte. Nun aber ist diese Wirklichkeit nichts Eindeutiges. Wenn wir nachweisen wollen, etwas, was wir gesagt haben, verhalte sich „wirklich" so, so meinen wir mit diesem „wirklich" zunächst etwas Äußeres, von uns Unabhängiges; die Wirklichkeit ist hier die Wirklichkeit des gegebenen Seins, der absoluten Substanz, des Lebens. Diese Wirklichkeit hatte sich uns verkehrt in das ganz Unwirkliche, weil aller Objektivität Entbehrende der psychologischen Wirkung. Als solches löst sich die Wirklichkeit auf, und es bleibt nur ihre Zerstörung. Soll die Wirklichkeit des Urteilsinhaltes gesichert sein, so muß sie eine andere Wirklichkeit werden, die nichts mehr mit der Wirklichkeit des durch die Empfindung Gegebenen zu tun hat. Das Urteil als Herstellung der Allbezogenheit ist die Einstellung der Dinge in das All, die Verknüpfung mit allen Dingen. Das Urteil soll die Bezogenheit also nicht nur feststellen, sondern eigentlich erst herstellen, vollziehen. Die Bezogenheit wird erst durch das Urteil geschaffen. Könnte dann aber nicht jedes Werturteil die absolute Bezogenheit herstellen? Was ist es im Objekt, das das Urteil zwingt, bei einem bestimmten Grade stehen zu bleiben? dem Objekte nur eine geringe Übereinstimmung mit dem Maßstabe (der die Totalität ist) zuzuerteilen? Läßt sich wirklich der sittliche Wert einer Handlung aus dem Willen ableiten, den größeren Wert zu retten, — wie wir es in unserem Beispiel von der Rettung des Kunstwerkes oder des Galleriedieners vorausgesetzt hatten — und wie läßt sich dieser Wert feststellen ohne jenen Willen und ohne die Handlung, in der er wirkt? Denken wir uns zwei junge Männer, die sich als Kriegsfreiwillige gemeldet haben. Der eine habe die geistige, seelische und körperliche Beschaffenheit eines Chopin, er sei ein Musiker von unvergleichlicher Eigenart und außerordentlicher Genialität. Dabei sei er physisch und psychisch ungeheuer empfindlich, gegen die Ermüdungen und Erregungen des Krieges sehr wenig widerstandsfähig. Der andere sei ein roher Metzgergesell, von unerschütterlicher körperlicher und seelischer Konstitution, mit riesigen Leibeskräften ausgestattet und so gleichgültig gegen das Leben, daß er auch einen großen physischen Mut einzusetzen hat. Jener würde, wenn er in der Heimat bliebe, unendlich Wertvolles schaffen, durch sein Leben und seine Leistungen die Menschheit um herrliche Güter bereichern; im Kriege jedoch werden seine Leistungen nur sehr gering sein, er wird im Felde wenig ausrichten können; er weiß das alles, und seine Meldung ist eine heroische Selbstüberwindung. Dieser dagegen kann im Kriege vorzügliche Dienste leisten; im Frieden dagegen würde sein Dasein wenig erfreulich und wertschaffend sein. Er geht auch nur deshalb ins Feld, weil er dort seinen Hang zur Grausamkeit, zum Blutvergießen besser befriedigen kann. Der erste also gibt ein sehr Wertvolles für ein weniger Wertvolles — denn seine Leistungen im Kriege sind nur gleich Null anzusetzen —, der zweite tauscht ein Wertloses oder selbst Wertwidriges, Wertvernichtendes ein für ein Wertvolles — werden wir nicht trotzdem jenen für den sittlicheren ansehen? Viele werden sagen, daß auch der geringste Dienst, der dem Vaterlande im Kriege geleistet werde, jeden, auch den höchsten Friedensdienst übertreffe. Demnach hätte das Vaterland und seine Erhaltung einen so unendlich hohen Wert daß nicht nur es selber, sondern auch jedes für es Getane den Wert alles anderen, was der Mensch sonst leisten könne, überwöge. Nun aber ist doch das Vaterland nicht das Stück Land, dem der Kämpfende angehört, ohne Beziehung auf diesen Kämpfenden selber. Denn dies Stück Land ist Vaterland für den einen, Feindesland für den anderen, es hat für den einen den größten Wert, für den anderen einen sehr viel geringeren, nur den Wert eines nützlichen Bodens oder vielleicht freilich den einer schönen Landschaft, der ja aber auch für den anderen bestände. Vaterland ist doch etwas, was sich nur in der Gesinnung der für es Kämpfenden konstituiert; sein hoher Wert ist nicht etwas, das vor dem Kampf der ihm Angehörigen besteht und in diesem Kampfe nur verteidigt wird, sondern etwas, das diesen Dienst in seine Struktur notwendig einbegreift. Nur dadurch, daß dem Vaterland derartige Opfer dargebracht werden, dadurch wird es etwas so Hohes, dieses Vaterland kennt der rohe Fleischerknecht jedoch gar nicht. Natürlich ist es trotzdem ein Gegenstand berechtigter Meinungsverschiedenheit, ob das Vaterland solche Opfer verdiene, ob es nicht höhere Werte gäbe, Werte der Kunst, der Religion, der Wissenschaft, die den Wert des Vaterlandes überträfen und welche für es hinzuopfern entweder Frevel oder Torheit sei. Wenn nun aber der Wert des Vaterlandes die Größe der Opfer, die für es gebracht werden, zu seinem Bestandteil hat, kann es dann überhaupt falsch sein, irgendeinen Wert für es hinzugeben, da dieser Wert nicht verloren geht, nur als Qualität, in seiner ursprünglichen Form, nicht als Wertquantum, sondern dem Werte des Vaterlandes zugelegt wird, das sich gleichsam mästet aus den Hekatomben, die ihm dargebracht werden? Und diese Erwägung tritt nicht nur dem Vaterlande gegenüber ein, sondern — und das ist das Gefährliche dieser Betrachtung — allem gegenüber, das von Menschen geliebt und geschätzt wird. Wenn — so könnte man fragen — der wirkliche Wert irgendeines Objektes sich erhöht durch das, was wir für es hingeben, wenn der Wert abhängig ist von der Liebe, die wir zu ihm tragen, ist es dann nicht ganz gleichgültig, wie beschaffen dieses Geliebte selber sei, vorausgesetzt, daß es uns über alles andere geht? Haben wir dann nicht auch das Recht, unser ganzes Leben hinzugeben für irgendeine Liebhaberei, etwaige sittliche Arbeit, künstlerische Tätigkeit einem Sport zu opfern, auf den Dienst für den Staat zu verzichten, um unsere Zeit einer Dirne zu widmen? Wenn denn jeder Wert als solcher ganz imaginär ist und nur abhängt von unserer Gesinung, nur in ihr besteht? Wenn wir wirklich davon überzeugt wären, auf diese Weise sittlich zu handeln, so täten wir es auch. Aber es ist die Frage, ob wir uns wirklich mit ganz derselben Gesinnung auf einen willkürlich und individuell gesetzten Wert konzentrieren können wie auf den Wert des Vaterlandes, den Wert der Wissenschaft oder Kunst. Die sentimentale und romantische Betrachtung ist sogleich mit einem Ja bei der Hand, ihr gilt die rührende Anhänglichkeit des Chevalier des Grieux an Manon Lescaut, die innige Treue eines Einsamen für seinen Hund, sein Pferd, ganz gleich mit der Hingabe des Heiligen an seinen Gott. Gott ist ja auch in dem Mädchen, in dem Hunde, in jedem Stückchen Leben und Dasein. Der sittliche Gott ist aber nicht der verschlossene Gott, der sich in einem Wesen zu einem Fünkchen vereinzelt und von der Welt abgesondert hat, sondern er ist der Gott, der sich ausgießt über die Welt, der aus jedem einzelnen Punkte heraustritt und zu allen anderen in Beziehung tritt, sie in seine Liebe aufnimmt. Die sittliche Gesinnung ist nicht auf den isolierten Wert gerichtet, sondern sie strebt im Wert nach der Allheit; nur was wir werten können, indem wir auf die Totalität gerichtet sind, das behauptet sich als wertvoll. Das

Vaterland ist eine solche Totalität — ob die umfassendste, das geht uns hier nichts an —, es wird nicht nur durch unsere subjektive Phantasie mit der Welt außer ihm, mit dem Kosmos vermittelt, sondern es ruht in ihm und wendet sich selbsttätig gegen jene, deshalb ist das Vaterland ein würdiger Gegenstand unserer Liebe. Das Vaterland wird nicht vorgefunden als ein sich und ohne uns, seine Bürger, Wertvolles. Es konstituiert sich in unserer Gesinnung, aber dies kann es nur, insofern unsere Gesinnung „es" meint, „es selbst", das Vaterland nämlich, auf „es selbst" gerichtet ist. Unsere Gesinnung allein ist ohnmächtig, einen Wert zu schaffen, einen Wert, der gerechtfertigt ist — ein Fetisch ist nie ein Wert —, wenn sie nicht auf das an sich selbst Wertvolle gerichtet, bezogen ist. Dieses Wertvolle aber hat seine Existenz nur in dieser Gesinnung und durch sie.

Das sittliche Handeln ist zwar einerseits als konkretes Handeln auf den Wert gerichtet, andererseits aber ist es autonom. Es ist bezogen auf die Welt (als Fülle, als Leben), auf das „andere", und es ist reflexiv, auf sich selbst gerichtet. Es will den Wert erzeugen, aber es will den Wert als sich, den Wert in der Form des Ich, und es will das Ich als den Wert erzeugen, es kann sich aber nur als Wert erzeugen, indem es zugleich den Wert als sich erzeugt, den Inhalt, das Konkrete. Das sittliche Handeln, sofern es das Handeln in und aus der sittlichen Gesinnung ist, ist das in sich, in das Ich zurückkehrende Handeln, das nur die Identität des Ich erhalten will, eine Identität jedoch, die nur Einheit in der Mannigfaltigkeit ist, wo also das Ich die Welt in sich gesetzt und sich in die Welt gesetzt hat, und so nicht nur das Formal-Identische bleibt, sondern auch zum inhaltlich Bestimmten, Individuellen wird. Das Ich, dessen Identität als das zuhöchst Wertvolle erzeugt und als solches aufrechterhalten wird, ist kein leeres Ich, sondern die Totalität aller Beziehungen — die Dinge bleiben als Beziehungen —; indem das Ich sich setzt, setzt es zugleich diese Beziehungen, mithin alle Werte in der Form der Form. Es setzt damit die richtigen Werte — als absolutes Ich die absolut richtigen Werte. (Sofern aber das absolute, das reine Beziehungs-Ich auf jedem empirischen Niveau in einem gewissen Ausbildungsgrade vorhanden ist, setzt es die richtigen Werte für seine Stufe, für sein Niveau.)

Es ist oft gesagt worden, daß die Werte auch miteinander in Kampf geraten könnten, daß es Wertkonflikte gäbe. Sittliche Konflikte können nur anerkannt werden, wo materiale Werte anerkannt werden. Nur wenn sittliche

Werte unabhängig von allem Handeln und vor allem Handeln da sind, können sie das Handeln in Kollisionen bringen. Wenn aber und sofern das Handeln die Werte erst erzeugt, kann von sittlichen Konflikten nicht die Rede sein. Wenn Werte gegeben sind, so kann ein positiver Wert zu einem negativen werden dadurch, daß ein höherer positiver Wert ihn besiegt, seine Verwirklichung verbietet. Wenn aber der Wert einer Sache erst dadurch entsteht und darin besteht, daß sie erzeugt werden soll, so ist eben ein Wert, der nicht erzeugt werden soll, auch niemals ein positiver Wert. Dann soll eben das Eine gar nicht erzeugt werden, sofern das Andere erzeugt werden soll. Wer also den Wert des Vaterlandes nicht nur in dem Vorgefundenen (Affektiven) sieht, sondern in dem, was der Mensch im Vaterlande, als Vaterland erzeugt, der macht einerseits den Wert des Vaterlandes abhängig von dieser Erzeugung, von der Liebe, Hingabe an das Vaterland, davon, daß er der Mensch das Vaterland (handelnd) setzt. In diesem Vaterlande kann er aber, indem er sich dafür einsetzt, nur das Höchste setzen. Nur wenn das, wofür das Ich eingesetzt wird, eine ebenso große umfassende Totalität ist, dann kann das Ich wahrhaft dafür eingesetzt, das ist: dagegen vertauscht werden.

Die sittliche, das ist die wertvolle, Handlung muß bezogen sein auf die Totalität des Sittlichen, diese Totalität ist jedoch niemals erreicht, sie ist immer offen, niemals abgeschlossen. Wie das zu verstehen ist, möge das folgende Beispiel zeigen. Machen wir einmal die folgende Fiktion: ein Kind sei ins Wasser gefallen. Am Ufer des Gewässers gehe ein bedeutender Mathematiker vorüber und sähe das Unglück. Da er auf dem Standpunkte steht, daß die sittliche Handlung diejenige sei, die den höchsten Wert rette, so rechne er sich in der Geschwindigkeit aus, wie groß die Wahrscheinlichkeit sei, daß er bei einem Sprung ins Wasser das Kind allein oder sich allein oder alle beide rette oder daß beide untergingen. Ferner schätze er ab (nach Wahrscheinlichkeitsgesetzen oder aus persönlicher Kenntnis, die ihm vielleicht das Kind als ein nicht sehr hochstehendes gezeigt hat), wie groß der Wert des Kindes im Verhältnis zu dem seinen angesetzt werden müsse, wie lang ihrer beider vermutliche Lebensdauer, die sie im Dienste der Menschheit verwenden können, noch sei, usw. Dies alles tue er nicht etwa als eine bloße Ausrede, um vor sich selber seine Feigheit oder Bequemlichkeit zu bemänteln, sondern völlig ernsthaft und ehrlich, durchaus von der Absicht erfüllt, das Pflichtgemäße um seiner selbst willen zu tun. Wir setzen ferner voraus, daß der ganze Gedankengang so blitzhaft schnell ablaufe, daß noch alles Nötige zur Rettung des Kindes getan werden kann, wenn die Entscheidung zu ihren Gunsten ausfällt. Dieser Mensch handelt anscheinend völlig normgemäß; aber werden wir Freude an seinem Verhalten haben? Fehlt uns nicht der Duft und der Schimmer, den auch die sittliche Handlung immer haben muß, wenn sie als ein Wertvolles uns lieb werden soll? Werden wir nicht einen andern vorziehen, etwa einen genialen Künstler, der unbekümmert, ohne auch nur einen Augenblick darüber nachzudenken, welchen Verlust die Menschheit oder das Reich der objektiven, der sachlichen Werte durch seinen Tod erleiden könne, in das Wasser springt, um dem kümmerlichen kleinen Geschöpfe Hilfe zu bringen? Ist das nur eine romantische Grille oder steckt wirklich ein verborgener Fehler in dem Verhalten des Gelehrten, das uns pedantisch und hochmütig dünkt? Der Mathematiker macht die Fiktion, daß er alle Werte bereits kenne und berechnen könne. Nun ist einerseits der Wert nicht unabhängig von seinem Verhalten, dem Zukünftigen also; er kann daher gar nicht mit den vorhandenen als bereits feststehenden Größen rechnen (sein eigener Wert, den er mit einsetzt in die Rechnung, hängt ja auch wieder ab von seinem Verhalten in diesem Fall); andererseits kennt er auch das, was sonst vorhanden ist, niemals vollständig, es ist ein Unendliches — die Situation ist unendlich kompliziert, die Folgen unübersehbar, in ihren Möglichkeiten unendlich. Der Maßstab für das Wertvolle ist immer nur die Allheit, die erst in der Zukunft existiert und für den Augenblick nur eine Richtung geben kann. Die Allheit ist immer erst zu einem Teile entwickelt und übersehbar, zu einem Teile, der als eine Endlichkeit der Unendlichkeit des noch Unentwickelten keinen Abbruch tut. (Die Allwissenheit wäre Aufhebung der Zukunft, sie ziemt nur dem Instinkt, der gerade nicht rechnet, weil er kein Auseinander, nicht Raum und Zeit, nicht Ursache und Wirkung kennt.) Die unendliche Vielfältigkeit und Verknüpfheit aller Erscheinungen verbietet es, uns nur auf das klar Erfaßte und Erkannte zu verlassen und darauf unser Verhalten und Bewerten allein zu begründen, so sehr wir es auch immer darauf mitbegründen müssen. In der Wissenschaft leitet uns nicht der Verstand allein, sondern auch die Intuition, eine Form des Instinktes, der vermittelte Instinkt, in den das Ethische zuletzt wieder übergeht. Der rein rationale Mensch, der den unendlichen Reichtum der Lebenserscheinungen und Verhältnisse nicht empfindet, sondern der alles durch Regeln, Prinzipien, Normen leiten will, kann niemals das Ausschlaggebende der „Situation“ für das Handeln begreifen. Der moralische Mensch (die einseitige und nicht durch ihren Gegensatz hindurchgegangene, mit sich vermittelte Form des ethischen Menschen) ist meistens nicht nur geschmacklos, sondern auch taktlos. Der kategorische Imperativ nimmt jedoch die Situation, das Individuelle der Persönlichkeiten und Verhältnisse unter seine Voraussetzungen auf; eben deshalb kann er gar nichts anderes sein als eine sogenannte „leere“ Form, deren Erfüllung dem in der Situation stehenden Individuum immer überlassen bleiben muß und darum niemals durch materiale ethische Vorschriften in ihrer Wirkung gestört werden darf. Die volle Erfüllung kann die Persönlichkeit niemals durch eine noch so weitgehende Aufrechnung der ins Spiel tretenden Faktoren finden, eben deshalb, weil ihm niemals alle gegenwärtig sind — es gibt ihrer ja unendlich viele —; daher wird eine noch so strenge Sichtung aller materialen Faktoren ihm nie die vollkommen angemessene Bewegung vorschreiben können, sondern immer nur eine mehr oder weniger richtige, gerechte, objektive. Die Entscheidung, das wahre Gleichgewicht in dieser Lage, die persönlich gute und „heilige“ Haltung kann der Mensch nur gewinnen, wenn er sich immer wieder in jene Ganzheit und Tiefe zurückzieht, aus welcher im letzten Grunde auch alle Heteronomie hervorgegangen ist und auf das sie hinzielt, die Idee. Damit ist nicht gesagt, daß jene Heteronomien entbehrlich sind, daß alles dem individuellen Gefühl überlassen bleiben darf. Jene Heteronomien und Normen sind das vielfach von der Welt gebrochene Bild, unter dem der Mensch sich den Inhalt seiner Autonomie allein vorstellig machen kann, sie sind die Linien, von denen die Gestalt seiner Seele asymptotisch berührt werden muß, damit sie sich selbst gewinne. Für das Zurechtfinden im Gebiete des Handelns genügt die Einsicht in das Gute und Böse (die wissende Tugend oder die Tugend des Wissens) deshalb nicht, weil es sie nicht gibt, nur als unendliche Aufgabe, und diese wird repräsentiert und damit das Wissen ergänzt durch den feinen Instinkt für das Edle und Unendle, den Takt, das Gewissen. Und so genügt für die Beurteilung und Erzeugung des Schönen nicht die Schulung des Kenners, nicht die denkende Arbeit des Ästhetikers, sondern der Instinkt des Schönen muß hinzukommen, der Geschmack. (Freilich umfaßt der Geschmack in seiner höheren und weiteren Form auch jenes Wissen, jenen kallognomischen Blick und Verstand ebenso mit, wie er ihn sich und sich ihm immer wieder gegenüberstellt, und andererseits ist er als Organ für das Wertvolle überhaupt, nicht nur für das Wertvolle der Anschaulichkeit, das Schöne, auch Intuition, auch Takt, auch Gewissen. Der Geschmack ist für den einseitig ästhetisch gerichteten, subjektivistischen und vitalen Menschen gerade die Stimme des Allgemeinen und des Absoluten, des Maßes, die Forderung der Welt an ihn. Der Geschmack ist das Gewissen des Ästheten, wie das Gewissen der Geschmack des moralischen Menschen, wenn wir beide voneinander trennen und nicht im Geschmack als dem Werterfassen überhaupt zusammenfassen wollen.) Um der gestaltenden und urteilenden Tätigkeit unseres Geistes diese Richtung auf die Allheit zu erhalten und ihn nicht zu beschränken auf die bloß diskursive Ausspinnung der bereits gewonnenen Motive, müssen wir immer wieder hinabtauchen, zurückgehen in die Ununterschiedenheit des Lebens, müssen wir die Demut besitzen, auf unsern Maßstab, auf die erworbenen Einsichten immer wieder zu verzichten. Sonst wird alles Messen schließlich zu einem „Vermessen", zu der Vermessenheit, dem Hochmut, alles wissen und entscheiden zu dürfen, unfehlbar zu sein in unserm Urteil. Den Maßstab, mit dem wir die Dinge messen, tragen wir zwar in uns und erzeugen ihn, uns erzeugend; gleichzeitig aber wird er uns auch gegeben und ist uns auf geheimnisvolle Weise eingepflanzt. Wir geben der Welt unser Maß und sie gibt uns das ihre — oder wir geben der Welt ihr Maß und sie gibt uns das unsere.

Es gehört zum Geschmack: auch die Grenze, das Maß des Messens zu kennen. Es gibt eine Höhe, wo wir über das Messen auch wieder hinaus sind, wo das Vergleichen und Einteilen in Höher und Niedriger uns auch wieder ärmlich und dürftig erscheint, abstrakt gegen die Fülle der Wirklichkeit, da gemessen werden kann immer nur unter gewissen Gesichtspunkten, die niemals alle Gesichtspunkte und zudem den Irrtümern und Mißgriffen unserer menschlichen Unzulänglichkeit ausgesetzt sind. Wir wissen nicht, ob unsere Maße die göttlichen Maße sind, und dieser Gedanke eines Durchbrechens aller menschlichen Maßstäbe liegt z. B. auch im Begriffe der Gnade, der freilich weiter und umfassender ist. Die göttliche Gnade kümmert sich nicht um die Unterschiede der Menschen, um die gesellschaftliche Stellung, die Schönheit, die geistige Höhe und Ausbildung dessen, dem sie zuteil wird. Auf unbegreifliche Weise erhebt sie den auf menschliche Weise Niedrigsten und geht an dem Reichsten, Mächtigsten, Begabtesten vorüber. So entfallen auch dem Blicke des Weisen die Unterschiede wieder, sie werden ihm nichtig, aber nur ihm. Man hat nicht die Möglichkeit, diesen höchsten Standpunkt auf einer niederen Stufe vorwegzunehmen. Aus der Pflicht des großen Menschen, sich nicht über den kleinsten zu erheben, darf nicht das Recht des kleinsten abgeleitet werden, sich neben den größten zu stellen. Die vermittelnden Stufen des Vergleichens dürfen nicht übergangen werden, das Vergleichenkönnen muß neben dem Nichtvergleichen immer bestehen bleiben. Die Nivellierung, welche die Weisheit vornimmt, die auch die größte menschliche Höhe noch als etwas Kleines betrachtet und sie mit Demut trägt als etwas, das sie sich nicht zurechnen darf, das sie über andere nicht erhebt, ist eine ganz andere Nivellierung als die der Gemeinheit, die gar keine Erhebung über das platteste Niveau anerkennt und zu nichts über sich emporblicken will. Hier gilt mehr als irgendwo anders der Satz: si duo faciunt idem, non est idem. Die Gefahr dieser Verwechslung ist hier jedoch so groß, daß man an dieser Stelle fast wünschen könnte, jene höhere Lehre bliebe esoterisch, nur für die Eingeweihten.

So werden die Wertunterschiede immer wieder aufgehoben, nachdem sie gesetzt worden sind und gesetzt und erhalten bleiben müssen. Es hat sich überhaupt im Verlaufe dieses Kapitels ergeben, daß jede der beiden Positionen, von denen das Werturteil ausgeht, sich selbst aufhebt und in ihr Gegenteil übergeht. Das Mittel dieses Überganges ist kein anderes als die Begründung selbst. Indem eine Wertung auf ihren Grund zurückgeführt wird, wird sie zugleich in ihrer Nichtigkeit aufgewiesen. Im Geiste geht das Leben zugrunde — es wird in ihm aufgelöst, und es kommt in ihm zu sich, in seine Tiefe, in seinen Grund. Der Wert geht im Urteil ebenso zugrunde wie das Leben im Werte sich aufhob; aber wie erst im Werte das Leben zu seiner Rechtfertigung gelangte, so rechtfertigt sich auch der Wert im Urteil. Das Urteil wird zur Voraussetzung für Leben und Wert ebenso wie es ihr letztes und höchstes Ergebnis ist. Von wo aus wir unsern Anfang im Denken nehmen, immer wird sich der Anfang am Ende selber aufgehoben haben. Setzen wir den Wert in die Substanz, in die Materie, so werden wir gezwungen, ihn schließlich nur noch als Form, als Beziehung anzuerkennen. Der Wert geht über vom Gegebenen auf die Wirkung, von der Funktion auf den Gegenstand, vom Objekt auf das Subjekt, vom Subjekt auf das Objekt. Die Intensität des Lebens erweist sich als Extensität und die Extensität als Intensität, das Vorgefundene wird Fiktion und das Erzeugte zum Geltenden. Jede Begründung ist an sich unfähig, das zu leisten, was sie unternimmt, dessen sie sich unterfängt. Die erklärende Begründung will den Wert aus dem Gegebenen herleiten, aber sie kann dies nicht, weil ihr das Gegebene sich auflöst, weil ihr die Objektivität unterwegs aus der Hand gleitet. Die rechtfertigende Begründung will den Wert, den Geschmack rechtfertigen durch die Beziehung auf ein zu erzeugendes Objekt. Dies ist aber wieder nur die Beziehung auf den Geschmack, als den Geist, er ist schließlich das „Objekt“. Es entsteht ein in sich geschlossener Zirkel, ein Kreis, der frei schwebt. In diesem Kreise ist zwar das Faktum der Wissenschaft, des Kunstwerkes abgeleitet; aber was jetzt mangelt, das ist der Wert im ursprünglichen Sinne. Das Urteil freilich geht nicht aus diesem Zirkel heraus, wohl aber die Beurteilung, die Bewertung. Diese war zwar einerseits Faktor des Urteils und der Wert war eingefangen und begründet im Faktum der Wissenschaft, des Kunstwerkes, als das in ihnen enthaltene „Ganze“, als Totalität. Aber diese Totalität verlangt im Leben und für das Leben wiederum eine Beziehung auf die äußere Lebenstotalität, von der Wissenschaft, Kunst und Sittlichkeit selbst wieder umfangen, in die sie eingebettet sind. Selbst wenn das Faktum der Wissenschaft oder des Kunstwerkes vorliegt, so können wir immer noch fragen: welchen Wert besitzt es, was fangen wir damit an? Die Sentimentalität, die das Leben auf der Ebene des Primitiven erhalten will, negiert diesen Wert oft vollständig; ihr sind Wissenschaft und Kunst, ihr ist die Kultur der Irrtum, die Sünde an sich, Spiel, Luxus, Verderbnis. Die Entscheidung über den Wert der Wissenschaft wie der Kultur liegt nicht mehr bei der Wissenschaft, aber auch nicht beim Leben so ohne weiteres, sie liegt in dem, was wir das spekulative Denken genannt haben, ein Denken, das auch wiederum seine ungedanklichen Seitenstücke hat. Wir hatten im siebenten Kapitel einen Unterschied gemacht zwischen dem Urteil, das dem Beurteilten eine Stelle anweist im System des zu Beurteilenden (ihm also einen Wert erteilt in bezug auf das Wertsystem, zu dem er gehört) und zwischen dem andern Urteil, das dieses System und den Gegenstand in ihm selbst wieder beurteilt, der Beurteilung. Jenes erzeugt den Wert gewissermaßen selbst als Faktum, dieses setzt ihn als Wert. Das Werturteil ist ein Urteil immer über bereits Geformtes, über etwas, das schon einen Wert hat in seinem System, Wert als Wissenschaft oder Wert der Wissenschaft bzw. Kunst, Sittlichkeit. — Aber da Wert eine Beziehung auf das Leben fordert, so wird er erst eigentlich erzeugt durch die Beurteilung, erst hierdurch wird das ganze System wiederum als Wert gesetzt. Erst wird der Wert erzeugt im Urteil, im Werk, in der Handlung, dann wird dies Erzeugte in der Beurteilung wiederum als Vorgefundenes behandelt. (Hieraus erklärt sich die Doppelheit des „Vaterlandes“, einerseits in der Handlung zu entstehen, andererseits in ihr auch wiederum als ein Vorgefundenes behandelt zu werden.) Andererseits wird der materiale Wert vorgefunden im Erleben: in der Beurteilung wird dieses Materiale auf das System bezogen, mit ihm vermittelt (als sein Innen und sein Außen), es wird dadurch als Wert erst erzeugt. So wird zuletzt das Gerechtfertigte (die Form) zum Gegebenen, das Leben zum Gesetzten; das erklärende und das rechtfertigende Werturteil verschlingen sich noch wieder ineinander.

Wie das rechtfertigende Urteil immer nur ein Urteil über ein Gut, ein Kunstwerk sein darf, aber niemals im Kunstwerk selbst vorkommen darf — es sei denn in der Funktion des erklärenden Urteils —, so kann umgekehrt das erklärende Urteil zunächst niemals von außen das Kunstwerk beurteilen, aber innen im Kunstwerk muß alles „erklärendes Urteil" sein, das heißt Ausdruck, Entäußerung des Lebens; allerdings ist dies noch nicht erklärendes Geschmacksurteil. Ein vortreffliches Beispiel für die Verwechslung und die falsche Verwendung des rechtfertigenden Urteils finden wir in Tiecks „Ritter Blaubart": die Rede, in welcher Peter Berner die Sünde der Agnes, die Neugier, zum Quell aller Laster und zum todeswürdigen Verbrechen stempelt, soll nach der Meinung des Dichters den Ritter in seinem Tun — bis zu einem gewissen Grade — rechtfertigen und damit das Schauspiel, das eine so grausige Handlung, einen so blutdürstigen Charakter zum Vorwurf genommen hat. Aber da der Dichter hier nur ein Plädoyer für sich selbst hat verfassen wollen, so bleibt seine Rede auch ein frostiges und schales Stück Rhetorik, mit dem der Redner sozusagen keinen Hund hinter dem Ofen hervorlocken kann. Hätte der Dichter darauf verzichtet, den Verbrecher den Anwalt spielen zu lassen, um sein Stück zu verteidigen, hätte er ihn statt sophistischer Scheinrechtfertigungen den furchtbaren Gemütszustand aussprechen lassen, aus dem sein Tun hervorgeht, so wäre das eine unendlich viel feinere und eindringlichere Rechtfertigung des Dramas geworden, die Dichtung hätte dadurch unvergleichlich an Wert gewonnen, ja wäre erst dadurch zur Dichtung geworden. Dann wäre diese psychologische Wahrheit für den Beurteiler auch nachher eine Rechtfertigung des Dramas gewesen, ein Faktor, der seinen Wert mitbegründet hätte. Gewöhnlich trifft man jedoch den entgegengesetzten Fehler des soeben gerügten an: das erklärende Urteil (über ein Kunstwerk) soll die Funktion des rechtfertigenden ausüben. Aber das erklärende Urteil, das heißt hier die Feststellung, daß und wie das Tiecksche Drama aus dem subjektiven Erleben des Dichters hervorgegangen, herausgewachsen sei, kann niemals den konstruktiven, den kallognomischen und damit den vollständigen Wert des Dramas begründen. Dadurch, daß ein Kunstwerk erklärt, seine Entstehung als ein subjektiver Vorgang begreiflich gemacht ist, ist es nicht gerechtfertigt, und dadurch, daß ein Kunstwerk gerechtfertigt ist, ist es nicht erklärt. Der Kunstwert sehr vieler Werke steht für uns fest, ohne daß wir irgend etwas über die Bedingungen ihres Zustandekommens wissen. Nur das Gefühl vermittelt das innere Leben, das die Voraussetzung jener ist, mit dem andern Leben, das als seine Wirkung in uns sich entzündet. Das Leben, das als Wirkung auftritt, wird in das Werk hineinprojiziert als seine Ursache, und die Erfüllung unserer Forderung an das Kunstwerk, daß es „wirken" solle, unsern Geist befriedigen, die Funktion des Wertes ausüben, begründet sein Dasein als Kunstwerk. Das rechtfertigende Urteil „im Kunstwerk" — das heißt dasjenige in ihm, was dem von uns geforderten erklärenden Urteil im Kunstwerk, dem verlangten Ausbruch Peter Berners entspricht — ist zunächst nur das anschauliche Seitenstück des Urteils: die Gestalt. Als solche ist es erkenntnismäßig, für die Beurteilung und Betrachtung, nur implizite, in ihm enthalten. Die Beurteilung überträgt es in die Form des Gedankens, indem sie es durch seinen Gegensatz hindurchführt, es als Ausdruck, freilich auch als Symbol erfaßt und macht es so zu ihrem eigenen Faktor. Gleichzeitig macht die Beurteilung (oder das Geschmacksurteil) das „Erklärende", das als Leben, Intensität, Fülle im Kunstwerk steckt und sich freilich in der Poesie auch in Worten ausspricht — aber niemals in Worten, welche die Bedeutung eines wissenschaftlichen Urteils haben, sondern nur Ausdruck sind —, erst zu einem solchen „Erklärenden", indem sie seinen Zusammenhang mit der Herkunft, dem Ursprung solcher Fülle in der Seele des Künstlers aufweist, indem sie es als Wirkung einer Ursache bezeichnet. Nicht minder jedoch als Ursache einer Wirkung, der Wirkung nämlich, die es in der Seele des Zuschauers und Zuhörers hervorbringt. So verknüpft das Geschmacksurteil als erklärendes das Wertobjekt — in erster Linie das Kunstwerk — mit der Kette der lebendigen Wesen, es läßt das Wertobjekt erscheinen als eine Welle im Strome eines einzigen kontinuierlichen Fließens, in dem der Werterlebende eine andere Welle bildet und wo der Wert nur wie das Wasser ist, das von einem zum andern hingetragen wird. Erklärung und Rechtfertigung sind so, ihrer Substanz nach, Faktoren des Wertobjekts, als Urteile jedoch die Setzung dieser Faktoren, die für jede Seite nur möglich ist, dadurch daß sie auf die andere hinübergreift und sich ihrer als einer Vermittelung bedient. Im Geschmacksurteil wird so einerseits das „Erklärende" (das was metaphysisch „ist") nicht einfach aufgenommen und ausgesagt, wie es im Kunstwerk selbst ist und geschieht, sondern es wird transponiert in ein Geltendes, in ein Wertvolles, es begründet den Wert des Objekts. Das Leben wird erst in der Beurteilung zu einem Wert, im Urteile, welches das Leben als die Grundlage des Wertes, zu seiner Grundlage „erklärt", das heißt das Leben auf sich, auf das Urteil bezieht, sich selbst nur als Wirkung des Lebens auffaßt und daher sich zuletzt dazu verkehrt, das Leben nur als seine eigene Grundlage zu werten. Das erklärende Geschmacksurteil wertet, indem es das Objekt nur als lebendiges wertet, dieses in bezug auf das Leben, es weist ihm seine Stelle im Leben an oder vielmehr: es weist ihm im Zusammenhange des Lebens (irgend)eine Stelle an, indem es wieder das Leben von sich aus wertet. Dies alles geschieht nur dadurch, daß es das Erklärende in Zusammenhang bringt mit dem Rechtfertigenden, der Form. Diese Form wird durch es erklärt, sie findet ihre Erklärung als Vermittlung jenes Lebens mit unserm Leben, aus dieser Form kehrt das Leben, das als Wirkung erscheint und diese Wirkung im Urteil äußert, wieder in sich zurück; aber als solche Vermittelung wird die Form zum Rechtsgrund für die Geltung des Lebens.

Weil solchermaßen die Begründung jedes, was sie begründet, in ihren Gegensatz überführt, so erreicht sie selber auch das Gegenteil dessen, was sie bezweckt; sie löst den Wert auf, den sie begründen soll (den Wert nämlich als Synthese von Leben und Gestalt) und läßt uns zuletzt im Leeren zurück. Dies geschieht aber nur, weil jede Begründung einseitig ist; als solche hat sie eine Bedeutung und einen Sinn nur im schwebenden Gleichgewicht mit ihrem Gegensatz. Auch die Begründung ist noch in jedem ihrer Schritte angewiesen auf die Ergänzung und Unterstützung durch einen entgegengesetzten Schritt. Sie erhält ihren Gegenstand, den Wert, nur dann an seiner Stelle, wenn sie selber ihre Stelle behält, die religiöse Einheit zweier entgegengesetzter Bewegungen bildet. Sie erhält den Wert nur dadurch in Ruhe, daß sie sich immer eine Kraft entgegensetzt, die ihn von der anderen Seite gleich stark angreift. Sobald diese sollizitierende Kraft zu wirken aufhört, gleitet der Gegenstand in den Abgrund. Die wahre Begründung, die den Wert erhält, indem sie ihn auflöst, ist die spekulative Begründung. Die spekulative Begründung ist jedoch an sich selbst auch ebenso das Gegenteil der Begründung, die Begründung, die ihren Gegensatz aus sich erzeugt dadurch, daß sie ihn in sich aufnimmt — die Unmittelbarkeit des Gefühls, des Glaubens, des „belief". Sie ist die vermittelte Einheit von Begründung und Grundlosigkeit, Grundlosigkeit als zweite höhere Ungetrenntheit von Grund und Oberfläche; der Gehalt wird selbst ebenso zur Oberfläche wie zum Grunde, eines geht in das andere über und verkehrt sich dazu. Als diese Ungetrenntheit tritt das Leben zuletzt wieder an das Faktum heran und macht sein Recht an es geltend. Seine Annäherung an die Wissenschaft ist jedoch eine zwiefache, es ist einerseits die Vereinigung mit ihr im spekulativen Denken, es ist andererseits die Oszillation zwischen Wissenschaft und Leben, in welcher der lebendige Geist, die menschliche Individualität besteht und sich bildet. In beiden erhält sich das Ästhetische, das Lebendige, als der Widerspruch des natürlichen Gefühls gegen die Konstruktionen des Geistes. Jeder wissenschaftliche Satz verbindet sich mit seinem Gegensatz, mit dem Satze, zu dem das Gefühl sich gestaltet, in dem es sich veräußert, und er gilt auch nur in dieser Verbindung. Wie nun im spekulativen Denken das Ästhetische mit dem Ethischen, dem Wissenschaftlichen, zu einem eigentümlichen theoretischen Ganzen zusammengehen, so stellt sich im Leben und für das Leben ein gewissermaßen praktisches Gleichgewicht her, ein immer neues Zusammentreten und Gegeneinanderwirken. Das Leben ist sozusagen das Nebeneinander der beiden Obersätze des Schlusses, dessen Schlußsatz nicht ausdrücklich gezogen, nicht aus dem Leben herausgesetzt wird, sondern gleichsam in ihm bleibt; das spekulative Denken vollzieht die conclusio. Kierkegaard unterscheidet sich von Hegel dadurch, daß er auch in der Theorie, im Denken, die conclusio auszusprechen nicht mehr die Kraft hatte, daß sein Denken in ein ästhetisches und ethisches auseinanderfiel und die Verbindung nur praktisch, nur in der „Realität" vollbracht werden sollte, und dadurch erhält das Leben eine falsche Stellung in seinem Denken. Obwohl das spekulative Denken auch seinerseits das Praktische in sich aufnimmt, so tut es dies doch nicht so unmittelbar, sondern nur in seinem Medium.

Die praktische, im Medium des Lebens sich vollziehende Vereinigung der Gegensätze ist nun nach außen hin, als Erscheinung: die Weisheit, von innen, als Gefühl, Bewußtsein, Erlebnis: die höhere Unmittelbarkeit. Die Weisheit ist nicht ohne ein Moment des Unbewußten, des Instinktes, des Herzens, des Taktes, des Gewissens. Die Wissenschaft, die Kunst, das sittliche Handeln, als Gestalten des Lebens, und das Leben als bewußt geformte, künstlerische, sittliche Gestalt, fordert auf ihrer letzten Höhe nicht allein das diskursive Denken zu ihrer Realisation und Realität; sondern es muß die Intuition hinzutreten, die unmittelbare Schau der Ideen, eine Unmittelbarkeit, die aber nur durch das Mittel der vorangegangenen geistigen Arbeit vermittelt ist und also eine Unmittelbarkeit höherer Art darstellt. Als diese höhere Unmittelbarkeit verbürgt sie die Wirklichkeit des Geschauten, und so behauptet sich die Wirklichkeit im Widerspruche des Gefühls gegen das Denken, freilich nur insofern auch das Denken sich gegen das Gefühl behauptet. Diese höhere Unmittelbarkeit ist auch die des Geschmacks überall dort, wo er unmittelbar ist. Der Geschmack ist nur, so sahen wir im dritten Kapitel, als gebildeter Geschmack, aber er ist zugleich die Unmittelbarkeit des Lebendigen; diese Unmittelbarkeit jedoch ist erst die Rückkehr aus dem Prozeß der Bildung, die Reflexion, die Einkehr der Weisheit in sich.

---

9. Kapitel.

Die Geltung des Geschmacksurteils.

Die Eigentümlichkeit des Urteils, wahr oder falsch zu sein, bezeichnet man auch als die Geltung des Urteils. Der Ausdruck der Geltung trifft einerseits ein vom anerkennenden Subjekt Unabhängiges am Geltenden, andererseits seinen Anspruch auf die Anerkennung aller urteilenden, Geltung erwägenden Subjekte, seine Notwendigkeit und seine Allgemeingültigkeit. Im Grunde ist das Geltende eigentlich etwas durch Übereinstimmung, konventionell Geltendes; wenn ein Stück Papier mit dem Aufdruck „Zwanzig Mark“ versehen wurde, so hatte es für einen Wert von zwanzig Mark zu gelten, vorausgesetzt, daß eine Macht dahinter stand, die ihm Geltung zu verschaffen wußte, alle zur Anerkennung zwingen konnte. Einerseits entsteht also der Wert der Geltung als ein völlig willkürlicher, aus einem bloßen Machtspruch. Das, wofür etwas gilt, ist etwas anderes als es selbst, es hat nichts mit seiner eigenen Natur zu tun, es wird zu diesem Geltenden nur durch eine allgemeine Verabredung, es dafür anzuerkennen; es ist Symbol dessen, wofür es gilt. Andererseits jedoch ist die Grundlage dieser Anerkennung das unbeirrbare Vertrauen, daß der Anspruch, den das Geltende an uns erhebt, für das, als was es gilt genommen zu werden, von einer höheren Instanz jederzeit erfüllt werde (und weil dieses Vertrauen fehlt, hat unser Papiergeld seine Geltung verloren), oder vielmehr es muß eine höhere unfehlbare Instanz da sein, die eine solche Geltung gewährleistet, garantiert. Diese beiden Bestandteile der Geltung, durch ein Höheres, uns Überlegenes gestützt, von uns unbedingte Unterwerfung zu fordern, uns gegenüber ganz selbständig und andererseits in seiner Geltung wieder nur ein Resultat einer Vereinbarung zwischen uns zu sein, hat auch die Geltung des Urteils. Und ebenso wie die ihre Dekrete deckende Regierung, so absolut sie sein mag, doch wieder an die Anerkennung der Regierten ebenso geknüpft ist wie andererseits die Anerkennung der Regierten die Voraussetzung des Vertrauens auf das unumstößliche Recht und die unangreifbare Macht der Regierung in sich hat, so besteht auch zwischen den beiden Faktoren der Urteilsgeltung die eigentümliche Wechselwirkung, daß sie sich gegenseitig bedingen; die Übereinstimmung in den Urteilen, soweit sie sich findet, beglaubigt das Urteil nur dann und nur soweit, wie in den einzelnen Subjekten, die solche Urteile fällen, eine wahrhafte Vernunft angenommen wird, sonst wäre sie, wie sie es bis zu einem sehr hohen Grade auch tatsächlich ist, nur Produkt einer zufälligen Übereinstimmung der Organisation — freilich ist diese Organisation nicht mehr zufällig, wo die Vernunft angenommen wird. Die immanente Vernunft jedoch manifestiert sich nur als Offenbarung in den verschiedenen Subjekten, deren allgemeine Substanz sie ist.

Die Unabhängigkeit des Geurteilten von den Urteilenden, soweit sie besteht, tritt am auffälligsten in den mathematischen Urteilen zutage. Wir sagen: die Tatsache, daß die Winkelsumme im ebenen Dreieck zwei Rechte beträgt, ist nicht durch unsere Willkür veranlaßt, sondern eine Folge aus dem Begriffe des Dreiecks, die ohne unser Zutun sich aus ihm ergibt. Insofern nun, als der Begriff des Dreiecks ein Erzeugnis unserer Vernunft ist, so muß freilich diese Vernunft verantwortlich gemacht werden für alle Eigenschaften, die ihm anhaften; obgleich unsere Vernunft als eine sich in der Zeit entfaltende, empirisch und psychologisch vorgehende, sich der Tragweite ihrer Setzungen nicht vorher bewußt ist. Nun können wir aber, wenn wir den Inhalt eines solchen geltenden Urteils betrachten, wie das eben angeführte mathematische eines war, absehen von der Tatsache seines Ursprunges in unserer Vernunft. Wir müssen dann zugeben, daß die Beziehungen, in die unsere verschiedenen Fiktionen und Konstruktionen zueinander treten, obwohl sie von vornherein in unserer einen einheitlichen Vernunft präformiert sind, sich nachher einem regelnden Einflusse unsererseits entziehen und ihren eigenen Gesetzen, einer rein immanenten Logik folgen, und unsere Vernunft kann nun ebenso als der Inbegriff der logischen Verhältnisse der Begriffe, in denen jene ja beschlossen sind, betrachtet werden, sie braucht nicht in jedem Zusammenhang als ihr Ursprung behandelt zu werden. Die andere Seite dieser Unabhängigkeit des Logischen von unserer Vernunft, welche allerdings nur in dem soeben bestimmten Sinne und Umfange besteht, ist die Forderung, daß dieses von uns Unabhängige, in sich Bestehende, sich selbst Stützende, Vernünftige von jedem Subjekt rückhaltlose Anerkennung verlangt. Die Vernunft ist das allgemeine Medium, in dem sich die gegenseitige Garantie der Obrigkeit und der Untertanen oder Angehörigen des Staates ebenso vollzieht wie die gegenseitige notwendige Beziehung von Unabhängigkeit und Übereinstimmung in der Geltung des Urteils, die nichts anderes ist als seine Vernunft. Die Übereinstimmung richtiger Urteile ist unabtrennbar von der Geltung des Urteils. Diese Übereinstimmung zwischen Urteilen kann Urteile über dasselbe Objekt unter denselben Umständen oder unter verschiedenen Umständen betreffen, Urteile desselben oder Urteile verschiedener Subjekte. Neben der Forderung nach Übereinstimmung aller Urteile über denselben Gegenstand, die von verschiedenen Personen gefällt werden, erhebt sich überall die zweite Forderung, daß das geltende Urteil übereinstimme mit allen andern Urteilen, die der Urteilende überhaupt, d. h. über alle möglichen Gegenstände abgibt. Hier ist der Begriff der Übereinstimmung schon ein anderer, präziserer geworden. Nicht gleichlautend, nicht identisch mit andern Urteilen desselben Urteilenden soll das Urteil sein, sondern zu ihnen passend, einen sinnvollen Zusammenhang mit ihnen bildend. Schließlich geht jedoch diese Forderung auf die alte hinaus, in allen Urteilen die eine identische Vernunft anzutreffen.

Man hat den Traum vom Wachen unterschieden dadurch, daß die Vorstellungen der Wachenden unter sich zusammenhängend seien, die Vorstellungen der Träumenden unzusammenhängend. Der Wunsch, uns von dem Zusammenhange unserer Vorstellungen zu überzeugen, entspringt wie aus andern Motiven so auch aus der Furcht, in einem Traumzustande zu leben, und diese Furcht ist eigentlich nur die Furcht, einmal aus dem bisherigen Dasein aufzuwachen und es als einen radikalen Irrtum erkennen zu müssen. Der Gläubige, der ein Erwachen nicht fürchtet, sondern erhofft, hat daher auch kein Interesse an der Bildung einer zusammenhängenden Weltanschauung. — Wie wir uns so der Welt der Sinne dauernd versichern wollen durch den Zusammenhang der Vorstellungen untereinander, so wollen wir es auch tun mit der Welt des Sinnes. Auch hier fürchten wir den Augenblick, wo wir alle unsere bisherigen Wertungen als Ausgeburten des Wahnwitzes oder der Täuschung ablehnen müssen. Verbrennen, was er angebetet hat, und anbeten, was er verbrannt hat, ist das Härteste, was dem Menschen zugemutet werden kann. Die sicherste Gewähr dafür, daß wir nicht in einer solchen Wahnwelt befangen sind, ist die Erfahrung, daß das, was für uns Geltung hat, nicht nur in uns, sondern auch außer uns ist, d. h. aber für andere. Dies ist es, weshalb wir so dringend wünschen, daß unsere Vorstellungen mit denen anderer identisch seien. Die Aussage der andern soll uns bestätigen, daß wir nicht wie Gefangene in einer verschlossenen und von der wirklichen Welt abgetrennten Zelle leben, daß unsere Gesichte nur Spuk sind, nur von unserer Einbildung geschaffen. Wenn die Urteile anderer unser eigenes unterstützen, so schließen wir daraus, daß der Gegenstand unseres Urteils kein bloßes Geschöpf unserer Willkür ist, sondern daß er eben jene Unabhängigkeit von uns besitzt, jene immanente Notwendigkeit, in der seine Geltung primär besteht. So verlangen wir dauernd nach einer Sicherheit dafür, daß das Vorgefundene auch wirklich, nicht nur eingebildetermaßen existiere, daß es außer uns, unabhängig von uns ein Dasein habe, ebenso wie wir das von uns Erzeugte nach außen stellen, um in der Anerkennung anderer eine Gewähr für seinen Sinn und Wert zu finden.

Obgleich uns die Geltung einerseits schon in der Einsicht unmittelbar gegeben ist, so müssen wir uns ihrer doch auch erst tätig bemächtigen, sie hervorbringen. Wie aus der Geltung des Urteils die Übereinstimmung der faktischen, empirischen Urteile, in denen sein Inhalt erscheint, hervorgeht, so legt die Beweisführung den umgekehrten Weg zurück und will aus der Übereinstimmung von Urteilen ihre Geltung ableiten. Die Forderung nach der strikten Allgemeingültigkeit der Urteile und die Erfahrung ihrer tatsächlichen Verschiedenheit forderte dazu auf, die Gründe für die Abweichungen zu untersuchen, um sie zu beseitigen und den etwa tieferliegenden Übereinstimmungen nachzuspüren. Die notwendigen Täuschungen, die in der Organisation des Menschen, seiner Sinne und seines Verstandes, begründet liegen, werden aufgeklärt, eben weil diese Täuschungen Abweichungen von Urteilen verursacht hatten. Die Lehre von den primären und sekundären Qualitäten der Körper, die Unterscheidung einer physikalischen Realität, die zuletzt auch wieder als hypothetisch erklärt werden mußte, von einer psychologisch sinnlichen Gegebenheit, geht auch nur auf das Bedürfnis nach der Übereinstimmung von Urteilen hervor. Ebenso ist das Experiment, die Ermöglichung, Urteile nachzuprüfen, der ganze Entwicklungsgang der Naturwissenschaften, auf dieses Bedürfnis begründet. So ist auch der mathematische Beweis, die Zurückführung der Sätze auf Axiome, nur der Versuch, Übereinstimmung in die Urteile der mathematischen Wissenschaft zu bringen; Wissenschaft selber ist nichts anderes als die Herstellung eines Systems übereinstimmender Urteile. Auf die Werturteile ist nun die Forderung nach Übereinstimmung nicht so einfach zu übertragen, überhaupt nicht auf die empirischen Urteile, sie gilt nur für das Ideal der Wissenschaft. Wenn behauptet wird, daß absolut richtige Urteile notwendigerweise übereinstimmen müßten, so ist dabei zunächst zu berücksichtigen, daß es absolut richtige Urteile eben gar nicht gibt (abgesehen von Tautologien und den Urteilsantizipationen des „hic et nunc"). Jeder Urteilende hat grundsätzlich die Vorzüge und die Mängel seines Standpunktes; die Berechtigung seines Urteils hängt ab von der Höhe seiner Entwickelung, die einerseits eine Vertiefung und Befestigung seines Standpunktes ist, andererseits seine Aufhebung. Weil es keine richtigen Urteile gibt — oder vielmehr immer nur relativ richtige Urteile — so kann es gar keine übereinstimmenden Urteile geben. Andererseits ist in den richtigen Urteilen zwar ein übereinstimmender Faktor, aber er ist nicht etwas, das sich herausheben ließe wie ein Körper von bestimmter Größe und Ausdehnung, sondern es ist nur das Verhältnis, der Zusammenklang, die Harmonie der Teile in ihm, die allein in ihm erfaßt werden kann, sich aber verflüchtigt, wenn sie abgesondert werden soll. Die Übereinstimmung besteht nur für das Formale, die Relation in den Urteilen, das aber ist allerdings das eigentliche Urteil, der wissenschaftliche Faktor in der Beurteilung. Der Ausdruck Geltung ist im Grunde überhaupt nur auf diesen ethischen Bestandteil der Beurteilung, auf das wissenschaftliche Urteil anwendbar, denn Geltung ist etwas, das nicht so einfach vorgefunden wird, sondern erzeugt. Aber wir gebrauchen den Ausdruck in abgeleiteter Bedeutung auch für die andern, nicht rein wissenschaftlichen Urteile und meinen damit den Sinn, in dem sie wahr sind, den Wert, den sie für die Erkenntnis besitzen. Aber so gibt es verschiedene Arten der Geltung entsprechend den verschiedenen Arten des Urteils, der Denkweisen. Die Geltungsart eines Urteils, die Wahrheit, auf die es Anspruch erhebt, hängt gänzlich ab von den Voraussetzungen, unter denen es gefällt wird. Wir hatten nun drei Haltungen zur Wirklichkeit kennengelernt, drei Grundhaltungen des Geistes; wir nannten sie die ästhetische, die ethische und die religiöse. Aus jeder dieser Voraussetzungen muß eine andere Geltung hervorgehen, die wir schon kurz erwähnt haben. Die Geltung, die den aus der ästhetischen Einstellung hervorgegangenen Urteilen zukommt, nannten wir die dogmatische (mit ihrer Umkehrung: der skeptischen). Die Geltung, die der ethischen Einstellung entspricht, ist die hypothetische, die Geltung der religiösen Grundhaltung die spekulative.

Das Wesen der ästhetischen Einstellung hatten wir bestimmt als das Gefühl der Sicherheit des „Woher". Das, woraus wir kommen, das ist das Feststehende, an dem nicht zu zweifeln ist, es ist die Natur. Wir kommen aus der Natur, und wie unsere Herkunft uns das Gewisseste ist, so ist uns auch die Natur ein Sicheres, ein zunächst und anscheinend unverlierbarer Besitz. Einerseits ist also die Voraussetzung der ästhetischen Einstellung der sogenannte naive Realismus. Der natürliche Mensch vertraut seiner Empfindung, seinen Sinnen, er läßt sich nicht beikommen, daß er von ihnen betrogen werden könne. In diesem Vertrauen liegt jedoch noch etwas anderes und etwas mehr: das Gefühl von der Einheit des Menschen mit der Natur. Die Außenwelt ist uns zunächst mit unmittelbarer Gewißheit gegeben. Sie wird gefühlt als etwas Mächtiges, Substantielles, Wesenhaftes, an dessen Wirklichkeit unmöglich gezweifelt werden kann. An dieser Wirklichkeit haben wir teil durch unsere Einheit mit ihr; wir können uns gar nicht über sie täuschen, so wenig wie wir uns über uns täuschen können. Die Gewißheit unserer selbst und die Gewißheit der Außenwelt sind gleich stark und gleich unmittelbar. Der Realismus verbindet sich also mit einer bestimmten Form des Monismus als Einheit von Mensch und Universum (ein Monismus, der freilich gepaart gehen kann mit einem Dualismus sowohl im Universum als auch in der Seele, ebenso wie mit bestimmten Formen des Polytheismus; diese Verbindungen zeigen sich besonders im indischen Denken sehr auffallend). Weil der Mensch von der Natur in die Welt entlassen worden ist, weil er selbst ein Stück Natur ist, von ihr nicht wesentlich getrennt, daher kommt seinen Erkenntnissen von der Natur Wahrheit zu, daher sind seine Aussprüche, solange und sobald er sich nur den Offenbarungen seines Innern überläßt oder von seinen gesunden Sinnen geleitet wird, Offenbarungen der Natur selber oder der göttlichen Macht, die hinter ihr steht. (Es läßt sich historisch leicht nachweisen, daß der Monismus von Mensch und Welt ebenso wie die Übereinstimmung des Mikrokosmos mit dem Makrokosmos nicht nur eine metaphysische Wurzel hat, aus der auch die kosmogonischen Vorstellungen erwachsen, sondern auch eine erkenntnistheoretische Wurzel — es kann Gleiches nur durch Gleiches erkannt werden; es gibt noch andere Wurzeln, z. B. der sittliche Wunsch, von der Welt die Richtschnur des Handelns zu empfangen.) Welches der beiden Faktoren des ästhetischen Gefühls nun mehr in den Vordergrund tritt, das Vertrauen darauf, daß die von der Natur mitgegebenen Werkzeuge, die Sinne, die Wahrheit über die mütterliche Freundin wohl finden und aussprechen müßten, daß der Mensch von ihr nicht betrogen werden könne, indem er sie tastet, greift, schmeckt, oder das Bewußtsein von der inneren Wirksamkeit der Naturweisheit im Herzen, das ist in verschiedenen Epochen und bei verschiedenen Menschengruppen verschieden. Aus dieser Verschiedenheit geht auch ein Unterschied in der Notwendigkeit hervor, welche die dogmatische Geltung für sich in Anspruch nimmt. Wo das innere Zeugnis der Naturbegeisterung (bzw. der Gottbegeisterung, wo Gott etwa Osiris ist oder Dionysos) vorliegt und wo der Seher, der Prophet, der Dichter, sich auf sie beruft, dort ist die Notwendigkeit ein Resultat unmittelbarer Gewißheit. Die Notwendigkeit ist selbst nichts anderes als die Unmittelbarkeit, die ungebrochene Einheit des Menschen mit der Naturmacht, deren Zerbrechen in einer mittelbaren Beglaubigung sogleich jene Notwendigkeit völlig vernichten müßte. Anders steht es mit der Notwendigkeit des Zeugnisses der Sinne. Für die Urerlebnisse selber wird freilich auch noch die unmittelbare Evidenz in Anspruch genommen; aber diese Urerlebnisse werden nicht jedesmal alsbald erledigt, indem sie wie jene Offenbarungen immer wieder aus dem Menschen hervortönen und dann verklingen, sondern sie gehen ein in den Umbildungsprozeß des Menschen. Sie werden Grundlagen, auf denen sich verwickeltere Erlebnisse, sinnlichkeitsentfremdetere Erfahrungen aufbauen. Um diese zu beglaubigen, muß man auf jene ersten Eindrücke immer wieder zurückgreifen; diese werden das Mittel, um die neue Entdeckung und Erkenntnis mit der Urgewißheit zu vermitteln und darin mit der Urwirklichkeit, der Ursubstanz. Das ästhetische Urteil ist ein erklärendes Urteil, d. h. ein Urteil, das die Tatsachen, über die es etwas aussagt, auf ihren realen Grund, den Urgrund der Dinge bezieht, sie daraus herleitet, ihre Ursachen aufdeckt. So ist die Notwendigkeit des vermittelten ästhetischen Denkens die Notwendigkeit des kausalen Zusammenhanges (der auch zwischen Dingen und Sinneseindrücken besteht), des realen Zusammenhanges von Ursache und Wirkung. Etwas ist notwendig dadurch, daß es eine im Wesen der Welt beruhende Ursache hat.

Aber da dieses Denken ausgeht vom Vertrauen auf die Untrüglichkeit der Sinne und doch andererseits seinen Fortschritt nimmt dadurch, daß es die Sinne und ihr Zeugnis immer wieder aufruft, so wird es sehr bald zum Zweifel gelangen müssen. Die Sinne sagen über dieselben Dinge zu verschiedenen Zeiten verschiedenes aus, die Sinne verschiedener Menschen im selben Zeitpunkt; wo liegt die Wahrheit bei einem solchen Widerspruch? Welches Urteil soll gelten, welches spricht den „wirklichen" Sachverhalt aus? Historisch entsteht also natürlich die Frage nach der Geltung des Urteils erst an einer verhältnismäßig späten Stelle. Vorerst tritt das Urteil — soweit wir es schon Urteil nennen können — mit instinktiver und naiver Sicherheit auf, die ebenso weit von dem echten, durch den Zweifel hindurchgegangenen Bewußtsein der Geltung entfernt ist wie von diesem Zweifel. Erst wenn die Erfahrung gezeigt hat, daß Urteile (besonders natürlich Werturteile) verschiedener Personen zur gleichen Zeit oder derselben Person zu verschiedenen Zeiten einander widersprechen, entsteht die Frage, wer Recht habe und ob überhaupt einer recht habe. Das Problem der Geltung entsteht erst bei der Erfahrung von dem Auseinandergehen der Urteile. In den beiden verschiedenen Fällen, die wir soeben aufgezählt haben, ist jedoch das Verfahren, das zur Gewißheit führen soll, dasselbe. Wo die sinnlichen Aussagen zu verschiedenen Zeiten miteinander in Konflikt geraten, da wird man dazu übergehen, die häufiger wiederkehrenden bzw. bleibenden oder die von mehr Subjekten vollzogenen Aussagen den vorübergehenden und selteneren vorzuziehen als diejenigen, denen der größere Wahrheitswert zukomme. So findet eine Auslese statt unter den Urteilen, die ursprünglich alle als gleich richtig angesehen und hingenommen wurden. Diese Auslese wird im Laufe der Zeit immer strenger. Stets mehr Urteile zeigen ihren subjektiven, zeitlich oder örtlich bedingten Charakter, immer geringer wird das Häuflein derer, die standhalten. So sieht es denn oft aus, als blieben überhaupt keine gültigen, richtigen Urteile mehr übrig. Für den Inhalt der Urteile im Sinne des Empfindungsinhaltes ist es in der Tat so. Alle inhaltlichen Urteile erweisen sich schließlich als nicht stichhaltig, nur die formalen Urteile, die Urteile, in denen die Beziehungen des Gegenstandes und der Gegenstände ausgesagt werden, behaupten sich. Nun aber ist die Welt des ästhetischen Menschen eine substantielle Welt, eine Welt, die durch ihren Inhalt bestimmt wird. Diese Welt wird zerstört, vernichtet durch das fortschreitende Denken, und das dogmatische Denken wird ganz naturgemäß zur Skepsis. Das Gelten, das vorher nur das

Sein gewesen ist (etwas gilt bedeutete nur: es ist), wird jetzt zum Nichtsein. Die Welt ist nicht, ist nur Schein, nur Illusion, und auch wir sind nur Scheinwesen. Die Notwendigkeit des Erkennens und des Erkannten wird aufgehoben; an ihre Stelle tritt einerseits die Willkür, das Zusammenhanglose und Isolierte der Eindrücke, andererseits die psychologische Nezessitiertheit. Unseren Gedanken kommt gar keine Wahrheit mehr zu, es wird nichts Wirkliches darin gedacht, gleichwohl müssen wir sie denken. Die Erscheinungen sind pure Produkte unserer Gehirntätigkeit; aber auch dieses Gehirn mit dem dazugehörigen Leib hat keine reale Existenz. So verkehrt sich für die ästhetische Einstellung die Wirklichkeit unserer selbst und der Außenwelt zu ihrer totalen Unwirklichkeit und die Geltung des dogmatischen Urteils, die gleichbedeutend war mit dem S e i n des Geurteilten (also eigentlich keine echte Geltung, wie wir schon vorher gesagt haben), wird in den meisten und echten Spielarten des Skeptizismus zum ebenso dogmatischen N i c h t s e i n.

Ganz anderes bedeutet die Geltung für den ethischen Standpunkt, der Unterschied ist ebenso groß wie die Verschiedenheit des Ausganges. Das Wesen der ethischen Einstellung hatten wir formuliert als die Gewißheit des „Wohin". Das Ziel, der Zweck, das Zukünftige war das Feststehende; nach ihm hatte sich alles zu richten, an ihm sich zu orientieren. Wie für den ästhetischen Menschen die Grundlagen seiner Existenz einfach „da" sind, gegeben, unverrückbar, aber die Spitze des Bauwerkes, das sich darauf erhebt oder besser der Gipfel des Baumes, der daraus emporsprießt, noch von Wolken verhüllt, noch unsichtbar, nicht eindeutig bestimmt, unbekannt ist, so ist hier umgekehrt das Ende das Bekannte und Sichere, und was erst noch unbestimmt ist, das ist die Grundlage. Die Grundlage muß erst geschaffen, gelegt werden, und dies muß eben in der Weise geschehen, daß sie die Grundlage wird für das in seinen Umrissen, in seiner Höhe bekannte Gebäude, daß sie sich dazu eigne, die Fähigkeit besitze, es zu tragen. (Das hypothetische Urteil war dem dogmatisch-erklärenden auch als das rechtfertigende gegenübergestellt worden. Wenn nun der Gegenstand in einem Urteil gerechtfertigt werden soll, so kann dies nur dadurch geschehen, daß er bezogen wird auf sein Ziel, seine Aufgabe, und daß gezeigt wird, inwieweit oder in welcher Hinsicht er seine Aufgabe erfülle.) Die Grundlage wird zur Grundlage dadurch, daß sie Grund legt; sie begründet, indem sie trägt. Ihre Rechtfertigung, ihr Wert, ihre Geltung beruht in ihrer Funktion. Die Funktion des ethischen Urteils (das sich ausbreitet als

Logik, Ethik, Kallognomik) ist die Begründung, das ist die Rechtfertigung von Wissenschaft, Sittlichkeit, Kunst. Diese lassen sich jedoch nur dadurch rechtfertigen, daß in ihnen jene „Richtung“ aufgewiesen wird, jene Beziehung und Bezogenheit auf den Geist als ihr Ziel, ihre Aufgabe, welche die ethische Substanz bildet. Die Wissenschaft wäre nicht logisch, das ist nicht begründet und damit nicht begründbar, nicht berechtigt, also nicht zu rechtfertigen — und ähnlich die Kunst, die Sittlichkeit — wenn dasselbe, was die Logik nachträglich an ihr herausstellt, nicht von vornherein in ihr wirksam wäre. So sind Logik, Ethik, Kallognomik in einem gewissen Sinne schon da, ehe sie beginnen. Sie sind schon da als dasjenige, was unbewußt (sofern der Wissenschaftler sich ihrer bewußt ist, ist er Logiker und Erkenntnistheoretiker) in Wissenschaft, Sittlichkeit und Kunst produziert worden ist und nun in der nachherigen Besinnung auf die in diesen Tätigkeiten befolgten Prinzipien in den Normwissenschaften herausgearbeitet und ausgesprochen wird. Dasselbe, was vom Standpunkte der Logik aus Grundlegung ist, ist für die Wissenschaft Forderung. Die wahren Hypothesen (etwa die von der Einheit des Naturgeschehens) wirken in der schöpferischen Arbeit als Postulate. Ja man kann sagen, daß die Logik als Ganzes ebensosehr Postulat in der Wissenschaft ist wie andererseits ihre Grundlegung. Entsprechend ist wiederum die Wissenschaft Voraussetzung und Grundlage der Logik und wie die Geltung der Hypothese abhängt von ihrer Leistung für das Ziel (während umgekehrt die Geltung des „Zieles“, der Logik ebensosehr auf der Geltung der Hypothese beruht), so ist die Geltung der Wissenschaft fundiert in ihrer Leistung für die Logik, die Selbsterfassung, Selbsterzeugung und Selbstbeglaubigung des einheitlichen Geistes.

Zunächst ist das Vorhandensein von Wissenschaft, Kunst, Sittlichkeit selbst die Voraussetzung dafür, daß die Urteile jener Wissenschaften, d. h. sie selber gelten. Logik, Ethik und Kallognomik gelten nur unter der Bedingung, daß jene andern Geltung, Wert, Ansehen besitzen; nur wenn wir der Wissenschaft selber einen Wert zusprechen, nur wenn wir von ihrer Wahrheit überzeugt sind, dann ist es gerechtfertigt, daß wir uns Aufschluß verschaffen über die Art, wie sie verfährt, und daß wir ihre Methoden ansehen als die Wege, auf denen wir zur Wahrheit gelangen. Der Wert der Logik und Erkenntnistheorie ist hypothetisch, ihre Urteile sind abhängig von der Geltung der Wissenschaft und von ihren Methoden. Entsprechendes gilt von dem Verhältnisse der Kallognomik zur Kunst. Wer die Kunst nicht als ein in sich Berechtigtes,

Wertvolles, in gewissem Sinne Absolutes anerkennt, für den kann natürlich auch die Kallognomik im Grunde keinen Wert haben. Er kann dann freilich die Frage nach dem Werte der Kunst abweisen (und muß dies innerhalb der Wissenschaft tun) und dennoch sagen: unter der Voraussetzung, daß die Kunst gilt, unter dieser Voraussetzung tut es auch die Kallognomik, die Logik des Anschaulichen. (Diese Folgerung braucht natürlich auch wieder nicht gezogen zu werden, man kann die Kunst anerkennen und die Wissenschaft von ihr als überflüssig ablehnen.)

Wir hatten gesagt, das ethische Urteil gehe auf seinem Höhepunkt über in den abgekürzten deduktiven Schluß; was der Obersatz hier ausspricht, ist aber nur eine Hypothese, eine Bedingung, unter welcher der Schlußsatz Geltung beanspruchen kann. Vorausgesetzt, daß ein so beschaffener Gegenstand ein Kunstwerk ist, ist dieses ein Kunstwerk. (Demgegenüber war der Induktionsschluß des ästhetischen Denkens ein Urteil, das dogmatische Geltung beansprucht: weil dieses Ding so wirkt, darum ist es ein Kunstwerk.) Nicht anders als die Glieder eines Schlusses, eines Urteils bedingen auch die Teile eines Kunstwerks einander, jeder gilt nur, ist nur schön in Beziehung auf die andern, hypothetisch. Es kann uns nicht verborgen bleiben, daß der hypothetische Zusammenhang, der zwischen dem Obersatz und dem Schlußsatz des „rechtfertigenden" Schlusses besteht, nicht unabhängig ist von dem Zusammenhang, der zwischen der Kunst und der Kallognomik „überhaupt" obwaltet.

Daß Wissenschaft (Kunst, sittliches Handeln) und Logik (Kallognomik, Ethik) einander gegenseitig begründen, das ist näher so zu verstehen. Der eigentliche Sinn und Kern der Logik, die Einheitstendenz ist die absolute Selbstsetzung des Geistes; als Postulat der Einheit hat die Logik primäre, relativ absolute Geltung. Und insofern die Wissenschaft das Streben zur Einheit hat, insofern als die Logik in der Wissenschaft wirkt, sie bildet, insofern ist die Geltung der Wissenschaft abhängig von der Logik, auf sie bezogen, hypothetisch. Als ausgebreitetes konkretes Dasein, als Realität ist die Logik jedoch nur in der Wissenschaft zu finden. Die einzelnen Urteile und Schritte in der Logik sind ganz abhängig von der Wissenschaft, sie sind nur richtig, gültig, insofern sie das wirkliche Verfahren der Wissenschaft herausstellen, die Logik findet sich in der Wissenschaft, als der sie erzeugende Geist. Aus dieser Eigentümlichkeit des Logischen, zwar ganz und gar angewiesen zu sein auf die Wissenschaft, dennoch aber ihren ganzen Gehalt auszumachen, ihren innersten Nerv zu bilden, geht eine zweite Abhängigkeit und Begründung hervor. Die ganze Wissenschaft gilt nur in Beziehung auf die Logik — dies gleichsam außerwissenschaftliche Verhältnis tritt nun in der Wissenschaft selber hervor als die Voraussetzung der ganzen Wissenschaft, des Systems, für die Geltung des einzelnen Urteils darin. Die ganze Wissenschaft, das ist eben die Einheit der Wissenschaft, die Logik, das Ganze ist die Einheit, wie sie das Leben ist — aber das Leben von der andern Seite, von oben her eingreifend. Wie die Wissenschaft und Logik quasi außer der Wissenschaft, so begründen in ihr sich Einzelnes und Ganzes. Wir hatten im siebenten Kapitel darauf hingewiesen, daß die dogmatische Geltung des erklärenden Urteils zusammenhängt damit, daß das erklärende Urteil den Wert eines Dinges für das Leben (und damit den Wert des Systems, dem es angehört) anzugeben sich unterfängt. Ebenso sollte eine Verbindung bestehen zwischen der hypothetischen Geltung des rechtfertigenden Urteils und der Beschränkung der Bewertung des Gegenstandes auf das System, in dem es steht. Es ist nicht das System selber, das bewertet wird, sondern nur der einzelne Gegenstand; er ist wertvoll, sofern das System wertvoll ist, als solches einen Wert repräsentiert. Das System ist selbst der höchste Wert, der allem erst seinen Wert erteilt. Der hypothetische Zusammenhang zwischen dem im Obersatz ausgesprochenen künstlerischen Prinzip mit der im Schlußsatz festgestellten nomologischen Erkenntnis bedeutet ebenfalls eine Einschränkung auf das System, nur in seinen Grenzen, nur innerhalb seiner gilt die Verknüpfung. Ein Stück Papier, das mit dem Aufdruck 100 Mark versehen ist, „gilt“ „für“ hundert Mark, wenn das Geld des Staates, das diesen Stempel erteilt, überhaupt seinen vollen Wert besitzt. So besitzt das einzelne Urteil seine beschränkte Geltung nur solange das ganze System, dem es zugehört, Geltung hat. Die relative Geltung des einzelnen ist an die „absolute“ Geltung des Ganzen geknüpft, beide sind untrennbar. Nur wo das Geld eines Staates überhaupt seinen Wert besitzt, hat auch das einzelne Geld den Wert, den es haben soll; aber diesen Wert hat es dann absolut. Das einzelne Urteil hat seinen relativen Wert also nur unter der Bedingung, daß das ganze System einen — im Verhältnis zu jenem — absoluten Wert besitze, ebenso wie der einzelne Geldschein (als Geld ist auch die Münze nur „Schein“, nicht Realität, Ware, nicht Gut); die Geltung des Urteils im wissenschaftlichen System ist wie die Geltung des Geldes im durchgebildeten Wirtschaftsystem hypothetisch [1]). Das rechtfertigende Ur-

[1]) Wie nun die Ware, von der wirtschaftlichen verstandesmäßigen Seite

teil setzt also die Geltung des ganzen Systems voraus, um Geltung zu haben, wie das Geld eines Staates „überhaupt" Geltung besitzen muß, damit eine einzelne Münze darin gelte. Insofern mit der Anerkennung des einzelnen nur seine Anerkennung vorbehaltlich der Anerkennung seines Systems vollzogen wird, ist seine Anerkennung eine vom Leben, von der Wirklichkeit, vom Gefühl gänzlich unabhängige. Die wissenschaftliche Anerkennung ist so die Anerkennung des interesselosen Wohlgefallens, wo es ganz auf

betrachtet, Geld ist, so ist sie von der Seite des Lebens, des Gefühles aus: Gut. Die Ware ist also ein wahrhafter Übergang des Gutes in Geld (das Geld war selbst einmal Ware, einmal Gut). Der Wert der Ware ist ursprünglich nicht nur durch das Geld zu bestimmen, das man dafür erhält, sondern die Ware hat auch einen Wert aus einer ganz anderen Quelle. Dieser Wert, der ein Wert ist für das „Herz", für das Gemüt, ist nicht abhängig von den Bedürfnissen des Marktes, noch besitzt er innerhalb seiner Sphäre eine angebbare Quantität, er ist nur intensiv. So ist dieser Wert beziehungslos, isoliert und schlechthin anerkannt, vorhanden ohne in Frage gezogen zu sein. Das Herz läßt sich das Recht zur Liebe nicht abstreiten, es behauptet dieses Recht, ohne sich in Raisonnements einzulassen, und so ist der Wert des Gutes nicht wie der Wert des Geldes, hyopthetisch, sondern dogmatisch. Max Weber hat in seiner Schrift: Die protestantische Ethik und der „Geist des Kapitalismus" den Unterschied des Kapitalismus von aller vorkapitalistischen Geldwirtschaft darin gesehn, daß dort der Besitz gewisse ethische Qualitäten erhalte, während hier das Verdienen ethisch neutral bleibe. Dies scheint mir nun damit zusammenzuhängen, daß außerhalb des Kapitalismus das Geld dogmatische Geltung besitzt und „Ausdruck" eines Lebensgefühls ist, während es im Kapitalismus hypothetische Geltung besitzt und in symbolischer Beziehung zum Lebensgefühl steht. Der Besitz eines Kapitalisten ist immer nur hypothetisch, er besteht nur solange das Wirtschaftsystem existiert, das seine Voraussetzung bildet. Der Kapitalist besitzt sein Geld nicht „dogmatisch", er kann seine Schätze nicht einschließen und in Sicherheit bringen wie der ehemalige (und heute, da die Grundlagen der Wirtschaft erschüttert sind, wieder erstehende) Geizhals sein Gold und seine Juwelen. Daher ist das Geld auch nicht „Ausdruck" seines Wesens, seine Beziehung zu ihm nicht die gemeine Habgier, der Hunger nach Genuß. Das Geld ist ihm nur Symbol der Produktion und sein (des Kapitalisten) Verhältnis zum Gelde ist für den Betrachter Symbol für die absolute Entwertung alles Irdischen, das für den Protestanten (wie er in Webers Darstellung erscheint) nur mehr in Beziehung auf Gott, auf den Geist, gerechtfertigt erscheint, in Beziehung, aber das ist auch als Beziehung. Ethisch ist dieser Kapitalismus in unserm Sinne, der unter ethisch nicht schlechthin das Sittliche als das Wertvolle des Handelns versteht, sondern einen besonderen Rhythmus des ganzen Lebens. Das wirtschaftliche Gut wird im Gelde nicht anders symbolisiert als das sinnliche Ding in der Wissenschaft, im Urteil. Alle Begriffe der Wissenschaft haben ethisch gesehen symbolische Bedeutung, und eine ethische Auffassung muß auch die Kunst symbolisch auffassen, als ein Gesetztes und Aufgehobenes, als einen Gegenstand von hypothetischer Geltung, als Schein, als in sich Schwebendes, Unwirkliches, von der Realitiät Abgelöstes. Nur die Ausdrucksseite des Kunstwerkes gibt ihm seine Verankerung in der Wirklichkeit, das Dogmatische des Seins.

seiner letzten Höhe steht, auch noch das unpathetische Pathos der „absoluten" Affirmation überwunden und hinter sich gelassen hat. Und dennoch nicht überwunden. Das Pathos der Affirmation besteht nicht mehr in der Affirmation einzelner Inhalte, sondern es ist nur die Affirmation des Zusammenhanges, des Systems, das zwar jedesmal ein anderes System ist — das anschauliche der Kallognomik, das willenshafte des Handelns, der Ethik, das gedankliche der Wissenschaft und Logik — und das doch immer dasselbe System ist, der Geist. Das Einzelne wird nur gesetzt, insofern das System gesetzt wird — ein Einzelnes kann eben nur gesetzt werden im System, d. h. im Geiste und durch den Geist —, aber das System setzt sich trotz seiner Bezogenheit auf das Einzelne, den Inhalt, dennoch absolut. Der Geist setzt sich selbst nicht unter Vorbehalt, sondern vorbehaltlos — dies ist sein Wesen. Die ethische Notwendigkeit ist hypothetisch in bezug auf den ganzen Inhalt dessen, was sie aussagt — die ganze Welt, alles was existiert, ist zufällig —, aber die Form ihrer Aussage, der Zusammenhang selbst, ist absolut. Daß aus der Richtigkeit der propositiones die Richtigkeit der conclusio folgt, das ist nicht mehr anzutasten; der Schluß selbst ist das ganze System, er ist der Geist.

Die Gegenwart der Vernunft in jedem richtigen Urteil, die einerseits als seine Unabhängigkeit von jedem einzelnen Akte der Anerkennung, andererseits als die Forderung nach schlechthin allgemeiner Anerkennung wirksam ist, ist uns einmal als unmittelbare Gewißheit und Einsicht gegeben; sie muß aber trotzdem durch den Beweis immer wieder gestützt werden. Ebenso wie die Notwendigkeit des dogmatischen Urteils einmal „instinktiv", d. h. unmittelbar eingesehen werden konnte, einmal der (erklärenden) Begründung, der Vermittelung bedurfte, so geht es auch der Notwendigkeit des hypothetischen Urteils. Das Vernünftige, insofern es unabhängig ist von unserer Willkür, einen in sich gegründeten Zusammenhang darstellt, wird — unbeschadet des Wissens um sein Erzeugtsein — als etwas Selbständiges gesehen und schließlich intuitiv erfaßt, als Gestalt im unräumlichen Raume, losgelöst, in sich ruhend und beruhigt.

Fragen wir uns auch hier nach der Entstehung der Geltung oder vielmehr danach, wie der Bereich des Geltenden zustande kommt, so ergibt sich wieder der umgekehrte Prozeß wie vorher. Im ästhetischen Denken, wo es auf inhaltliche Empfindung, Erkenntnisse ankam, wurde der Vorrat der richtigen Sätze immer kleiner, stets neue — eine Zeitlang für richtig erkannte — Urteile mußten ihre Stellung aufgeben und sich zurückziehen in das Gebiet dessen, was der Geist hinter sich gelassen hatte. Aber diese verworfenen Urteile ließen ein Schattenbild zurück, das in die neu auftauchenden Urteile wieder eingehen konnte, ihre Vereinheitlichung einer mehr oder weniger begrenzten Anzahl von Erkenntnissen, ihre Fähigkeit, Erkenntnisse aufeinander zu beziehen, miteinander zu verknüpfen. Diese Fähigkeit gaben sie als ein Gut den später gebildeten Urteilen mit, und diese wurden, je mehr solcher Residuen in sie eingegangen waren, um so reicher. Das Gebiet der als Beziehungen richtigen Urteile vergrößert sich beständig, während das Gebiet der im ursprünglichen Sinne inhaltlichen (wo Inhalt Empfindung ist) zusammenschrumpft. Der Bereich der naturwissenschaftlichen Erkenntnisse wird stets größer, trotzdem jede neue Erkenntnis eine Reihe von alten über den Haufen wirft; sie wird eben selbst wieder zu einem Ausgangspunkt neuer Erkenntnisse. Und ebenso geht es mit den Urteilen über (sittliche Handlungen und über) Kunstwerke. Jedes neu entstehende echte Kunstwerk beseitigt eine Unzahl von alten Vorurteilen, indem es zugleich eine Unendlichkeit neuer fruchtbarer Einsichten erschließt.

Der Weg, auf dem die Auswahl der inhaltlichen Urteile vor sich ging, war der Vergleich verschiedener Urteile und die Frage nach der Übereinstimmung von Urteilen verschiedener Personen über denselben Gegenstand und von verschiedenen Urteilen derselben Person darüber. Es zeigt sich dabei, daß die Urteile immer mehr differieren und daß die Anzahl der übereinstimmenden, der inhaltlich richtigen Urteile immer kleiner wurde. Dieselbe Methode der Vergleichung verschiedener Urteile ergibt, daß die Struktur der Urteile im Verlaufe der Erfahrung, in der Entwickelung des wissenschaftlichen Denkens immer übereinstimmender, gleichartiger wird, und daß die Urteile, die sich auf die Struktur des Gegenstandes (nicht auf das Empfindungsmäßige des Dinges) erstrecken, immer besser übereinstimmen. Dies würde bedeuten, daß die Persönlichkeiten „ästhetisch" sich immer größerer Verschiedenheit, ethisch stets zunehmender Gleichheit annäherten. Nun aber hat sich die Entwickelung, auch die einseitig wachsende oder strebende, als Ergebnis einer Gegenbewegung verschiedener Faktoren dargestellt, keine kann sich vollziehen ohne das Eingreifen der entgegengesetzten, und der Unterschied besteht nur darin, daß das Herrschende und das Dienende jedesmal ein anderes sind, daß beide in den zwei Entwickelungsformen ihre Rollen tauschen. Ja wir hatten sogar gefunden, daß jeder der beiden Prozesse selbst ein

Übergang in den Gegensatz war, daß der ästhetische Geist als die außer sich gehende, sich selbst entfremdete Natur in das abstrakt Formale, das Identische auslief, daß „das Werden" hier tatsächlich zu einem formelhaften regelmäßigen „Gewordenen" erstarrte, während umgekehrt der ethische Geist von der Beziehung zur Substanz, von der Gestalt zum Leben, von der Allgemeinheit zur Besonderheit, zur Einzigkeit sich verinnerte. Der zeitliche Gegensatz hatte sich jedoch in einen räumlichen umgewandelt, d. h. es hatte dasjenige was zunächst als das Ende einer Entwickelung sich darstellte — ihr äußerster Kontrast — seine Funktion des Gegenüberstehens schließlich in einer andern Weise ausgeübt, als es ursprünglich geschienen hatte. Die geistige Entwickelung war nicht mehr nur ein zeitlicher Prozeß des Fortschreitens von einer Bestimmtheit zur entgegengesetzten gewesen, sondern immer wieder in ein augenblickliches „Umschlagen" in den Gegensatz übergegangen, als dessen Ergebnis das gleichzeitige und damit gewissermaßen räumliche Gegenüberstehen der vorher durch eine Zeitspanne getrennten Gegensätze aufgetreten war. Und nun ging diese räumliche Dualität wieder eine Verbindung ein mit der zeitlichen Veränderung; in dem einen Fall wurde das Auseinanderstreben der Individuen (das für jeden Einzelnen ein Zusichselbstkommen gewesen war) durch das Eingreifen der Tendenz zum Allgemeinen zu einem Auseinandertreten der Gegensätze im Individuum selber; im andern Falle geht die zunehmende Allgemeinheit und damit Gleichheit der Persönlichkeiten durch die Mitwirkung des Strebens zur Konkretion über in eine sich steigernde Sammlung und Konzentration aller in der Persönlichkeit wirkenden Mächte. Es ist also die Übereinstimmung der Werturteile, sobald wir sie nach unserer Weise nicht als eine isolierte Tatsache (die unter Umständen auch gar nicht Tatsache wird) betrachten, sondern im Zusammenhang mit der Gesamtheit der geistigen Bewegungen, ein sehr verwickeltes Problem, dessen Aufhellung wir uns nur langsam schrittweise nähern können.

Wir hatten früher zwei Bedingungen aufgestellt für die Wahrheit; ein wahres Urteil sollte übereinstimmen mit dem „Gegebenen", es soll Ausdruck, Selbstentäußerung der Empfindung sein und es soll „formal" richtig sein, nicht gegen den logischen Grundsatz von der Identität, der Einheit in der Mannigfaltigkeit verstoßen. Wir hatten im siebenten Kapitel dann gesehen, daß diese beiden Bedingungen von dem vitalen Urteil nicht zugleich erfüllt werden konnten (eine war nur die Verkehrung der andern), daß ihre Nebeneinanderstellung in dieser Weise die Zerreißung des Zusammenhanges von Wahrheit und Wert bedeutete, der doch auch wieder nur durch und für das vitale Urteil besteht — allerdings nicht für das vitale Urteil ohne weiteres, sondern nur für den vitalen Faktor der Beurteilung, für die Verknüpfung des Systems mit dem Leben, die einander gegenseitig Zweck und Mittel waren. Das wissenschaftliche Urteil, das sich jedesmal in einen Zusammenhang einstellt, ist im Gegensatz dazu die Verbindung von formaler Richtigkeit und Übereinstimmung, Notwendigkeit und Allgemeingültigkeit. Die Übereinstimmung wird hier jedoch eine andere. Für das vitale, ästhetische Verhalten bedeutet die Übereinstimmung gleichzeitig die Übereinstimmung des einzelnen Urteils mit der Empfindung und die Übereinstimmung der einzelnen Urteile (verschiedener Personen und derselben Person zu verschiedenen Zeiten, von verschiedenen Sinnen aus); beide Forderungen bestehen nebeneinander. Insofern als die Empfindung isoliert und einmalig ist, bedeutet diese Forderung selbst schon einen Widerspruch. Erst wo die Empfindung ersetzt ist durch die wissenschaftliche Erfahrung, dort kann ein Zusammentreffen und Zusammentreten von Übereinstimmung des Urteils mit dem Erfahrenen und Übereinstimmung der verschiedenen Urteile untereinander erwartet werden. Jetzt ist die Erfahrung einmal etwas bereits Gestaltetes, Rationales und so kann von einer Übereinstimmung des Urteils mit dem Urteilsinhalt (das ist von einem wahren Urteilsinhalt, Urteilsgegenstand) gesprochen werden; das Urteil führt das Geurteilte nicht mehr in sein Gegenteil über, um Urteil zu sein. Die Erfahrung ist jetzt auch wiederholbar, nachprüfbar, und so können, ja müssen die verschiedenen Urteile, die sich darauf beziehen, übereinstimmen. Die Übereinstimmung mit der Erfahrung bedeutet jetzt das Hineinpassen des Urteils in ein Ganzes von Urteilen, in einen Zusammenhang der Urteile. Die Intention auf das Ganze, die einem Urteil einen um so höheren Wert erteilt, je höher es im System der Urteile steht, d. h. je mehr Urteile es in sich faßt und repräsentiert, ist gleichzeitig eine Intention auf die Übereinstimmung des Urteils mit allen andern Urteilen. Ein Urteil ist um so wertvoller, je mehr es mit allen andern Urteilen übereinstimmt. [1])

---

[1]) Das Ganze, das System selber war aber nur ein hypothetisches, seine Geltung ist die des formalen Zusammenhanges der Urteile; nur die Relationen gelten, nicht der einzelne Urteilsinhalt als solcher. Was gültig blieb, war zuletzt das Schlußverfahren. Daß ein Urteil nur als Glied eines Schlusses gilt und daß es nur hypothetische Geltung besitzt — nur unter der Voraussetzung anderer Urteile gilt — das ist eines und dasselbe; es ist aber auch wieder dasselbe wie das Kriterium der Übereinstimmung der Urteile über denselben

Wenn die formale Richtigkeit und die Übereinstimmung mit der Erfahrung sich gewissermaßen auf die Notwendigkeit des Urteils bezogen, während die Übereinstimmung der Urteile untereinander die Allgemeingültigkeit vertrat, so sehen wir, daß im ästhetischen Urteile auch diese beiden Momente sich immer mehr voneinander trennen (dies entspricht ja der Auflösung des ästhetischen, dogmatischen Denkens, dem Untergang in der Skepsis). Für das ethische Denken verbinden sich alle Faktoren immer enger. Indem die Logik sich immer mehr als das Ziel der Wissenschaft durchsetzt, wird die Einheit und damit die formale Richtigkeit strenger. Die Übereinstimmung mit der Wissenschaft wird als Hineinpassen des Urteils in das System der Wissenschaft zuletzt identisch mit der formalen Richtigkeit, beide bedeuten nichts anderes mehr als die Herrschaft des Geistes über das Einzelne der Erkenntnis. Indem aber das Ziel der Wissenschaft diese Konvergenz aller Urteile über denselben Gegenstand ist, müssen notwendigerweise die Urteile verschiedener Subjekte immer gleichartiger werden, je mehr das Subjekt selber vernünftig wird. In jedem wissenschaftlichen Subjekt findet sich im Idealfalle das ganze immer sich selber gleiche System der Urteile vor.

Das Geschmacksurteil, als das Ineinander von ästhetischem und ethischem Denken, ist auch die Einheit von dogmatischem und hypothetischem Denken (wie wir noch sehen werden) und die verschiedenen Geschmacksurteile haben einen identischen und einen nichtidentischen, individuellen Faktor, sie streben zugleich nach Annäherung und nach Abstand. Wären die Geschmacksurteile einfach gleich, so wären sie nur nichtssagend und äußerlich. Wir werden nicht von übereinstimmenden Geschmacksurteilen reden, noch gar von einem Übereinstimmen der dahinterstehenden Geschmacksrichtungen, wenn wir hören, daß zwei Personen etwa die Musik des Mozartschen Don Juan „schön" finden; sondern wir verlangen, daß eine nähere Erklärung und Begründung dieses Schönfindens uns die Möglichkeit an die Hand gebe, die beiden positiven Werturteile zu vergleichen. Wir können von Übereinstimmung und Nichtübereinstimmung nur dort sprechen, wo die gleichen Voraussetzungen den Urteilen zugrunde liegen, wir dürfen die Urteile nicht für sich abgesondert betrachten, sondern im Zusammenhange mit dem Typus des Wertnehmens, aus dem sie hervorgehen. Von zwei Personen, die ein Werturteil fällen, kann

---

Gegenstand, das Kriterium der Zugehörigkeit zum System. Damit ist gesagt, daß der deduktive Schluß der eigentlich wissenschaftliche Schluß ist, weil nur er hypothetische Geltung besitzt.

die eine vital, die andere axiologisch gerichtet sein, die eine eingestellt auf die Welt als eine Zusammenfassung der Dinge oder der Gesetze, in der das Einzelne dann eingeschmolzener Teil oder auf dem Wege des Gesetzes liegender „Fall“ ist, die andere auf das Einzelding als eine lebendige Welt für sich oder als Schnittpunkt unzähliger Gesetzlichkeiten. Zwei Gesichtspunkte sind es besonders, von denen die Untersuchung auszugehen hat. Wir müssen erstens wissen, ob das Verhältnis von allgemeinen Voraussetzungen und besonderen Anwendungen im Schlusse auf dem induktiven Verfahren des ästhetisch-vitalen Typus beruht oder auf dem deduktiven des ethisch-axiologischen, des normativ eingestellten. Wir müssen zweitens wissen, auf welche besondere Weise der Sprung in die Wirklichkeit getan wird. Freilich hängt dieser in allen Schlüssen ab von der Schlußart selbst oder umgekehrt diese von jener. In den „Wertschlüssen“, den Schlüssen, in welchen die Geschmacksurteile gipfeln, ist jedoch beides überhaupt dasselbe. In den Erkenntnisschlüssen führt nicht jedesmal der Untersatz ein Konkretes, Individuelles ein; es gibt Schlüsse wie den folgenden: eine Gleichung von dieser Form ist die Gleichung eines Kegelschnittes, die Gleichung des Kreises hat diese Form, also ist der Kreis ein Kegelschnitt. Entsprechende Erkenntnisschlüsse gibt es auch in der Kallognomik und in der von ihr abhängenden Kunstwissenschaft. In dieser Weise kann etwa die Novelle unter die Gattung poetische Formen subsumiert werden. Diese schieben sich gewissermaßen vor die Schlüsse, die ein Einzelnes bestimmen. Oder die Schlüsse, welche dies tun wie etwa der Schluß: ein Ton von der Schwingungszahl 435 ist ein eingestrichenes a, dieser Ton hat die Schwingungszahl 435, also ist er ein eingestrichenes a, bilden gleichsam die Überleitung zu den Wertschlüssen, den Schlüssen, die den Wert eines Wirklichen mit Hilfe des Schlußverfahrens bestimmen. Denn auch hier wird in einem gewissen Sinne der Wert eines Wirklichen bestimmt. Die eigentlichen Wertschlüsse sind immer nur, indem sie direkt auf das Einzelne gehen, die Anwendung einer Erkenntnis auf ein Wirkliehes, die unmittelbare Verbindung von Wirklichkeit und Begriff, die gleichzeitig immer ein Sprung vom Begriff zur Wirklichkiet oder von der Wirklichkeit zum Begriff ist. Jede Art des Schlusses ist hier einmal eine spezielle Ableitung, einmal eine besondere Anwendung. Der ästhetische Typus, dem der induktive Schluß entspricht, findet eigentlich zunächst das Objekt vor als ein Wertvolles und sucht dann seine Erklärung (denn wenn auch der Obersatz schon das allgemeine psychologische Prinzip voranstellt, so ist er doch auf induktivem

Wege gefunden), die Ursache des Wertes, der Wirkung. Er geht vom Besonderen zum Allgemeinen. Der ethische Typus hat einen Begriff, ein Ideal, einen Maßstab des Wertes vor sich, ein Allgemeines, aus dem er das Besondere deduziert und darauf er es zugleich anwendet. Für ihn sind erst die Linien da, die sich sodann zum Objekt verbinden — dieses ist erst das zweite, während jener vom Punkte ausging, der die Linien von sich aussendete.

Vergegenwärtigen wir uns nun genauer, was unter der Forderung zu verstehen sein kann, daß richtige ästhetische Urteile übereinstimmen müssen. Das echte Kunstwerk, so sagt der eine Betrachter, gibt jedem etwas, nur jedem etwas anderes. Alle werden es anerkennen, nur aus verschiedenen Gesichtspunkten heraus; daß dies möglich ist, darin liegt eben die Unendlichkeit und Unerschöpflichkeit des Kunstwerkes. Ganz entgegengesetzt sagt ein anderer: die wahren Gesetze der Kunst, das Postulat der Einheit in der Mannigfaltigkeit, die Übereinstimmung von Gehalt und Form sowie die speziellen Regeln der jedesmal vorliegenden Kunstgattung muß jeder anerkennen; nur unter dieser Voraussetzung ist überhaupt eine Verständigung über Kunstfragen möglich. Wo wir jene Gesetze aber verwirklicht finden, wo wir ihre Erfüllung sehen, darin unterscheiden wir uns voneinander. In dem einen Falle bedeutet die Übereinstimmung von Urteilen: Übereinstimmung besteht unter den verschiedenen Personen in bezug auf die Objekte, die positiv (bzw. negativ) zu bewerten sind, Nichtübereinstimmung dagegen über die Motive, aus denen diese Bewertung erfolgt. Der Eine schätzt die Gebilde antiker Plastik wegen ihrer „Einfalt und Stille", der Andere liebt eben dieselben Werke wegen ihrer dynamischen Bewegtheit. Im zweiten Falle wird gesagt: Übereinstimmung besteht nur über die Gründe, aus denen ästhetische Objekte positiv oder negativ zu bewerten sind, Nichtübereinstimmung jedoch über die Objekte, welche bejaht oder verneint werden. Der Eine findet etwa im Tondrama Richard Wagners die innigste Vereinigung von Gehalt und Form, die vollkommenste Einheit in der Mannigfaltigkeit, der Andere sieht überhaupt in der Verbindung von Musik und Poesie schon eine unlösliche Aufgabe und behauptet, daß aus ihr nur Bastarde, keine echten Kinder der Kunst erzeugt werden könnten. Wo also die Forderung im Ernst erhoben wird, daß Urteile über Kunstwerke (bzw. über andere Gegenstände des Geschmacks) übereinstimmen müssen, wenn sie gültig sein sollen, da muß gefordert werden, daß diese Übereinstimmung bestehe sowohl was die Gegenstände der Urteile anbelangt, als auch in Hinsicht auf die Begründung der Urteile. Nun aber fragt es sich, ob diese beiden Forderungen überhaupt miteinander verträglich sind, d. h. es fragt sich, ob nicht, je mehr die eine Art der Übereinstimmung unter Urteilen zunimmt, die andere notwendig in ebendem Maße abnehmen müsse.

Um das Verhältnis der Urteile zueinander, ihre Abweichung und Übereinstimmung uns deutlich zu machen, müssen wir unser Verhältnis zu den Dingen wieder räumlich vorstellen. Der einzelne Fall (ganz gleich, ob es sich um ein Ereignis oder einen Gegenstand handelt) kann aufgefaßt werden als ein Schnittpunkt unendlich vieler Linien, von denen wir jede nach einer der Personen ihrer Umgebung hin ziehen können. Er repräsentiert eine unendlich große Anzahl möglicher Aussagen (logische Kategorien, naturwissenschaftliche Gesetze, ästhetische Regeln usw.) und jede Person kann ihn unter eines dieser Gesetze unterordnen (hier unter eines der ästhetischen Gesetze) und durch dieses Gesetz mit allen andern unter es fallenden Exemplaren zu einer Totalität zusammenfassen. Das Gesetz, das diese Person dazu aussucht, wird abhängen von ihrer eigenen Wesenart, in unserm geometrischen Bilde von dem Gesichtswinkel, den sie zu dem Gegenstande hat. Die unendlich vielen Linien, die durch das Kunstwerk hindurchgehen, führen zu einer unendlich großen Anzahl von Personen, sagen wir also zunächst einfach: zu allen, die jede nur zu einem seiner Momente in Beziehung stehen. Umgekehrt hat jede dieser Personen eine ihrer Natur gemäße Welt um sich aufgebaut, die eine Unzahl von Dingen in sich einschließt. Die Linie, die das einzelne Kunstwerk mit einer Person verbindet, entspringt der Natur dieser Person und steht in einer festen Abhängigkeit zu dem Konstruktionsprinzip, das ihrer Welt zugrunde liegt, ja kann schließlich für unsere Zwecke mit ihm identisch gesetzt werden. Nun aber werden zunächst die Dinge dieser Welten verschiedene sein. Wir haben aber gesehen, daß sie allmählich im Verlaufe der Entwicklung in jeder Welt immer zahlreicher werden, so daß schließlich in jeder alle wertvollen Dinge ihren Platz bekommen. Die Übereinstimmung über die gewerteten Objekte nimmt also zu im Verlaufe der Entwickelung aus der Subjektivität zur Objektivität, immer mehr wird jeder die gleichen Dinge bejahen. Nun aber ist auch diese Konvergenz insofern ein vages Schema, da schon die Alleinherrschaft eines einzigen Prinzips für den Anfang nur rohe Abstraktion ist; denn gerade der naive ursprüngliche Mensch ist zwar unkompliziert, von wenigen starken Instinkten geleitet, andererseits jedoch chaotisch und unklar, einseitig freilich, für fremde Gesichtspunkte und Betrachtungsweisen verständnislos, doch aber ohne tiefere Eigenart. Wenn wir trotzdem schematisch die Gesamtheit oder den Querschnitt seiner ursprünglichen Triebe und Neigungen, insofern sie den Dingen, die ihm gefallen sollen, bestimmte Forderungen auferlegen, herausheben und zusammenfassen unter dem Namen eines subjektiven Gesetzes, dem das Ding in Beziehung zu ihm untersteht, so müssen wir hinzunehmen, daß dieses Gesetz mit der Aufnahme immer neuer anderer Gesetze in den Horizont der Persönlichbkeit, mit der Durchwanderung der fremden Persönlichkeiten und der Bereicherung um ihre Erlebnisse und Einstellungen allmählich unendlich kompliziert wird. Es ist keine einfache Schwingungsbewegung mehr, sondern die Resultierende unendlich vieler. Immerhin aber kombinieren sich diese unendlich vielen Wellenlinien nicht für jede Persönlichkeit in der gleichen Weise; in der Übereinanderlagerung der verschiedenen Berge und Täler zeigt jede ihre besondere Anlage und Struktur. Daraus läßt sich schließen auf eine allmähliche Divergenz der Motive, aus denen Geschmacksurteile gefällt werden. Die Urteile müssen zwar immer übereinstimmender werden hinsichtlich der Objekte, die positiv bzw. negativ bewertet werden, immer abweichender jedoch in bezug auf den Gesichtspunkt, aus dem eine solche Zustimmung resp. Verwerfung hervorgeht.

Nun aber sind die „Motive" gleichzeitig Konstruktionsprinzipien, sie leiten die Anordnung, den Aufbau, der verschiedenen Wertewelten. Diese Anordnung ist zugleich Intensität der Bewertung. Wenn das Gut, das im Mittelpunkt der einen Welt steht, also unendlich hoch bewertet wird, in einer andern Welt an der äußersten Peripherie erscheint, mit einer unendlich geringen Wertbetonung und wenn gleichzeitig die Konstruktionen immer abweichender und immer ausgeprägter werden, wie kann dann noch von einer Zunahme der Übereinstimmung in bezug auf Objekte gesprochen werden? Verhalten sich nicht der unendlich große Wert und der unendlich kleine Wert wie: ja und nein, wie wertvoll und unwert, sind sie nicht jedenfalls Annäherungen dazu? Verwandelt sich nicht die zunehmende Abweichung der Motive doch in eine Abweichung der Objekte? Müssen wir nicht neben der Annäherung wieder eine Entfernung feststellen? Es entspricht das bisherige Ergebnis dem in der Einleitung rein erfahrungsgemäß aufgestellten Satz, daß die Anzahl der positiv bewerteten Gattungen (ein Motiv bildet eine Gattung, eine Welt) im Verlaufe der Entwickelung abnehme, während die Anzahl der in ihr zugelassenen Exemplare sich vergrößere. Diesem Ergebnis stand jedoch das entgegengesetzte Resultat gegenüber, daß die Anzahl der zugelassenen Gattungen, die aus den damals sogenannten Kategorien hervorgingen, wuchs, während die Anzahl der in einer Gattung berechtigten Exemplare mit der immer strengeren Fassung und den höheren Ansprüchen des Gattungsideals sich verminderte. (Das weltbildende Motiv ist zugleich das psychologische, das zwar als explizites Erklärungsprinzip induktiv gefunden wird und damit dem Objekte erst folgt, implizite jedoch der Bewertung schon zugrunde gelegen hatte und insofern das Prius im Verhältnisse zum Objekt gewesen war. Die gattungbildende Kategorie ist dagegen die rationale Allgemeinheit, die deduktive Doktrin, aus der das Objekt einerseits abgeleitet wird, die andererseits in einem korrelativen Gleichzeitigkeits- und Gleichgewichtsverhältnisse dazu steht.)

Über ein einzelnes Faktum, ein hic et nunc — etwa die Tatsache, daß es jetzt und hier regnet — stimmen zweifellos alle überein, die Gelegenheit zu ihrer Feststellung haben. Ein allgemeineres Urteil, z. B. daß es hier oft regnet, würde schon auf geringere Zustimmung rechnen dürfen. Wir können vielleicht sagen, je umfassender eine Aussage ist, desto weniger Subjekte werden sie unterschreiben, und die weiteste Zusammenfassung der Erfahrungen, die sogenannte „Weltformel", mag für jede Persönlichkeit eine andere sein. Ähnlich liegen die Verhältnisse im Moralischen. Daß es unrecht sei, einen Wehrlosen zu töten (wenn nicht besondere Umstände dies erfordern oder entschuldigen), darin herrscht ziemlich allgemeine Übereinstimmung, aber über das höchste Moralgesetz sind sich die Menschen nicht im geringsten einig. Für das vitale Verhalten zu den Werten gilt die Regel, daß die Übereinstimmung abnimmt mit dem Grade der Umfassendheit. Das Einzelne, das Konkrete des materialen Wertes, das einzelne Wertding, das besondere Gut, wird von vielen, im Idealfalle von allen anerkannt, das allgemeinere (materiale) Prinzip von wenigen. Anders liegt die Sache beim axiologischen Verhalten zum Werte; Hier fällt Allgemeinheit mit Allgemeingültigkeit zusammen. Es liegen dabei formale Prinzipien zugrunde, die um so allgemeiner anerkannt werden, je höhere sie sind. Dies kommt daher, daß sie in größerer Höhe zugleich immer reiner formal werden; ein allgemeines Moralprinzip z. B. kann nur völlig formal sein wie das Kantische, die bloße Form eines Prinzips. Auf diese Weise ergibt sich, daß vitale Urteile über Einzelheiten übereinstimmen, über Allgemeinheiten auseinandergehen und daß bei axiologischen Urteilen eben das Umgekehrte der Fall ist. Daher ist hier auch Streit über die „Anwendung“, über das wirkliche Ding, an dem das Kunstwerk haftet. Aber dies ganze Ergebnis wird noch wieder durch die entgegengesetzte Erfahrung korrigiert. Der Einzelgegenstand auf der flachen alltäglichen Ebene bietet unendlich viele Aspekte für die verschiedenen Beobachter; ferne Berggipfel sehen wir schon weniger verschieden und die Sonne am Himmel erscheint allen unter dem gleichen Gesichtswinkel. Der einzelne Fall kann sozusagen von allen Seiten betrachtet werden, er läßt unendlich viele Gesichtspunkte zu. Um den ruhenden Gegenstand in unserer Nähe können wir herumgehen, den Mond oder den Zenith des Himmelsgewölbes vermögen wir nur von einer Seite zu sehen. Der vitale Beobachter ist dem Einzelgegenstand gegenüber an seinen Standort gefesselt, er ist einseitig; deswegen müssen seine Urteile von denen eines ebenso Gebundenen abweichen. Der axiologisch-objektiv Gerichtete dagegen ist frei, seinen Standort zu wechseln, er kann das Objekt von allen Seiten betrachten, und weil dies allen Gleichgesinnten begegnet, so müssen sie zu übereinstimmenden Urteilen gelangen. Dies geschieht auch, solange sie innerhalb der wissenschaftlichen Beschreibung bleiben, das Einzelne ganz in allgemeine Bestimmungen auflösen. Das Werturteil über das Einzelne, Gegebene, fordert jedoch den Sprung in die Wirklichkeit, hier kann das Verhalten nicht länger ethisch, hypothetisch bleiben. Als ein vitaler Mensch den Dingen gegenüberstehen, heißt von ihnen nur Stoffliches verlangen und dasjenige Stoffliche, das Element, das der eigenen Bedürftigkeit entspricht, also material und individuell zu sein. Das axiologische, rein wissenschaftlich wertende Verhalten legt in den Dingen nur Wert auf die formalen Gesetzlichkeiten, aber dies nicht um eigener Besonderheiten willen, sondern in einer Objektivität, die zustandekommt durch die Fähigkeit, die Gesamtheit der möglichen persönlichen Standpunkte zu durchlaufen.

Der vitale Beurteiler hat einen festen Standpunkt in der Welt; er sieht daher an allen Dingen nur die ihm zugewendete Seite. Er bildet sich einen persönlichen Maßstab, ein eigenes Ideal, das alles in seiner Welt ihm Zugewendete berücksichtigt. Andererseits ist seine Welt ebenso wie er selbst fortwährender Verwandlung unterworfen, er hat keinen Standpunkt außerhalb seines Kreises, sondern er ist in ihn gebannt. Er ist angewiesen für seine Urteilsbildung auf die dauernd veränderlichen realen Vorgänge in ihm, in der Welt, in der Einheit seiner Person und seiner Welt, in der er passiv verharrt. So ist sein Urteil einerseits einseitig bestimmt, hervorgewachsen aus den Konstituentien seiner Persönlichkeit und aus seinen Verhältnissen, beschränkt, aber rein, gesund, echt, gerade gewachsen. Andererseits, da ihm die Welt ein Veränderliches ist wie er selbst und da er keinen Maßstab aus einem Jenseits der subjektiven Seele und der subjektiven Welt entnehmen kann, ist sein Urteil immer im Übergange zum Skeptizismus. Er traut seinem Urteil immer weniger und macht immer weniger Unterschiede unter den Dingen. Alles, was jeweils in seinen Gesichtskreis tritt, steht auch in lebendiger Beziehung zu ihm — anderes tritt eben nicht in seinen Gesichtskreis —, so muß es aufgenommen werden in die Liebe. Alles ist wertvoll, alles ist gut, schön, der Sünder wird ans Herz gedrückt wie ein Heiliger, das Häßliche geleugnet. In Armut, Schande, Niedrigkeit und Schmutz, überall erscheint noch ein Strahl der göttlichen Schönheit, wo das Göttliche eben das ist, das vor dem Leben liegt und das durch all seine Hüllen und Verkleidungen noch hindurchscheint. So steht ein Franziskus den Werten gegenüber, eine solche Stimmung herrscht in vielen russischen Romanen. Wer dagegen nicht gebannt ist an einen bestimmten Platz in der Welt, wer frei umhergehen kann, sich bewegen zwischen den Dingen, der sieht einmal das einzelne Ding von allen Seiten, er kann ihm gegenüber objektiv sein, gerecht. Daß sich jedoch der Betrachter frei um das Ding herumbewegen kann, daß er sozusagen mit seinem Geiste rund um das Ding herum ist und es einfaßt, das verkehrt sich wieder in das entgegengesetzte Verhältnis, daß der axiologische Beurteiler in der Mitte steht, die Dinge um ihn herum. Er hat die Totalität des Geistes, den Inbegriff aller Dinge in sich und infolgedessen bei aller Bewegungsfreiheit einen festen Maßstab, ein bleibendes Ideal, mit dem er alles vergleicht. Seine Gefahr ist die umgekehrte seines Gegenpols, nicht die: alles unterschiedslos zu bejahen, sondern: alles unterschiedslos zu verneinen. Der Strenge seines Maßstabes kann nichts Genüge tun, er hat wie ein Gott außer der Welt alle Substanz in sich hineingezogen, und gegen ihn ist alles außerhalb gleich wertlos, nichtig, der Verwerfung würdig. Dagegen befähigt die Objektivität ihn wiederum dazu, in jedem Dinge das zu sehen, was etwa noch darin wertvoll ist. Er wird niemals in dem Sinne ausschließen wie der vitale Beurteiler. Aller Rassenhaß ist z. B. ästhetisch, ebenso wie der Stolz auf das eigene Volk und die eigene Sippe; der ethische Mensch sagt mit Christus: „Wer den Willen tut meines Vaters im Himmel, derselbige ist mein Bruder, Schwester und Mutter.“

Wir haben früher gesagt, daß die Grundlage der Objektivität, der Gerechtigkeit des Urteils, in der Verwandlungsfähigkeit der Seele gelegen sei. Der Geist als die Allheit aller Systeme und Strukturen bietet sich gleichsam der Seele dar als ein grenzenloses Gebiet, auf dem sie sich ergehen kann und auf dessen verschiedenen Stellen sie sich zeitweilig niederlassen kann, um das Gebiet von ihrer Stelle aus zu überschauen. Eine wahrhafte Kenntnis des Geländes kann sie nur durch diese dauernde Ortsveränderung und durch den Vergleich aller Ansichten miteinander erlangen. Dieses wäre freilich erst in endloser Zeit zu vollenden. Die Endlosigkeit der Zeit kann aber ersetzt werden durch das Verhalten des Augenblickes. Der augenblickliche Besitz muß innegehabt werden mit der Haltung des Christen, für den die Bibel fordert: zu haben als hätte er nicht. Es muß jede Wertung, jedes Urteil begleitet werden von dem Wissen: dies ist nur eine, nur meine Setzung; eben dies Wissen ist zugleich eine Aufhebung. Das Urteil erlangt seine Geltung eben durch diese innere Beziehung des einzelnen Urteilsaktes auf die Totalität der Urteile. Der Urteilende setzt das einzelne Urteil als das wahre, aber er kann dies nur dadurch, daß er das Wahre des Urteils nur als das gesetzte Wahre anerkennt, als das, was nur wahr ist durch Setzung und damit zugleich als Aufhebung. Der Urteilende steht als Setzender im Zentrum des Urteils, mit dem er sich insofern identifiziert; aber zugleich — indem er sich der Setzung als seiner Setzung bewußt ist — sieht er dem Urteil und sich selbst von außen zu als ein Repräsentant des Geistes überhaupt. Damit aber hebt er das gesetzte Urteil wieder auf oder vielmehr spricht er ihm den Charakter des absolut Absoluten ab und erweist das Urteil als ein relativ, das ist beziehungsweise und verhältnismäßig absolutes. Beziehungsweise absolut ist das Urteil als s e i n Urteil; er hat s i c h gesetzt, indem er sein Urteil gesetzt hat. Das Urteil des Geschmacks ist die vollendete Selbstsetzung, und insofern ist jedes Urteil noch Geschmacksurteil. Verhältnismäßig absolut ist das Urteil, weil es auch für ihn nur gesetzt ist als ein Urteil unter Urteilen, weil es auch für ihn, den Urteilenden, nur eine einzige aus der Unendlichkeit der Beziehungen heraushebt, die seinem Blicke offenstehen. Die Geltung eines Urteils ist an die Bedingungen geknüpft, daß das Urteil für den Urteilenden nur beziehungsweise und verhältnismäßig absolut ist. Dies heißt: ich darf mein Urteil nur als ein geltendes ansehen, wenn ich mir zugleich dieses seines relativen Charakters bewußt bin, wenn ich mich in ihm nicht abschließe als dieses „ich“ und als dieses „hic et nunc“, sondern wenn ich mich in ihm beziehe auf die Totalität der Urteile, auf den Geist „außer mir“ (d. h. in andern) und in mir. Andererseits ist die Geltung des Urteils geknüpft an das Bewußtsein von seiner — wenn auch nur relativen — so doch nicht minder wahren Absolutheit. Das Urteil, das abgegeben wird mit einer reservatio mentalis, ist kein gültiges. Diese Eigenschaft, absolut gesetzt zu werden, muß jedem Urteil wiederum zukommen, wo überhaupt eines gültig sein soll. Wenn die revolutionäre Jugend behauptet, daß alles Alte nichts mehr wert und verrottet sei, so sagt sie damit implizite, daß auch das Neue, was sie einführen will, einmal nichts mehr wert sein werde und somit schon jetzt nichts wert wäre. Was wert ist, ist zeitlos wert, oder jedenfalls ist die zeitlose und bedingungslose, schlechthin absolute Gültigkeit ein Moment des Wertes. Wer dem Vergangenen jeden Wert abspricht, der hat auch unbewußt die Zukunft schon verurteilt und gezeigt, daß es ihm im Grunde um nichts ernst ist.

Für den Urteilenden muß das Bewußtsein der relativen Absolutheit ebenso wie das Bewußtsein der absoluten Relativität vorhanden sein, damit sein Urteil ein gültiges sei. Für uns aber, die wir die Urteile nur betrachten, muß diese geforderte geistige Haltung des gültig Urteilenden sich erweisen als eine Beschaffenheit, die dem geltenden Urteile selber zukommt. Es erwächst aus jener Einsicht in das Verhältnis des Urteilenden zu seinem Urteile die Aufforderung, Urteile nur dann als gültige anzuerkennen, wenn sie aufeinander bezogen sind und sich aufeinander beziehen lassen, wenn keines das andere absolut ausschließt. Nur das Urteil, das zugleich jedes andere — innerlich mit ihm verbundene, auf denselben Gegenstand bezogene — setzt und sich so aufhebt, ist gültig. Es kommt also im Laufe der Entwickelung eine Zeit, wo der Geschmack mit seinem Urteile die andern möglichen Urteile über denselben Gegenstand nicht ausschließt, sondern einschließt; d. h. die Freiheit der Ortsbewegung rund um den Gegenstand ist errungen. Diese Freiheit wird nun aber nicht dazu benutzt, um haltlos zwischen den Standpunkten um die Gegenstände herumzuirren, sondern um nach jedem Durchlaufen der Bahn wieder auf den eigenen Standpunkt zurückzukommen, dort aber nicht mehr so fest und unbeweglich zu verharren wie eine am Platze aufgesproßte Pflanze, sondern an der Stelle sich aufzuhalten mit dem Bewußtsein, es ist nur eine Stelle unter vielen gleichberechtigten, ihren Vorzug hat sie nur dadurch bekommen, daß wir sie frei gewählt und uns an sie gestellt haben; sie ist nur der Ruhepunkt, der Ort immer wiederkehrender Rückkehr für ein ewig bewegtes Leben. Genau dasselbe ist den andern Subjekten des

Geschmacks geschehen, und so haben sie jetzt alle die gleiche Bahn bei verschiedenen Ruhepunkten. Jeder durchläuft alle Stadien, jeder fällt alle möglichen Urteile über den Gegenstand als zulässig und vorkommend, jeder entscheidet sich, zuletzt auf seinem Urteil zu beharren; aber das Urteil ist nicht mehr das ursprüngliche, sondern hat alle durchlaufenen Urteile in sich aufgenommen, ist davon durchströmt, aus ihnen zusammengesetzt. Seine äußere Gestalt ist anscheinend dieselbe geblieben hier wie dort: „es gefällt mir", aber seine innere Struktur ist eine vollkommen andere geworden. Es war früher ein einfaches, ist jetzt ein außerordentlich verwickeltes Gebilde. Es enthält die Entfernung von sich selbst, das sich selbst aufheben, und ist nur die momentane Rückkehr zu sich, die mit dem Selbst den eigenen Standpunkt, das persönliche Urteil setzt — als ein suspendiertes, das seine Berechtigung und Geltung hat einmal, indem es sich selbst auf alle andern bezieht, sie in sich bejaht und zugleich, indem es mit allen andern zusammengenommen werden muß, da jedes ein Moment des Wahren zur Geltung bringt, die Wahrheit aber nur die Einheit, Durchdringung und gegenseitige Setzung und Aufhebung aller Momente der Idee ist.

Die Übereinstimmung der Urteile ist also nur so möglich, daß jedes der wahrhaft geltenden Urteile (geltend natürlich nicht isoliert, sondern im Zusammenhange des Ganzen) die gleichen Bestandteile in sich hat, aus den gleichen möglichen Urteilen besteht, so wie jede Bahn um den Gegenstand dieselben Punkte durchläuft. Wie aber die bevorzugten Punkte verschieden sind, so ist auch die Kombination dieser möglichen Urteile überall eine andere. Die Urteile als ganze, als gegebene, so wie sie vorkommen und dastehen, sind immer nur zerlegbar in einen Teil, der mit dem entsprechenden Teil der andern übereinstimmt — die Masse der möglichen Urteile, die in ihm aufgehoben sind — und ein Glied, das nicht übereinstimmt, das Urteil, das schließlich gesetzt wird. Die verschiedenen Urteile beziehen sich einerseits so aufeinander, daß der in irgendeinem Urteil gesetzte Standpunkt in jedem andern als aufgehobener vorkommen muß, und erst dann sind die einzelnen Urteile berechtigt. Andererseits soll die Menge der gesetzten Urteile der Menge der möglichen (aufgehobenen) Urteile gleichkommen, und obgleich dieser Prozeß — nämlich die Setzung aller möglichen Standpunkte, welcher nichts anderes bedeutet als das Vorkommen aller möglichen Persönlichkeiten — ein unendlicher ist, so gehört doch seine gedachte Vollendung dazu, um die Idee einer urteilsfähigen Menschheit zu begründen. Erst wenn alle überhaupt möglichen Momente des Geistes (deren Anzahl jedoch wächst) einmal zu gesetzten geworden sind, und wenn die dann lebende Menschheit alle diese gesetzten Urteile noch als aufgehobene in sich enthält, erst dann könnten wir sagen, diese Menschheit hätte ein objektiv richtiges Urteil über alles, was jemals in ihr geleistet worden ist — vorausgesetzt dann, daß diese Menschheit nicht selbst wieder eine eigene Setzung, Willkür und Ungerechtigkeit vornimmt. Aber weil diese eigene Setzung nicht nur empirisch, sondern auch der Idee nach zu jeder Menschheit und Menschlichkeit gehört, so müssen wir, um überhaupt zu der Anerkennung einer Objektivität und Gerechtigkeit zu gelangen, die Annahme machen, daß das Urteil von dieser eigenen Setzung — vorübergehend — Abstand nehmen könne. Oder wir sondern in der Betrachtung die Masse der aufgehobenen Urteile vom gesetzten, indem wir das für diesmal gesetzte Urteil als betrachtende noch einmal aufheben und in die Zahl der aufgehobenen hineinnehmen. Diese Fiktion ist die Fiktion eines Zusammen von Untrennbarkeit und Trennbarkeit des praktischen und des theoretischen Elementes im Menschen. Denn während die Höhe wahrhafter Bildung nur durch dieses Zusammenwirken erreicht und erhalten werden kann, soll doch für den Augenblick des Urteils selbst dieser Zusammenhang zerrissen oder vielmehr suspendiert werden, und das urteilende Subjekt soll sich vom Praktischen, das ist von sich selbst, vollkommen loslösen können. Erfüllbar ist diese Forderung nur in der Idee, empirisch nur als zeitloser, unausgedehnter Augenblick, das heißt die Trennbarkeit ist empirisch nur als Faktor in der Untrennbarkeit im ganzen Gewebe des geistigen Lebens enthalten, und sie kann nur zum Zwecke der Betrachtung für sich gestellt werden. In Wirklichkeit ist sie nur angenähert zu erreichen. Da nun die reine Betrachtung, die vollständige Unpersönlichkeit, niemals Zustand ist, sondern nur Grenze oder Moment, so kann auch der charakteristische Erfolg der reinen Betrachtung, die vollständige Identität der Urteile, niemals wirklich vorhanden sein. Sie versagt überhaupt als einziges Kriterium der Urteile, weil sie aufgebaut ist auf die eine Seite des Urteiles, die — gemeinschaftliche — Vernunft. Sie muß ergänzt werden durch das schon angedeutete andere Kriterium der Geltung — sofern Geltung auf Übereinstimmung der Urteile verschiedener Subjekte begründet ist —, daß die nicht übereinstimmenden Bestandteile der Urteile, die Setzungen, einander ebenso zur Totalität des Geistes ergänzen wie die aufgehobenen Urteile in einem einzigen Urteile (zusammen mit dem gesetzten) die Totalität des Geistes ausmachen. Was sich in allen Subjekten vorfinden soll, ist einerseits derselbe Zusammenhang der Urteile, der zuletzt in das rein Logische übergeht. Andererseits ist die absolute Identität einmal das letzte nie erreichte Ziel, einmal die Vorwegnahme dieses Zieles, das in jedem Augenblick Wirksame. Die Identität der wissenschaftlichen Systeme ist etwas, das nur in der Zukunft erreicht werden soll — einmal ist das absolut Wissenschaftliche des Denkens, die reine Vernünftigkeit, Ziel jedes einzelnen denkendes Subjektes, einmal die Identität dieser Subjekte für die Wissenschaft oder in der Wissenschaft Ziel der Menschheit. Jedes einzelne Subjekt geht aus von einem bestimmten Punkte, auf dem es sich vorfindet, von seiner Wirklichkeit; sein ethisches Ideal ist die Ausbreitung seines Denkens von diesem Punkte aus zu einem unendlich großen Kreise. Wenn alle dieses Ziel erreicht haben, decken sich auch alle Kreise; im unendlich großen Kreise ist kein Zentrum mehr ausgezeichnet. Es fällt also in der Tat das Ideal des wissenschaftlichen Denkens für die Allheit der Subjekte und für das einzelne Subjekt zusammen; beide erreichen sie es erst mit- und durcheinander. Da aber dieses Erreichen realiter niemals zustande kommt, und jedenfalls die Mittelpunkte (wenn auch nicht die ganzen Kreisflächen) immer auseinanderfallen, so muß für die Wahrheit des Werturteils noch ein anderes Kriterium aufgestellt werden. Da wir niemals den unendlich großen Kreis auf einmal haben, so müssen alle Punkte mit ihren Kreisen einmal vorkommen, sie müssen einander ergänzen. Die Setzungen aller urteilenden Subjekte müssen sich ergänzen, so wie die aufgehobenen Urteile aller identisch sein müssen, das liegt beschlossen in der Idee einer urteilsfähigen Menschheit. Als betrachtender hat jeder die ganze Welt in sich — prinzipiell —, als praktischer Mensch ist er ein kleiner Teil in der Welt, die er mit aufbaut, ein materieller Punkt — die Welt ist aber eben auch materiell. Für das Theoretische gilt das Bild von den Leibnizschen Monaden, daß jede einzelne ein Spiegel aller andern ist. Wäre aber nur diese Spiegelung da, und nicht in jeder einzelnen noch ein undurchdringlicher Punkt, ein Irrationales, ein Etwas außer oder neben dieser Spiegelung (ein Etwas, das freilich nicht ohne diese Spiegelung ist, nur in Wechselwirkung mit ihr), so wäre das Ergebnis der völlig inhaltlose Prozeß, das reine und leere Nichts. So aber ist das Ergebnis des Prozesses die Individualität als Brennpunkt des Universums, des Universums als Miteinander und Ineinander der Individualitäten. Beide, die uns nur in und miteinander gegeben sind, entwickeln sich in dem sich selbst überlassenen Prozeß der Dialektik zu dem Gegenteil ihrer selbst, und das Resultat ist ihre absolute Vertauschtheit und Vertauschbarkeit. Sobald diese Begriffe isoliert werden, verlieren sie ihre Geltung, diese ist geknüpft an die Gegeneinanderbewegung, die Beziehung aufeinander.

Die Forderung, daß sich die echten Werturteile zu einer Totalität der Vernunft ergänzen und daß sie andererseits identisch sind, insofern jedes die Gesamtheit der andern in sich habe, entspricht diesem zwiefachen Übergang von Individualität und Universum ineinander. Wie daher die Begriffe der Universalität und Individualität (der menschlich-geistigen Individualität, der Persönlichkeit) nur Sinn und Bedeutung haben als eine solche Polarität, so gibt es auch nicht etwa Ergänzung der Urteile und Übereinstimmung (Identität) der Urteile als etwas Getrenntes, sondern beides nur mit- und durcheinander. Von einer Übereinstimmung der Urteile im Sinne der Identität kann eben nur dort gesprochen werden, wo die übereinstimmenden Urteile jedes für sich die Gesamtheit aller Urteile über den Gegenstand enthalten (sonst ist die Übereinstimmung nur die leere, äußerliche Gleichheit der zwei Aussagen: Mozarts Musik ist schön!). Eine Ergänzung aller Urteile zur Totalität erfordert ebenso, daß alle möglichen Urteile präsent sind. Nur daß hier diese Urteile wirklich gegeben, vorgefunden sein müssen — das Leben der Menschheit muß alle möglichen Individualitäten hervorgebracht haben —, während die möglichen Urteile dort erzeugt sind, abgeleitet aus dem Begriffe des Geistes. (Die Ergänzung vertritt zunächst einmal die Realität im Gegensatze zur Idealität des Gedachten, das in der Identität erscheint.) Es ist nun natürlich ebensowenig erreichbar, alle deduktiv möglichen Urteile explizite zu haben wie alle wirklich gewordenen, und hätten wir sie, so wären sie nutzlos. Die Wahrheit über einen Gegenstand ist nicht dadurch zu erfahren, daß man alle Urteile über ihn einfach zusammensetzt. Wären alle Menschen, die überhaupt möglich sind, je wirklich geworden — ein absurder Gedanke, da wir über dieses „alle" gar nichts aussagen können, die Individuen sind ja nicht minder irrational wie rational, und die Idee des Lebens sowohl erzeugend als erzeugt, was wir im zweiten Kapitel so ausdrückten, daß wir ihr selbst eine Entwicklung zuschreiben — so könnten wir trotzdem dadurch, daß wir die Urteile aller über einen Gegenstand zusammenstellten, niemals über diesen Gegenstand zur Klarheit kommen. Übrigens urteilen natürlich niemals zwei Personen über ganz denselben Gegenstand, sofern dieser ein Gegenstand des Geschmacks, ein Gut, nicht ein wissenschaftliches Objekt ist. Nähmen wir nun zu allen wirklichen Urteilen die Gesamtheit der möglichen (der aus dem Begriffe des Geistes ableitbaren) hinzu — was natürlich ebenso unsinnig zu denken ist, da die Möglichkeiten der Persönlichkeiten nicht einfach konstruierbar sind, sondern den Anlaß zu ihrer Bildung aus der Wirklichkeit nehmen —, so wäre die eine Totalität nur eine leere und überflüssige Widerholung der andern, wobei es der persönlichen Auffassung vorbehalten bleibt, welche Gesamtheit jemand als die urbildliche, welche als die abbildliche ansehen will. In beiden Fällen hätten wir nur das beziehungslose Nebeneinander der Urteile. Soll der Inbegriff aller möglichen Urteile einen Sinn haben, so muß er als eine wahrhafte Einheit gedacht werden, und sollen Ergänzung und Identität der Urteile echte Faktoren des gültigen Geschmacksurteils sein, so müssen die beiden Einheiten jener beiden Gesamtheiten wiederum in einer dynamischen Beziehung zueinander stehen, eine Einsicht, die schon vorweggenommen ist durch die Erkenntnis, daß keine der Gesamtheiten aus ihrer Einheit allein hergeleitet werden kann, sondern jede die andere fordert und durch sie vermittelt werden muß. Beide Gesamtheiten denken wir uns zunächst eingeschlossen in je einen einheitlichen Urquell, den wir einmal das Leben nennen, die Natur, einmal den Geist; die Totalität der Urteile liegt beide Male nur implizite vor, eingeschlossen in einen Punkt. Übereinstimmung und Ergänzung sind dann beide nur verschiedene Formen der Negation des Außereinander, seine Aufhebung und Idealität. Einmal erscheint die Totalität nur als die aus sich herausgegangene Einheit, die dahinter liegt, einmal ist die Einheit (Übereinstimmung und Ergänzung) nur das Ziel, nach dem die Urteile streben, sie wollen alle zu ihrem Zentrum, und damit zueinander, sich ineinandersetzen und aufheben. Während für den ästhetischen Geist die Natur, der Anfang sich ausbreitet zur Verschiedenheit — eine Verschiedenheit, die dadurch negiert wird, daß sich die verschiedenen zur Einheit ergänzen und so ihre gemeinsame Herkunft in sich bewahren —, so sammelt sich für den ethischen Geist das Verschiedene zu einer Identität — einer Identität des Verschiedenen, in der das Verschiedene noch erhalten ist.

Diese Rückkehr jeder der beiden entgegengesetzten Bewegungen in sich selbst läßt aber noch eine andere Betrachtung zu. Wir hatten Ergänzung und Identität vorher als die Ergebnisse einer Gegenbewegung von Universum und Individualität angesehen. Beide Pole aber — als zugleich geistig und natürlich — sind in der Tat selbst die Einheit beider Bewegungen. Das Universum ist zugleich der Ursprung, der die Gestalten der Welt aus sich entläßt und das Ziel, in dem sie sich vereinen, und ganz dasselbe gilt von der Individualität. Aber für das Universum ist das „Entlassen" ein realer Vorgang, für die Individualität ein ideeller, und umgekehrt besteht die Vereinigung der Individualitäten zu einem Kosmos nur in der Idee, während die Aufnahme aller Potentialitäten des Universums in die Persönlichkeit einen realen psychologischen Prozeß darstellt. Insofern nun jede dieser Bewegungen nur in Abhängigkeit von der entgegengesetzten vor sich geht und keine von der andern abgesondert — die Realität der Monade war Voraussetzung für die Spiegelung, die ideelle Welt; die Realität der Welt umgekehrt für die Idealität der Monade, ihre Eigenart als Beziehung auf das Universum —, so hat der Begriff der Realität nicht mehr den Sinn, den er ursprünglich gehabt hat. Die Realität ist hier abhängig geworden von der Idealität, sie ist durch sie vermittelt und zu einer ganz neuen Verbindung mit ihr zusammengetreten. Wir sind aus der Zweiheit des ästhetischen und des ethischen Denkens unvermerkt herausgekommen und zu einer neuen Denkform bzw. zu einem neuen Element oder Medium des Denkens gelangt, das wir früher schon das spekulative Denken genannt hatten. Während der ästhetisch Denkende, indem er seinen Ausgang nahm von der unmittelbaren Selbstgewißheit des natürlichen Menschen, eine eigentliche Geltung nicht kannte und das Geltende für ihn sich auf das Seiende — das er zu haben glaubte — reduzierte, so war die Geltung für das ethische Denken eine immer von neuem vollzogene Selbsterzeugung und Selbstsetzung des Geistes, die aber — insofern sie von sich oder der Geist von ihr weiß — auch eine perpetuierliche Selbstaufhebung sein muß und damit nur Anspruch erhebt auf die Geltung der Hypothesis, der Grundlegung. Der Geist setzt sich als Voraussetzung der Natur, die aber nur so ist, wie sie in ihm ist, mithin nur gilt, nicht ist. Wenn es nun das gibt, was wir bisher das spekulative Denken genannt haben, nämlich eine Einheit von ästhetischem und ethischem Denken (die in den Gedanken übertragene Religiosität), so muß neben der dogmatischen und der hypothetischen noch eine dritte Geltungsart entstehen: die spekulative. Die Voraussetzungen des religiösen Verhaltens, wie wir sie im dritten Kapitel kennengelernt haben, sind gleichzeitig Bedingungen für die Geltung des spekulativen Denkens. Ehe wir diese Geltung zu beschreiben versuchen, wollen wir uns eben die wichtigste Stelle in die Erinnerung zurückrufen, an der uns das spekulative Denken bisher begegnet war.

Im achten Kapitel haben wir erfahren, daß die spekulative Geltung darauf beruht oder darin besteht, daß die beiden andern Geltungsarten, die dogmatische und die hypothetische, in ihr einander nicht mehr aufheben, sondern zugleich fordern und setzen. Die dogmatische Geltung, das Sein, wird auf eine eigentümliche Weise durch das hypothetische hindurchgeführt, mit sich vermittelt und so auf eine höhere Stufe gehoben. Was das Subjekt vorher naiv angenommen hat, das hat es jetzt durch das Fegefeuer des Zweifels, durch das Stadium der Aufhebung als Seiendes hindurchgeführt und zu einem als aufgehoben gesetzten gemacht. Das Subjekt sagt nicht mehr: „dies ist", es sagt auch nicht allein: „jenes gilt", sondern es sagt: „das Sein gilt". Die Natur ist kraft des Machtspruches des Geistes; sie gilt jetzt, nachdem sie vom Geiste aufgenommen und bejaht ist, durch ihn hindurchgegangen.

Den umgekehrten Weg geht das ethische Denken, die hypothetische Geltung. Der Geist hatte alles, was er gesetzt hatte, nur hypothetisch gesetzt, er hatte jedes, was er gesetzt hatte, nur in Beziehung auf ein anderes gesetzt, das seinerseits nur in Beziehung auf jenes gesetzt war. Die Voraussetzungen der Wissenschaft gelten, sofern ihre Folgerungen gelten, die Folgerungen, soweit die Voraussetzungen. Nur dieser Zusammenhang war absolut, alles übrige ganz relativ, aller Inhalt und damit das System des Geistes selbst blieb in der Schwebe. Der Geist hielt auch hier inne in einem Augenblicke des Zweifels; er blickte um sich und sah in die Welt. Der Himmel ist, die Erde ist, ich kann sie wahrnehmen, fühlen, sie haben Macht über mich. Aber ich, bin denn ich eigentlich? Bin ich nicht eine bloße Wahnvorstellung, ein Traum, eine Fieberphantasie? Welche Wirklichkeit, welcher Wert kommt mir zu im Verhältnis zu allem andern? Nicht mehr die Geltung des Seins wie vorher, sondern das Sein der Geltung war jetzt in Frage gestellt. Wie sollte dieses zwar in sich zusammenhängende, aber von allem andern abgelöste Gespinst des Geistes ein solides Dasein bekommen? Es mußte der Punkt gefunden werden, an dem das Gespinst doch mit allem andern wieder verknüpft war. Dieser Punkt war seine Funktion, seine Notwendigkeit für die Natur, die Wirklichkeit. Der Mensch sah länger hin auf die Berge und Gestirne, die ihm so sicher gestanden hatten, und er begriff, daß sie alle nur da waren eben durch den Geist, denselben, den er für wesenlos, für unwirklich gehalten hatte. So mußte er sich denn entschließen, diesem Geiste ein Sein zuzuerkennen, das dem Sein seiner Erzeugungen mindestens gleichwertig war, der Geist war fortan das Absolute. Das Sein der Natur wurde so zur Vermittelung für die höhere Geltung des Geistes, die aus jener wieder in sich zurückkehrte. Das spekulative Denken enthält als seine Momente die Geltung des Seins und das Sein der Geltung, beide aber nur miteinander, als ihre gegenseitige Stütze und ihren gegenseitigen

Durchgangspunkt. Das Sein gilt, sofern das Gelten ist (denn das Sein gilt, weil es nur aus dem Geiste ist, und dieser Geist ist absolut); das Gelten ist, sofern das Sein gilt, sofern das Sein der Natur als des Erzeugnisses zum Bürgen wird für den Erzeuger, den Geist. Die Natur, die durch den Geist hindurchgegangen, von ihm erzeugt und gesetzt ist, steht jetzt dem durch die Natur vermittelten Geiste nicht mehr äußerlich gegenüber, sondern beide befinden sich nunmehr an demselben Orte, dem Orte der Individualität, der Persönlichkeit, dem Geist in einem höheren übergreifenden Sinne, nicht mehr nur in dem der ratio allein. Der Geist verbindet sich so mit der Natur, setzt sich so in sie, daß er sie einerseits in sich setzt, andererseits sie aus sich heraussetzt, sich gegenüber, als das andere seiner selbst. Dieses Andere bleibt aber, weil es nicht nur Anderes ist sondern zugleich dasselbe, kein Außen; sondern es tritt in eine Beziehung zum Geiste, es wird zu seinem Ursprung, zum Orte seiner Herkunft. Die Natur — im Geiste — ist seine Grenze, von der er sich „seiend" entfernt, der er sich „erkennend" wieder nähert; aber jenes „Sein" ist nicht das naive Sein mehr, sondern ein Sein, um das der Geist weiß, das er als seine Selbstsetzung, seine Substanz, weiß. Die Natur ist das, was er erzeugt als das Unerzeugte, das Unerkannte, die Indifferenz, die Dunkelheit in ihm selber. So wird die Natur gleichzeitig aus dem Geiste entlassen — als von ihm gesetzte —, aber entlassen als dasjenige, von dem er selber „entlassen" wird. Der durch die Natur mit sich vermittelte Geist wird andererseits in diesem Prozesse des Auseinandertretens der Gegensätze (und ihrer Verknüpfung) zum Ziel, zur Aufgabe, zum Anderen der Herkunft, zum Anderen der Indifferenz und Dunkelheit, des Unerkannten. Das Auseinandertreten beider Pole (und das Zusammentreten der Gegensätze) setzt beide und hebt sie zugleich auf, weil jedes nur als das Andere und durch das Andere gesetzt erscheint. So erlangt der Pol jeder Bewegung seine Gewißheit nur dadurch, daß seine Bewegung zugleich mit der entgegengesetzten vollzogen und er als der Gegenpol seines Gegenpols gesetzt wird.

Im fünften Kapitel hatten wir gesagt, die Objektivität des Gegenstandes sei nur dadurch erreichbar, daß der Geist seinen Hervorgang aus der Natur ebenso anerkenne wie sein Hervorbringen der Natur. Denn jenes Hervorgehen sei ihm in seiner eigenen Dynamik mit eben derselben Gewißheit gegeben als dieses Hervorbringen. Dieses Hervorgebrachte erhält ja seinen wahren Wert auch erst in der Vermittlung mit der Realität, der Natur, dem Hervorgang. Der immanent vorgefundene Ausgangspunkt sei mit eben demselben Recht aus dem Geiste herausgesetzt als das immanent erzeugte Ziel. Die Objektivität beider beruhe auf diesem Heraussetzen, d. h. auf ihrer Verbindung mit dem Geiste. Dieser Geist aber ist ein einheitlicher, er ist eben derselbe in der „herkommenden“ wie in der „hingehenden“ Bewegung; seine Bewegungen lassen sich wie nicht von ihm (oder er nicht aus ihnen), so auch nicht voneinander abtrennen, und jede gewährleistet die Objektivität, das Recht der Heraussetzung ihres Endpunktes nur so, daß gleichzeitig auch das Entgegengesetzte herausgesetzt oder gesetzt wird, daß beide Pole, indem sie im entgegengesetztliegenden Unendlichen ruhen, dem geistigen Inhalt zwischen ihnen ein Gleichgewicht mitteilen, daß sie schließlich beide im Unendlichen in einem Punkte zusammenfallen und damit den Kreis der in sich schwingenden Bewegung des Geistes abschließen.

Aus der Durchdringung der beiden Bewegungen entsteht das höhere Gebilde, das wir je nach unserem Standpunkt innerhalb oder außerhalb Individualität oder Universum nennen. Denn beide sind in der Tat dasselbe. Das wissenschaftliche Denken, indem es erstens seinen Gegenstand nur unter eine bestimmte von andern unterschiedene Form faßt (als logisches, ethisches, kallognomisches Produkt), erstreckt sich immer nur auf eine Seite des Kosmos. Es ist auch im wissenschaftlichen Denken unstatthaft, als Gegenstand schlechthin „das Ganze“ einzusetzen (das Ganze wird niemals „Gegenstand“). Die naturwissenschaftlichen Gesetze gelten nur für ein geschlossenes, endliches Gebiet, die kunstwissenschaftlichen für eine begrenzte Gruppe von Kunstgegenständen. Das spekulative Denken erstreckt sich dagegen auf das Ganze, es will das All umfassen, als eine Einheit betrachten. Aber dies schließt in sich, daß es das All als Individuum auffaßt, noch dazu als *seine* des Denkenden Individualität (nicht nur unter der Kategorie des Individuellen), daß seine Persönlichkeit dem Denken die Züge leiht zur Bildung des Universums, das immer „sein“ Universum bleibt. Wenn in die Voraussetzungen dieser potenzierten Geltung die einfache Geltung des Seins aufgenommen worden ist, so ist mit diesem Sein nun auch das ganze Sein aufgenommen, das Sein, wie es da ist, also das konkrete bestimmte individuelle Sein. Im spekulativen Denken setze ich auch mein individuelles Sein, das im ästhetischen nur vorausgesetzt, im ethischen erzeugt werden soll, und hebe es wiederum auf. Das spekulative Denken ist so die gedankliche Form des ganzen geistigen Lebens oder der Religiosität. Insofern nun der Geschmack dieses ganze Leben ebenso ist, in alle seine Faktoren aufgenommen oder sie alle aus sich hervorgebracht hat und sie in seinem Verhalten offenbar werden läßt, ist das Denken des Geschmacks, das Wert- oder Geschmacksurteil ein spekulatives Urteil. Andererseits ist spekulatives Denken immer auch weltanschauliches Denken, und obwohl ganz rational aufgebaut und für jeden verständlich, doch nicht für jeden der letzten Setzung fähig — nur als aufgehobenes Moment in seiner Idee, seinem Universum enthalten. Das spekulative Urteil ist ein Werturteil, und das Werturteil, insofern es seinen Gegenstand einerseits im System beurteilt, andererseits aber auch das System selber, ist zugleich universales und individuelles Urteil. Es beurteilt den Gegenstand im System — damit ist es wissenschaftliches Urteil und besitzt hypothetische Geltung; es beurteilt das System in bezug auf seinen Wirklichkeitswert oder den Gegenstand unabhängig vom System, das heißt identisch mit dem System, als sein vollgültiger Repräsentant — damit hat es dogmatische Geltung.

Indem das Werturteil das System, in dem und aus dem es urteilt, in Einheit setzt mit dem Leben, das darüber sein Urteil fällt, ist es selber die Wechselwirkung des systematischen Denkens mit dem unsystematischen des schlechthin Seienden, der eigenen Subjektivität. Das echte Werturteil ist kein bloß subjektives Urteil, es sagt nicht ein willkürliches Gefallenhaben oder Nichtgefallenhaben aus, es dekretiert kein naives Sein, sondern es ist immer ein begründetes, ein Urteil, das zur Wissenschaft in Beziehung steht, mit ihr übereinstimmt, sie in sich aufgenommen hat. Das echte Werturteil ist jedoch niemals ein rein ethisches allgemeingültiges, wissenschaftliches, aber damit auch hypothetisches Urteil, sondern es ist ein Urteil, in dem das Ganze, die Individualität, aufgenommen und zur Geltung erhoben ist, zum System, zum universalen Geist. Die Wissenschaft kann es niemandem abnehmen, persönlich Stellung zu nehmen zur Welt, und wir brauchen das nicht zu beklagen.

Im Werturteil, im spekulativen Denken, findet zugleich die Setzung der Welt und ihres Inhaltes und die Selbstsetzung der Persönlichkeit statt. Beide sind gleichmäßig die Einheit von Setzung und Aufhebung, die durch die Aufhebung vermittelte Setzung, durch die Setzung vermittelte Aufhebung. Wie es mit den Urteilen geht, so auch mit den Menschen überhaupt, und dies ist selbstverständlich, da der Mensch wie andererseits in der Handlung so auch im Urteile sich selber setzt. Die Gültigkeit eines Menschen beruht darauf, daß er sich zugleich aufhebt und sich setzt. Es wird keiner ein Deutscher, es kann niemand als ein Deutscher anerkannt werden, der lediglich durch seine Abstammung und seine Staatsangehörigkeit zum deutschen Volke gehört. Es muß einer als Deutscher sich immer erst setzen, er muß erst sagen: ich bin ein Deutscher (was man allerdings auch durch die Tat sagen kann und durch das Werk). Dies Setzen ist aber immer auch ein Aufheben; es ist eine Einräumung, daß der Setzende nicht nur das ist, als was er sich setzt, sondern daß er zugleich noch anderes und damit mehr ist und daß er sich beschränkt, indem er sich setzt. „Ich" ist immer mehr als alles, was von ihm ausgesagt wird. Wenn ich sage: ich als Deutscher urteile so (und dies muß ich sagen, nachdem ich mich als Deutschen gesetzt habe, es nicht mehr nur „bin"), dann meine ich damit immer zugleich, daß i c h auch noch mehr bin als bloß ein Deutscher, daß ich also noch anders urteilen könne. Entsprechend, wenn ich sage: ich als Jude oder Christ, Mann oder Weib usw. Ja ich kann sogar sagen: ich als Mensch, z. B.: „ich als Mensch finde es ganz in der Ordnung, daß ich die Tiere nach meinem Gefallen gebrauche, wäre ich etwa ein Hund, so würde ich natürlich ganz anders urteilen." Nicht einmal durch das Menschsein findet das Ich sich weit genug ausgedehnt; der Geist ist so expansionslustig und dabei so hochmütig, daß er sogar in seinem Menschentum eine aufzuhebende Beschränkung erblickt. Ich als beschränkter Mensch urteile so, sagen wir; ich kann auch noch anders, ich kann etwa als ein Gott urteilen.

Indem ich mich aufhebe, setze ich das Andere meiner selbst, das Fremde in mich. Das Andere seiner selbst in sich setzen ist zugleich das Andere auch außer sich anerkennen, sich darauf beziehen. Die Gültigkeit jedes Werturteils (jedes Urteils überhaupt) ist geknüpft an die gleichzeitige Setzung und Aufhebung des Urteils, worin die gleichzeitige Setzung und Aufhebung des Urteilenden und des Beurteilten oder auch Geurteilten enthalten ist. Dadurch, daß ich mich den Urteilenden als einen zugleich Berechtigten setze und Nichtberechtigten aufhebe, setze ich auch das als ein positiv von mir Gewertetes nur als ein von mir Gewertetes und hebe es auf als Wert durch dieses „nur", während ich umgekehrt dem von mir Verworfenen mit einem solchen „nur" gleichsam die Möglichkeit einer Ehrenrettung von anderer Seite offenlasse, von einer anderen Seite, die doch auch als Saite in mir anklingt. Diese Bedingung der Gültigkeit muß aber nicht nur das Urteil erfüllen, sondern jede Wertung überhaupt, welche ja, von einer Seite betrachtet, immer auch eine Tendenz zum Werturteil, zum Urteil ist. Haben wir früher die Liebe als eine fundamentale Art der Wertung bezeichnet, so muß nun auch die Liebe diesen Nachweis der Gültigkeit erbringen. Dies ist am leichtesten nachzuweisen in der Geschlechtsliebe.

Der Unterschied des höheren von dem niederen Menschen besteht überhaupt darin, daß er sich als ein bestimmter gesetzt und aufgehoben habe, während der niedere Mensch ein bestimmter gleichzeitig ist — dies als factum brutum und potentialiter — und nicht ist. Eine solche Zweiheit von sich Setzen und sich Aufheben besteht, wie für jede Bestimmtheit — der Nation, des Berufes usw. — so auch für die Bestimmtheit des Geschlechtsunterschiedes. Der Mann ist nicht dadurch ein Mann, daß er als ein Männchen der Gattung homo zur Welt gekommen ist, sondern dadurch, daß er sich als Mann gesetzt — und aufgehoben hat. Der primitive Mann (und das primitive Weib) ist einerseits weder so männlich beziehungsweise weiblich wie der entwickelte; andererseits ist der eine ganz Mann, die andere ganz Weib, sie sind indifferent und deshalb einseitig, der Natur völlig verhaftet. Der hochstehende Mann ist mehr Mann als der tiefstehende, eben weil er nicht nur Mann ist. Der Mensch ist eben nicht einfach männlich oder weiblich wie das Tier, sondern er muß sich als solcher erst gewinnen und setzen, was immer bedeutet, daß er sich zugleich als solcher aufheben können muß. Der Coriolan Shakespeares wird erst ganz ein Mann in dem Augenblick, in dem er, den Bitten der Frauen nachgebend, anscheinend auf seine Männlichkeit verzichtet. Der Mensch muß, ebenso wie das Urteil, immer durch das μή seiner bereits gewonnenen Bestimmung, durch das Unbestimmte hindurchgehen, um zu seiner wahren Bestimmtheit zu gelangen. Jeder kommt zu sich nur durch seinen Gegensatz, auch im Geschlechtlichen. Je höher ein Mensch steht, desto mehr hat er vom andern Geschlecht in sich und also ist er um so ausgeprägter, um so prägnanter und tiefer Repräsentant des eigenen. Man sollte endlich aufräumen mit der primitiven Vorstellung, als seien die Menschen zwischen ihren Gegenpolen (des Geschlechtes, des Temperamentes usw.) angeordnet wie die Farben im Spektrum; je weiter eine Farbe von dem einen Ende der Skala entfernt ist, desto näher steht sie dem andern; das psychische Spektrum ist nicht nur verwickelter, sondern räumlich überhaupt nicht abzubilden. Aber indem die „Weiblichkeit" des Mannes, die „Männlichkeit" der Frau dazu führen, daß jener sich als Mann, diese als Frau gewinne und setze, ermöglichen sie zugleich beiden, sich als Einseitigkeiten aufzuheben, von sich loszukommen (in der Schwingung von einem zum andern, in der Loslösung von dem bloß Natürlichen des Geschlechtes erwächst die Fähigkeit, sich sich selber gegenüberzustellen, aus sich herauszugehen, sich selbst als einseitiges, endliches, relatives Wesen zu sehen; denn die Relativität ist dann eine in uns und in Beziehung auf uns selber, zwischen unsern eigenen Polen) und damit über sich hinauszugehen. Dies kann der Mann nur auf dem Umweg durch seinen Gegensatz: das Weib. Das Weib ist für den Mann die Vermittelung mit ihm selber, wie der Mann für das Weib. Diese Vermittelung kann nun wieder nur so vor sich gehen, daß das Andere nicht ein Außen bleibt, sondern in das Innere gesetzt wird, damit das Eigene aufgehoben werden könne, um gesetzt zu werden. Man hat oft nach dem Unterschiede von Sexualität und Erotik gefragt und diese Frage dahin beantwortet, daß der Unterschied in einer sogenannten Vergeistigung und Sublimierung des Triebes bestehe. So richtig dies sein mag, so wenig ist es das, worauf es eigentlich hier ankommt, was das Wesentliche ausmacht. Der Unterschied besteht im Grunde darin, daß die bloße Sexualität auf dem völligen Außereinander der Gegensätze beruht, die zueinander streben und dann zu einer unterschiedslosen Vermischung führt, einer Vereinigung, die einen höheren Sinn und ein vernünftiges Resultat nicht für die sich Vereinigenden haben kann, sondern allein für den, der darüber reflektiert und das äußere Resultat damit in Zusammenhang bringt. Für die Erotik bedeutet die Beziehung auf den entgegengesetzten Pol nur die Möglichkeit, den eigenen zu gewinnen. Die Erotik unterscheidet sich von der Sexualität darin, daß sie keine bloße Vereinigung Einseitiger zu einer Einheit ist, deren Erzeugnis sogleich die Einseitigkeit wieder an sich hat und denselben Prozeß wiederholen muß, um sie aufzuheben, und so ins Endlose; ihr Erzeugnis ist eine wahre Vereinigung in beiden Partnern, deren jeder das Andere nunmehr in sich gesetzt hat, damit von sich selbst, intermittierend, losgelöst wird und nun als eine bestimmte, gültige, sich auf sich zurückbeziehende und das Unendliche in sich schließende Persönlichkeit setzen kann. Nachdem aber die Rückkehr in sich selber die eigene Subjektivität als ein nicht absolut Berechtigtes erwiesen hat, sondern als etwas, das nur als ein beständig Aufzuhebendes gesetzt werden darf, richtet sich die Tendenz zur Aufhebung des Gesetzten auch gegen das Andere. Dieses Andere, das das Ich mit sich selbst vermittelt hat, bleibt nun auch nicht als ein endgültig bejahtes stehen, sondern es wird ebenso in seiner Endlichkeit, Einseitigkeit und Beschränktheit anerkannt wie das Selbst des Subjekts. Auch seine Gesetztheit ist nur als Aufhebung zu denken, aus der das Aufgehobene sich wiederherstellt, in der es sich erhält. Zwischen dem Liebenden und dem Geliebten findet immer dasselbe Spiel statt: der Liebende setzt das Andere seiner selbst, indem er das Geliebte setzt; indem er es jedoch als sein Geliebtes setzt, hebt er es wieder auf. Er setzt das Andere (trotzdem er in ihm sich setzt) doch als sein Anderes; und „er setzt sich darin“ heißt nur: der Akt, indem wir das Andere unser selbst setzen, ist derselbe und identisch mit dem Akt, in dem wir uns selber setzen — als das Andere des Andern, zu dem wir nur durch dieses Andere hindurchgelangt sind. Das Andere im Andern ist andererseits nur erreichbar, insofern wir das Andere schon in uns haben — das Andere in uns ist die Vermittelung mit dem Andern außer uns. Das Andere ist behaftet mit dem Unsrigen und wir mit dem Andern (als Potenz, in der Phantasie ist es in uns), und so wird das Unsrige an ihm ebenfalls zum Vermittler. Die erotische Beziehung zum Gegenstand der Liebe verkehrt sich in die Beziehung des Humors oder hat sie an sich als ihre andere Seite. Don Quixote unterscheidet sich vom Don Juan wie das Erotische vom Sexuellen: Don Juan hat den Gegenpol nur außer sich, da er ihn immer nur sucht, niemals findet und setzt. Don Quixote hat den Gegenstand gesetzt, er hat ihn in sich und ist daher nicht mehr unruhig; doch kommt die andere Seite des Erotischen, der Humor, der den Gegenstand als einen nur gesetzten weiß und ihn darum aufhebt, nur im Leser zustande. Der Humor gehört aber unabtrennbar zum Eros. Der höhere Mensch wird, wenn er humorlos ist, notwendig zum Feinde des Erotischen, wie Schopenhauer, oder zum Zweifler daran wie Strindberg, die humorlosen bedeutenden Männer werden eo ipso zu „Weiberfeinden“; Geschlecht ist eben wie jede Einseitigkeit für den geistig hochstehenden Menschen (auch für den guten Geschmack) nur humoristisch zu ertragen. Die Unkenntnis von dem notwendigen Zusammenhange der Erotik mit dem Humor verschuldet den immer erneuten Schiffbruch derjenigen Bestrebungen, welche die Pädagogik auf den Eros begründen wollen; ohne den Humor kann der Eros sich nicht halten und wird immer wieder in das Häßliche hinabgezogen. Der Mangel an Humor, an dem Bewußtsein dessen, daß der eigene Standpunkt nur ein gesetzter ist, trägt überhaupt die Schuld an der erschreckenden Roheit unseres öffentlichen, besonders des politischen Lebens. Jeder müßte wissen, daß er sich als „Partei“ nur setzen kann, indem er sich zugleich aufhebt und die andern setzt.

Der Unterschied von sexueller und erotischer Beziehung zum Gegenstande des geschlechtlichen Gefallens ist nur ein Sonderfall des Gefallens an Gegenständen überhaupt, ein Sonderfall, an dem sich das Verhältnis des Eros und des Humors am besten verdeutlichen ließ. Wie die erotische (und humoristische) Geschlechtlichkeit von der sexuellen sich als die geltende (wahrhafte) und Geltung begründende (in sich zurückkehrende) abhebt, so hebt sich von der naiven Tätigkeit des Geschmacks als einer vital und subjektiv bejahenden (bzw. verneinenden) die reflektierte und reflektierende, wahrhaft wertbegründende des beurteilenden Geschmackes ab. Der humoristisch-erotische Geschmack bejaht die Gegenstände, die seiner Subjektivität entsprechen, ihm nötig sind als seine Ergänzung, als Objekte seiner Begierde; aber er bejaht sie unter dem Vorbehalt, daß sie nur ihm absolut wertvoll sind, und er kann diesen Vorbehalt machen, weil er jetzt mehr ist als er selbst, er ist aus sich selber herausgetreten. Dieser Vorbehalt hindert ihn jedoch nicht mehr, sich und seinen Gegenstand zu setzen. Indem nun das, was als äußerlich anzuerkennendes gesetzt werden soll, schon ebenso ein innerlich erworbenes sein muß, erhält die Frage nach der Übereinstimmung der Geschmacksurteile eine andere Wendung. Es wird jetzt nicht mehr gefordert, daß die Urteile faktisch — in allen ihren Bestandteilen — identisch sein, dasselbe aussagen sollen, sondern es wird gefordert, daß jedes Urteil die andern nicht aufheben solle — das tut es freilich auch, indem es sich setzt —, sondern daß es alle andern Urteile zugleich setzen muß, indem es die ihnen zugrunde liegenden Motive anerkennt, sich innerlich gemacht hat, sich darauf bezieht.

Wir hatten die humoristisch-erotische Bewegung von der niederen Begierde auf das Objekt dadurch unterschieden, daß wir sagten, diese setze Objekt und Subjekt einfach in Eines, bewirke ihre unterschiedslose Verschmelzung aber nur für den Moment, aus dem sich die Gegensätze ebenso getrennt wieder lösen, während jene Bewegung eine doppelt rückläufige war, in welcher das Subjekt durch das Objekt hindurch zu sich zurückkehrte und eben dadurch das Objekt auch wieder freigab, aus sich entließ. Das Resultat war die Bereicherung des Subjektes um das Objekt, des Objektes um das Subjekt, die beide als eine höhere Einheit sich wiederfanden; diese Bereicherung jeder der beiden Gegensätze um den andern war zugleich die Verknüpfung von Setzung und Aufhebung für beide. Jedes war zunächst aufgehoben, sofern das andere gesetzt war, gesetzt, sofern es aufgehoben war. Aber nun hat jedes durch die Aufnahme des andern in sich die Beziehung auf sich bekommen: gesetzt zu sein, insofern es selber aufgehoben ist, aufgehoben insofern es selber gesetzt ist [1]). Wenn ich z. B.

[1]) Jedes gilt, sofern es echt ist, als seine Natur in sich zurückkehrt, und

ehemals gesagt habe: die riesigen Haarfrisuren der Barock- und Rokokozeit sind häßlich, so habe ich damit das entgegengesetzte Urteil der damaligen Zeit, das diese Frisuren schön fand, nur negiert. Jetzt aber, indem ich mir des Standpunktes bewußt bin, auf dem jene ihr Urteil gefällt haben, erkenne ich zugleich die Berechtigung eines anderen, ihres Standpunktes an und bestätige mit meinem verwerfenden Urteil das entgegengesetzte Urteil der Billigung. Ich weiß, daß ich gemäß meiner Stellung in einer bestimmten naturalistisch gesinnten Zeit (wir wollen dies einmal voraussetzen) als Glied eines individualistisch empfindenden Volkes die Haartracht zu bewerten gezwungen bin als Zubehör zu einem organischen Körper, zum Körper eines Menschen. Ich finde eine Haartracht dann schön, wenn sie die Gestalt des einzelnen Menschen in ihren wesentlichen Proportionen und Intentionen zu betonen geeignet ist. So darf für unsern Geschmack das normale Größenverhältnis von Kopf und Rumpf nicht verändert erscheinen, sondern es soll hervorgehoben werden; und dies geht so weit, daß wir sogar natürliche Proportionsfehler, Abweichungen von der Norm, durch die Behandlung der Haarmassen ausgleichen wollen, in der Art, daß etwa ein zu kleiner Kopf durch einen etwas höheren Aufbau sein richtiges Maß bekommt, während ein zu großer Kopf sehr sparsam im Aufbau und in der Ausbreitung der Haarfülle sein soll. Wir wissen aber, daß die Zeit des Sonnenkönigs nicht den Einzelmenschen, noch den natürlichen Körper, den lebendigen Leib als Ausgangspunkt und Maß des Geschmackvollen anerkannt hat, sondern die höfische Versammlung, die architektonische Anordnung. Wir werden nun weder in den Fehler des naiven Menschen verfallen, der seinen subjektiven Geschmack zum alleinigen Maßstab macht und alles für häßlich erklärt, was ihm nicht gefällt; wir werden andererseits nicht glauben, ein abstraktes Muster des Schönen aufstellen zu können, mit dem wir jedes besondere Exemplar vergleichen ohne Rücksicht auf seine Herkunft und Heimat. Wir werden also nicht etwa sagen: jene Barockperücken waren häßlich, weil die Gesetze der Schönheit, die am besten aus den plastischen Werken der Griechen abgelesen werden, andere Vorschriften geben. Wir wissen, daß alle gültigen formalen Gesetze sich nur auf das Verhältnis der Teile eines Ganzen beziehen. Was wir aber als dieses Ganze abgrenzen: die Versammlung oder

---

sofern es sich durch den Geist mit sich vermittelt, sich in ihm bewährt hat. So läßt das spekulative Denken die Dinge bestehn, trotzdem es sie auflöst — es hebt sie auf. So erhält der Geschmack die Werte, indem er sie gleichzeitig verzehrt.

den Einzelnen, die Menschheit oder das Volk, die Stadt oder den Brunnen auf dem Marktplatz, das ist zuletzt willkürlich. Eine bestimmte Abgrenzung, eine Konkretheit und Besonderheit muß immer willkürlich vorausgesetzt werden. Dadurch, daß das Urteil diese Willkür in sich aufnimmt und mit der Gesetzmäßigkeit verbindet, dadurch wird es zum humoristisch-erotischen Urteil.

Wir hatten in der Bewegung des spekulativen Denkens zwei entgegengesetzte Richtungen unterschieden: die Bewegung, die vom ästhetisch-dogmatischen Denken ausgeht und auf dem Wege über das ethische in sich zurückkehrt, sie wird zum höheren dogmatischen Urteil, zur Setzung mit dem Bewußtsein der Willkür, zur Setzung, die gleichzeitig aufhebt — setzt als ein relativ gültiges. So setzt die Willkür der Liebe humoristisch das Geliebte, die Dulcinea und hebt sie auf, indem sie sie — nur! — setzt. Das Natürliche gilt, sofern der Geist ist, kraft seiner Macht. Die andere Bewegung ist die Bewegung, welche ausgeht von der Selbstbejahung des Geistes, diese ist für die Wirklichkeit, für das Einzelne, das Ding, zunächst ein Postulat. Aber auch diese Bewegung verkehrt sich — erotisch — in die entgegengesetzte, in die absolute Setzung des Natürlichen. Der Liebende gibt sich, seine Selbstgewißheit, auf gegen das Geliebte. Das Geliebte, die Natur, ist nun das Absolute, von dem der Geist seine eigene Gewißheit, sein Sein wieder empfängt. Der Geist gilt sofern die Natur ist. Das Natürliche ist die absolute Voraussetzung für den Geist, und das gesetzte Natürliche wird nur gesetzt als der notwendige Anlaß für den Geist, in ihm sich selbst zu finden und zu erzeugen. Erst durch diese ihre Notwendigkeit wird die Natur absolut gesetzt, und der Geist macht sich jetzt zum Relativen, er erfaßt und produziert sich als absolute Relation und Relativität. Im humoristischen Urteil wird gewissermaßen das Endliche, die Natur, das konkrete Einzelding, aus dem Unendlichen heraus, nach dem Durchgang durch das Unendliche, den Geist, gesetzt. Im erotischen Urteil umgekehrt wird das Unendliche gesetzt aus dem Endlichen, nach dem Durchgang durch die Natur. So hatten wir im religiösen Erleben unterschieden zwischen dem Eros als dem beständigen Aufschwung zum Unendlichen und dem Humor als der beständigen Rückkehr aus dem Unendlichen in das Endliche. Aber auch jener Aufschwung ist eigentlich Rückkehr, eine Rückkehr des vom Unendlichen ausgehenden und auf dem Wege über das Endliche wieder darin zurückgehenden Geistes. Wir können aber auch die Natur, die im humoristischen Urteil in sich zurückkehrt, als das Unendliche ansehen und den Geist, durch den sie wie durch einen

Ring hindurchgeht, als das Endliche — insofern er das Relative ist, die Ordnung. Dann wird der Humor zur Rückkehr des Unendlichen aus dem Endlichen, der Eros zur Rückkehr des Endlichen in sich. Geist und Natur werden einander immer gegenseitig zur Vermittelung, aber da jeder die Rolle des Endlichen wie die des Unendlichen dem andern gegenüber spielen kann, hebt sich ihre Gegensätzlichkeit auf in der höheren von Universum und Individualität, die jeder für sich schon die Zweieinheit jener primitiveren Gegensätze in sich vereinen.

Das spekulative Urteil als das Werturteil war eine Einheit zweier Urteile, des Urteiles im System und des Urteils über das System (über das System nämlich, in dem allein ein wissenschaftliches Urteil möglich ist, das logische, ethische, kallognomische System mit ihren vielen Untersystemen). Es war zugleich relativ und absolut. Das Geschmacksurteil beurteilt im System — es bezieht den Gegenstand auf das System. Der Geschmack beurteilt das System — das heißt: er stellt seine Angemessenheit zur Wirklichkeit, zum Irrationalen, Unendlichen fest, ein Unendliches, das einerseits außerhalb des Systems ist, es in sich einschließt als Universum, das andererseits innerhalb des Systems ist als das Einzelne, das Ding, das vorher auf das System bezogen wurde, nun aber nicht mehr darauf bezogen wird, nicht mehr Exemplar ist, sondern Individuum, ja Individualität. Diese Individualität ist aber nicht mehr die erste bloß endliche Subjektivität, sondern das Unendliche in der Form des Endlichen. Indem das System gesetzt wird — das heißt, indem sein Wert gerettet wird dem Leben, der Wirklichkeit gegenüber — geht es einerseits über in das Außen, in das es gesetzt wird, andererseits in das Innen, das in ihm und in es gesetzt wird; es wird so zur zwiefachen Vermittelung von Individualität und Universum. Wenn das Einzelne in das System gesetzt wird, dann übernimmt das System ihm gegenüber die Vertretung des Unendlichen, das Ethische geht so über in das Religiöse; wird dagegen das System in das Universum gesetzt, so schrumpft es selbst zum Gegenstand zusammen, der Gegenstand schluckt es in sich ein, und das Unendliche zieht sich in einen Punkt, in den Gegenstand zurück. Indem aber das System gesetzt wird in die Wirklichkeit, wird es zugleich in ihr aufgehoben. Umgekehrt, indem das Denken die Wirklichkeit als das Einzelne in das System setzt, hebt es das Einzelne ebenso auf. Dies geschieht dadurch, daß das Denken immer zugleich die beiden Bewegungen vollzieht — und sie nur zugleich als sich voneinander abhebend vollziehen kann. Die Bewegung vom Einzelnen durch das System zum Universum und die Bewegung vom Universum durch das System zum Individuellen. Das Denken geht einmal aus vom Punkte des Einzelnen (den es als ein einzelnes erlebtes Ding vor sich hat) und bezieht ihn durch das Mittel des Systems, der Ausbreitung, auf das Unendliche des Universums; es geht zugleich aus vom Universum und findet es auf dem Wege über das System (die Relativität) im Herzen des Dinges wieder. Jede Bewegung, indem sie zugleich mit der ihr entgegengesetzten vollzogen wird, läuft so in sich zurück. Aber das Ergebnis ist dennoch ein zwiefaches.

In uns geht einmal ein Fortschreiten von der Indifferenz zur möglichsten Ausbreitung vor sich. Wir fühlen, daß wir selber immer differenzierter werden, daß alles Einzelne in uns immer weiter auseinandertritt, immer schärfer sich voneinander abhebt, und so auch unsere eigene Besonderheit, das Subjektive, Qualitative, Wirkliche vom Möglichen, Allgemeinen. Andererseits sind wir uns dessen bewußt, daß das Allgemeine immer mehr eingeht in das Subjektive, daß dieses sich dadurch immer mehr erweitert, ja daß es erst durch die Aufnahme aller Möglichkeiten in sich und durch die Befruchtung mit ihnen wahrhaft zur Einheit, zur wahren Individualität geworden ist. Wir werden gleichzeitig zum Universalen und zum Individuellen. Innerlich stellt sich die Bewegung wie eine Erweiterung des Individuellen zum Universalen dar, äußerlich erscheint das Wesen, das diese Bewegung in sich durchmacht, als ein beständig dichter, konkreter, individueller werdendes Wesen. Aber jede Bewegung hat auch die entgegengesetzte an sich. Indem die Erweiterung, die wir innerlich durchmachen, zugleich ein immer Bestimmterwerden jedes Einzelnen in uns ist, ist es auch ein immer Bestimmterwerden, eine Konkretion des Wirklichen in uns. Umgekehrt oder entsprechend wird auch das Ding nur dadurch für uns individuell, daß es universal wird. Die doppelte Entwickelung, die wir selbst durchmachen, bedingt auch eine doppelte Entwickelung in der Auffassung des Objektes, in unserm Geschmack. Im siebenten Kapitel hatte sich die Zweiheit von Konvergenz und Divergenz des Allgemeinen und Besonderen in uns erwiesen als die doppelte Bedeutung des letzten Urteils: „es gefällt mir dennoch". Einmal war dieses „dennoch" ein Gegensatz geblieben gegen das Allgemeine, ein immer stärkeres Aufbäumen der Subjektivität gegen das immer und überall, für alle Gültige; einmal war das „dennoch" nur die Betonung dessen, daß das Subjektive als Faktor der Individualität immer geblieben war, obgleich diese das Allgemeine, Gesetzliche, Absolute immer mehr in sich aufgenommen und ausgebildet hat. Das ästhetische Urteil: „es gefällt mir" geht über in das humoristische „es gefällt mir dennoch", sobald es auf dem Umweg über die Einsicht in das Allgemeine des Geistes — die Berechtigungslosigkeit des Besonderen dem absoluten Geiste gegenüber — sich zurückgefunden hat zu seiner relativen Berechtigung — zu seiner Setzung mit dem Bewußtsein, dem Vorbehalt: es ist eine Setzung, eine Setzung, die zugleich eine Aufhebung ist. Es gefällt mir, es ist schön für mich, sagt nun nicht, daß das Schöne absolut schön ist, sub specie aeternitatis, aber es sagt: ich habe dennoch das Recht, es zu setzen und mich in ihm, weil ich um dieses Setzen weiß, es dadurch aufhebe und so das Andere und die Andern ebenfalls setze — um sie aufzuheben [1]). Das Besondere wird hier gesetzt als das Gegenüber des Allgemeinen, das dennoch seine Bedingung ist — beide sind hier nur in ihrer Abhebung. Aber auch das hypothetische Urteil endet mit einem „dennoch". Aus der Form: es ist gut (nämlich unter der Voraussetzung der „Güte", des Wertes seiner „Gattung", des Systems, dem es angehört) wird jetzt die Form: es ist gut — dennoch nur als ein mir gefallendes. Denn ich setze das System, ich setze es, das Ding, als System, das System in ihm. Ich setze seine Individualität, und erst aus ihm selbst geht sein System hervor als ein berechtigtes. Das System wird zum Universum, das ihm gegenübersteht, aber dies bin nur ich. Das ethische Urteil wird zum erotischen dadurch, daß es sagt: es ist gut — in Beziehung auf sein Ideal, in dem ich stecke — als Individualität. Es erkennt an, daß Gesetzlichkeit nur besteht in Hinblick auf die Individualität oder das Universum dessen, an dem Gesetzlichkeit besteht. Dies aber ist zugleich unsere Individualität und Universalität. Wo das System der Geschmacks-

---

[1]) Moses Mendelssohn schreibt seinem Freunde Lessing: „Das Frauenzimmer, das ich zu heiraten willens bin . . . ist weder schön noch gelehrt; und gleichwohl bin ich verliebter Geck so sehr von ihr eingenommen, daß ich glaube, glücklich mit ihr leben zu können." Schleiermacher beruhigt seine Braut über ihre Furcht, von andern Frauen in den Augen ihres Verlobten überstrahlt zu werden, mit der Versicherung, sie sei weder so schön wie die eine seiner Bekannten, noch so klug wie eine andere, noch so geistreich wie eine dritte, usw. Aber alles in allem genommen sei sie doch die einzige, die er liebe. Mendelssohn und Schleiermacher sind sich also vollständig darüber klar, daß die Frauen, die sie lieben, an ihrem ethischen Ideale absoluter Vollkommenheit gemessen, nicht zulänglich sind; aber sie sind sich des unbedingten Rechtes ihrer Liebe, der Setzung des Gegenstandes und der Selbstsetzung, die sie darin vollziehen, durchaus bewußt (man darf die Selbstironisierung, die in dem Worte: „verliebter Geck" steckt, natürlich nicht ernst nehmen!).

urteile aufgebaut wird mit dem Wissen, daß es mein System ist, die Gesetzlichkeit meines Kosmos, ich bin als Voraussetzung enthalten in der Art, wie die Gesetze zum bestimmten Ideal zusammentreten, dort wird andererseits jedes Ding auch in seiner Individualität, in seiner konkreten Besonderheit anerkannt. Das abstrakte System, das Generelle, ist zum Universalen geworden und hat damit die Individualität in sich aufgenommen. Das Universale tritt dem Individuellen nicht mehr äußerlich gegenüber wie die Gattung dem Exemplar, das System dem Gegenstand, die nur formale Forderungen stellen, sondern es ist jetzt das konkrete Ideal, das die Form des Individuellen selbst an sich trägt und dem dieses jetzt als seinem wahrhaften Ideal zu gehorchen hat.

Über dieselben Gegenstände wird unser Urteil verschieden ausfallen, je nachdem ob wir sie humoristisch oder erotisch ansehen. Was wir humoristisch am Menschen etwa billigen können, müssen wir erotisch verwerfen. Das erotische Urteil verlangt Vollkommenheit von den Menschen wie von den Dingen, es unterscheidet sich von dem ethischen dadurch, daß es hinzusetzt: in ihrer Art, daß es die Art, die Bestimmtheit und konkrete Besonderheit anerkennt als etwas zu respektierendes im Unterschiede von dem ethischen Urteil, das nur die abstrakte Vollkommenheit „an sich“ verlangt, daher auch nur formale Anforderungen stellt und das Inhaltliche nur hypothetisch nimmt. Aber mit diesem Vorbehalt ist es streng und läßt nichts nach von seinen Ansprüchen. Das erotische Urteil sagt etwa über einen Menschen: „Man kann freilich nichts absolut Großes von ihm verlangen, seine Gaben sind mittelmäßig, seine Lebensbedingungen ungünstig; dennoch aber muß ich verlangen, daß er das Mögliche daraus mache und die Höhe, die ihm vorgesetzt ist, wenn auch nicht erreiche, so doch beständig zu erreichen strebe, ins Unendliche fortschreite“. Ich beziehe im erotischen Urteil Jedes auf sein Unendliches, auf das zu seiner Individualität gehörige Universum, das in ihm angelegte Ideal. Wie das ethische Urteil in das erotische übergeht, so hat sich im höheren (spekulativen) Geschmack das ästhetische Urteil zum humoristischen erhoben. Das ästhetische Urteil, der naive Realismus des Gefallens, ließ alles gelten, wie es da ist (sofern es nicht gerade um das Feindliche sich handelt, das natürlich ohne Gnade verworfen wird). Das humoristische Urteil jedoch weiß von der Diskrepanz zwischen dem, was die Dinge sein sollen, und dem, was sie sind; es läßt sich aber von ihrer überall hervorblickenden Unvollkommenheit nicht das Recht nehmen, sie dennoch zu setzen, ebenso wie der Humorist sich setzt in all seiner Unvollkommenheit; aber er weiß, daß er das Unvollkommene, sich und das Andere, eben nur setzt, daß es also da ist durch einen Machtspruch, durch einen Akt der Willkür, nicht durch ein selbsteigenes ewig-absolutes Sein im Reiche der reinen Gestalten (jedenfalls nicht nur dadurch). Auf diesem Akte der Willkür, auf diesem Machtspruch unserer Subjektivität beruht unsere ganze Existenz. Wir wären nicht ohne diesen Trotz der Individualität, die sich in fortwährender Selbstsetzung in der verzehrenden Weißglut des ethischen Absoluten erhält, wie sie sich auch in dem fortreißenden und auflösenden Meere des ästhetischen Absoluten im Leben behauptet. Dieses Bekenntnis zu uns selbst, trotz der Lossage von uns und entgegen dieser Lossagung, ist die humoristische Funktion unseres Geschmackes, ist die eine Seite unseres Geschmackes selbst. Daß ich mich selbst setze, das ist eben mein Geschmack — sein Subjekt und sein Objekt, und läßt sich zuletzt nur begründen durch die königlichen Worte: car tel est mon plaisir. Diese Setzung, in der wir uns selbst setzen, kann erst alle andern Geschmacksurteile begründen. Wir setzen das Andere, das uns gefällt, eben nur dadurch, daß wir uns selbst setzen, sofern wir dies tun. Wir bekennen uns im Andern unserer selbst zu unserm Selbst, das wir in das andere setzen. Aber eben die Hineinsetzung unserer selbst in die Welt, in das Objektive, die zugleich eine Hereinsetzung der Welt in uns ist, hebt die Loslösung, die Willkür wieder auf, verbindet die Gegensätze und knüpft an die humoristische Behauptung des Subjektiven dem Objektiven gegenüber, die Behauptung des Subjektiven im Objektiven und durch es.

Der geschmackvolle Mensch verhält sich nicht nur zu den Dingen, sondern auch zu sich selber immer sowohl humoristisch als auch erotisch. Ohne die erotische Beziehung auf das Unendliche des Fortschreitens, das Absolute des Ideals, würde er stumpf werden und verfaulen. Aber ohne die humoristische Setzung seiner selbst würde er zu einer wesenlosen und trockenen Abstraktion gelangen oder einer leeren und sinnlosen, lächerlichen Verzweiflung anheimfallen. Wir haben alle vieles in uns, was eben nur humoristisch ertragen werden kann, was aber, da es zu unserer notwendigen Endlichkeit und endlichen Notwendigkeit gehört, auch humoristisch ertragen werden soll, obgleich es dauernd erotisch überwunden werden soll. Wenn wir früher gesagt haben, daß es kindisch sei, ein Faktum (oder das Universum als Inbegriff alles Faktischen) zu verneinen, so müssen wir es jetzt als ebenso unreif erklären, das Faktum unseres Selbst, unserer Individualität zu verneinen oder vielmehr es nicht zustandekommen zu lassen dadurch, daß wir uns spröde und ablehnend verhalten gegen unsere Subjektivität, unsere „Natur“. Es ist auch im Grunde etwas Irreligiöses, sich selbst zu negieren. Der Fromme würde sagen, daß wir die Beschaffenheit, die Gott uns gegeben hat, auch ohne Murren, demütig von ihm empfangen, daß wir unser Schicksal, unser Kreuz auf uns nehmen sollen. Auf den Geschmack angewendet bedeutet dies auch in einer anscheinend periphereren Schicht, daß wir verpflichtet sind, die Rolle, die uns in der menschlichen Komödie zuerteilt ist, mit möglichster Grazie zu spielen und nicht etwa ein inneres Widerstreben dagegen zu verraten (wozu natürlich erforderlich ist, daß wir es auch nicht haben). Wer aus den Schranken, die ihm die Natur gezogen hat, herausstreben, wer in eine andere Bestimmtheit als die seinige ist, übergehen möchte, etwa sein Volkstum oder sein Geschlecht abwerfen und ein anderes annehmen wollte, der ist uns in der Tiefe unserer Seele zuwider. Dies aber ist nur deshalb berechtigt, weil jede Bestimmtheit dennoch ein Unbestimmtes, ein ewig Bestimmbares ist, jede Begrenzung eine Unbegrenztheit enthält. Die Wahl eines andern Staates, der Übertritt zu einer andern Konfession wäre erlaubt, wenn irgendeine Form des Staatstums, der Religiosität ein Endliches, in sich Abgeschlossenes wäre. Es ist aber überall die Möglichkeit unendlichen Fortschreitens, die Möglichkeit des erotischen Verhaltens offen. Weil wir von jedem Punkte aus ins Unendliche fortschreiten können, darum ist es schließlich sinnlos und unreif, einen Punkt dem andern vorzuziehen. Vor dem Unendlichen verschwinden die endlichen Unterschiede, jede Bestimmtheit, jede Endlichkeit ist als solche gleich nichtig, und sofern alle die gleiche Beziehung zur Unendlichkeit haben, gleich bedeutungsvoll. Jeder kommt erst zu sich, zu seiner eigenen Endlichkeit, indem er die Unendlichkeit beständig durchläuft und in sich aufnimmt. Jeder erzeugt sich erst dadurch, daß er alle Positionen der andern hinter sich läßt. Je mehr er alles andere in sich aufgenommen, in sich gesetzt hat, desto mehr wird er er selber. Ein Mensch kann eben wirklich alles andere haben und doch er selber sein, ja er wird eben um so mehr er selber, je mehr er alles andere hat. Seine Bestimmtheit, indem sie an das potentielle Gegenwärtigsein der andern Bestimmtheiten geknüpft ist, ist daher — erotisch — gar keine Beschränkung, keine Einseitigkeit mehr, obwohl sie es humoristisch ist. Sie braucht nicht Einseitigkeit zu bleiben, sie bleibt es nur, wenn der Mensch in der Abstraktion verharrt und sich nicht entwickelt. Hierin erst liegt die tiefere Unberechtigtheit der Auflehnung eines Menschen gegen sich selbst. Und diese Unberechtigtheit ist das, was wir im letzten und höchsten Sinne seine Geschmacklosigkeit nennen. Es wird uns nicht wohl in Gegenwart eines Menschen, der sich nicht mit sich abgefunden hat, der sich verneint. Er schmeckt uns nicht, er ist nicht weise, nicht süß und saftig und genußreich wie die reife Frucht. Die Tatsache aber, daß wir hier, auf der höchsten Spitze unserer spekulativen Betrachtung, zuletzt wieder den Geschmack antreffen, wird uns nun zu einer Rechtfertigung für die weiten Wege, die wir zurückgelegt haben, um zu dem scheinbar so nahen und leicht zu erreichenden Ziele zu gelangen, wie die Aufhellung des Geschmacksphänomens und -begriffes es ist. Er ist das Spekulative selber, die Vermittelung aller Gegensätze mit sich — eben in dieser Vermittelung finden sie ihr wahres Maß, und so erscheint der Geschmack praktisch in der Gestalt der Weisheit.

Spekulativ nannten wir unsere Betrachtung, und in dieser Bezeichnung liegt ein bewußter Verzicht. Ein Verzicht auf die Allgemeingültigkeit, die eine rein wissenschaftliche Untersuchung beanspruchen darf und soll. Im Hinblick darauf, daß das spekulative Denken als ein universales zugleich ein individuelles Denken ist, kann eine spekulative Untersuchung des Geschmackes sich zuletzt wieder nur an den Geschmack wenden, freilich nicht an den ungeläuterten Instinkt, das subjektive Belieben oder an das System formaler Gesetzlichkeiten und Relationen, sondern an den Geschmack, wie er hier zuletzt bestimmt worden ist, den Geschmack, der selber spekulativ geworden ist — das „Andere" nur aufhebt, indem er es setzt, der als ein Universum jedes andere Universum einschließt, indem er sich davon abhebt.

Druckfehler.

S. 39, Zeile 13 von unten

statt: „zur Pflanze oder zum **Instinkt**", muß es heißen: „zur Pflanze oder zum **Insekt**".

S. 209, Zeile 4 von unten

statt: ist Sünde, für den Andern zuzulassen" muß es heißen: ist Sünde für den Andern, zuzulassen".

S. 254, Zeile 5 von unten

statt: zwischen **die** Minute ... und jene andere" muß es heißen: „zwischen **der** Minute ... und jener andern".

S. 390, Zeile 8 von unten

statt: „der Kulturmensch dem Kinde" muß es heißen „der Kulturmensch dem Primitiven".

FSC
www.fsc.org
MIX
Papier | Fördert
gute Waldnutzung
FSC® C083411

Zeitfracht Medien GmbH
Ferdinand-Jühlke-Straße 7
99095 Erfurt, Deutschland
produktsicherheit@kolibri360.de